Implantate und Transplantate in der Plastischen und Wiederherstellungschirurgie

Herausgegeben von
H. Cotta und A. K. Martini

Mit 254 Abbildungen

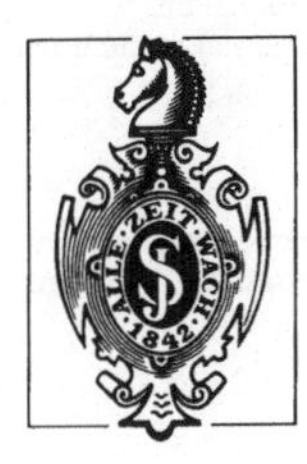

Springer-Verlag Berlin Heidelberg GmbH 1981

Herausgeber

Professor Dr. Horst Cotta
Direktor der Orthopädischen Klinik und Poliklinik der Universität Heidelberg,
Schlierbacher Landstraße 200a, D-6900 Heidelberg-Schlierbach

Dr. Abdul Kader Martini
Oberarzt an der Orthopädischen Klinik und Poliklinik der Universität
Heidelberg,
Schlierbacher Landstraße 200a, D-6900 Heidelberg-Schlierbach

Deutsche Gesellschaft für Plastische und Wiederherstellungschirurgie

Geschäftsführender Vorstand 1979:

Präsident: Prof. Dr. H. Cotta, Heidelberg
1. Vizepräsident: Prof. Dr. G. Hierholzer, Duisburg
2. Vizepräsident: Prof. Dr. Dr. H. Scheunemann, Mainz
Schriftführer: Dr. H. Zilch, Berlin
Kassenführer: Prof. Dr. F. Körner

CIP-Kurztitelaufnahme der Deutschen Bibliothek

Implantate und Transplantate in der Plastischen und Wiederherstellungschirurgie : [1. – 3. November 1979, Heidelberg] /
hrsg. von H. Cotta u. A. K. Martini. (... Jahrestagung der Deutschen
Gesellschaft für Plastische und Wiederherstellungschirurgie ; 17)
ISBN 978-3-540-10490-2   ISBN 978-3-662-07867-9 (eBook)
DOI 10.1007/978-3-662-07867-9
NE: Cotta, Horst [Hrsg.]: Deutsche Gesellschaft für Plastische und Wiederherstellungs-Chirurgie: ... Jahrestagung der
Deutschen ...

2124/3140-5 4 3 2 1 0

Vorwort

Es war stets ein Verdienst der Deutschen Gesellschaft für Plastische und Wiederherstellungschirurgie, die Erfahrungen aus dem weit gespannten Bogen aller chirurgischen Fächer interdisziplinär gemeinsam zu diskutieren und die gewonnenen Erkenntnisse transparent und zugänglich zu machen.

Transplantate und Implantate in der plastischen und wiederherstellenden Chirurgie; so lautete das Leitthema der 17. Jahrestagung der Deutschen Gesellschaft für Plastische und Wiederherstellungschirurgie vom 1. bis 3. November 1979 in Heidelberg. Dieses Thema ist und bleibt ein Eckpfeiler der Wiederherstellungschirurgie und ist nach wie vor hoch aktuell.

Einerseits haben sich auf diesem Gebiet in den letzten Jahren bahnbrechende neue Entwicklungen, wie die mikrochirurgische Technik sowie die verschiedenen Gewebekleber ergeben; andererseits wurden auch neue Implantatwerkstoffe wie Keramik, Silicon und Kollagenvlies entwickelt. Diese Werkstoffe wurden zum Teil bereits über Jahre hinaus verwendet und haben eine kritische Betrachtung verdient.

Diese Tagung war wieder ein neuer Schritt zu dem gemeinsamen Ziel der Verbesserung und Wiederherstellung von Form und Funktion anatomischer Strukturen.

Die Herausgeber

Inhaltsverzeichnis

II. Nerventransplantation – Neue Techniken

III. Knochentransplantation

X

XII

VI. Freie Themen

Mitarbeiterverzeichnis

Adler, D., Dr. med.; Oberarzt der HNO-Klinik der Universität Heidelberg, Voß-straße 5–7, D-6900 Heidelberg 1

Beck, Ch., Prof. Dr. med.; Direktor der Univ.-HNO-Klinik, Killianstraße 5, D-7800 Freiburg

Bergk, K.D., Dr. med.; Orthopädische Universitätsklinik, Hufelandstraße 55, D-4300 Essen 1

Bitter, K., PD Dr. med.; Abtlg. für Kiefer- und Plastische Gesichtschirurgie im Universitätsklinikum Steglitz, Hindenburgdamm 30, D-1000 Berlin 45

Boenninghaus, H.G., Prof. Dr. med.; Direktor der Hals-, Nasen- und Ohrenklinik, Voßstraße 5–7, D-6900 Heidelberg 1

Böhm, E., Dr. med.; BG-Unfallklinik, Großenbaumer Allee 250, D-4100 Duisburg

Braun, A., Dr. med.; Orthop. Klinik und Poliklinik der Universität Heidelberg, Postfach 10 43 29, D-6900 Heidelberg 1

Bremer, W., Prof. Dr. med.; Univ.-HNO-Klinik im Kopfklinikum, D-8700 Würzburg

Brenneisen, R., Dr. med.; Chirurgische Universitätsklinik, Abtlg. Unfallchirurgie, D-6650 Homburg/Saar

Brinkmann, K.E., Dr. med.; Orthopädisch-traumatologische Abtlg. des SWD-REHA-Krankenhauses, D-7516 Karlsbad 1

Brobmann, G.F., PD Dr. med. OA.; Chirurgische Universitätsklinik, Abtlg. Allgemeine Chirurgie, Hugstetterstraße 55, D-7800 Freiburg

Brömer, H., Dipl.-Chemiker; Ernst Leitz Wetzlar GmbH, D-6330 Wetzlar

Bruch, H.P., Dr. med.; Chirurgische Universitäts- und Poliklinik, Josef-Schneider-Straße 2, D-8700 Würzburg

Burri, C., Prof. Dr. med.; Department Chirurgie der Universität Ulm, Leiter der Sektion für Unfallchirurgie, Steinhövelstraße 9, D-7900 Ulm-Safranberg

Claes, L., Dr. med.; Abtlg. für Unfallchirurgie, Plastische und Rekonstruktive Chirurgie der Universität, Steinhövelstraße 9, D-7900 Ulm-Safranberg

Dambe, L.T., Dr. med.; Chirurgische Universitätsklinik, Abtlg. Unfallchirurgie, D-6650 Homburg/Saar

Decker, S., Dr. med.; Oberarzt der BG-Krankenanstalten „Bergmannsheil", Hunscheidstraße 1, D-4630 Bochum 1

Deutscher, K., Dr.; Ernst Leitz Wetzlar GmbH, D-6330 Wetzlar

Draenert, K., Dr. med. AO.; Orthopädische Klinik und Poliklinik rechts der Isar der Technischen Universität, D-8000 München 80

Draenert, Y., Dr. med.; Orthopädische Klinik und Poliklinik rechts der Isar der Technischen Universität, D-8000 München 80

Ecke, H., Prof. Dr. med.; Leitender Arzt der Unfallchirurgischen Klinik und Poliklinik am Klinikum der Justus-Liebig-Universität, Klinikstraße 29, D-6300 Gießen

Eitel, F., Dr. med.; Chirurgische Universitätsklinik, Abtlg. Unfallchirurgie, D-6650 Homburg/Saar

Eitschberger, E., Dr. med.; Univ.-HNO-Klinik, Waldstraße 1, D-8520 Erlangen

Feldkamp, G., Dr. med.; Chirurgische Klinik und Poliklinik der Berufsgenossenschaftlichen Krankenanstalten „Bergmannsheil", D-4630 Bochum

Foet, K., Dr. med.; Univ.-HNO-Klinik im Kopfklinikum, D-8700 Würzburg

Friedebold, G., Prof. Dr. med.; Direktor der Orthop. Klinik und Poliklinik der Freien Universität im Oskar-Helene-Heim, Clayallee 229, D-1000 Berlin 33

Fritzemeier, K.-U., Dr. med.; Chirurgische Abteilung, Nordwestdeutsche Kieferklinik, Martinistraße 52, 2000 Hamburg 20

Gadzaly, D., Dr. med.; Leitender Arzt der Abtlg. für Hand- und Plastisch-Wiederherstellende Chirurgie der Unfallklinik des Friederikenstiftes, D-3000 Hannover 1

Gauer, E.F., Dr. med.; Orthop. Klinik und Poliklinik der Universität Heidelberg, Postfach 10 43 29, D-6900 Heidelberg 1

Georgi, W., Dr. med.; Univ.-HNO-Klinik im Kopfklinikum, D-8700 Würzburg

Gilsbach, J., PD Dr. med. OA., Neurochirurg. Universitätsklinik, Abtlg. Allgemeine Neurochirurgie, Hugstetterstraße 55, D-7800 Freiburg

Graeber, M., Dr. med.; BG-Unfallklinik, Postfach 1380, D-8110 Murnau

Haas, R., Dr. med.; Unfallchirurgische Klinik und Poliklinik der Justus-Liebig-Universität, Klinikstraße 29, D-6300 Gießen

v. Hagens, G., Dr. med.; I. Lehrstuhl am Anatomischen Institut der Universität Heidelberg, Im Neuenheimer Feld 110, D-6900 Heidelberg 1

Hamaguchi, T., Dr. med.; Osaka University Medical School, Department of Orthopaedic Surgery, 553 Fukushima-Ku, J-Osaka

Härle, F., Dr. med.; ZMK-Klinik, Kieferchirurgische Abteilung, Hugstetterstraße 55, D-7800 Freiburg

Heipertz, W., Prof. Dr. med.; Direktor der Orthop. Universitäts-Klinik und Poliklinik Friedrichsheim, Marienburgstraße 2, D-6000 Frankfurt-Niederrad 71

Helbing, G., Dr. med.; Abtlg. für Unfallchirurgie, Plastische und Rekonstruktive Chirurgie der Universität, Steinhövelstraße 9, D-7900 Ulm-Safranberg

Hermichen, H., Dr. med.; BG-Unfallklinik, Rosenauer Weg 95, D-7400 Tübingen

Hesse, W., Dr. med.; Unfallchirurg. Klinik der Medizinischen Hochschule, Karl-Wiechert-Allee 9, D-3000 Hannover 61

Hipp, E.G., Prof. Dr. med.; Direktor der Orthopädischen Klinik und Poliklinik rechts der Isar der Technischen Universität, D-8000 München 80

Hiramoto, M., Dr. med.; Chefarzt der Abtlg. für Plastische und Wiederherstellungs-chirurgie, Krankenhaus Kurashiki-zentral, Miwa 1-1-1-710, J-Kurashiki

Höltje, W.J., Dr. Dr. med.; Nordwestdeutsche Kieferklinik im Universitäts-Kranken-haus Eppendorf, Martinistraße 52, D-2000 Hamburg 20

Hörster, G., Dr. med.; Oberarzt der BG-Unfallklinik, Großenbaumer Allee 250, D-4100 Duisburg

Hörster, W., Dr. Dr. med.; Oberarzt der Fachabtlg. für Plastische Chirurgie Marien-hospital, Böheimstraße 37, D-7000 Stuttgart 1

Ickler, P., Dr. med.; HNO-Klinik, Goethestraße 27–29, D-5100 Aachen

Jäger, M., Prof. Dr. med.; Leitender Oberarzt der Staatl. Orthop. Klinik München, Harlachinger Straße 51, D-8000 München 90

Joos, U., Dr. med.; Chirurgische Abtlg. Zentrum, ZMK der Universität Freiburg, Hugstetterstraße 55, D-7800 Freiburg

Kehr, H., Dr. med.; Chefarzt der Unfallchirurg. Abtlg., Rudolf-Virchow-Krankenhaus, Augustenburger Platz 1, D-1000 Berlin 65

Kley, W., Prof. Dr. med.; Direktor der Univ.-HNO-Klinik im Kopfklinikum, D-8700 Würzburg

Klippel, K.F., Prof. Dr. med.; Urologische Universitätsklinik, Postfach 3960, D-6500 Mainz

Köhnlein, H.E., Prof. Dr. med.; Chefarzt des Kreiskrankenhauses, D-8939 Türkheim

Koob, E., Prof. Dr. med.; Orthopädische Universitätsklinik, Hufelandstraße 55, D-4300 Essen 1

Krebs, H., Prof. Dr. med.; Chirurgische Klinik am Klinikum der Universität Heidel-berg, Im Neuenheimer Feld 110, D-6900 Heidelberg 1

XVI

Krüger, E., Prof. Dr. Dr. med.; Leiter der Univ.-Klinik und Poliklinik für Zahn- und Kieferkrankheiten, D-5300 Bonn

Kubli, F., Prof. Dr. med.; Direktor der Universitäts-Frauenklinik, D-6900 Heidelberg 1

Kuderna, H., Prof. Dr. med.; Oberarzt am Lorenz-Böhler-Unfallkrankenhaus, Donaueschingenstraße 13, A-1200 Wien

Kus, H., M.D., Dr. med.; F.I.C.S.; Associate Professor of Surgery Institute of Surgery School of Medicine, ul. Poiatowskiego 2, PL-50-326 Wroclaw

Lametschwandtner, A., Dr.; Ambulanz für plastische und rekonstruktive Operationen, Landeskrankenanstalten, A-5020 Salzburg

Lenner, W., Dr. med.; Abtlg. für Unfallchirurgie, Plastische und Rekonstruktive Chirurgie, Steinhövelstraße 9, D-7900 Ulm-Safranberg

Lentrodt, J., Prof.Dr.Dr.med.; Klinik für Kiefer- und Plastische Gesichtschirurgie, Westdeutsche Kieferklinik, Moorenstraße 5, D - 4000 Düsseldorf 1

Lorenz U., Dr. med.; Universitäts-Frauenklinik, Voßstraße 9, D-6900 Heidelberg 1

Ludolph, E., Dr. med.; BG-Unfallklinik, Großenbaumer Allee 250, D-4100 Duisburg

Luhr, H.G., Prof. Dr. Dr. med.; Kieferchirurgische Abtlg., Klinikum der Universität, Robert-Koch-Straße 40, D-3400 Göttingen

Markmiller, U., Dr. med.; Univ.-HNO-Klinik im Kopfklinikum, D-8700 Würzburg

Marquardt, E., Prof. Dr. med.; Leiter der Abtlg. für Dysmelie und techn. Orthopädie, Orthop. Klinik und Poliklinik der Universität Heidelberg, Postfach 10 43 29, D-6900 Heidelberg 1

Meinel, A., Dr. med.; Chirurgische Klinik am Klinikum der Universität Heidelberg, Im Neuenheimer Feld 110, D-6900 Heidelberg 1

Mentzel, H.E., Dr. med.; Oberarzt der BG-Unfallklinik, Postfach 1380, D-8110 Murnau

Miehlke, A., Prof. Dr. med.; Direktor der Universitäts-HNO-Klinik, Geisstraße 10, D-3400 Göttingen

Mikanagi, K., M.D., Dr. med.; Department of Orthopaedic Surgery Jichi Medical School, J-Yakushijii

Millesi, H., Prof. Dr. med.; Leiter der Abtlg. für Plastische Chirurgie an der I. Chir. Univ.-Klinik, Alserstraße 4, A-1097 Wien

Müller, M.E., Prof. Dr. med.; Direktor der Orthopädischen Klinik der Universität Bern, Inselspital, CH-3000 Bern

Müller, K.H., Dr. med.; BG-Krankenanstalten „Bergmannsheil", Hunscheidtstraße 1, D-4630 Bochum 1

Müller, U., Dr. med.; Orthop. Univ.-Klinik, Klinikum der Justus-Liebig-Universität, Freiligrathstraße 2, D-6300 Gießen

Muhr, G., Dr. med.; Unfallchirurg. Klinik der Medizinischen Hochschule, Karl-Wiechert-Allee 9, D-3000 Hannover 61

Nagel, F., Prof. Dr. Dr.; Chefarzt der Hals-, Nasen-, Ohren-Abteilung und Plastische Gesichtschirurgie, Krankenhaus Siloah, D-7530 Pforzheim

Nasu, N., Dr. med.; Osaka University Medical School, Department of Orthopaedic Surgery, 553 Fukushima-Ku, J-Osaka

Naumann, C., Prof. Dr. med.; Universitäts-HNO-Klinik im Kopfklinikum, D-8700 Würzburg

Nementschek-Gansler, H., Prof. Dr. med.; Pathologisches Institut der Universität Heidelberg, Abtlg. für Ultrastrukturforschung, D-6900 Heidelberg 1

Neubert, Chr., Dr. med.; Unfallchirurgische Klinik und Poliklinik der Justus-Liebig-Universität, Klinikstraße 29, D-6300 Gießen

Ono, K., Dr. med.; Osaka University Medical School, Department of Orthopaedic Surgery, 553 Fukushima-Ku, J-Osaka

Ooi, Y., M.D., Dr. med.; Department of Orthopaedic Surgery Jichi Medical School, J-Yakushijii

Oonishi, H., Dr. med.; Osaka University Medical School, Department of Orthopaedic Surgery, 553 Fukushima-Ku, J-Osaka

Pampurik, E., Dr. med.; Oberarzt der Abtlg. Plastische Chirurgie, Kantonsspital, CH-5001 Aarau

Panis, R., Dr. med.; Univ. HNO-Klinik, Waldstraße 1, D-8520 Erlangen

Papadimitriou, G.N., Dr. med.; Oberarzt der Orthop. und Chirurgischen Universitäts-klinik, Aristotelous-Straße 10, GR-Thessaloniki

Papavasiliou, V.A., Dr. med.; Orthop. u. Chirurgische Universitätsklinik, Aristotelous-Straße 10, GR-Thessaloniki

Petropoulos, A.V., Dr. med.; Direktor der Orthop. u. Chirurgischen Universitätsklinik, Aristotelous-Straße 10, GR-Thessaloniki

Pfeifer, G., Prof. Dr. med., Dr. dent.; Direktor der Nordwestdeutschen Kieferklinik im Universitätskrankenhaus HH-Eppendorf, Martinistraße 52, D-2000 Hamburg 20

Pflugfelder, H., Dr. med.; BG-Unfallklinik, Rosenauer Weg 95, D-7400 Tübingen

Puhl, W., Prof. Dr. med.; Leitender Oberarzt an der Orthopädischen Klinik und Poli-klinik der Universität Heidelberg, Schlierbacher Landstraße 200a, D-6900 Heidelberg-Schlierbach

Reck, R., Dr. med.; Oberarzt der HNO-Klinik der Johannes-Gutenberg-Universität Mainz, Postfach 3960, D-6500 Mainz

Rehm, K.E., Dr. med.; Oberarzt der Unfallchirurgischen Klinik und Poliklinik der Justus-Liebig-Universität, Klinikstraße 29, D-6300 Gießen

Reichert, H., PD Dr. Dr. med.; Chefarzt der Fachabteilung für Plastische Chirurgie, Marienhospital, Böheimstraße 37, D-7000 Stuttgart 1

Richter, W., Dr. med.; Univ.-HNO-Klinik im Kopfklinikum, D-8700 Würzburg

Ries, P., Dr. rer. nat.; Pentapharm AG, Engelgasse 109, CH-4002 Basel

Rogge, D., Dr. med.; Unfallchirurgische Klinik der Medizinischen Hochschule, Karl-Wiechert-Allee 9, D-3000 Hannover 61

Rose, K.G., Prof. Dr. med.; Univ.-HNO-Klinik, Josef-Stelzmann-Straße 9, D-5000 Köln

Romen, W., Dr. med.; Chirurgische Universitäts- und Poliklinik, Josef-Schneider-Straße 2, D-8700 Würzburg

Rosemann, G.E., Prof. Dr. med.; Zentrum Hals-Nasen-Ohrenheilkunde der Johann-Wolfgang-Goethe-Universität, Theodor-Stern-Kai 7, D-6000 Frankfurt 70

Rossak, K., Prof. Dr. med.; Leiter der Orthopädisch-traumatologischen Abtlg. des SWD-REHA-Krankenhauses, D-7516 Karlsbad 1

Rühl, H.; Univ.-HNO-Klinik, Waldstraße 1, D-8520 Erlangen

Saito, S., Dr. med.; Osaka University Medical School, Department of Orthopaedic Surgery, 553 Fukushima-Ku, J-Osaka

Shi, K., Dr. med.; Osaka University Medical School, Department of Orthopaedic Surgery, 553 Fukushima-Ku, J-Osaka

Shikitat, T., Dr. med.; Osaka University Medical School, Department of Orthopaedic Surgery, 553 Fukushima-Ku, J-Osaka

Siebold, G., Dr. med.; Städtische Kliniken, I.Chirurg.Klinik, Grafenstraße 9, D 6100 Darmstadt

Springorum, H.W., PD Dr. med.; Orthop. Klinik u. Poliklinik der Universität Heidelberg, Postfach 10 43 29, D-6900 Heidelberg 1

Suka, T., M.D., Dr. med.; Department of Orthopaedic Surgery Jichi Medical School, J-Yakushijii

Suzuki, S., M.D., Dr. med.; Department of Orthopaedic Surgery Jichi Medical School, J-Yakashijii

Scheunemann, H., Prof. Dr. Dr.; Direktor der Kieferchirurg. Klinik der Universität Mainz, Augustusplatz 2, D-6500 Mainz

Schmelzeisen, H., Dr. med.; Oberarzt der BG-Unfallklinik, Rosenauer Weg 95, D-7400 Tübingen

Schmid, E., Prof. Dr. Dr. med.; Chefarzt der Abtlg. für Plast. u. Wiederherstellungschirurgie „Marienhospital", Böheimstraße 37, D-7000 Stuttgart 1

Schmidt, E., PD Dr. med.; Chirurgische Universitäts- und Poliklinik, Josef-Schneider-Straße 2, D-8700 Würzburg

Schnabel, Ph., Dr. med.; Orthop. Univ.-Klinik, Klinikum der Justus-Liebig-Universität, Freilingrathstraße 2, D-6300 Gießen

Schneider, I., Dr. med.; Chirurgische Klinik und Poliklinik der Berufsgenossenschaftlichen Krankenanstalten „Bergmannsheil", D-4630 Bochum 1

Schneider-Affeld, F., Dr. med.; Universitäts-Frauenklinik, Voßstraße 9, D-6900 Heidelberg 1

Schöffner, W., Dr. med.; Oberarzt der Urologischen Abtlg. der BG-Unfallklinik, Postfach 1380, D-8110 Murnau

Schröder, F., Prof. Dr. Dr. med.; Direktor der Univ.-Klinik u. Poliklinik für Kieferchirurgie, Pleichentorstraße 32, D-8700 Würzburg

Schulitz, K.P., Prof. Dr. med.; Direktor der Orthop. Klinik u. Poliklinik, Moorenstraße 5, D-4000 Düsseldorf 1

Schumacher, G., PD Dr. med.; Oberarzt der Orthop. Klinik u. Poliklinik der Universität, Postfach 10 43 29, D-6900 Heidelberg 1

Schweiberer, L., Prof. Dr. med.; Direktor der Abtlg. Unfallchirurgie der Chirurgischen Universitäts-Klinik, D-6650 Homburg

Staindl, O., OA Dr. med.; Leiter der Ambulanz für plastische u. rekonstruktive Operationen, Landeskrankenanstalten, HNO-Abteilung, A-5020 Salzburg

Stennert, E., Dr. med.; Universitäts-HNO-Klinik, Geiststraße 10, D-3400 Göttingen

Stöhrer, M., Dr. med.; Chefarzt der Urologischen Abtlg. der BG-Unfallklinik, Postfach 1380, D-8110 Murnau

Strauss, P., Prof. Dr. med.; Oberarzt der HNO-Klinik, Goethestraße 27–29, D-5100 Aachen

Talke, M., Dr. med.; Orthopädische Klinik u. Poliklinik der Freien Universität im Oskar-Helene-Heim, Clayallee 229, D-1000 Berlin 33

Tamura, N., Dr. med.; Abtlg. für Plastische und Wiederherstellungschirurgie, Krankenhaus Kurashiki-zentral, Miwa 1-1-1-710, J-Kurashiki

Thabe, H., Dr. med.; Orthopädische Abtlg. der Rheumaklinik, D-2357 Bad Bramstedt

Thümler, P., Dr. med.; Orthopädische Universitätsklinik, Hufelandstraße 55, D-4300 Essen 1

Tillmann, K., PD Dr. med.; Orthopädische Abtlg. der Rheumaklinik, D-2357 Bad Bramstedt

Trentz, O., Dr. med.; Unfallchirurgische Klinik der Medizinischen Hochschule, Karl-Wiechert-Allee 9, D-3000 Hannover 61

Tscherne, H., Prof. Dr. med.; Direktor der Unfallchirurg. Klinik der MHH, Karl-Wiechert-Allee 9, D-3000 Hannover 61

Vieweger, G., Dr. med.; Chirurgische Universitäts- und Poliklinik, Josef-Schneider-Straße 2, D-8700 Würzburg

Weber, U., Dr. med.; Oberarzt der Orthop. Univ.-Klinik, Klinikum der Justus-Liebig-Universität, Freiligrathstraße 2, D-6300 Gießen

Weidauer, H., Prof. Dr. med.; Leit. Oberarzt der Univ.-HNO-Klinik, Voßstraße 5–6, D-6900 Heidelberg 1

Wigand, M.E., Prof. Dr. med.; Univ. HNO-Klinik, Waldstraße 1, D-8520 Erlangen

Winkelmann, W., Dr. med. OA.; Orthopädische Klinik u. Poliklinik, Moorenstraße 5, D-4000 Düsseldorf 1

Winter, J., Dr. med.; Orthop. Klinik u. Poliklinik der Freien Universität im Oskar-Helene-Heim, Clayallee 229, D-1000 Berlin 33

Wirth, C.J., PD Dr. med.; Staatliche Orthopädische Klinik München, Harlachinger Straße 51, D-8000 München 90

Witt, A.N., Prof. Dr. med.; Direktor der Orthopädischen Klinik der Universität München, Harlachinger Straße 51, D-8000 München 90

Wullstein, S., PD Dr. med.; Oberer Neubergweg 10, D-8700 Würzburg

Zichner, L., PD Dr. med.; Oberarzt der Orthop. Universitäts-Klinik u. Poliklinik Friedrichsheim, Marienburgstraße 2, D-6000 Frankfurt-Niederrad 71

Zilch, H., Dr. med. OA.; Orthopädische Klinik u. Poliklinik der Freien Universität im Oskar-Helene-Heim, Clayallee 229, D-1000 Berlin 33

Zwank, L., Dr. med.; Chirurgische Universitätsklinik, Abtlg. Unfallchirurgie, D-6650 Homburg/Saar

Eröffnungsrede des Präsidenten der Deutschen Gesellschaft für Plastische und Wiederherstellungschirurgie 1979

H. Cotta, Heidelberg

Meine sehr verehrten Damen und Herren!

Meine Herren Mitglieder der Landes- und Stadtbehörde, der Ärzteschaft, der Berufsgenossenschaft, der Sozialversicherungen und der Wohlfahrtsverbände und Sie, meine sehr verehrten Kolleginnen und Kollegen aus dem In- und Ausland, dazu unsere vielen lieben Gäste, seien Sie heute herzlich im Namen der „Deutschen Gesellschaft für Plastische und Wiederherstellungschirurgie" hier im Heidelberger Schloß begrüßt und für Ihr Kommen bedankt!

Eine aufrichtige Freude und Ehre ist es mir heute, Persönlichkeiten aus dem öffentlichen Leben, aus Wissenschaft und Medizin hier begrüßen zu können.

Lassen Sie mich zu Anfang der Kollegen gedenken, die uns durch ein unerwartetes, z.T. tragisches Geschick im letzten Jahr entrissen wurden

> Herr Prof. Dr. med. C.H. Schweikert, Mainz
> Herr Prof. Dr. Dr. A. Rehrmann, Düsseldorf

Ich bitte Sie, zu ihrem Gedenken kurz in Stille zu verweilen.

Für jeden Präsidenten ist es eine besondere Freude, Ehrungen vornehmen zu dürfen. Die „Deutsche Gesellschaft für Plastische und Wiederherstellungschirurgie" hat drei namhafte bedeutende Ärzte zu ihrem Ehrenmitglied ernannt und ich habe die besondere ehrenvolle Aufgabe, diese Urkunden hier im Heidelberger Schloß zu überreichen.

Es handelt sich hier um die Herren

> Prof. Dr. Dr. F. Hollwich, Oberaudorf
> Prof. Dr. med. H. Willenegger, Bern
> Prof. Dr. med. A.N. Witt, München

Gestatten Sie mir ein persönlichen Wort.

Für mich ist es eine besondere Freude, meinem Lehrer, A.N. Witt, diese Urkunde überreichen zu dürfen. Als letzter Doktorant von Erich Lexer hat er mit Beginn seiner orthopädischen Laufbahn für die Plastische und Wiederherstellungschirurgie im Rahmen unseres Faches entscheidende Schrittmacherdienste geleistet. Seine zahlreichen

2

wissenschaftlichen Arbeiten und Monographien sowie die Überreichung des Erich-Lexer-Preises im Jahre 1976 sind ein überzeugender Beweis dafür.

Bitte haben Sie Verständnis, daß ich an dieser Stelle meinen besonderen Dank denen aussprechen möchte, die uns bei der Gestaltung des Kongresses finanziell unterstützt haben. Sie entnehmen die Namen der Donatoren dem Kongreßführer. Bitte besuchen Sie die interessante wissenschaftliche Ausstellung.

Es wird immer deutlicher, daß im Zeitalter der Technisierung und Automation unsere Zusammenarbeit mit der Industrie eine wichtige Voraussetzung für eine zeitadäquate klinische und wissenschaftliche Forschung darstellt.

Wir veranstalten keine große Eröffnungsfeier, die Zeit ist knapp, wir wollen bald mit der Arbeit beginnen, ich fasse mich kurz.

Es entspricht beinahe schon einer alten Tradition, bei der Eröffnung eines Kongresses eigene Vorstellungen und Gedanken über den aktuellen Stand der Medizin unter besonderer Berücksichtigung der Probleme der eigenen Gesellschaft vorzutragen. Darüberhinaus fühlt man sich stets beauftragt, über die gegenwartsbezogenen Sachzwänge in der Situation des ärztlichen Berufsstandes nachzudenken. Betrachtet man die nicht unerheblichen Forderungen, die im allgemeinen und im besonderen an uns gestellt werden, so kann man nicht übersehen, daß die Stellung des Arztes im persönlichen Verhältnis zum Kranken einerseits und in seiner gesellschafts- und politischen Situation andererseits stark beeinträchtigt ist. Unter diesen Aspekten ist es verständlich, daß die Menschen in unserer fast schon initiativlosen Gesellschaft in ihrer Einsamkeit und kollektiven Hilflosigkeit Manipulationen unterliegen, die den Arztberuf in hohem Maße in Frage stellen. Sie sind erheblich gefährdet gegenüber Einflüsterungen von einzelnen Personen oder Institutionen, die mit verbaler Artistik und ihrem gestörten Verhältnis zum ärztlichen Beruf oder besser zur Medizin, den Kranken zu beeinflussen versuchen. Dies ist umso erstaunlicher, weil eben diese Menschen, die unseren Berufsstand als Mediziner-Syndikat, Mafia und Beutelschneider diskriminieren, keine bessere Lösung anbieten können.

Einzelne versuchen beinahe marktschreierisch — nicht ohne kommerzielle Interessen — ihr fast schizophrenes Verhältnis zur Medizin an den Menschen bringen zu wollen. Meistens aber nur so lange, wie sie selbst der medizinischen Hilfe nicht bedürfen.

Meines Erachtens hat gerade diese Gesellschaft in dieser Hinsicht eine wesentliche Aufgabe zu erfüllen. Das heutige Zusammentreffen so zahlreicher Kollegen verschiedenster Fachgebiete ist ein Beweis für das Zusammengehörigkeitsgefühl unseres ärztlichen Standes, das gerade in der heutigen Zeit berufspolitischer Verwirrungen über alle diese Meinungsverschiedenheiten hinweg zueinander führen sollte. Wir alle wissen, daß ein solcher Erfahrungsaustausch ausschließlich dem wertvollsten aller Güter des Menschen, seiner Gesundheit, dienen soll. Umso unverständlicher ist es für mich, daß es gerade auf dem Gebiet der plastischen Chirurgie, einige Kollegen gibt, die meinen, wesentliche Teile chirurgischer Tätigkeit für sich allein gepachtet zu haben.

Es ist doch offensichtlich und unbestritten, daß die Rekonstruktion von äußeren und inneren Formen sowie die Verbesserung von Funktionen das Ziel vieler operativer Fachrichtungen darstellt. Unser gemeinsames Ziel verbindet uns unter dem Dach dieser Gesellschaft.

Wenn in letzter Zeit in einem Wochenmagazin unter dem Titel „Hier sitze ich und forme Menschen" darauf hingewiesen wird, daß „unter der Flagge der kosmetischen Chirurgie viele Doktoren segeln, die ohne chirurgische Ausbildung nur auf das einträgliche Geschäft mit der menschlichen Eitelkeit spekulieren" oder „an einem Vormittag soviel verdient wird, wie ein Arbeiter in 3 Monaten" und „die plastische Chirurgie als eine der letzten Oasen der Privatliquidation" bezeichnet wird, oder daß die Messerhelden, um vollmündige Sprüche nie verlegen, ihr Tun „als die Psychotherapie mit dem Skalpell" ansehen, so kann diese Gesellschaft mit ihrer vielschichtigen Zusammensetzung gerade hier entscheidende Aufgaben übernehmen, um endlich zu ordnen und nicht zu verwirren.

Ich glaube nicht, daß es weder die eigene Position stärkt noch dem ärztlichen Berufsstand nützt, wenn man wörtlich meint: „Doppelt gemoppelt, Facharzt für Chirurgie (plastische Chirurgie) hoffen die Plastiker fürderhin sicher zu sein, vor der Verwechslung mit selbsternannten Spezialisten für . . . . und jenen Ärzten, die nur hin und wieder plastisch-chirurgisch tätig werden. HNO-Ärzte an der Nase, Orthopäden am Fuß, Frauenärzte und Urologen am Unterleib, Hautärzte und Praktiker am liebsten an der Brust. Mancher Doktor traut sich an alles ran und kann dann bald auskömmlich von den Rezidiven leben".
　Die Mikrobe des menschlichen Neides scheint auch hier die Bestrebung, das eigene Nest zu beschmutzen, ihre ätiopathogenetische Wirkung nicht zu verfehlen.

Nicht die zunehmende Differenzierung der Medizin, sondern die des Menschen in seinen körperlichen und seelisch geistischen Bereichen ist eine unübersehbare Forderung an den kritisch denkenden Arzt.

Wir müssen uns gegen den aggressiven Geist unserer Zeit wehren, denn weder kritiklose Anpassung noch Resignation können als echter Weg in die Zukunft gelten. Wir wissen, daß wir im rauhen Klima unserer heutigen Zeit weder durch kritiklose emotionale Auflehnung noch durch Resignation einen Schritt weiter kommen. Wir müssen den klaren Blick nach vorne behalten. Dazu gehört sicher eine Portion Mut.

Pierre Bertraux sagte vor 14 Tagen bei der Überreichung des Friedenspreises an Yehudi Menuhin in der Paulskirche, „daß Mut wohl die beste Form der Erhaltung unseres Lebens sei. Ist nicht der überwiegende Anteil unseres Lebens unser Beruf?"

Das Thema „Implantate und Transplantate" in der Wiederherstellungschirurgie ist nach wie vor hoch aktuell. Es unterstreicht die Möglichkeit des interdisziplinären

4

Gespräches. Wir haben uns bemüht, das wissenschaftliche Programm so zu gestalten, daß der Information von Fachgebiet zu Fachgebiet genügend Raum zur Verfügung steht. Ist es nicht interessant, von Kollegen anderer Disziplinen zu erfahren, welcher Stand in der klinischen und wissenschaftlichen Entwicklung erreicht wurde. Ein Beweis für das rege Interesse an dieser Thematik war die große Zahl von Vortragsanmeldungen. Bitte haben Sie Verständnis, daß wir eine Reihe von Anmeldungen nicht berücksichtigen konnten. Wir haben nur 1 1/2 Tage Zeit.

Meine Damen und Herren,

ich habe mir erlaubt, einige Punkte, die mir wesentlich erschienen, herauszugreifen. Man könnte stundenlang weiterreden und wäre längst nicht am Ende und hätte auch keine Lösung für viele Fragen zur Hand. Eines sollten wir jedoch im Auge behalten, daß wir alle in engster Zusammenarbeit, sei es bei der Versorgung unserer Kranken, sei es auf dem Gebiet des uns alle fördernden Gedankenaustausches, wie es im Rahmen eines solchen Kongresses möglich ist, die uns zur Verfügung stehenden Möglichkeiten ausschöpfen müssen, um einer Krise nach innen und außen in wirksamer Form begegnen zu können. Es würde mich freuen, wenn diese Tagung hierzu beitragen könnte.

Ich wünsche und hoffe nur, daß all das was Sie als Teilnehmer an Wissenschaftsbereicherung von dieser Tagung erwarten, Ihnen auch zuteil werde und daß Sie die Schönheit unserer Stadt und des Neckartals mit etwaigen fachlichen Enttäuschungen und sonstigen Ärgernissen zu versöhnen vermag.

I. Bindegewebstransplantation

Der derzeitige Stand der Transplantation flexibler Bindegewebstexturen

C.J. Wirth und M. Jäger, München

Basierend auf den bedeutenden Arbeiten von Lexer [4], Payr [7] und Rehn [8] zu Beginn des 20. Jahrhunderts gewann die Transplantation flexibler Bindegewebe einen immensen Aufschwung in der Wiederherstellungschirurgie. Unzählige autologe, homologe, heterologe und alloplastische Transplantate kamen zur Anwendung und wurden wieder verworfen.

Heute sind es neben Fettgewebe und Muskulatur als Interpositionsmaterial in der Hauptsache noch 4 Transplantate bzw. Implantate, die in der Wiederherstellungschirurgie und Orthopädie Anwendung finden:
Haut,
Fascie,
Dura,
Sehne.
Diese Transplantate haben folgenden Anwendungsbereich:
Ersatz von Sehnen und Bändern,
Gelenkinterposition bei Arthroplastiken,
Deckung von Haut- und Wanddefekten,
Fesselungsmaterial.

Sind verschiedene Transplantate notwendig?

Der große Einsatzbereich in der Wiederherstellungschirurgie und Orthopädie verlangt nach Transplantaten verschiedenen Typs, da die Anforderungen an das Transplantat in *struktureller, mechanischer* und *formgebundener* Hinsicht verschieden sind. Haut, Fascie, Dura und Sehnen erfüllen die verschiedenen Anforderungen in ausreichendem Maße, wobei stets auch gewisse Nachteile der einzelnen Transplantate in Kauf genommen werden müssen.

So sind zunächst einmal *strukturelle Unterschiede* augenscheinlich. Während die Haut dem dichten ungeformten Bindegewebe zugehörig ist, fallen Fascie und Sehnen unter das geformte Bindegewebe. Die Dura liegt strukturell zwischen den beiden Gruppen. Wesentlich für das mechanische Verhalten dieser Bindegewebstexturen in Sicht auf die Transplantation ist die Dichte und Anordnung der kollagenen Fasern sowie im geringeren Maße der Gehalt an elastischen Fasern (Abb. 1).

Daraus ergeben sich zwangsläufig entsprechende *mechanische Unterschiede*. Stellt man z.B. die Kenngrößen Dehnbarkeit und Zugfestigkeit gegenüber, so besitzt nach eigenen Untersuchungen die Haut wegen ihres größeren Gehaltes an elastischen Fasern

6

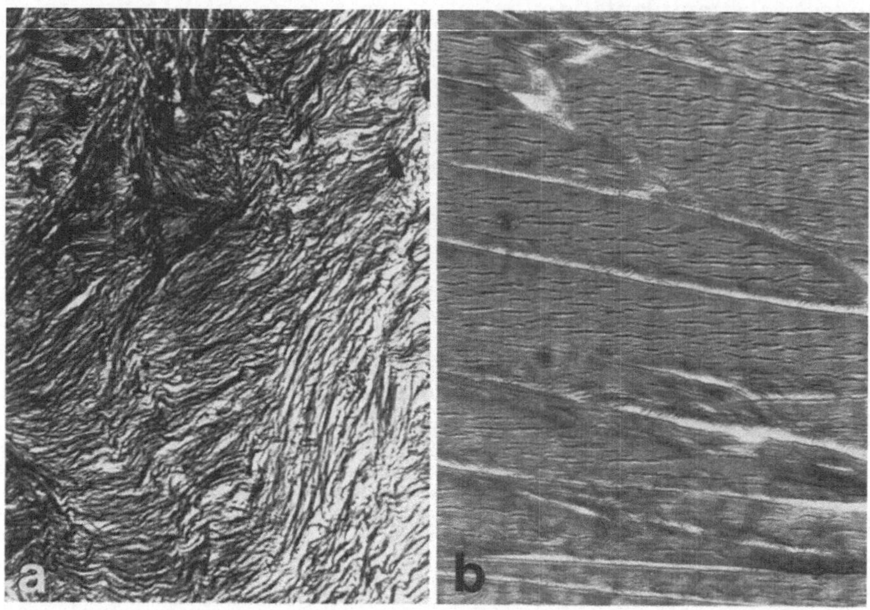

Abb. 1a, b. Zellfreies, kollagenes Fasergerüst der lyophilisierten, gammastrahlensterilisierten Dura mater nach Rehydrierung (a). Natives Kreuzband mit längsgerichteten Kollagenfaserbündeln und spindelförmigen Zellkernen (b). Formalin. Masson. x 100

die größte Dehnbarkeit und geringste Zugfestigkeit, während Fascie und Sehnen aufgrund ihrer parallelfaserigen Anordnung bei größerer Zugfestigkeit nur gering dehnbar sind. Die Dura nimmt mechanisch eine Mittelstellung ein [1].

Die verschiedenartige strukturelle Anordnung der Transplantate läßt naturgemäß auch *Verankerungsunterschiede* erkennen. So bedingt die parallelfaserige Anordnung von Fascie und Sehne Probleme des Nahthaltes im Gegensatz zur Dura und Haut. Eigene Untersuchungen haben ergeben, daß erst nach Schrägumschlag der Fascie eine zweidimensionale Faserstruktur erreicht werden kann mit deutlich verbessertem Nahthalt [2].

Schließlich sind es *formgebundene Unterschiede,* die den Anwendungsbereich der einzelnen Transplantate abgrenzen. So ist zunächst die Transplantatlänge nicht immer ausreichend. Lyophilisierte Dura ist z.B. in einer Maximallänge von nur 16 cm im Handel. Ähnliches gilt für die Transplantatbreite, die besonders bei der Sehne deutlich limitiert ist. Bezüglich der Transplantatdicke nimmt die Haut eine Sonderstellung ein, was für die Interpositionsplastik ein Vorteil, für die Bandplastik evtl. ein Nachteil sein kann.

So sind es vornehmlich mechanische und formgebundene Unterschiede, die die Verwendung verschiedener Transplantate notwendig machen.

Native oder konservierte Transplantate?

Bindegewebstransplantate können grundsätzlich in nativer oder konservierter Form verwendet werden. Ausschlaggebend hierfür ist die Tatsache, daß die funktionstüchtige Einheilung dieser Bindegewebstransplantate nicht an die Vitalität der Gewebszellen gebunden ist [5, 6]. Sie fungieren lediglich als Leitschiene oder Matrix für körpereigenes einsprießendes Gewebe. Sie fallen deshalb regelmäßig einem Ein- und Umbau anheim. Eine Ausnahme bilden lediglich gestielte Transplantate, bei denen dann eine primäre Blutversorgung bestehen bleibt, wenn sie nicht über scharfe Kanten umgelenkt werden.

Somit scheint auf den ersten Blick die Frage, ob native oder konservierte Bindegewebe Anwendung finden sollen, unbedeutend zu sein. Jedoch ist zu prüfen, inwieweit *mechanische Parameter, Sterilitätsfragen,* die mögliche *Depoterschöpfung* bei autologen Transplantaten und nicht zuletzt die mögliche *Immunreaktion* den Anwendungsbereich des einen oder anderen Transplantates einschränken.

Lyophilisation und Sterilisation mit Gammastrahlen verschlechtern nach eigenen Untersuchungen das *mechanische Verhalten* von Haut, Fascie und Dura. Die Cialit-Konservierung vermag die Bindegewebstransplantate dagegen sogar geringgradig zu verfestigen. Submikroskopisch zeichnen sich z.B. lyophilisierte Durapräparate durch einen Verlust der interfibrillären Kittsubstanz aus mit Quellung der Fibrillen. Im Gegensatz dazu verändern die Cialit-konservierten Durapräparate ihr Aussehen submikroskopisch nicht im Vergleich zu den negativen Probestücken. Dies ist u.U. bedeutsam bei Bandersatzoperationen, bei denen eine primäre Festigkeit des Transplantates verlangt wird.

Demgegenüber ist die *Sterilität* Cialit-konservierter Transplantate nicht immer gesichert. Besonders problematisch ist die Sterilisierung von Haut. Das autologe Hautimplantat kann nicht mit Sicherheit durch Desinfektion der Hautoberfläche keimfrei gemacht werden. Auch bei der Cialit-Konservierung ist eine laufende bakteriologische Kontrolle von Konservierflüssigkeit und Präparat notwendig. Lyophilisierte Bindegewebe hingegen können in luftdicht abgeschlossenen Kunststofftüten gelagert werden. Die Lagerungszeit beträgt bei Zimmertemperatur mindestens 5 Jahre.

Die mögliche *Depoterschöpfung* nach wiederholt notwendigen Transplantationen etwa beim Bandersatz am Kniegelenk oder beim Fehlen der Plantaris longus-Sehne zum Bandersatz am oberen Sprunggelenk kann Anlaß zur Verwendung konservierter, in beliebiger Menge vorhandener Transplantate sein. Dies betrifft vor allem die Frascia lata als Spender für native Transplantate und Sehnen, die ebenfalls in nativer Form transplantiert werden. Haut hingegen kann nativ oder Cialit-konserviert benützt werden. Dura mater liegt ohnehin nur in konservierter Form vor.

Dies wirft zwangsläufig die Frage auf nach der *Immunreaktion* konservierter homologer bzw. heterologer Transplantate. Ist heute überhaupt noch die Unterteilung in autologe, homologe und heterologe Transplantate im Hinblick auf die Immunreaktion wichtig bei den derzeit gebräuchlichen Konservierungsverfahren? Offensichtlich vermindert die Konservierung die Antigenität der Gewebe. Je unlöslicher und je stärker gereinigt das Material eines kollagenen Transplantates durch Desantigenisierung und Desenzymatisierung ist, umso unwahrscheinlicher erscheint es, daß es zur Immunisierung führen kann. Durch die heute gebräuchlichen Kon-

8

servierungsverfahren wie Cialit-Konservierung oder Gefriertrocknung ist auch bei homo- und heterologen Bindegewebstransplantaten kaum noch eine Antigenität zu befürchten.

So spielt vor allen Dingen die mögliche Depoterschöpfung eine Rolle bei der Wahl eines nativen oder konservierten Transplantates, wobei besonders die mechanischen Unterschiede dieser Transplantate zu beachten sind.

Wovon wird nun die Einheilung von Bindegewebstransplantaten beeinflußt?

Es ist zu prüfen, ob eine Abhängigkeit besteht von der *Struktur* der Bindegewebstransplantate, der *Konservierung* oder der *funktionellen Anpassung,* von der *Transplantatverankerung* oder vom *Transplantatlager.*

Die *Struktur* der Bindegewebstransplantate hat sicherlich wenig Einfluß auf den Ein- und Umbau. Das Transplantat erleidet auf alle Fälle einen Gestaltwandel, je nach Art und Einwirkung der mechanischen Kräfte. So wird nach eigenen Untersuchungen [9] das lyophilisierte, dreidimensionale Durageröst 40 Wochen nach Kreuzbandersatz vollständig in ein parallelfaseriges Kreuzbandgewebe umgebaut (Abb. 2).

Der *funktionellen Anpassung* kommt demnach eine größere Bedeutung zu. Einhellig wird eine signifikante Abhängigkeit der Dauer des Ein- und Umbaues transplantierter Bindegewebe von dem frühzeitigen Einsetzen und der Stärke des funktionellen Reizes gesehen. Wir konnten in eigenen Untersuchungen zeigen [9], daß als Kreuz-

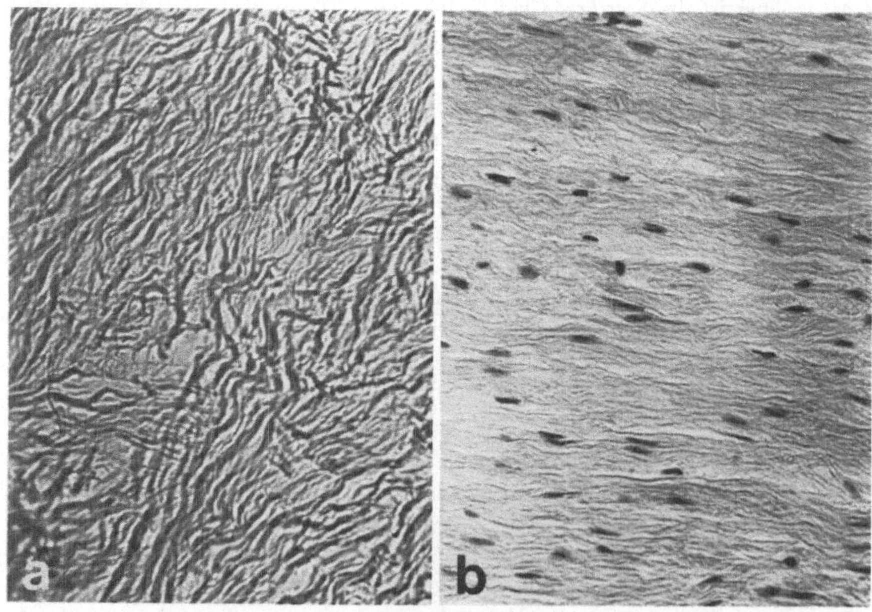

Abb. 2a, b. Kollagenes Fasergerüst der Lyodura (a). Duratransplantat, 40 Wochen nach Kreuzbandersatz. Straffes, längsorientiertes kollagenes Fasergewebe mit spindelförmigen Zellkernen (b). Formalin. Hämatoxylin-Eosin. x 250

bandersatz verwendete Dura mater unter Einwirkung eines funktionellen Reizes nach 24 Wochen bereits eine parallelfaserige Ausrichtung erfährt, während in der gleichen Zeit nach konsequenter Ruhigstellung ungeordnetes Kollagengewebe vorherrscht (Abb. 3).

Im direkten Zusammenhang hiermit steht die *Transplantatverankerung*. Nur bei guter Verankerung kann ein dosierter funktioneller Reiz auf das Transplantat einwirken. Fascie und geringer auch Sehne sind, was den Nahthalt anbelangt, gefährdet. Besonders Nahttechniken, die Verankerung unter Knochenlamellen oder in Knochenkanälen können zur Verbesserung der Transplantatverankerung beitragen [3].

Die *Konservierung* beeinflußt nach eigenen Untersuchungen die Zeitdauer des Ein- und Umbaues der Transplantate in funktionsgerechtes Bindegewebe. Cialit-konservierte Dura benötigte grundsätzlich eine längere Ein- und Umbauzeit als lyophilisierte Dura. So waren lyophilisierte Duratransplantate im Tierversuch bereits nach 12 Wochen funktionsgerecht in künstlich erzeugte Fasciendefekte eingeheilt und mechanisch verfestigt, Cialit-konservierte Duratransplantate frühestens nach 24 Wochen [1].

Eine ganz entscheidende Bedeutung hat jedoch letztlich das *Transplantatlager* für den Ein- und Umbau von Transplantaten. Wir haben experimentell in einer Tiergruppe einen gesetzten Fascia lata-Defekt, in einer zweiten Tiergruppe das vordere Kreuzband des Kniegelenkes durch lyophilisierte Dura ersetzt und das Transplantat

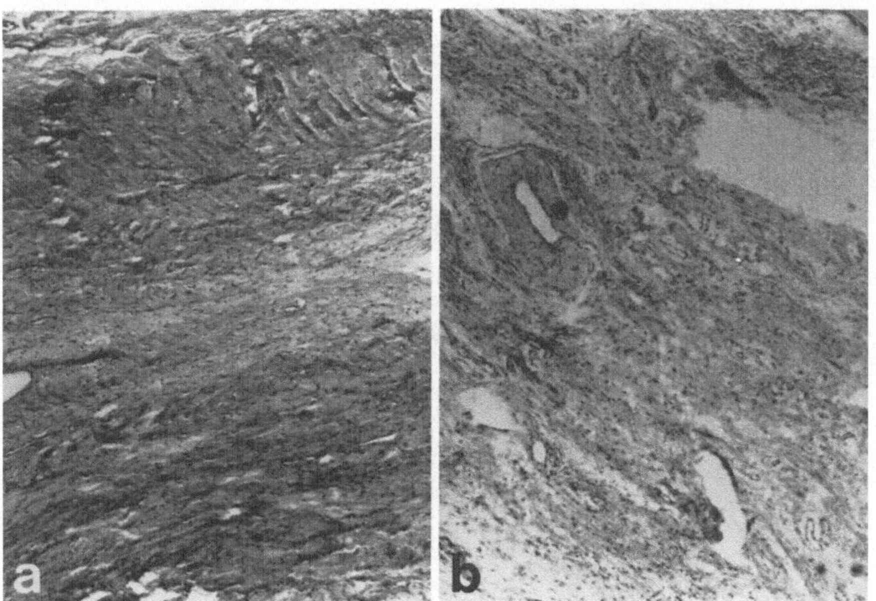

Abb. 3a, b. Duratransplantat, 24 Wochen nach Kreuzbandersatz. **a** Umbau in längsorientiertes, kollagenes Fasergewebe mit noch vermehrter Vascularisation und relativem Zellreichtum im Transplantatzentrum nach primär einwirkendem funktionellen Reiz durch Gelenkstabilisierung in Form eines zusätzlich eingebrachten Kunststoffbandes. **b** Ungeordnetes, kollagenes Fasergewebe mit starker Vascularisierung und Zellreichtum auch in der Peripherie nach Ruhigstellung des Kniegelenkes durch Achillessehnenresektion. Formalin. Hämatoxylin-Eosin. x 40

in letzterem Fall in Knochenkanälen verankert. Somit konnten als vorhandenes Transplantatlager der Fascia lata-Defekt und die Knochenkanäle gewürdigt werden und als fehlendes Transplantatlager der intraarticuläre Verlauf des Transplantates im Kniegelenk. Als Ergebnis konnte herausgestellt werden, daß der Ein- und Umbau und die Verfestigung von lyophilisierter Dura mater als Fascienersatz am schnellsten vor sich geht und bereits nach 12 Wochen Implantationsdauer beendet ist [10]. Der Ein- und Umbau und die Verfestigung von Dura als Kreuzbandersatz dauert doppelt so lang und ist erst nach 24 Wochen beendet. Der Ein- und Umbau von Dura im Knochenkanal hält auch nach 40 Wochen Implantationsdauer noch an (Abb. 4).

Wir können also subsummierend folgende Feststellungen zum derzeitigen Stand der Transplantation flexibler Bindegewebe treffen:

1. Es sind mehrere Transplantattypen notwendig, um den verschiedenen Anforderungen der Bindegewebstransplantation gerecht zu werden.
2. Dabei sind vor allem strukturelle, mechanische und formgebundene Unterschiede der Transplantate entscheidend.
3. Durch die heute gebräuchlichen Konservierungsverfahren werden zwar die mechanischen Eigenschaften der Transplantate in geringem Maße beeinflußt, jedoch mögliche Immunreaktionen unterdrückt.

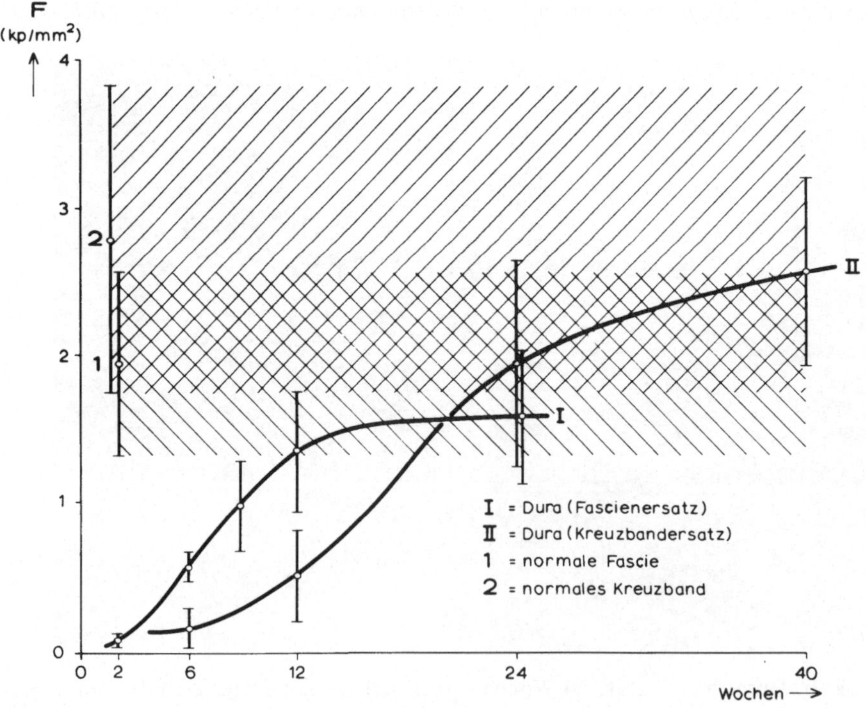

Abb. 4. Reißfestigkeit von Duratransplantaten als Fascienersatz und Kreuzbandersatz in Abhängigkeit von der Zeitdauer der Transplantation im Vergleich zur Reißfestigkeit normaler Fascie und des normalen Kreuzbandes

4. Konservierte homologe bzw. heterologe Transplantate sind deshalb autologen Transplantaten gleichwertig, da sie ebenso als Leitschiene fungieren zum Einwachsen körpereigenen Gewebes. Als einzige Ausnahme gilt das gestielte autologe Transplantat.
5. Die Einheilung von Bindegewebstransplantaten ist vornehmlich abhängig von der Konservierungsform, dem einwirkenden funktionellen Reiz und vom Transplantatlager.

Literatur

1 Jäger M (1970) Homologe Bindegewebstransplatation. Thieme, Stuttgart
2 Jäger M, Wirth C J (1977) Transplantation of Connective Tissue. In: Masshoff J W (ed) Handbuch der allgemeinen Pathologie, VI/8, Transplantation. Springer, Berlin Heidelberg New York
3 Jäger M, Wirth C J (1978) Kapselbandläsion. Thieme, Stuttgart
4 Lexer E (1920) Die gesamte Wiederherstellungschirurgie. Barth, Leipzig
5 Longmire W P, Cannon J A, Weber R A (1954) General surgical problems of tissue transplantation. In: Preservation and transplantation of normal tissue. Ciba foundation general symposia. Churchill, London
6 Pate J W (1954) Transplantation of preserved nonviable tissues. In: Preservation and transplantation of normal tissue. Ciba foundation general symposia. Churchill, London
7 Payr E (1910) Über blutige Mobilisierung versteifter Gelenke. Zentralbl Chir 37: 1227
8 Rehn E, Miyauchi M (1914) Das kutane und subkutane Bindegewebe in veränderter Funktion. Langenbecks Arch klin Chir 105: 1
9 Wirth C J (1978) Der Kreuzbandersatz des Kniegelenkes. Thieme Copythek, Stuttgart
10 Wirth C J, Jäger M (1980) Experimental investigation of primary healing and remodeling of lyophilized connective tissue on the graft bed. Arch Orthop Traum Surg 96: 105

Bandrekonstruktion mit gestieltem Transplantat bei veralteter Acromioclavicularluxation

H. Kehr, Berlin

Über die Zweckmäßigkeit der operativen Versorgung bei vollständiger Schultereckgelenksverrenkung — entsprechend dem Schädigungsgrad III der Klassifizierung nach Tossy [4] — besteht heute weitgehende Einigkeit. Um die beste der Methoden — nach einschläigen Literaturstatistiken stehen bis heute etwa 70 mehr oder weniger verschiedene Verfahren zu Gebote — wird noch gerungen, wobei sich aber auch hier zunehmend ein klares Konzept ergibt, welches einer kombinierten Rekonstruktionsmethode mit intra- und extraarticulärer Fixation eindeutige Vorteile einräumt.

Ein Blick auf die anatomische Situation zeigt Acromion und Clavicula durch das Lig. acromioclaviculare miteinander verbunden. Dazwischen eingelagert ist in der Regel ein Discus articularis. Rabenschnabelfortsatz und Schlüsselbein werden durch das zweiteilige Lig. coracoclaviculare zusammengehalten. Ein drittes Band findet sich zwischen Rabenschnabelfortsatz und Schulterhöhe, das Lig. coracoacromiale.

Methodik

Das Prinzip der operativen Behandlung besteht in der Rekonstruktion der Bandstrukturen — bei frischer Verletzung durch Naht, bei veralteten Fällen durch plastische Maßnahmen — sowie in einer temporären Sicherung des Ergebnisses durch eine funktionsgerechte Metallfixation.

Aus der großen Zahl der für Sekundäreingriffe angegebenen autologen, hererologen oder alloplastischen Ersatzoperationen wird hier über ein einfaches Verfahren berichtet, das wir in den letzten 6 Jahren bei 14 Patienten angewandt haben. Es handelt sich vorwiegend um das Krankengut der Duisburger Klinik, über das, gemeinsam mit Hierholzer [2] früher bereits berichtet wurde. Die Technik der Operation besteht in der Transposition des Lig. coracoacromiale als Ersatz der coracoclaviculären Bandverbindung.

Der Gedanke ist nicht neu, in der Literatur werden ähnliche Verschläge von verschiedenen Autoren [3, 4] gemacht. Eine umfassende Darstellung findet sich in der Monographie von Jäger und Wirth [1].

Im einzelnen gehen wir folgendermaßen vor:

Operationstechnik

Hautschnitt, leicht bogenförmig, über der lateralen Clavicula und über das Schultereckgelenk hinwegziehend. Ablösen des Deltamuskels von der Clavicula und vom acromialen Ansatz und Darstellung der rupturierten Bandverbindungen. Dann Freipräparieren und Identifikation des Lig. coracoacromiale, welches bei diesem Verletzungstyp fast immer intakt gefunden wird. Abmeißeln des knöchernen Ansatzes am Acromion (Abb. 1), nachdem vorher mit dem 2 mm-Bohrer ein Loch gebohrt und Gewinde geschnitten wurde. Dann Transposition des knöchernen Bandansatzes auf die Clavicula (Abb. 2). Die Insertionsstelle an der Clavicula wird vorher im Sinne eines Spanbettes mit dem Meißel zubereitet und hier ebenfalls vorgebohrt und Gewinde geschnitten. Sodann Insertion einer Kleinfragmentschraube mit Unterlagscheibe (Abb. 3), wobei auf die korrekte Spannung des Transplantates besonders geachtet werden muß. Gleichzeitig erfolgt die Sicherung der Bandplastik durch transarticulären kräftigen Kirschner-Draht sowie durch coracoclaviculäre Drahtcerclage (Abb. 4). Die resultierende Festigkeit der Montage ist so, daß eine funktionelle Nachbehandlung möglich und erwünscht ist.

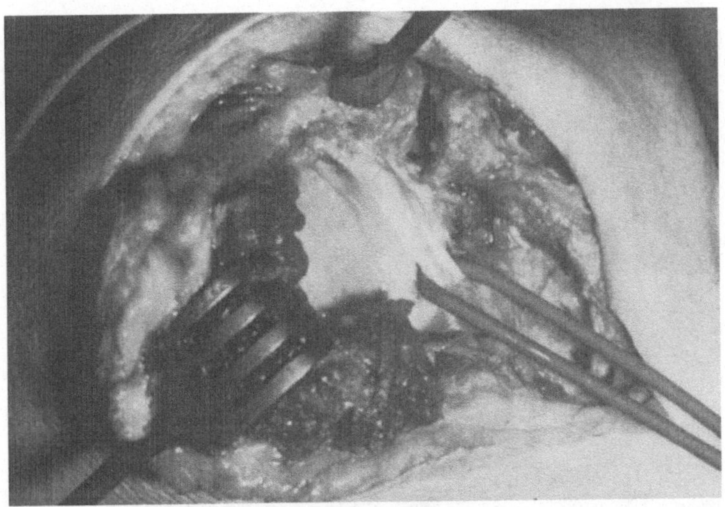

Abb. 1. Darstellung des Lig. coracoacromiale und Abmeißeln des knöchernen Ansatzes vom Acromion

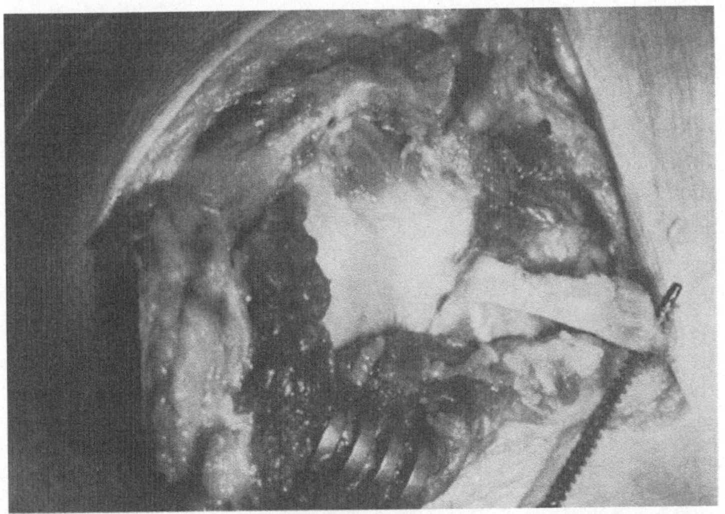

Abb. 2. Ablösen des Ligaments und Vorbereitung zur Transposition auf die Clavicula

Diskussion

Wo liegen nun Gefahren der Methode und Komplikationsmöglichkeiten? Diese fanden wir zunächst darin, das transponierte Band sicher und fest unter der richtigen Spannung an der Clavicula zu fixieren. Einfache Naht des Periostes im Sinne einer

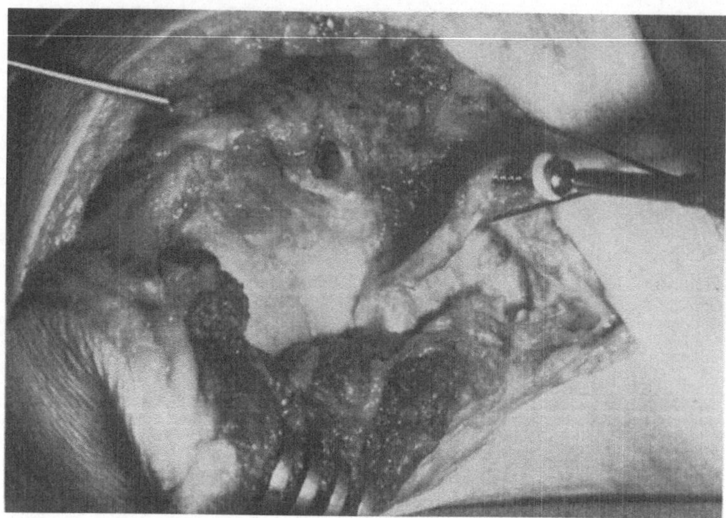

Abb. 3. Befestigung des Transplantates an der Clavicula mittels Kleinfragmentschraube mit Unterlagscheibe

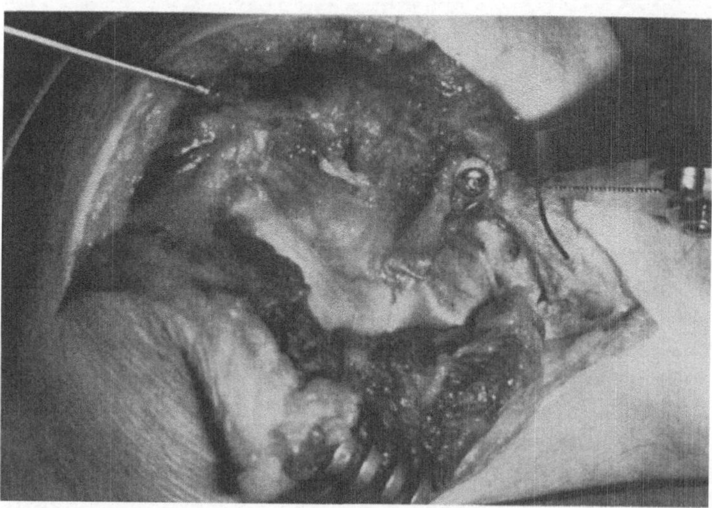

Abb. 4. Abgeschlossene Bandplastik nach Sicherung durch transarticulären Kirschner-Draht und coracoclaviculäre Drahtcerclage

Adaptation erscheint nicht ausreichend. Die Schraubenfixation des osteotomierten knöchernen Bandansatzes dagegen schafft ausreichend stabile Verhältnisse. Weiter ist auf exakte Positionierung der Träger der metallischen Fixation zu achten, im Zweifelsfalle müssen intraoperative Röntgen-Kontrollaufnahmen durchgeführt werden.

Vorteile erscheinen gegenüber freien autologen Transplantaten im Wegfall des Entnahmeeingriffes aus anderen Körperregionen zu liegen. Im Vergleich mit heterologem oder alloplastischem Material ist mit besserer Gewebeverträglichkeit zu rechnen. In Verbindung mit der dargestellten Metallfixation sehen wir als entscheidenden Vorteil aber die Möglichkeit des Verzichts auf postoperative Ruhigstellung im Brust-Arm-Gips zugunsten einer frühfunktionellen Behandlung an.

Wir wissen, daß in diesem Punkt nach wie vor gewisse Vorbehalte bestehen und möchten deshalb folgendes zu bedenken geben: Die schädlichen Wirkungen einer konsequenten Ruhigstellung in Gips nach jeglicher Arthrotomie im Sinne einer Verklebung der Gleitschichten sind hinreichend bekannt. Am Kniegelenk hat dies z.B. zur Entwicklung des sogenannten Scharniergipses Veranlassung gegeben. Während wir an der gewichttragenden unteren Extremität aber auf den Gipsschutz nicht ganz verzichten können, erscheint dies bei Beachtung gewisser Verhaltensregeln an der oberen Extremität gleichwohl möglich. Erlaubt ist eine Beweglichkeit etwa im Ausmaß 20/0/90, wobei die Rotation der Clavicula bewußt nicht forciert wird. Nach unseren Erfahrungen hält die vorgezeigte Fixation einen gewissen Bewegungsspielraum im Schultergelenk bei Vermeidung von extremen Bewegungen aus, da die auftretenden Scher- und Zugkräfte durch die Kombinierte Fixationsmethode sicher neutralisiert werden. Voraussetzung ist selbstverständlich die ausreichende Dimensionierung der verwendeten Drahtmaterialien.

Unter diesen Umständen halten wir es für gerechtfertigt, die funktionsgerechte Wiederherstellung des Schultereckgelenkes auch bei veralteten Fällen zu empfehlen.

Literatur

1 Jäger M, Wirth C J (1978) Kapselbandläsionen. Thieme, Stuttgart
2 Kehr H, Hierholzer G (1975) Zur Behandlung der Schultereckgelenksverrenkungen. Arch Orthop Unfallchir 82: 1
3 Neviaser I S (1951) Acromioclaviculardislocation treated by transference of the coraco-acromial ligament. Bull Hosp Joint Dis (N Y) 12: 46
4 Tossy J D, Mead N C, Sigmond H M (1963) Acromioclavicular separation: Useful and practical classification. Clin Orthop 28: 111
5 Weaver I K, Dunn H K (1972) Treatment of acromioclavicular injuries, especially complete acromioclavicular separation. J Bone Joint Surg 54A: 1187

Der Wert gestielter Transplantate in der Rekonstruktion veralteter komplexer Kniebandschäden

G. Feldkamp und I. Schneider, Bochum

Die Unterschätzung des erheblichen Verletzungsausmaßes frischer Knieverletzungen führt trotz zunehmend exakter Diagnostik immer noch zur chronischen Bandinstabilität. Bis vor wenigen Jahren war das Ziel einer erfolgreichen Plastik, die zerissenen Strukturen am anatomischen Ort zu ersetzen. Die übliche Diagnostik erfaßte die einfachen Instabilitäten der vier Hauptbänder. Der Begriff der Rotationsinstabilität war weitgehend unbekannt.

Als Bandersatz wurden autologe Materialien den homologen und heterologen Transplantaten vorgezogen. Eine Sammelstatistik von Jäger und Wirth zeigt den unterschiedlichen Erfolg (Tabelle 1). Auf die höhere Wertigkeit gestielter Transplantate gegenüber den freien wurde in der Literatur mehrfach hingewiesen. Ihr Vorteil wird in der teilweise erhaltenen Vascularität durch den Stiel und der Verwendung ortsständigen Gewebes in verwandter Funktion gesehen.

Ein Bandersatz soll folgende Anforderungen erfüllen:

1. Die Gelenkstabilität, insbesondere die Rotationsstabilität soll wiederhergestellt sein.
2. Das Knie soll subjektiv sicher sein.
3. Das Knie soll schmerzfrei sein.
4. Die Beweglichkeit soll weitgehend erhalten bleiben.
5. Die Arthrose soll verhindert oder gestoppt werden.

In einer ersten Untersuchungsserie von dreizehn veralteten komplexen Bandinstabilitäten aus den Jahren 1970 bis 1972 wurden im „Bergmannsheil" Bochum nach der damals üblichen klassischen Stabilitätsprüfung in nur acht Fällen ein zufriedenstellendes Resultat gefunden.

Daher wurde jetzt nach den neuesten diagnostischen Kriterien — es wurde der Untersuchungsbogen nach Noesberger zugrunde gelegt — eine Serie von zehn gestielten Bandplastiken bei komplexen veralteten Instabilitäten aus den Jahren 1972 bis 1975 nachkontrolliert. Dabei handelte es sich um sechs komplexe und vier kombiniert-komplexe Instabilitäten.

Tabelle 1. Bandplastiken (Sammelstudie Jäger/Wirth, 1978)

	Ges.	Gut	Befriedigend	Schlecht
Autolog heterotop				
Homolog	212	66%	22%	12%
Heterolog	(7 Studien)			
Autolog ortsständig	932	83%	11%	6%
	(39 Studien)			

Das Intervall Unfall-Rekonstruktion lag im Schnitt bei weit über zwei Jahren.

Es waren folgende Strukturen zerrissen:

Das vordere Kreuzband 9mal,

das Innenband 7mal,

das hintere Kreuzband 5mal,

das Außenband 3mal und

die Meniscen 3mal.

Der Ersatz des vorderen Kreuzbandes wurde 6mal durchgeführt, 4mal durch die Gracilis-Plastik nach Lindemann (Abb. 1) und 2mal durch die Lig. patellae-Plastik nach Brückner (Abb. 2).

Die Seitenbänder wurden 6mal ersetzt, das Innenband 3mal durch eine Semitendinosus- bzw. Sartorius-Plastik und einmal durch eine Campbell-Plastik und das Außenband 2mal durch die Bicepssehnenplastik nach Krömer (Abb. 3). Dabei wurden die proximal gestielten dynamischen Plastiken bevorzugt.

Das hintere Kreuzband wurde zweimal versorgt und zwar durch eine Lindemann-Plastik (Abb. 4).

Bei der Nachuntersuchung ergab die Laxitätsprüfung folgendes:

Das vordere Schubladenzeichen in Neutralstellung und in Außenrotationsstellung war 3mal negativ, 3mal gering und 4mal stärker auslösbar.

Die hintere Schublade war 2mal in Neutralstellung und Außenrotationsstellung positiv.

Die Prüfung der Seitenbänder in Streckstellung zeigte feste Bandverhältnisse 4mal, ein leichte Varus- oder Valgusinstabilität 3mal und eine Varus- und Valgusinstabilität 2mal.

Subjektiv wurden in allen 10 Fällen Schmerzen angegangen, davon einmal Ruheschmerz und 9mal Belastungsschmerz, wobei der Schmerz erst nach erheblicher Be-

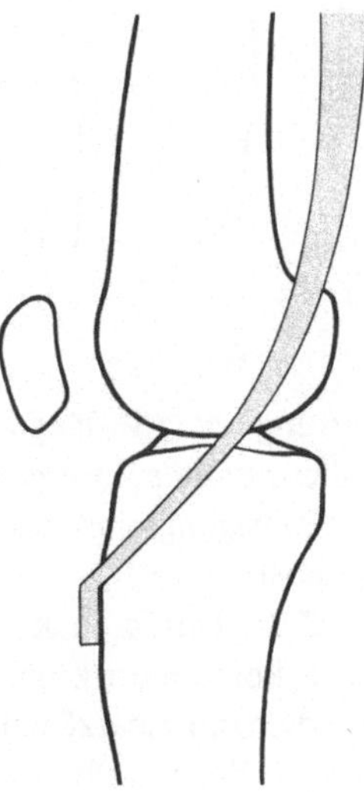

Abb. 1. Ersatz des vorderen Kreuzbandes nach Lindemann

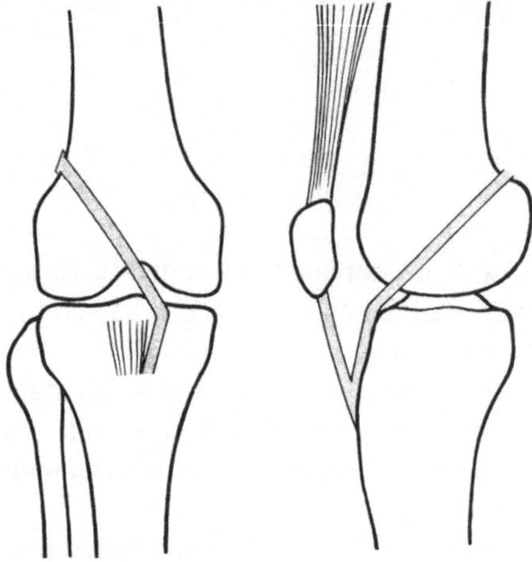

Abb. 2. Die Lig. patellae-Plastik nach Brückner

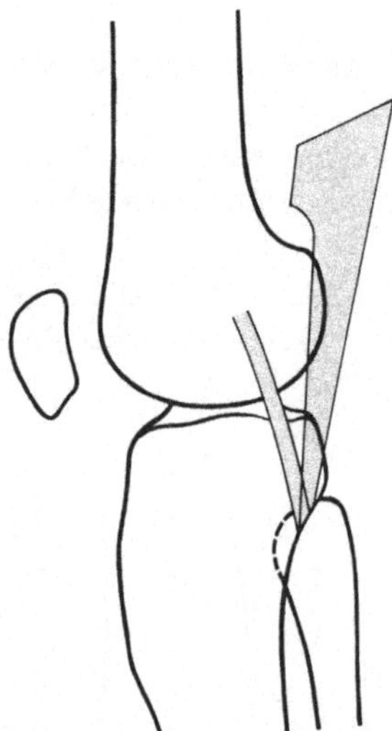

Abb. 3. Die Bicepssehnen-Plastik nach Krömer

lastung wie z.B. längerem Knien auftrat. Hierbei spielte die Tatsache eines Arbeitsunfalles nur eine untergeordnete Rolle.

Bewegungseinschränkungen in Beugung wurden 7mal und in Streckung 3mal gesehen.

Zwei Patienten konnten durch Arthroskopie kontrolliert werden: Im ersten Fall eine kombiniert-komplexe Bandinstabilität, bei dem das vordere Kreuzband nach Lindemann ersetzt wurde. Dabei zeigte sich das Kreuzband in Streckstellung schlaff und in Beugestellung straff, eine deutliche Retropatellararthrose, eine mäßige Rollenarthrose und ein Außenmeniscusriß.

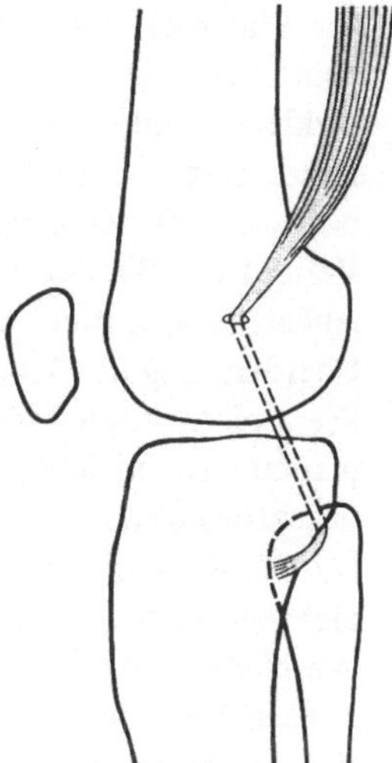

Abb. 4. Ersatz des hinteren Kreuzbandes mit der
Gracilis-Sehne nach Lindemann

Im zweiten Fall lag eine komplexe Instabilität nach Ersatz des vorderen Kreuzbandes nach Brückner vor: Hier war die Kreuzbandplastik nur in vorderer Schublade mäßig angespannt. Es wurden erhebliche Knorpeldefekte der medialen Rolle und eine mäßige Retropatellararthrose gesehen.

So sind als Gesamtresultat der gestielten Bandplastik bei komplexen Kniebandschäden nur 3 Fälle als zufriedenstellend zu bezeichnen (Tabelle 2). Besser sind die Ergebnisse gestielter Transplantate bei den isolierten Kniebandschäden (Tabelle 3).

Zur Kritik der gestielten Transplantate bei komplexen Kniebandschäden ist abschließend zu bemerken:

Tabelle 2. Gesamtresultat gestielte Bandplastiken

Komplexe Kniebandschäden (n = 10)	
Zufriedenstellend	3 Fälle
Unbefriedigend	7 Fälle

Tabelle 3. Gesamtresultat gestielte Bandplastiken

Isolierte Kniebandschäden (n = 8)	
Zufriedenstellend	5 Fälle
Unbefriedigend	3 Fälle

1. Die Elastizität des Bandersatzes ist gegenüber vergleichbaren natürlichen Bändern deutlich verringert, weil die dynamischen Transplantate in Kürze durch Einheilung verkleben und sich in statische umwandeln.
2. Bandinstabilität und Kniebeweglichkeit verhalten sich annähernd umgekehrt proportional. Dabei läßt der anatomische Bandersatz den fächerförmigen normalen Verlauf der Bänder und damit optimale Anpassung an die Belastungen in allen Gelenkstellungen nicht zu. So ist das Bewegungsausmaß limitiert und kann nur durch Überdehnung der Transplantate gesteigert werden.
3. Die exakte Nachahmung der Verlaufsrichtung, d.h. der Ansatzpunkt der Transplantate ist unsicher. Bereits kleine Abweichungen führen zu erheblichen Funktionsstörungen.
4. Durch die anatomisch ausgerichtete Rekonstruktion ist die Rotationsstabilität nicht ausreichend beachtet.
5. Die Umlenkung der gestielten Transplantate, die Herauslösung aus ihrem physiologischen Verband und die Einengung durch Bohrkanäle und Nahtfixation führt zur Verschlechterung der Durchblutung und nähert sie der Situation freier Transplantate.

Isolierte veraltete Kniebandinstabilitäten haben die besten Resultate, während bei den komplexen Schäden die extraarticulären funktionell-dynamischen Verfahren zu bevorzugen sind. Eventuell ist die Kombination beider Verfahren ein brauchbarer Kompromiß.

Literatur

Jäger M, Wirth C J (1978) Kapselbandläsionen. Thieme, Stuttgart
Jokinen T (1958) Tensile strength of the whole thickness skin graft used of the replacement of tendon and ligament defects. Acta Orthop Scand 28, Suppl 36
Lindemann K (1950) Über den plastischen Ersatz der Kreuzbänder durch gestielte Sehnenverpflanzung. Z Orthop 79: 316
Nicholas J A (1973) The five-one reconstruction for anteromedial instability of the knee. J Bone Joint Surg 55-A: 899
Slocum D B, Larson L, James S L (1974) Late reconstruction of ligamentous injuries of the medial compartment of the knee. Clin Orthop 100: 23
Schneider I (1977) Die operative Behandlung veralteter Bandverletzungen am Kniegelenk mit der gestielten Bandplastik. Hefte Unfallheilkd 129: 171

Die Interpositionsplastik zur Behandlung der Daumensattelgelenksarthrose

P. Thümler, K.-H. Bergh und E. Koob, Essen

Die funktionelle conditio sine qua non für die Greiffähigkeit der Hand ist die Opponierbarkeit des Daumens. Ist das Gelenk unversehrt, läßt sich nach unseren Messungen eine durchschnittliche Beugung von 55° und eine Adduktionsbewegung um 50° durchführen.

Bei den genannten Bewegungen — Flexion/Extension, Adduktion/Adduktion — entstehen Gelenkbeanspruchungen in kongruentem Ablauf, da die jeweils spiegelbildlichen Gelenkflächen in allen Winkelgraden perfekten Flächenkontakt haben. Dabei stehen die Bewegungsachsen im rechten Winkel zueinander.

Bei den Rotationsbewegungen, die zur Opposition des Daumens in Kombination von Flexion und Adduktion erforderlichen sind, entsteht ein inkongruenter Gelenkschluß mit teilweise nur punktuellem Gelenkkontakt [3].

Diese Inkongruenzsituation mag eine Erklärung für die Ätiologie der Rhizarthrose sein, über die Schlegel 1965 ausführlich berichtet hat [2].

Bei der schmerzhaften Sattelgelenksarthrose entwickelt sich eine zunehmende Subluxationsstellung mit begleitender Adduktionskontraktur des Metacarpale I. Die auf dem Boden der Gelenkdestruktion sich entwickelnde Instabilität setzt das Metacarpale I zusehends der Wirkung des Adductor pollicis und des Interosseus I aus. Die funktionell so bedeutsame Distanz der Greifseite des Daumens zu den Langfingern geht verloren. Aus der kompensatorischen Wirkung der Abduktoren und der Strecker resultiert eine Überstreckstellung des Daumens bei Adduktionskontraktur des Metacarpale I [1]. Wir sehen die Schwanenhalsdeformität des Daumens, die zum vollständigen Funktionsverlust führen kann (Abb. 1).

Ziel aller Behandlungsmethoden sollte eine adäquate Beweglichkeit bei größtmöglicher Stabilität sein. Dabei gestattet nur die völlige Schmerzfreiheit bei Bewegungen in allen Achsen eine kontrollierte Präzisionsbewegung (Tabelle 1). Gelenkerhaltende Eingriffe, wie Denervation und/oder Kapselligamentverstärkungsoperationen) sind nicht mehr angezeigt, wenn die Knorpelsubstanz aufgebraucht und eine endostale Schmerzleitung möglich ist.

Die alleinige Exstirpation des Trapezium kann wegen der Proximalisationstendenz des Os metacarpale I nicht mehr empfohlen werden, da unsere Langzeitergebnisse ergeben haben, daß es ohne Interposition wieder zum schmerzhaften Knochenkontakt kommen kann.

Die von Swanson empfohlene Silastik-Prothese konnte durch eine von Mannerfeld entwickelte Schlingenplastik in der Luxationstendenz eingeschränkt werden.

Auch einzementierbare Prothesen sollen dieser Lateraldislokationstendenz entgegenwirken.

Wir haben mit dem prothetischen Ersatz noch wenig Erfahrungen, um Ergebnisse mitteilen zu können.

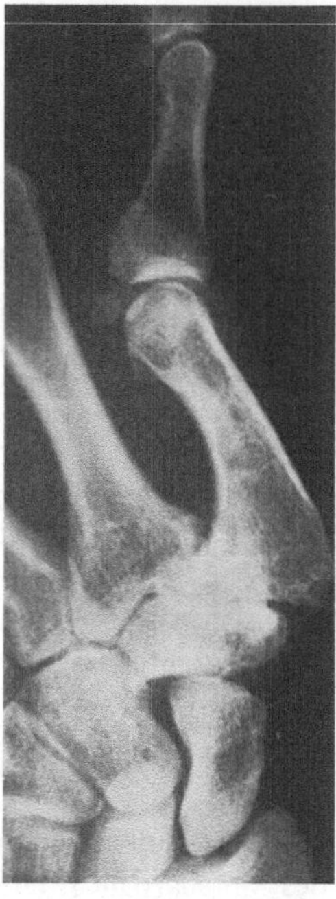

Abb. 1. Röntgenbild einer sogenannten Schwanenhalsdeformität des Daumens

Die Arthrodese, früher lange Zeit als Methode der Wahl angesehen, ist heute auch bei Schwerarbeitern zur Erlangung der Stabilität nur noch angezeigt, wenn keine gleichzeitige Arthrose in den übrigen Gelenkes des Trapezium besteht.

Eigene Ergebnisse

An der Orthopädischen Universitätsklinik Essen wurden zwischen 1970 und 1978 35 Daumensattelgelenkarthrosen bei 33 Patienten operative behandelt (Tabelle 2). Bei den Patienten handelte es sich um 29 Frauen und 4 Männern im Alter zwischen 46 und 73 Jahren. Wir hatten anfangs bei 7 Patienten noch die Resektion des Os trapecium ohne Interpositionsplastik durchgeführt und dabei durchweg schlechtere Ergebnisse hinsichtlich Funktion und Schmerzfreiheit als bei den Interpositionsarthroplastiken erzielen können.

Tabelle 1. Forderungen an operative Behandlungsmethoden nach Froimson. Aus: Froimson A J (1970) Tendon Arthroplasty of the Trapezio-Metacarpal-Joint. Clin Orthop 70: 191–199

Adäquate Beweglichkeit
Stabilität
Schmerzfreiheit
Kontrollierte Präzisionsbewegungen

Tabelle 2. Aufgliederung der Operationsmethoden bei der operativen Behandlung von 35 Daumensattelgelenkarthrosen

Extirpation des Multangulum majus ohne Interposition von autologem Material	7 Patienten
Interpositionsplastiken mit Sehnen vom Flexor carpi radialis, Palmaris oder Abductor pollicis longus	21 Patienten
Interpositionsplastiken mit Kapselsresten und Muskelgewebe	7 Patienten

Während bei 7 Patienten Kapselreste oder Muskelgewebe als Platzhalter gewählt wurden, haben wir besonders in jüngster Zeit bei insgesamt 21 Fällen die Resektionsarthroplastik mit Sehneninterposition durchgeführt. Die halbierte Sehne des M. flexor carpi radialis reicht oft als Platzhalter nicht aus und sollte durch Hinzunahme der Palmarissehne vergrößert werden.

Schmerzfreiheit wurde von 10 Patienten sofort nach Wundheilung und Aufgabe der Ruhigstellung angegeben. Dreizehn Patienten gaben Schmerzfreiheit innerhalb der ersten 3 Monate nach der Operation an. In einem Fall wurden nach 9 Monaten und bei einem weiteren erst nach einem Ablauf von 12 Monaten und Cortison-Injektionen keine Schmerzen mehr geäußert.

Das schlechteste Ergebnis zeigte ein Patient nach Resektionsarthroplastik ohne Interposition, bei dem sich der Schmerzbefund auch 4 Jahre post operationem nicht gebessert hatte. In diesem Falle zeigte das Röntgenbild Kontakt zwischen Metacarpale I und Os naviculare.

Bei der objektiven Messung der postoperativen Kraftentfaltung mit Hilfe einer Manometeranordnung ergab sich in allen Fällen eine Einschränkung gegenüber der gesunden Seite, während subjektiv die Kraftleistung nach der Operation als besser gegenüber der präoperativen angegeben wurde.

Fünfundzwanzig Patienten gaben auf Befragen an, sie könnten ihrer beruflichen Tätigkeit wieder normal nachgehen. Vierundzwanzig Patienten waren zufrieden bis sehr zufrieden und würden sich bei einem Arthrosebefall der anderen Hand wieder operieren lassen.

Unsere Nachuntersuchungsergebnisse haben gezeigt, daß die Resektionsarthroplastik mit Interposition von Sehnengewebe als gute Methode zur Behandlung der Daumensattelgelenksarthrose angesehen werden kann. Mit ihr läßt sich hinsichtlich der Wiedererlagung von Schmerzfreiheit und Greiffähigkeit ein zufriedenes Ergebnis erzielen.

Diskussion

Die Resektionsarthroplastik bei Daumensattelgelenksarthrose mit Fibrinklebersystemplomben (FKS–Plomben)

P. Thümler, L. Ulatowski und V. Goymann

Die Resektionsarthroplastik mit Interposition von Sehnengewebe hat sich zur Behandlung der Daumensattelgelenksarthrose, wie im Referat belegt werden konnte, als gute Methode erwiesen.

Von diesen Erfahrungen ausgehend haben wir nach einem Interponat gesucht, welches den durch die Resektion des Trapezium entstandenen Defekt lückenlos ausfüllen kann. Dafür bot sich ein von uns in Struktur und Belastbarkeit verändertes Fibrinklebersystem (FKS) an [4]. Wilhelm und Mitarbeiter sind ähnlichen Überlegungen gefolgt und haben den Resektionsraum mit einer Silikonplombe ausgefüllt [5]. In der Anwendung der FKS-Plombe sehen wir den Vorteil, daß eine Fremdkörperreaktion ausgeschlossen ist. Außerdem besteht die Möglichkeit, durch das FKS eine Gelenkkapselverstärkung infolge fibrotischer Umwandlung der Substanz zu bewirken. Eine röntgenologische Objektivierung ist durch Zumischen von Zirkoniumdioxyd zu erreichen [4].

Eine abschließende Beurteilung unserer Ergebnisse mit der FKS-Plombe ist aber jetzt noch nicht möglich, da Langzeitergebnisse abgewartet werden müssen.

Die Röntgenaufnahmen (Abb. 2a–c) zeigen bei 2a den röntgenologischen Befund einer schmerzhaften Daumensattelgelenksarthrose.

Nach Resektion des Os trapezium haben wir den Resektionsraum mit einer FKS-Plombe ausgefüllt. Die Diastase wurde durch 2 dicke Kirschner-Drähte aufrecht erhalten, die in verschiedenen Ebenen durch das Metacarpale I und II geschossen wurden. Diese haben wir für 5 Wochen belassen. Der im Röntgenbild 2b gut dokumentierte Zapfen soll die fibrotische Kapselumwandlung und damit Kapselverstärkung induzieren.

Fünf Wochen post operationem ist eine Mobilisierung erlaubt. Die Röntgenkontrolle (Abb. 2c) zeigt, daß die Distanz zwischen Metacarpale I und Os naviculare sich nicht wesentlich verringert hat. Dies werten wir als Ausdruck für die fibrotische Umwandlung der FKS-Plombe mit ausreichender Platzhalterfunktion. Nach Mobilisierung konnten Schmerzfreiheit und gute Funktion erreicht werden.

Da wir Langzeitergebnisse abwarten wollen, haben wir bisher erst 4 Interpositionsplastiken mit der FKS-Plombe vorgenommen.

Wir sehen als Vorteil dieser Operationsmethode das einfache operative Vorgehen und die Einsparung der Prothesenkosten, wie es auch Wilhelm für die Silikon-Plombe angegeben hat [5].

Darüber hinaus müssen wir bei der FKS-Plombe keine Fremdkörperreaktion befürchten und erwarten durch die stärkere Fibrosierungstendenz des FKS eine bessere Kapselverstärkung.

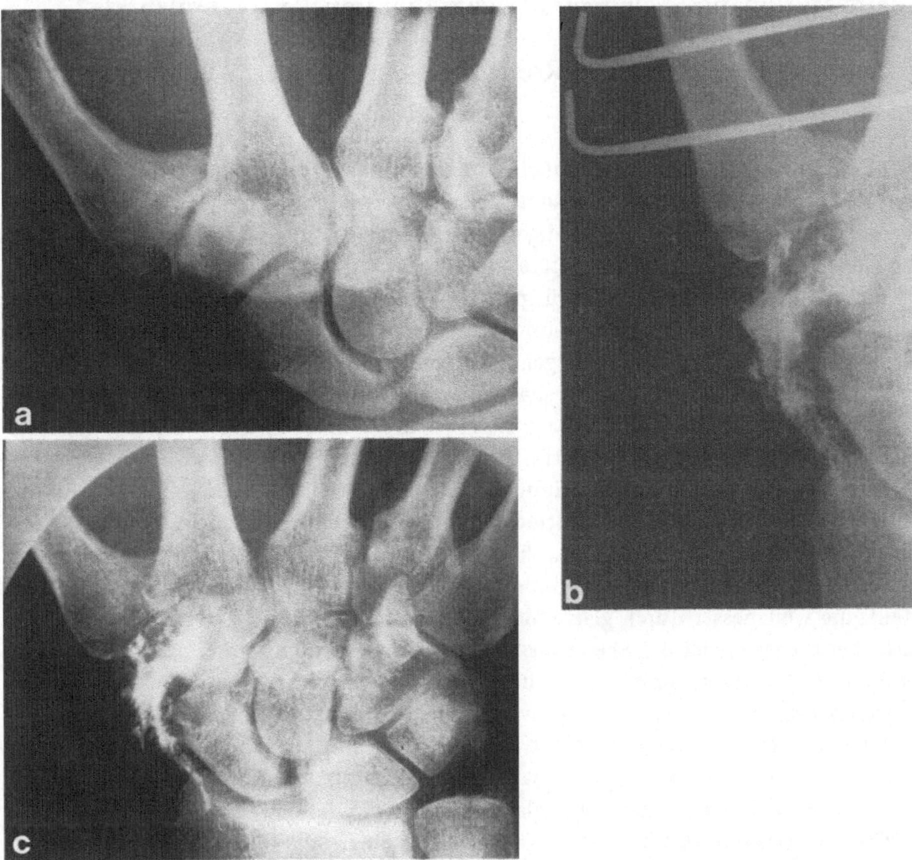

Abb. 2a—c. Röntgenbild einer hochschmerzhaften Daumensattelgelenksarthrose (a).
Resektion des Os trapezium und Interposition einer FKS-Plombe. Haltung der
Diastase durch 2 Kirschner-Drähte (b). FKS-Zapfen als Induktion zur Fibrosierung
und damit Gelenkverstärkung (c)

Erst Langzeiterfahrungen sind aber geeignet, diese Methode als vorteilhaft gegenüber den bisherigen Operationsmethoden zu bewerten.

Literatur

1 Bergk K-H, Thümler P (1979) Das Daumensattelgelenk — Schlüsselgelenk des Daumens. Verh Anat Ges 73: 173—180
2 Schlegel K F (1965) Die Arthrose des Daumensattelgelenkes. Ther d Gegenw 6:
761—769
3 Thomas W (1979) Biomechanische Gesichtspunkte zur Ätiologie der Daumensattelgelenksarthrose und Behandlung durch eine Spezialendoprothese. Handchirurgie:
10: 41—45
4 Ulatowski L, Thümler P. Goymann V, Meier M (1979) Neue Aspekte der Anwendung eines erweiterten Fibrinklebesystems (FKS) Orthop Prax 10: 795—799
5 Wilhelm A, Vossmann H, Wilhelm F (1979) Die Behandlung der Sattelgelenks- und
Karpalarthrosen durch Silikon-Plomben. Handchirurgie 11: 15—18

Glatte Muskulatur – ein neues Prinzip funktioneller Transplantate*

E. Schmidt, H.-P. Bruch, W. Romen und G. Vieweger, Würzburg

Zur Therapie inkontinenter Hohlorgane stehen bisher im wesentlichen zwei Methoden zur Verfügung: Einmal, mechanische Verschlüsse wodurch man jedoch in der Regel nur eine Stenose ohne sehr befriedigende Kontinenzleistung setzt, zum anderen dient die Skeletmuskulatur als Sphincterersatzmaterial.

Pickrell kreierte 1952 die Gracilisplastik, bei der der Musculus gracilis als gestieltes Muskeltransplantat mit nervöser und vasculärer Versorgung um den Analkanal geschlungen und an das gegenüberliegende Schambein fixiert wird.

In jüngster Zeit berichtet eine skandinavische Gruppe (Grotte) von frei transplantierten, vorher denervierten Sartorius-Palmaris- und Extensor-digitorum-brevis-Plastiken zur Behebung der Incontinentia alvi et urinae.

Immer muß aber hierbei hochdifferenzierte, spezialisierte Skeletmuskulatur die Aufgaben der gänzlich anders gearteten glatten Muskulatur übernehmen. Die Skeletmuskulatur vermag nur über sehr kurze Zeit eine Dauerkontraktion aufrechtzuerhalten. Es werden an den so gebildeten Sphincterapparat daher Anforderungen gestellt, die weit besser durch glatte Muskulatur erfüllt werden könnten. Glatte Muskulatur besitzt gegenüber der Skeletmuskulatur eine wesentlich stärker ausgeprägte Haltökonomie. Sie ist trophisch anspruchslos, nach Denervation atrophiert sie nicht. Physiologischerweise bestehen die wesentlichen Sphincteren des menschlichen Körpers aus glatter Muskulatur und der Sphincter ani internus, einer der Hauptbestandteile des analen Kontinenzapparates stellt aus anatomischer Sicht die direkte Fortsetzung der Dickdarmzirkulärmuskulatur des Rectum dar.

Diese Überlegungen führten zur Entwicklung einer Sphincterplastik aus frei transplantierter Dickdarmmuskulatur zur Erlangung einer kontinenten Kolostomie, die bisher in unserer Klinik bei mehr als 80 Patienten erfolgreich durchgeführt werden konnte und auch schon bei der analen Inkontinenz und der Ileostomie Anwendung fand.

Ein Postulat hierfür war freilich die Eignung der glatten Muskulatur zur freien Transplantation, sowie eine Funktionsaufnahme – sprich erhaltenen Kontraktionsfähigkeit und histologische Konstanz der freitransplantierten Eingeweidemuskulatur.

Die maximale Kontraktionsstärke der menschlichen Dickdarmzirkulärmuskulatur beträgt pro qmm Präparatequerschnitt 60 g, die der Längsmuskulatur 40 g und die der Dünndarmmuskulatur in etwa 8–10 g (Abb. 1).

Isoliert man die Darmmuskulatur aus ihrem Gewebeverband, so tritt – wie bei jeglicher Muskeldurchschneidung – eine erhebliche Gewebsschrumpfung ein. Wie Arbeitsdiagramme der menschlichen Dickdarmmuskulatur erkennen lassen, muß man die isolierte Muskulatur, will man sie zum Sphincterersatz verwenden, um 100% wieder vordehnen, um eine optimale Kontraktionsfähigkeit und damit eine optimale Sphincterfunktion zu erzielen.

---

* Herrn Prof. Dr. med., Dr. jur. h.c., Werner Wachsmuth zu seinem 80. Geburtstag gewidmet

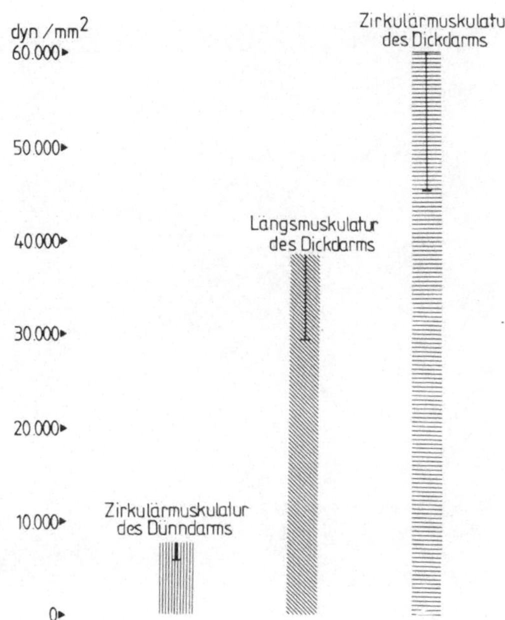

Abb. 1. Kontraktionkraft pro Querschnitt am Arbeitsmaximum

Tierversuche ließen erkennen, daß freitransplantierte, von der Mucosa befreite glatte Muskulatur histologisch keine wesentliche Veränderung erfährt, ja in vielen Präparaten war sogar eine erhebliche, wahrscheinlich vordehnungsbedingte Hypertrophie und Hyperplasie der glatten Muskelzellen zu erkennen (Abb. 2).

Die Ernährung der Transplantate erfolgte — wie Tuschemikroangiogramme beweisen — durch eine intensive sekundäre Vascularisierung (Abb. 3).

Elektronenmikroskopische Aufnahmen der Transplantate nach 18 Monaten weisen auf einen regen Stoffwechseltransport durch Cytopemsis von der Capillare zum Myocyt hin (Abb. 4).

Überraschenderweise ließen histologische Untersuchungen eine Persistenz der transplantierten Ganglienzellen des Auerbachschen Plexus erkennen, dessen Ganglienzellen ebenfalls Zeichen der Hypertrophie aufweisen können.

Zusätzlich kommt es nach wenigen Monaten zum Einwachsen vegetativer Nervenfasern ins Transplantat, wie histologische und elektronenmikroskopische Aufnahmen verdeutlichen (Abb. 5).

Operatives Vorgehen bei der kontinenten Colostomie

Aus. dem Resektat wird eine etwa 10 cm lange Muskelmanschette geschnitten und von sämtlichen anhaftendem Fett und von der gesamten Mucuso befreit. Das Transplantat wird dann nach Längsincision auf etwa 8 cm Gesamtlänge zurechtgeschnitten und für 2 Minuten in Nebacetinlösung eingelegt. Dann erfolgt das Einnähen im Bereich der Taenia libera etwa 2 cm vom noch verschlossenen Stomaende entfernt. Der Darm

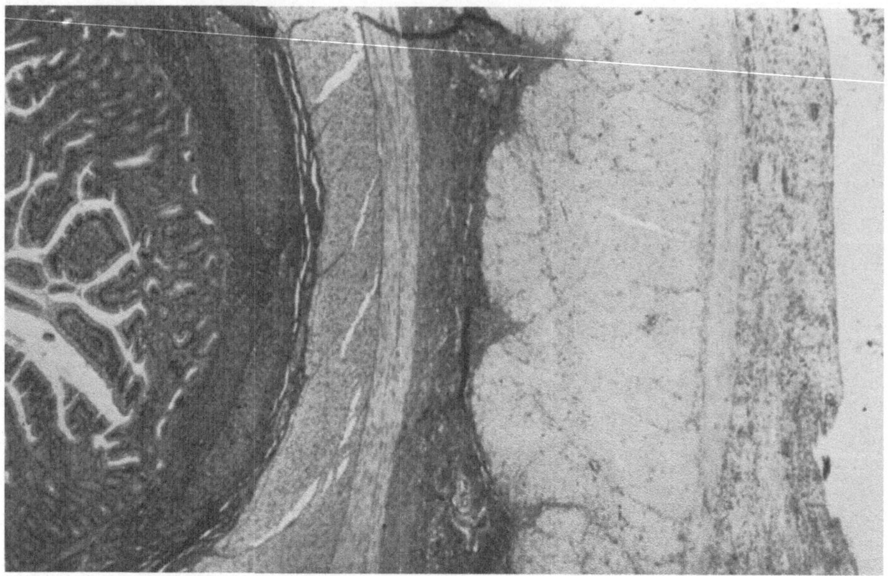

Abb. 2. Hyperplasie der freitransplantierten Dickdarmmuskulatur

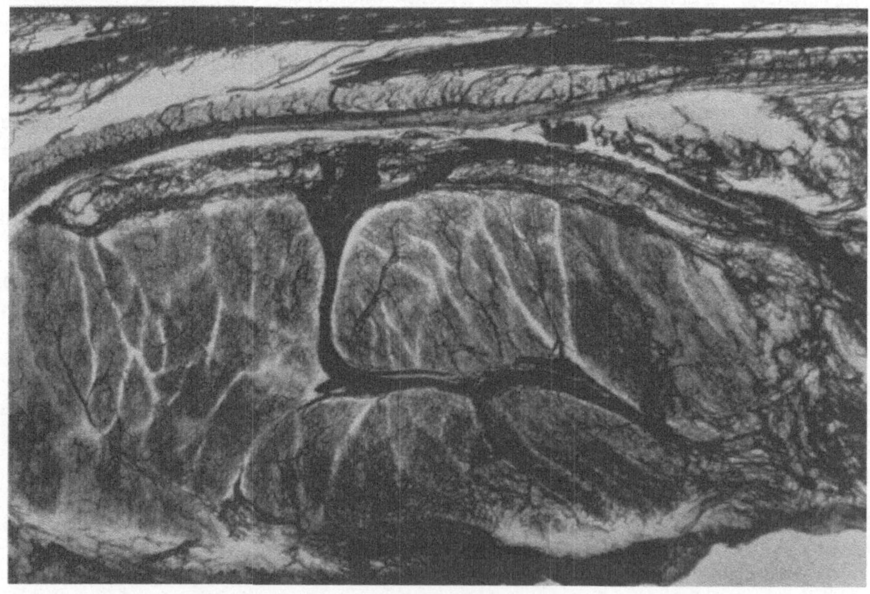

Abb. 3. Tuschmikroangiogramm des Transplantates

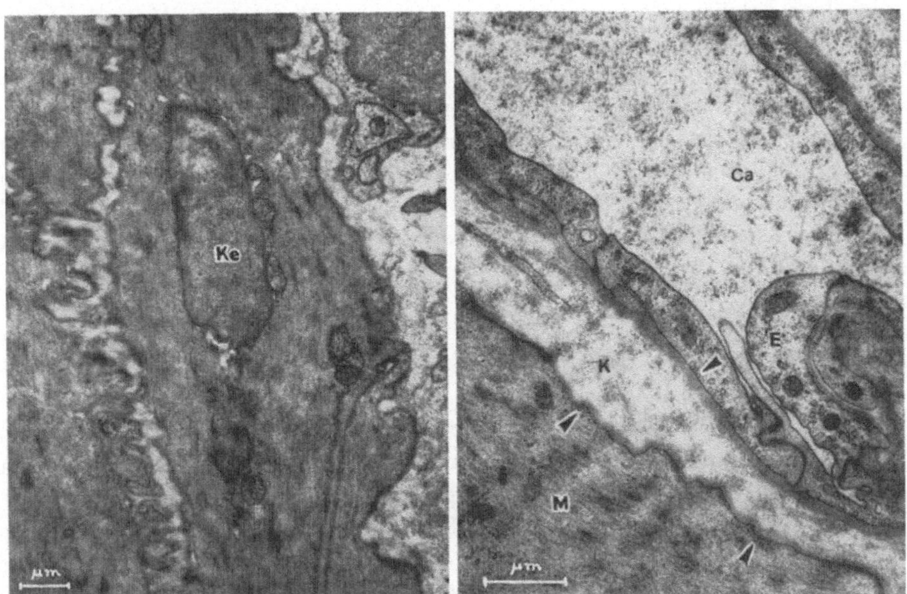

Abb. 4. Elektronenmikroskopie des Transplantates nach 18 Monaten. *Ca* = Capillare, *E* = Endothel, *M* = Myocyt, *schwarze Pfeile:* markieren Vesikeln für Zytoempsis

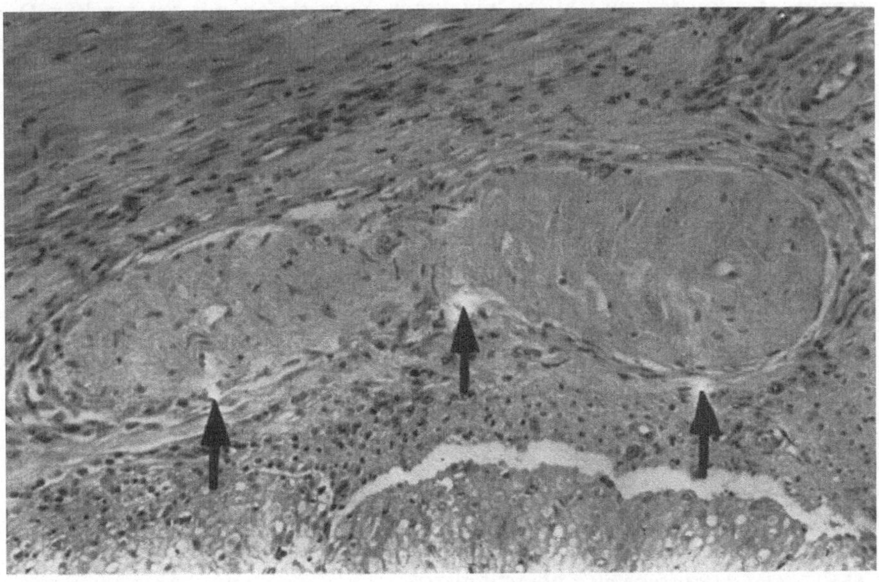

Abb. 5. Vegetativer Nerv im Transplantat zwischen äußerer Längs- und innerer Zirkulärmuskulatur

wird dann zirkulär umschlungen und das Transplantat unter einer Vordehnung von etwa 100% durch eine weitere Längsnahtreihe zur Sphincterplastik vereinigt.

Das Stoma wird dann in üblicher Weise durch die Bauchdecken gezogen und nur mit Einzelnähten spannungsfrei an der Haut fixiert. Patienten, die mit einer solchen Sphincterplastik versehen sind, bedürfen in der Regel keines Colostomiebeutels mehr. Nach der morgendlichen Stuhlentleerung mittels eines Klysmas decken die Patienten ihr Stoma nur mit einer Kappe ab. Durch den Manschetteneffekt der Sphincterplastik verhindert diese technisch recht einfache Operation zusätzlich den Vorfall eines Anus praeter (Abb. 6).

Operative Ergebnisse (Beobachtungszeitraum 22 Monate)

Bisher wurden 87 Sphincterplastiken in der Chirurgischen Universitätsklinik Würzburg durchgeführt, 59 anläßlich von Rectumamputationen, 21 sekundäre Umwandlungen, 4 Ileostomien und 3 perineale Sphincterplastiken.

Der schwerste Patient wog 110 kg. Die Kontinenzrate — d.h. mehr als 22 Std innerhalb eines Tages ohne Beutel — betrug mehr als 85%. Geringfügige Komplikationen traten in 10% der Fälle auf. Dabei handelte es sich um parastomale Infektionen, die auf das Funktionieren der Sphincterplastik keinerlei Einfluß hatten. Eine Kontraindikation ergab sich nicht.

Postoperative manometrische und perfusionsmanometrische Untersuchungen liessen im Sphincterbereich Drucke von mehr als 50 mmHg erkennen. Nach Aufdehnen der Sphincterplastik durch Betätigung der Bauchpresse oder durch Volumenbelastung kommt es sekundär zur aktiven myogenen Kontraktion mit vereinzelten Druckamplituden bis zu 100 mmHg, d.h. diese Sphincterplastik vermag sich nach Öffnung wieder durch eine aktive myogene Kontraktion zu verschließen.

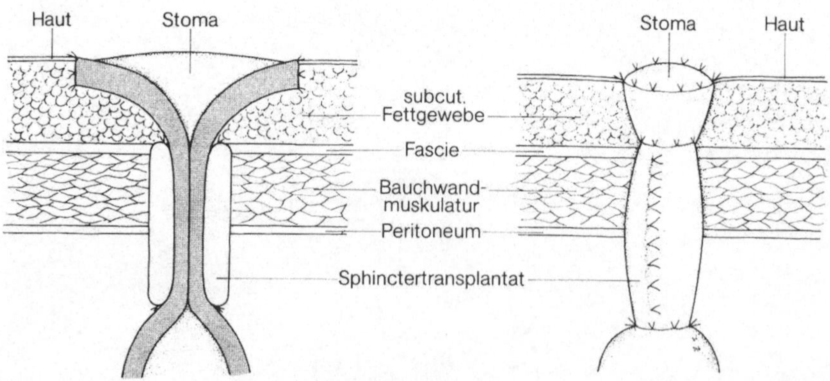

Abb. 6. Operationsschema. Sphincterplastik

Ausblick

Tierexperimentell sind zur Zeit der Ersatz großer Gefäße (z.B. Aorta), der des cervicalen Ösophagus und der des Sphincters urethrae durch freitransplantierte, von der Mucosa befreite glatte Muskulatur Gegenstand unserer Untersuchungen.

Außerdem wären ein in ähnlicher Weise konzepiertes Urostoma sowie eine Refluxplastik am Mageneingang oder im Bereich der Ureterenmündung und der kontinente Verschluß einer Ernährungsfistel bei inoperablen Ösophaguscarcinomen oder malignen Magenausgangsstenosen durch eine Sphincterplastik denkbar.

Nach den bisherigen klinischen und experimentellen Erfahrungen könnte die Transplantation glatter Muskulatur unter den von uns erarbeiteten Kaudelen sich zu einem neuen therapeutischen Prinzip in der Chirurgie entwickeln.

Literatur

1 Grotte G (1978) Ileus und Inkontinenz. Selekta 26: 3293
2 Pickrell K L, Broadbent T R, Masters F W, Metzger J T (1952) Construction of a Rectal Sphincter and Restoration of Anal Continence by Transplanting the Gracilis Muscle. Ann Surg 135: 853

Das gestielte Muskeltransplantat

E. Schmid, Stuttgart

Es war im Jahre 1944, als ich meinen ersten Versuch unternahm, eine anatomische Einheit aus Rippe mit anhängender Muskulatur und ihre Gefäßversorgung sowie der zugehörigen Haut als Rundstiel geformt zu transplantieren, und zwar bei einem Schwerkriegsverletzten mit großem Gesichtsdefekt links und fehlender Nase. Ich habe, nach einer Verschiebeplastik zur Deckung der freiliegenden Pleura, die laterale Basis des Rundstiellappens abgetrennt und das Rundstielende im Bereich der Nasenwurzel eingenäht. Die Einheilung war allerdings unbefriedigend, da eine antibiotische Behandlung seinerzeit noch nicht möglich war und damals auch noch keine direkten Gefäßanastomosen durchgeführt werden konnten, wie dies in jüngster Zeit Tschopp u.a. mittels der modernen Nerven- und Gefäßnaht realisieren konnten. Die Nasenrekonstruktion wurde dann mit Hilfe eines Stirnhautlappens mit Nasenflügelvorbildung an der Schläfe vervollkommnet. Außerdem wurde durch Knochentransplantation auch eine Gesichtssymmetrie wiederhergestellt (Abb. 1).

Nerven- und gefäßgestielt bleibende Muskellappen wurden von Lexer und Rosenthal z.B. zur Korrektur von Facialislähmungen verwendet. Wir führten 1959 die gestielte Digastricusplastik durch. Um die noch immer unbefriedigenden Ergebnisse

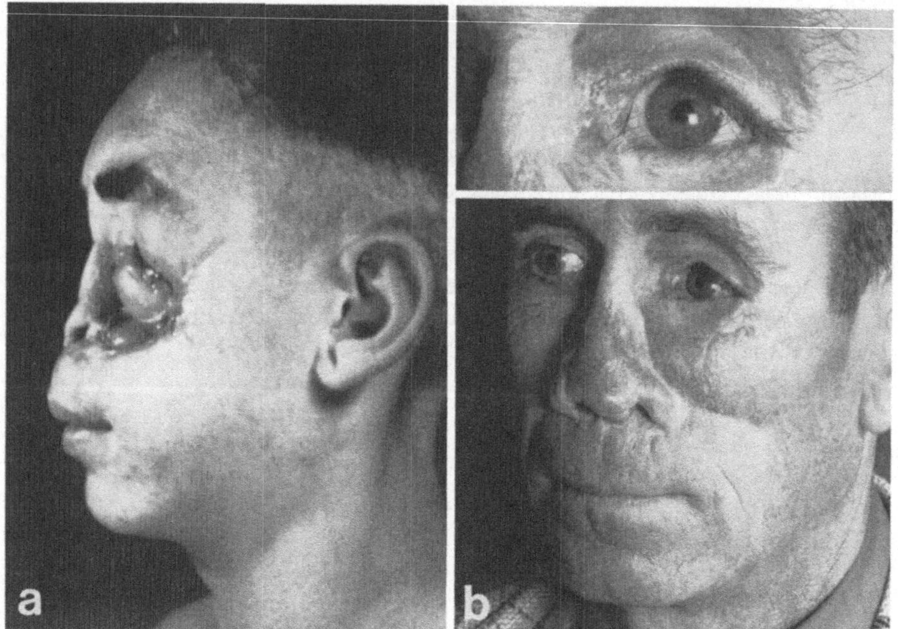

Abb. 1. a Aufnahmebefund 1944, **b** Patient nach der Wiederherstellung, aufgenommen 1975

der palliativen Facialislähmungsbehandlung weiter zu verbessern, wurde der M. digastricus am Zungenbein gelöst und dieser Muskel gestielt in die Unterlippe eingelagert, um die gestörte Balance bei der Mundöffnung wieder herzustellen und auch eine Verbesserung der Mimik zu erzielen.

In jener Zeit haben wir bei einer Patientin mit Verlust beider Lippen und der Nase durch Lupus Nase und Mund neu eingebaut. Der neugebildete Mund dieser Patientin, dessen Kontinenz wir mit einer Fascienschlingenplastik herstellen wollten, befriedigte uns nicht, so daß wir deshalb die beiden Kopfnickermuskeln in die Unterlippe transponieren wollten. Doch konnten wir eine Einwilligung der Patientin zu diesem Vorgehen nicht erhalten (Abb. 2).

1963 wurde erstmals ein nervengefäßgestielter Stirnmuskelhautlappen für die Wiederherstellung einer fehlenden Oberlippenhälfte verpflanzt.

Ein zur Abb. 2 analoger Fall einer Gesichtsverstümmelung durch Lupus, der wenig später zur Aufnahme kam, brachte uns auf den Einfall, statt der Kopfnickermuskulatur die Stirnmuskulatur für einen Lippenwiederaufbau zu verwenden. Bei der Patientin wurde die Nase aus dem cranialen Stirnhautanteil aufgebaut. Mit dem caudalen muskelhaltigen Anteil gelang es, eine sowohl funktionell als auch kosmetisch weitgehend befriedigende normale Mundbildung zu erzielen (Abb. 3).

Hier sei erwähnt, daß wir in den letzten Jahren in dazu geeigneten Fällen anstelle der Digastricusplastik das Platysma nerven- und gefäßgestielt cranialwärts verlagert haben, manchmal samt einer Hautinsel zur Wiederherstellung der Oberlippe, oder aber ohne eine solche zur mimischen Reanimierung der Unterlippe (Abb. 4).

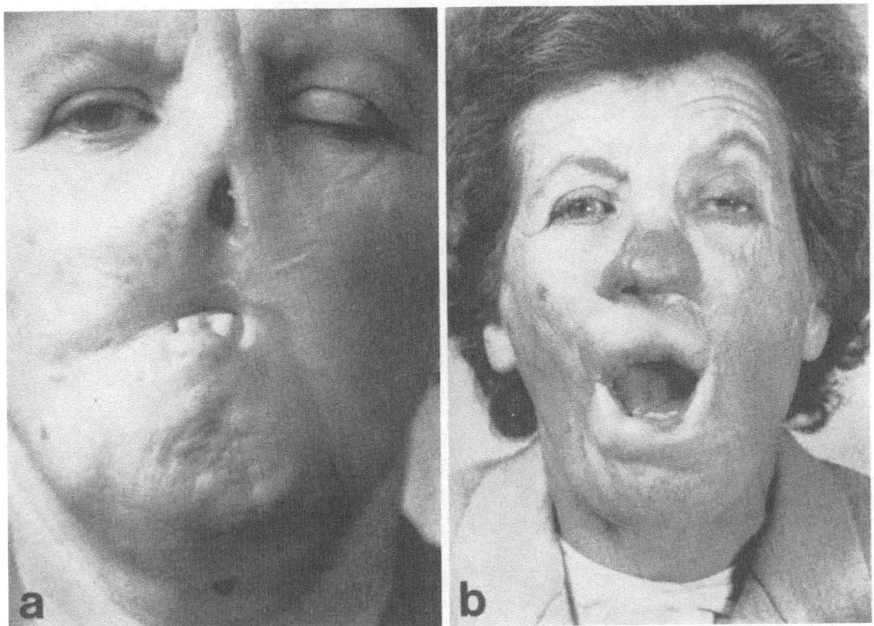

Abb. 2. a Zu Verlust gekommene Nase und Lippen durch Lupus, **b** Ergebnis der Wiederherstellung

Wir gingen in der Folge dazu über, dieses Prinzip auch auf Lidrekonstruktionen zu übertragen. Zuvor wurde im Jahre 1959 eine erste gelungene totale Orbitarekonstruktion anläßlich des 2. Internationalen Kongresses in London vorgestellt. Die wiederaufgebauten Lider waren jedoch noch ohne Funktion, da unser Versuch, das Oberlid mit Hilfe einer Fascienstreifenaufhängung zur Stirnmuskulatur beweglich zu machen, wegen eines Infektes mißlang. Die Patientin lehnte einen neueren, besseren Erfolg versprechenden Vorschlag, zur Beweglichmachung der Lider die Stirnmuskulatur in das rekonstruierte Oberlid zu verlagern, ab, da ihr das erzielte Ergebnis genüge.

Für die weiteren Oberlidtotalrekonstruktionen nahmen wir nunmehr nur noch Stirnmuskeltranslokationen vor. Diese Muskulatur wurde von der Haut isoliert und in die Lidregion verlagert. Damit war es möglich geworden, sowohl neugebildete als auch paralytische Lider beweglich zu machen, und oft erzielten wir einen völligen Lidschluß.

In analoger Weise wurde auch Orbicularismuskulatur aus der Oberlidregion brückenförmig in das Unterlid abgesenkt. Zuvor war zartelastischer Knorpel, der rückseitig primär oder sekundär mit Schleimhaut epithelisiert war, als Tarsusersatz verwendet und vorgepflanzt worden. Eine Unterlidbildung war so hinsichtlich Ästhetik und Funktion in weitgehend naturgetreuer Weise möglich, zumal, wenn der Brückenlappen so gestaltet wurde, daß vom unteren Rand der Augenbraue ein schmaler Haarsaum als Wimpernersatz in ihn mit einbezogen wurde (Abb. 1b).

Die Orbitatotalrekonstruktion ist heute einfacher und in sehr viel vollkommenerer Weise möglich.

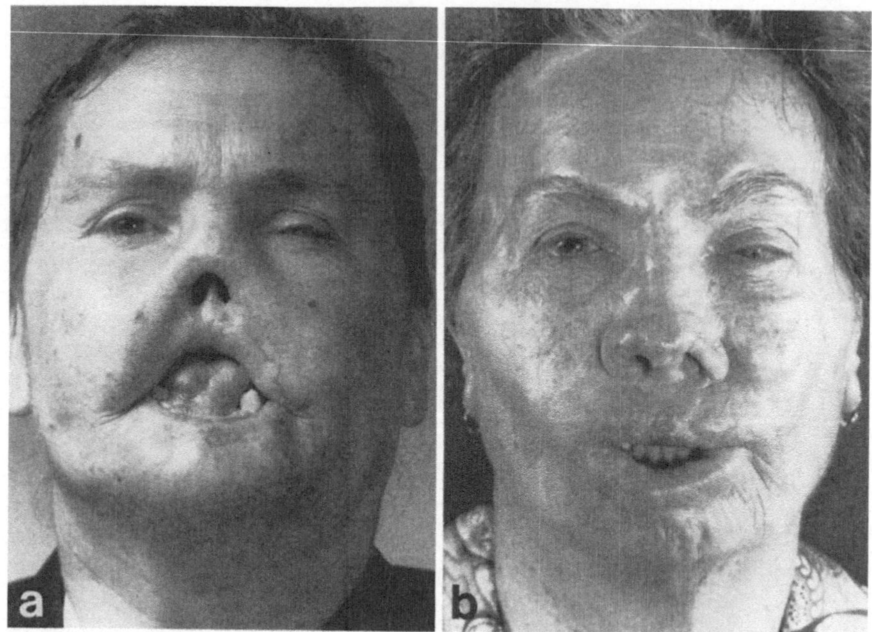

Abb. 3. a Gesichtsverstümmelung durch Lupus, **b** Patientin nach der Rekonstruktion

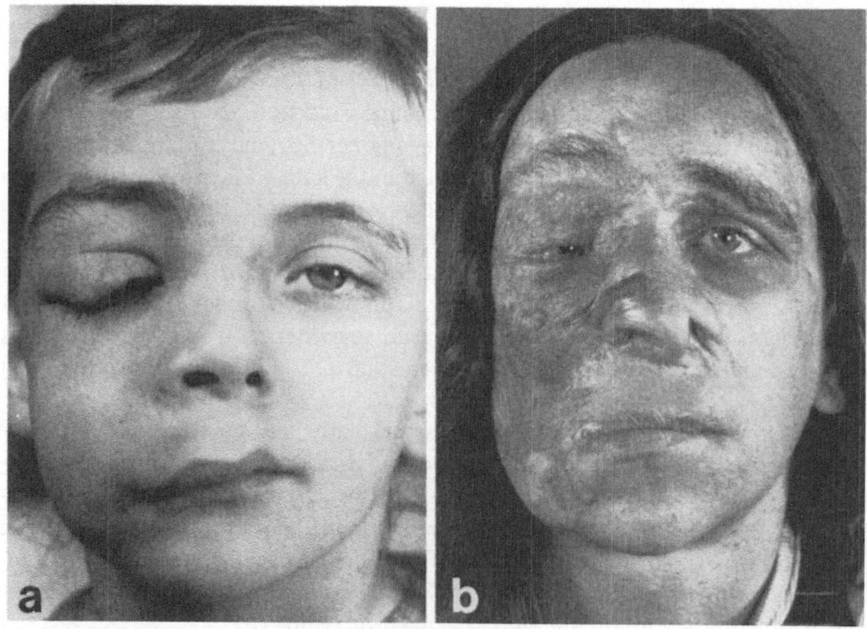

Abb. 4. a Recklinghausensche Erkrankung. Foto anläßlich der Aufnahme. **b** Bisheriges Wiederherstellungergebnis

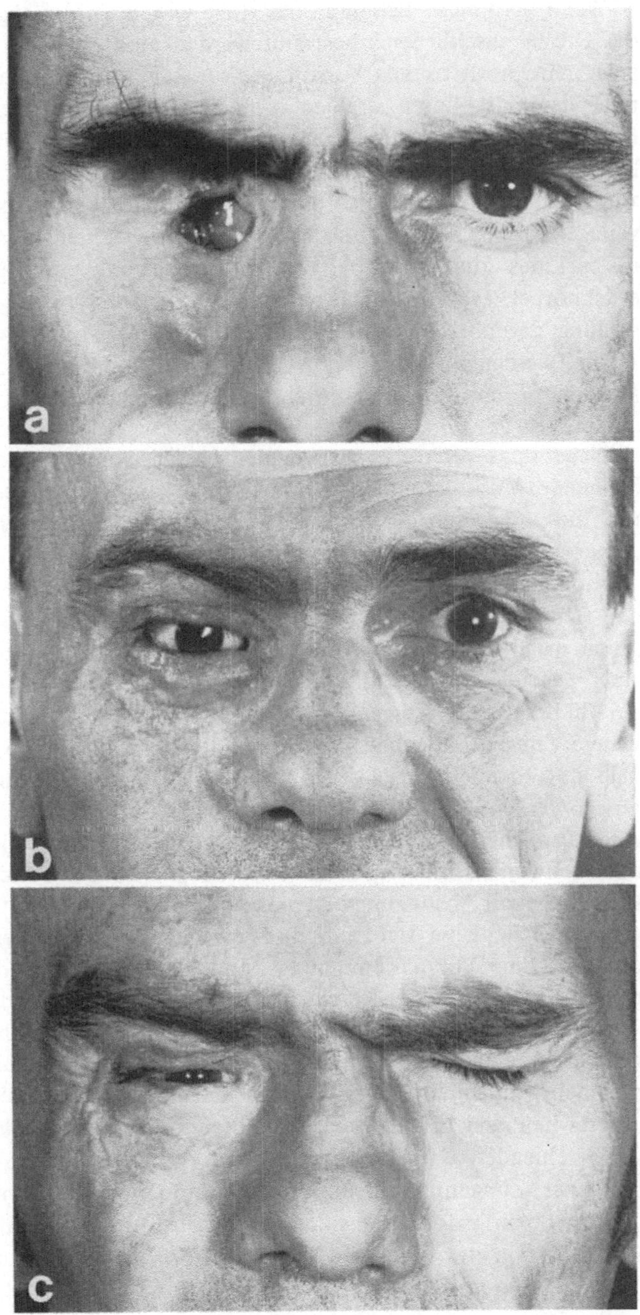

Abb. 5. a Traumatisch verursachter Orbita- und Skeletdefekt, **b, c** Patient nach Wiederaufbau der Orbita und eines normal beweglichen Oberlides

Wenn bei jungen Patienten das Auge wegen eines malignen Tumors entfernt und die Orbita anschließend bestrahlt werden mußte, ist ein Wiederaufbau der Orbita einer rein prothetischen Versorgung vorzuziehen. In solchen Fällen wird in den Bereich der muskellosen strahlengeschädigten Orbita ein Schläfenmuskellappen transferiert. Wenn hierbei die Gefäßnervenversorgung der Stirnmuskulatur geschont wird, läßt sich dieselbe mit Schleimhaut unterfüttern und unter Erhaltung der Innervation zur Wiederherstellung eines normal beweglichen Ober- und Unterlides in die Orbita verlagern (Abb. 5). Die zunächst rigiden neuen Lider müssen die Struktur eines normalen Lides erhalten, wobei als Stützgewebe vor allen Dingen Nasenflügel- oder Dreiecksknorpel, eventuell auch ein Tarsustransplantat vom gesunden Lid für die Herstellung der notwendigen Flexibilität und der Formgebung der neuen Lider verpflanzt werden, nachdem selbstverständlich auch die viel zu rigide Stirnhaut bis zur Muskulatur entfernt und durch frei verpflanzte zarte Lid- oder Ohrhaut ersetzt wurde.

Neuerdings verlagern wir bei der Facialislähmung auch die isolierte, innerviert bleibende Muskulatur der gesunden Ober- und Unterlippenregion zur atrophierten und funktionsgeschädigten Seite, wodurch sowohl die Mundkontinenz wie auch das Aussehen und die Mimik gebessert werden können (Abb. 6).

Anläßlich einer Fernsehsendung im Jahre 1969 und wieder 1972 auf einer Tagung der Deutschen Gesellschaft für Plastische und Wiederherstellungschirurgie in Dortmund machten wir den Vorschlag, die Stirnmuskulatur auch für den Wiederaufbau einer wegen Tumor resezierten Zunge einzusetzen, indem die Kopfnickermuskulatur zur Bildung eines Zungenkörpers herangezogen werden sollte, während die beweglichere Zungenspitzenmuskulatur aus der Stirnmuskulatur zu formen sei, die unterhalb des Jochbeins nach Resektion des M. coronoides in den Lingualraum transferiert werden könne. Ein damit erzielbarer Bewegungsausschlag von 1—2 cm dürfte eine ausreichende Zungenfunktion ermöglichen, wenn gleichzeitig, wie dies nach uns auch von Washio vorgeschlagen wurde, im Zungengrundbereich eine Internusmuskelschlinge zur Abstützung und aktiven Hebung eingebracht würde. Die Haut der Zungenoberfläche ließe sich, um die Beweglichkeit zu verbessern, durch Schleimhaut ersetzen. Eine Vervollkommnung könnte erzielt werden durch Sensibilisierung des neuen Organs, wenn der Nervus frontalis mit verpflanzt und anastomosiert würde.

Anläßlich der operativen Behandlung einer Gaumenaplasie im Jahre 1959 haben wir bereits eine solche gestielte Internusmuskelverpflanzung in den Gaumen vorgenommen, um einen beweglichen weichen Gaumen zu bilden (Abb. 7). Aufgrund unserer heutigen Erfahrungen und Erkenntnisse beabsichtigen wir, in Zukunft einen völlig fehlenden Gaumen ebenfalls neu zu bilden, indem wir analog des Vorgehens bei einer Zungenrekonstruktion einen innervierten Stirnhautmuskellappen unter dem Jochbein, erforderlichenfalls nach Tonsillenausräumung und Coronoidresektion, in die Region des weichen Gaumens verbringen, so daß dieser einem willkürlichen Training unterworfen werden kann.

Bereits in jenen Jahren sind auch Rekonstruktionsversuche und Übungen an der Leiche und bei Tieren unternommen worden, um zu eruieren, ob nicht auch ein Stimmbandersatz durch solche Muskeleinpflanzungen geschaffen werden kann. Auch wurden Versuche mit der Zungenmuskulatur unternommen, die einen wahr-

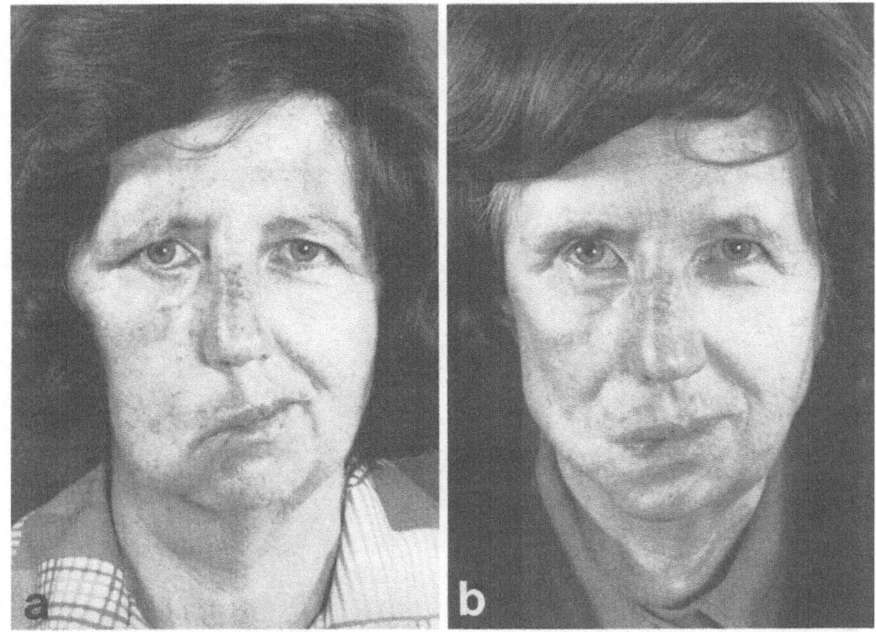

Abb. 6. a Linksseitige Facialisparese, **b** Ergebnis nach gestielter Muskeltransplantation

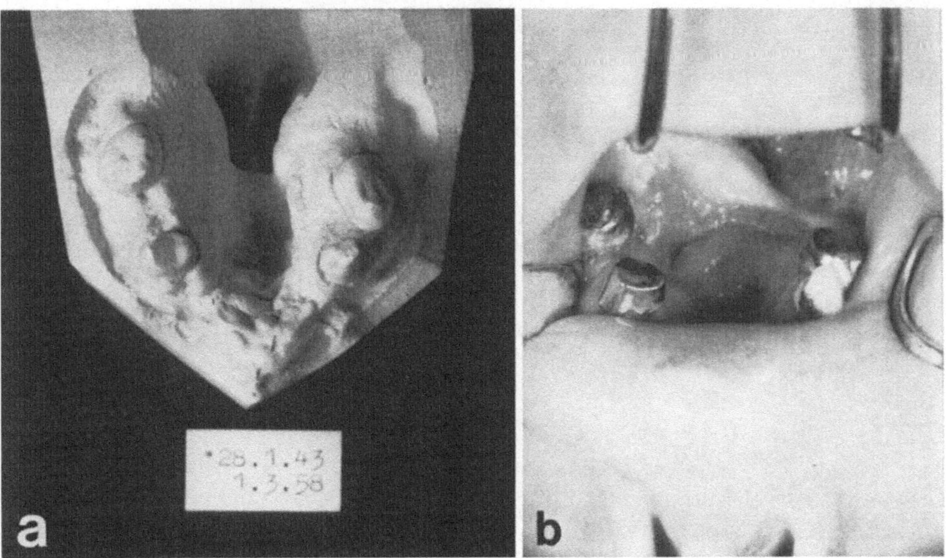

Abb. 7. a Ausgangsbefund im Modell, **b** Rekonstruktion des weichen Gaumens unter Verwendung eines mit Schleimhaut epithelisierten Internusmuskelzügels

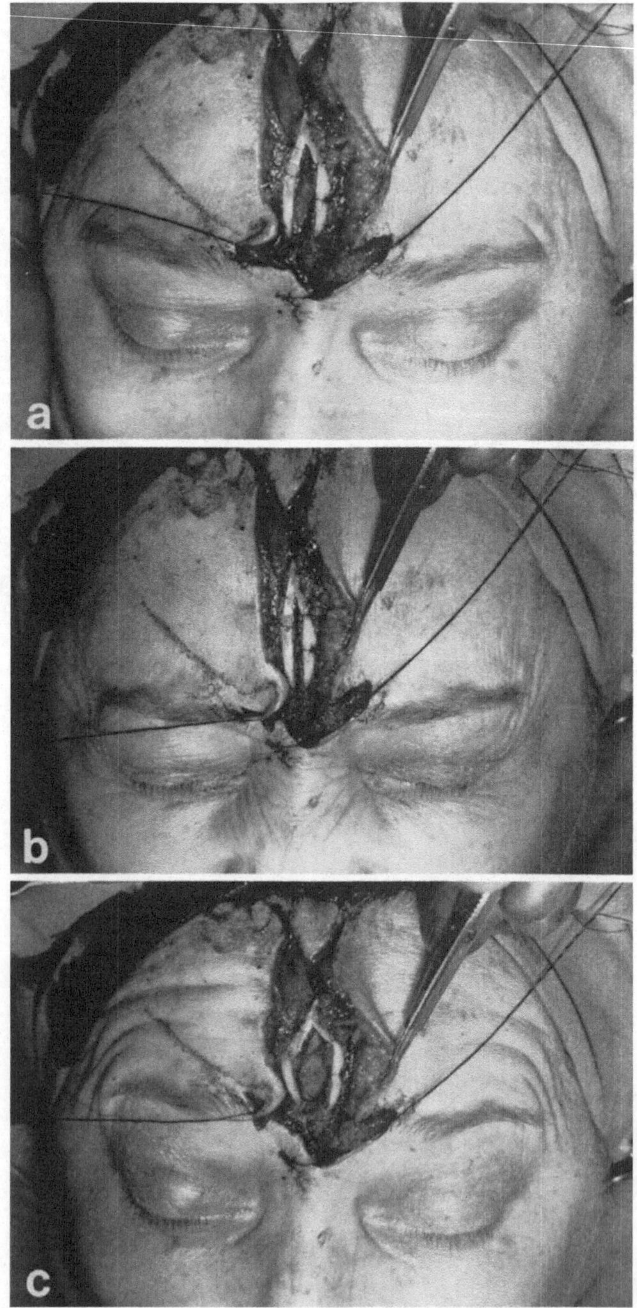

Abb. 8a—c. Simulierte Neoglottis. **a** in Ruheposition, **b** in Schlußstellung, **c** in maximaler Öffnungsposition

scheinlich gangbaren, aber sicherlich nicht ganz so unproblematischen Weg aufzeigten.

Zugleich wurde aber erkannt, daß die Stirnmuskulatur als gestielter Lappen, ohne daß es zu einer Facialisschädigung der Lidmuskulatur kommt, bis in die Kehlkopfzone verlagert werden kann. Genauso, wie unsere Patienten mit Hilfe der verpflanzten Stirnmuskulatur z.B. die Unterlippe anspitzen können, müßte es möglich sein, daß eine mit dieser Muskulatur gebildete Neoglottis willkürlich aktiviert werden kann, wie wir dies an einer freiwilligen Versuchsperson demonstrieren konnten, bei der wir eine Neoglottis an der Stirn konstruiert und simuliert haben (Abb. 8).

Wir sind überzeugt, daß larynectomierte Patienten wieder das Sprechen erlernen. Erst erfolgversprechende Erfahrungen mit dem Wiederaufbau eines neuen Kehlkopfes konnten bereits durchgeführt werden einschließlich der Muskeltranslokationen zur Konstruktion eine Neolarynx (Abb. 9).

Eines Studiums wert wäre u.E. auch die Erwägung, ob diese Muskelgruppe nicht auch in Fällen von Schlucklähmungen eingesetzt werden könnte, da in einem gewissen Ausmaß eine willkürliche Erlernung der Schluckmechanismen möglich sein müßte.

Zusammenfassung

In der Arbeit wird über vielfältige neue Ideen, die teils verwirklicht werden konnten, teils im Versuchsstadium sind, berichtet, um fehlende oder ausgefallene Muskelfunktionen im Gesichts- und Halsbereich zu ersetzen.

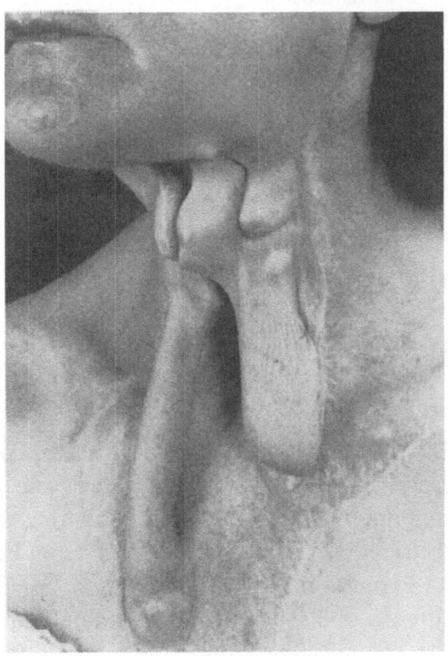

Abb. 9. Neolarynx im Aufbau. Die Stirnmuskulatur ist visierförmig in Schlitze des Stützgerüstes eingelagert. Die aktive Muskelbeweglichkeit blieb vorhanden

40

Key-words:

Gestielte Muskelverpflanzung
Lidmuskelersatz
Lippenmuskelersatz
Stimmbandersatz (Versuch)
Gaumenbildung
Zungenbildung
Platysmainsellappenplastik

Literatur

Lexer E (1931) Die gesamte Wiederherstellungschirurgie II. Johann Ambrosius Barth,
    Leipzig S 761
Rosenthal W (1951) Spezielle Zahn-, Mund- und Kieferchirurgie. Johann Ambrosius
    Barth, Leipzig S 187
Schmid E (1968) Über die Verwendung von mimischer Stirnmuskulatur für die
    Lippenrekonstruktion und über die Verarbeitungsmöglichkeit der übrigen Stirnhaut
    zum gleichzeitigen Nasenersatz. Z Laryng Rhinologie, Otologie und ihre Grenzge-
    biete 47: 289–295
Schmid E (1975) Zur Wiederherstellung einer Lippen- oder Zungen- oder Glottis-
    funktion. Acta Stomatologica Belgica 72: 301–310
Schmid E (1976) Über die Spätkorrektur der traumatischen Fazialisparese und neue
    Möglichkeiten der Funktionswiederherstellung nach Substanzverlusten. Plastisch-
    chirurgische Maßnahmen bei Spätfolgen nach Unfällen. Thieme, Stuttgart
Tschopp H M: A composite living bone and muscle graft for reconstruction of the
    mandible. A case report. Groupe pour l'advancement de la microchirurgie. Lettre
    d'information 5
Washio H (1973) Use of pterygoid muscle sling to provide glossomimic function
    after total glossectomy. PRS 51: 497

Die Hauttransplantation

H.E. Köhnlein, Türkheim

Die Indikation zur einer Hauttransplantation besteht immer dann, wenn größere
Defekte aller Hautschichten vorliegen, sodaß eine Spontanheilung nicht mehr oder
nur unter sehr starker Narbenbildung erfolgen kann. Vor allem ist das natürlich bei
drittgradigen Brandwunden und deren Folgezuständen der Fall.

Ferner sind Hauttransplantate zur Deckung von durch Verletzungen hervorgerufenen und angeborenen Hautdefekten erforderlich oder zur Deckung von Defekten,
die bei der Korrektur von Fehlbildungen wie z.B. Syndactylien, entstehen sowie

nach Excision von Narben und Hauttumoren. Auch durchblutungsgestörte, infizierte Hautdefekte z.B. beim Ulcus cruris müssen häufig durch Hauttransplantationen gedeckt werden.

Wichtig ist, daß zwischen den freien Gewebetransplantaten und den gestielten mit dem ernährenden Gewebe in Verbindung bleibenden Lappen unterschieden wird. Hier soll nur von den freien Transplantaten die Rede sein. Früher waren viele Eigennamen üblich, man sollte sie um des besseren Verständnisses willen nach Möglichkeit nicht mehr benutzen.

Bei den oberflächlichen Transplantaten wird immer die Cutis gespalten, sodaß die oberen Schichten mit dem Transplantat entnommen werden und die unteren, von denen aus die Entnahmestelle wieder heilt, auf dieser zurückbleiben. Für diese Art von Transplantaten hat sich daher international der Begriff „Spalthaut" eingebürgert.

Die Schichten der Haut sind in den verschiedenen Körperregionen ganz verschieden dick. In den Hauptentnahmeregionen für Spalthauttransplantate ist die Epidermis zwischen 30 und 80 μ und die Dermis zwischen 100 und 1500 μ dick.

Man muß daher zwischen dünnen Spalthauttransplantaten und mitteldicken Spalthauttransplantaten unterscheiden. Bei all diesen Transplantaten bleibt aber genügend Haut auf der Entnahmestelle zurück, um eine Selbstheilung zu ermöglichen. Wenn das Transplantat alle Schichten der Haut einschließt, bezeichnet man es als Vollhauttransplantat. Hier kann die Entnahmestelle nicht mehr spontan heilen, sondern muß durch direkte Naht oder durch Spalthauttransplantat wieder verschlossen werden. Wenn außer der Haut auch noch Subcutangewebe und Knorpel in das Transplantat mit eingeschlossen werden, sollte man dieses Transplantat als Segmenttransplantat bezeichnen. In der internationalen Nomenklatur wird meist von Composite grafts gesprochen.

Die Domäne der Spalthauttransplantate ist also vor allem die Deckung großer Hautdefekte, wie sie z.B. durch Entlastungsschnitte oder bei der Geweberesektion wegen Elephantiasis entstehen können. Einige klinische Fälle demonstrieren besser als jede Theorie, worauf es hierbei ankommt.

Es gibt viele verschiedene Techniken für die Entnahme von Spalthauttransplantaten, die aber Transplantate von sehr unterschiedlicher Dicke und Qualität ergeben.

Deswegen muß man sich vor jeder Transplantation sehr genau überlegen, welche Art von Transplantat für den zu deckenden Defekt am geeignetsten ist. Grundsätzlich kann man natürlich jedes Transplantat mit einem flachen Transplantationsmesser entnehmen. Es gelingt auf diese Weise aber nur selten, Transplantate von exakter Größe und vor allem Dicke zu entnehmen. Deswegen ist den voll- oder halbautomatischen Dermatomen der Vorzug zu geben. Wenn es darauf ankommt, daß schnell viele Transplantate entnommen werden müssen, wie bei Schwerverbrannten in schlechtem Allgemeinzustand, so sollten nur die vollautomatischen, mit Druckluft oder elektrischem Strom betriebenen Dermatome von Braun, Mollowitz, Schuchardt oder Reese verwendet werden. Die Entnahme von Spalthauttransplantaten wird hierbei sehr erleichtert, wenn man vorher das Dermatom und die Entnahmestelle gut mit Mineralöl oder Kathetergleitmittel einfettet. Handchirurgen bevorzugen das vorherige Aufkleben einer Folie vor der Entnahme, die dann das Schrumpfen des Transplantates nach der Entnahme verhindert.

Die dünnen Spalthauttransplantate enthalten außer der Epidermis eine dünne Coriumschicht, deshalb halten sie keine große Beanspruchung aus. Sie heilen aber besonders gut ein, und ihre Entnahmestellen heilen schnell wieder. Man verwendet sie vor allem dann, wenn das Empfängergewebe nicht besonders gut durchblutet ist. Dabei muß man in Kauf nehmen, daß dünne Transplantate nach der Einheilung häufig Pigmentunterschiede zur Umgebung entwickeln. Am ehesten kann man Pigmentunterschiede noch dadurch vermeiden, daß man nach Möglichkeit Haut ähnlicher Textur transplantiert wie die Haut des Empfängergebietes; so z.B. an der Innenseite des Oberarmes oder vom Hals ins Gesicht, von der Glutealgegend auf das Bein usw.

Ein granulierendes Empfängergewebe muß auf eine Transplantation vorbereitet werden. Alle schlaffen, meist keimhaltigen Granulationen entfernt man mit einem Skalpellgriff oder bei tieferem Sitz mit einem scharfen Löffel. Die entstehende flächenhafte Blutung kann man durch Aufdrücken feuchter, in einer Lösung von zur Hälfte physiologischer Kochsalzlösung und zur Hälfte 3%igen Wasserstoffsyperoxyd getränkten Kompressen stillen. Größere Blutgefäße müssen mit feinem Catgut ligiert werden.

Von der Thermocoagulation muß man hier abraten, da sie immer Mikronekrosen verursacht, die dann zur Nichtanheilung von darüber liegendem Transplantatgewebe führen. Der Verschiebung der Transplantate beuge ich vor, indem ich sie mit einer fortlaufenden 4 x 0 atraumatischen Catgutmatratzennaht, die man später nicht entfernen muß, fixiere. Man kann aber auch Einzelknopfnähte oder Steri-Strips verwenden oder ganz auf die Fixierung verzichten.

Ein weiterer Fehler ist es, die entnommenen Transplantate zwischenzeitlich in Kochsalzlösung zu legen. Hierdurch wird die freigesetzte Gewebsthrombokinase ausgewaschen, die für ein schnelles Haften des Transplantates an der Unterlage unerläßlich ist.

Viele Chirurgen legen gar keinen Verband an, um das Transplantat ständig beobachten zu können. Angeblich ist bei dem Fehlen von Feuchtigkeit unter dem Verband auch die Infektionsgefahr geringer. Meine eigenen Erfahrungen widersprechen dem etwas. Ohne Verbände ist es meist sehr schwer auf einer normalen Krankenhausabteilung die Wunden frei von Kontamination zu halten. Ich bevorzuge daher Druckverbände, die nach Auflegen einer nichtklebenden Gaze auf das Transplantat mit Schaumgummi oder Krüllgaze angewickelt werden. Bei kleineren Transplantaten, besonders im Gesicht, ist eine Fixierung des Druckverbandes mit Nähten, die etwa 1 cm vom Wundrand gelegt und dann über den Verband überknotet werden, zu empfehlen. Wenn man Vollhauttransplantate verwendet, ist diese Technik ohnehin unerläßlich. Versuche von Soskin, State und Smith zeigten, daß eine schnelle Anheilung des Transplantates mit einem Druck von etwa 30 mm Quecksilber erfolgt. Durch diesen Druck sollen die Folgen des Traumas wie Blutung, Ödem und Weggleiten gemindert werden. Er ist dann optimal, wenn die maximale Versorgung und die Flüssigkeitszufuhr möglich sind, eine Flüssigkeitsansammlung zwischen Transplantat und Empfängerbett aber verhindert wird. Bei mehr als 40 mm Druck werden die Arteriolen komprimiert, außerdem wird ein Lymphaustritt und eine ausreichende Ernährung des Transplantates damit verhindert. Der transplattragende Körperteil sollte, wenn irgend möglich, 8—10 Tage mit Hilfe von Schienen oder Liegeschalen ruhiggestellt werden, da dadurch die Chancen für die Einheilung wesentlich verbessert werden. Wenn, z.B. häufig bei Verbrennungen, nicht ausreichende Mengen von Transplantaten entnommen werden können, so kann man diese mit Hilfe des Tanner-Meshgraft-Dermatomes in Netztransplantate verwandeln, die sich bis auf das 3 bis 12fache der ursprünglichen Größe auseinanderziehen lassen.

Besonders gut eignen sich diese Transplantate zur Deckung von Defekten über Körperpartien die man überhaupt nicht ruhigstellen kann, wie z.B. über der Schulter oder über dem Thorax. Durch die ständigen Mikrobewegungen erfolgt eine Reizung des Empfängergewebes, aus der eine gewisse Sekretion resultiert. Das Sekret kann aber durch die Maschen des Netzes jederzeit abfließen und stört die Anheilung nicht.

Wenn das Empfängergewebe infiziert ist und sich nicht keimfrei machen läßt, so werden entweder die Transplantate in briefmarkengroße Stücke zerschnitten und aufgesetzt, damit man die Zwischenräume zum Eiter- und Sekretabfluß behält oder es werden Reverdin-Transplantate verwendet. Diese Form der Transplantation wurde bereits 1869 eingeführt.

Infizierte Wunden sind heute noch die einzig bestehende Indikation zur Anwendung dieser Transplantatform, da sie sowohl an den Entnahmestellen wie im Empfängergewebe unbefriedigende Ergebnisse zur Folge hat.

Die besten kosmetischen Resultate ergeben Vollhauttransplantate, bei denen alle Schichten der Haut übertragen werden. Diese heilen aber nur in Gegenden mit sehr guter Durchblutung wie Gesicht und Händen sicher an. Hier ist es auf jeden Fall erforderlich, zunächst eine Schablone von dem zu deckenden Defekt anzufertigen, da nur dann eine gute Einheilung gewährleistet ist, wenn das Transplantat genau in der gleichen Spannung eingenäht wird in der es entnommen wurde. Die Entnahmestellen müssen durch primäre Naht oder ein Spalthauttransplantat verschlossen werden. Die bevorzugten Entnahmestellen sind die Haut hinter den Ohren, in der Supraclaviculargrube, an der Innenseite des Oberschenkels, in der Inguinal- und in der Glutealfalte.

Wenn ein Defekt von Haut und darunter liegendem Knorpel besteht, wie z.B. an der Nase, so kann auf Hautknorpeltransplantate oder Segmenttransplantate zurückgegriffen werden. Das Transplantat wird in diesem Falle nur vom Rand her ernährt. Der Stoffwechsel solcher Transplantate kann, wie von Reichert empfohlen wurde, durch Kühlung herabgesetzt werden, indem man aus einem Venenkatheter eine kleine Kühlschlange bildet, auf das Transplantat locker aufbringt und Eiswasser durch dieses Kühlsystem fließen läßt. Die Einheilung wird dadurch begünstigt.

Wenn, wie z.B. bei einer Verbrennung, so große Hautdefekte entstanden sind, daß man sie nicht mehr mit eigener Haut decken kann, so muß die Wundfläche mit einem temporären Hautersatz als Platzhalter gedeckt werden, bis es schließlich durch immer wiederholte Entnahmen von Spalthaut von den erhalten gebliebenen Hautbezirken her gelingt, den Defekt völlig mit Eigenhaut zu decken. Hierfür stehen Homotransplantate in frischer und gefriergetrockneter Form, Kalbsamnion, Schweinehaut und Aeroplast im Handel zur Verfügung.

Zum Abschluß sei aber noch einmal festgestellt, daß es bis heute für die Deckung von Oberflächendefekten keinen Ersatz für die eigene Haut gibt, und daß alle auf dem Markt befindlichen Ersatzhäute lediglich Platzhalter sind, die den Chirurgen nicht von der Notwendigkeit befreien, einen Hautdefekt letztendlich immer von der verbliebenen gesunden Haut aus zu decken.

Literatur

Brown J B, McDowell F (1949) Skin grafting, 2nd edn. Philadelphia, J P Lippincott
Burdrass J (1959) Langenbecks Arch Chir 292: 810
Dogo G (1962) Ann N Y Acad Sci 99: 807
Georgiade N, Peschl E, Georgiade M (1956) Plast Reconstr Surg 17: 267
Köhnlein H E (1967) Chirurg 38: 259
Köhnlein H E (1970) Langenbecks Arch Chir 327: 1090–1105
Lexer E (1911) Langenbecks Arch Chir 95: 827
Lindbergh R B (1968) Ann N Y Acad Sci 150: 950
Maragoni A G (1956) Plast Recinstr Surg 6: 425
Padgett E C (1939) Surg Gynec Obstet 69: 799
Reese T H (1946) Plast Reconstr Surg 1: 98
Reichert M (1969) Vortrag auf der 8 Tag der Deutschen Ges für Plast und Wiederherst Chir, Hamburg 21. 11. 1969
Reverdin J L (1969) Bull Soc Chir Paris 25: 493
Soskin R M, State D (1959) West J Surg Portland 67: 323
Schuchardt K (1953) Chirurg 24: 46
Skoog T (1954) Plast Reconstr Surg 14: 403
Stern M (1913) J Amer Med Assoc 60: 973
Tanner J C, Vanerput J, Breadley B (1964) Mesh skin graft. Exhibit American College of Surgeons, October 1964
Thiersch C (1886) Chirurg 15: 17
Van Rood J (1966) Vortrag auf dem Internationalen Transplantationssymposium, Homburg. Thieme, Stuttgart

Problematik bei der Versorgung ausgedehnter Weichteildefekte im Bereich des Schädels

G.F. Brobmann und J. Gilsbach, Freiburg i. Br.

Die Versorgung von Weichteildefekten im Bereich des Schädels durch freie Transplantate ist nicht immer möglich und in vielen Fällen nicht immer befriedigend. Fernlappenplastiken bedeuten einen sehr großen Aufwand und stellen erhebliche Anforderungen an die Geduld und das Verständnis der Patienten. Kleinere Weichteildefekte, insbesondere im Bereich der behaarten Kopfhaut, bereiten bei der Deckung kaum Schwierigkeiten. Es ist erstaunlich, daß die doch sehr straffe Kopfhaut gut plastische Qualitäten besitzt [1], so daß kleine Defekte nach Mobilisation der Umgebung entweder durch direkte Naht oder wie in Abb. 1 und Abb. 2 dargestellt, durch einen Schwenklappen mit primärer Naht der Entnahmeregion versorgt werden können.

Verbrennungen, insbesondere Starkstromverbrennungen mit Beteiligung oberflächlicher Knochenpartien erfordern dagegen meist nicht nur größere Lappenplastiken, sondern auch eine entsprechende Vorbereitung der nekrotischen Knochenpartien. Die nachfolgende Kasuistik soll unser Vorgehen unterstreichen.

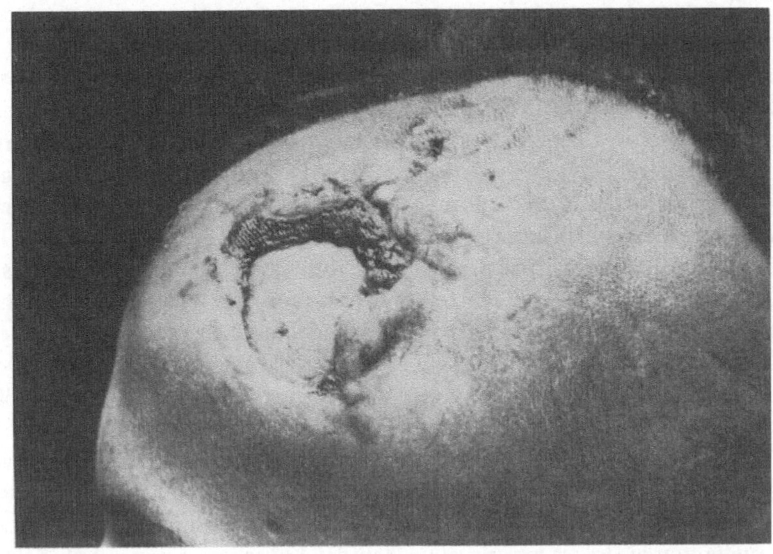

Abb. 1. Handflächengroße Defektwunde links fronto-temporal bis zur Stirn-Haar-grenze reichend

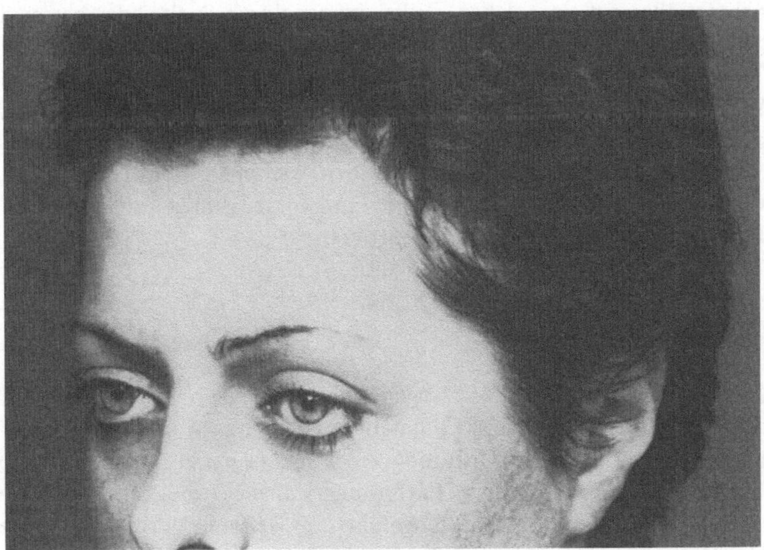

Abb. 2. Zustand ein halbes Jahr nach Defektdeckung durch einen Schwenklappen

Ein zum Zeitpunkt des Unfalls 25jähriger Patient zog sich die Stromverletzung in Ausübung seines Berufes als Elektriker beim Anschluß eines Verteilers zu. Er geriet dabei mit dem Kopf an eine zweite ungeschützte Stromschiene. Er wurde mit ausgedehnten drittgradigen Verbrennungen im Bereich des Schädeldaches eingewiesen und sofort operativ versorgt. Bei der primären Versorgung schien das Periost zunächst nicht mitbetroffen. Der nach Resektion der verbrannten Hautpartien entstandene Weichteildefekt war nicht primär zu verschließen, eine Lappenplastik war wegen der weiteren kleineren Verbrennungen der Umgebung nicht möglich. Der Defekt wurde daher mit einem Spalthauttransplantat vom Oberschenkel gedeckt. Das Transplantat heilte jedoch nicht ein. Es stellte sich heraus, daß bei der Verbrennung auch das Periost und die Tabula externa des Schädelknochens betroffen worden waren. Im Rahmen der Vorbereitung zur neuerlichen plastischen Versorgung des Defektes wurde daher zunächst die Tabula externa mit einem Craniotom bis in die Höhe der Diploe perforiert [2], so daß überall capilläre Blutungen auftraten. Durch einen Verschiebelappen von der rechten Schläfenregion wurde der Defekt dann verschlossen. Durch die vorangegangene Operation konnte die Entnahmestelle nicht direkt verschlossen werden, so daß die Deckung durch einen Spalthautlappen vom Oberschenkel notwendig wurde. Es ist zu erwarten, daß die Entnahmeregion durch Schrumpfung des Spalthautlappens weiter kleiner wird, so daß wahrscheinlich das Tragen einer Perücke bzw. eines Toupets nicht erforderlich ist.

Weichteildefekte bei exulcerierenden Tumoren, die die halbe Schädelkalotte umfassen, sind nur durch große Transpositionslappen [3] zu decken. Die Lappenentnahmestelle muß in solchen Fällen immer durch Spalt- oder besser durch Vollhaut gedeckt werden. Auch wenn durch so ausgedehnte operative Verfahren keine radikale Tumorentfernung erzielt werden kann, ergibt sich die Indikation aus der Notwendigkeit der Verbesserung der Lebensqualität, die durch einen großen, exulcerierenden Tumor im Bereich der Schädels unerträglich beeinträchtigt sein kann.

In interdisziplinärer Zusammenarbeit zwischen Neurochirurgie und plastischer Chirurgie konnten wir 2 Patientinnen mit ausgedehnten exulcerierenden Tumoren im Bereich des Schädels erfolgreich operieren:

Kasuistik 1

Die Anamnese der jetzt 25jährigen Patientin begann 1971 während der Schwangerschaft mit Kopfschmerzen, Flimmern vor den Augen und Gang- und Standunsicherheiten. Es erfolgte die Operation eines rechts parieto-temporo-occipital gelegenen Ependymoms. Eine radikale Entfernung war nicht möglich, daher wurde eine postoperative Nachbestrahlung durchgeführt. Im weiteren Verlauf waren wegen Rezidiven vier Nachoperationen notwendig. 1978 erfolgte die erneute stationäre Aufnahme wegen mehrerer extraduraler parieto-occipital rechts gelegener Metastasen mit Infiltration der Haut und beginnender Exuiceration. Die Haut war in einem Areal von 12 x 14 cm infiltriert. Der nochmalige operative Eingriff wurde nur angestrebt, um die Lebensqualität der Patientin zu verbessern und eine weitere Exulceration des Tumors zu verhindern. Nach Resektion der extradural gelegenen Tumoranteile erfolgte die Deckung durch die Transposition eines Skalplappens von frontal nach occipital. Die

Entnahmeregion wurde durch Spalthaut vom Oberschenkel gedeckt. Bereits 4 Wochen nach dem Eingriff konnte die Patientin mit einer Perücke versorgt werden. Zwischenzeitlich sind weitere Hautmetastasen nuchal und supraclaviculär entfernt worden.

Kasuistik 2

Die jetzt 69jährige Patientin bemerkte 1951 erstmals eine kleine Hauterosion rechts parietal, die langsam größer wurde. Die sehr indolente Patientin begab sich erst 1966 in ärztliche Behandlung. Durch Probebiopsie wurde die Diagnose eines Basalioms gestellt. Es wurde eine Bestrahlung eingeleitet, die ein ausgedehntes Strahlenulcus zur Folge hatte. Deswegen wurde die Patientin bis 1975 lokal konservativ behandelt. Nach einer erfolglosen Therapie mit Bleomycin wurde 1975 noch einmal mit 5500 rd nachbestrahlt. Dadurch kam es zu einer Ausdehnung des Strahlenulcus. 1977 erneut Probebiopsie aus dem Ulcus mit der Diagnose eines Basalioms. 1978 stationäre Aufnahme wegen starker Kopfschmerzen und Druck hinter dem rechten Auge. Angiographisch konnte eine Ausbreitung des Tumors bis in die Dura nachgewiesen werden (Abb. 3). Intraoperativ bestätigte sich der Tumorbefall der Dura. Wegen der Gefahr des Infektes bei dem schon lange bestehenden exulcerierenden Tumor wurde zunächst lediglich eine osteoklastische Trepanation (Abb. 4) durchgeführt. Der Defekt wurde durch die Transposition eines Skalplappens von der Gegenseite gedeckt. Die Entnahmeregion wurde wiederum durch Spalthaut vom Oberschenkel verschlossen. Auch hier heilten Lappen und Spalthaut reizlos ein (Abb. 5). Lediglich an der Lappen-

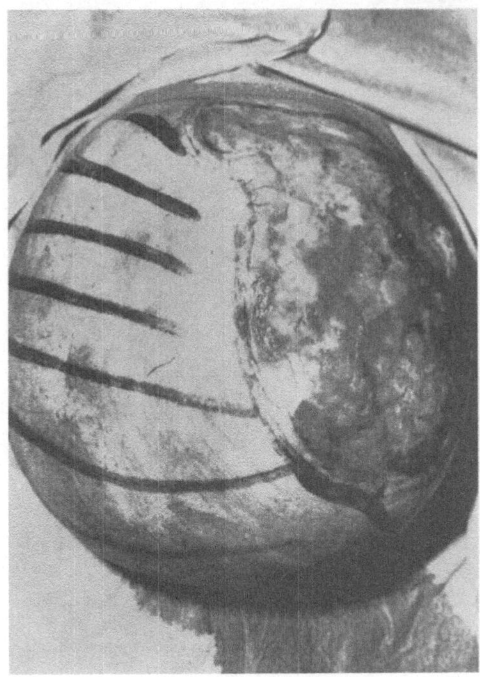

Abb. 3. 69jährige Patientin mit einem verwilderten exulcerierten Basaliom fronto-parieto-occipital rechts im Bereich des Schädeldaches

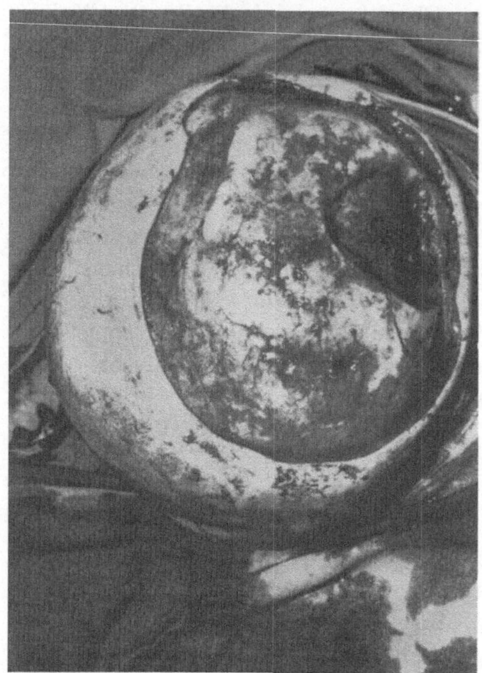

Abb. 4. Intraoperativer Situs der 69jährigen Patientin nach Resektion des Tumors und osteoklastischer Trepanation

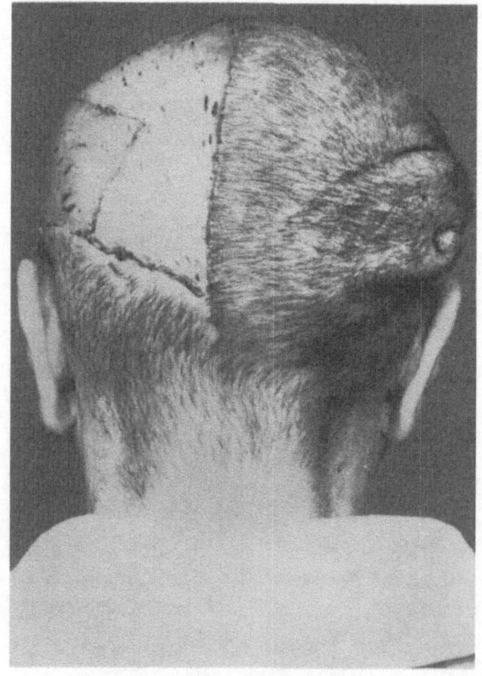

Abb. 5. Zustand 5 Wochen nach Transposition eines Skalplappens und Deckung der Entnahmeregion durch Spalthaut

spitze entstand eine kleine Nekrose, die unter lokaler Behandlung abheilte. Die Patientin konnte bald mit einer Perücke versorgt werden. Dem geplanten zweiten Eingriff mit Resektion der tumorbefallenen Dura und Duraplastik hat sich die Patientin bislang entzogen.

Literatur

1 Ecke H, Seeger W (1970) Die Versorgung von Weichteildefekten am Schädel. Materia medica Nordmark 22/7—8: 418—427
2 Baumgartl F (1973) Operative Behandlung von Kopfschwartenverletzungen und Schädelbrüchen. Aus: Baumgartl F, Krämer K, Schreiber H W (Hrsg) Spezielle Chirurgie für die Praxis. Band I, Teil 1. Thieme, Stuttgart, S 335 ff
3 Müller F E (1975) Exzision großer Tumoren im Bereich des Kopfes und Defektdeckung mit Skalplappen. Aus: Bohmert H (Hrsg) Plastische Chirurgie des Kopf- und Halsbereichs und der weiblichen Brust. Thieme, Stuttgart, S 103 ff

Das Vollhauttransplantat als Ersatz von Verbrennungsnarben im Gesicht

H. Reichert, Stuttgart

Narben, die durch Brandverletzungen entstanden sind, haben in besonders starkem Maße die Eigenschaft zu hypertrophieren und, da sie häufig auf dem Boden flächiger Gewebsdefekte entstehen, zu kontrahieren. Ästhetische und funktionelle Störungen sind die Folge.

Wenn nicht auch konturgebende, tragende Strukturen wie beispielsweise das Knorpelskelet der Nase geschädigt wurden, sehen wir in der freien Hautverpflanzung die beste Therapie.

Spalthaut heilt erfahrungsgemäß auch auf weniger gut durchbluteter Unterlage sicher an und wird daher bei der Primärversorgung frischer Verbrennungen meist bevorzugt. Sie neigt aber zu Schrumpfungen und befriedigt durch ihre abweichende Oberflächenstruktur und Farbe auch ästhetisch nicht.

Vollhaut (Wolfe, Krause) in ganzer Dicke entnommen und nach sorgfältiger Entfettung in den Defektbereich des Gesichtes verpflanzt, stellt an die Durchblutungsverhältnisse im zu deckenden Wundgebiet wie auch an die Transplantationstechnik einschließlich des adaptierenden Verbandes erheblich höhere Ansprüche, sie befriedigt aber in Farbgebung, Oberflächenstruktur, Dehnbarkeit, mechanischer, thermischer und chemischer Belastbarkeit funktionell wie ästhetisch weit mehr als Spalthaut, so daß der größere operationstechnische Aufwand bei der endgültigen Versorgung von Verbrennungsverletzungen gerechtfertigt ist.

50

Operatives Vorgehen

Nach sorgfältigem Abtragen aller vernarbten Hautanteile ist das durch die Narben-
kontraktur zusammengezogene Gewebe wieder zu strecken. An den Lidern empfiehlt
es sich, durch Haltenähte die Oberlidkante mit der Unterlidkante vorübergehend zu
vereinigen. Im Lippenbereich hilft eine aus Acryl gefertigte Mundvorhofplatte den
Defekt während der Einheilung zu strecken, indem Haltenähte die Lippen mit der
Acrylplatte verbinden. Der Mund bleibt während der Einheilung des Transplantates
mittelweit geöffnet.

Wenn nach Abtragen des Narbengewebes kein genügend gut durchblutetes Wund-
bett für die sofortige Hautverpflanzung zur Verfügung steht, sondern über große
Flächen Fettgewebe freiliegt, warten wir mit der Hauttransplantation 5–10 Tage.
Durch täglich neues Aufbringen von „Epigard" wird die Bildung eines sehr dünnen,
aber kräftig durchbluteten Granulationsrasens angeregt. Während dicke, ungehindert
aufschießende Granulationen als Transplantatunterlage ungünstig sind und erfahrungsgemäß zu erneuter Bildung von Narbenplatten beitragen, sind diese unter „Epigard"
entstehenden Wundflächen ideale Transplantatlager.

Die Entnahme der Vollhautlappen bedarf sorgfältiger Planung (Schmid, Widmaier).
Die Form und Größe wird mit Hilfe eines aus dünner Gummifolie („Coferdam") ge-
schnittenen Modells, welches die Ausdehnung des Defektes wiedergibt, bestimmt.

Die Entnahmestelle sollte in Hinblick auf Farbe und Struktur der Gesichtshaut
möglichst gesichtsnah gesucht werden. Kleinere Transplantate für die Lider können
vom Oberlid der Gegenseite, wenn es unverletzt blieb, entnommen werden. Hinter-
ohrhaut hat sich für Defektdeckungen im Nasenbereich sehr gut bewährt, während
Lippendefekte farblich passend mit Unterkinnhaut gedeckt werden können.

Größere Vollhauttransplantate lassen sich mit gutem Erfolg zwischen Hals und
Schulter (bei Frauen in der BH-Trägerregion) gewinnen (Schmid). Wenn ein primärer
Wundschluß an der Entnahmestelle aufgrund der Größe des entnommenen Haut-
lappens nicht möglich ist, muß gelegentlich ein zweites Vollhauttransplantat aus der
Leistenregion gewonnen werden, um den Entnahmedefekt zu decken.

So sehr bei der Auswahl der Entnahmestelle ein ästhetisch befriedigendes Ergebnis
im Gesicht oberstes Ziel ist, so wenig darf doch auch, vor allem bei jungen Menschen,
eine sekundäre Entstellung durch die Hautentnahme unüberlegt hingenommen werden. Bei einigen jungen Mädchen (wie auch bei dem in diesem Referat beschriebenen
Fall) entnahmen wir deshalb handflächengroße Transplantate mit ästhetisch sehr befriedigendem Erfolg in der seitlichen Thoraxregion unter der Achselhöhle, ohne
Brust und Rücken zu verunstalten.

Das Einnähen der Transplantate erfolgt mit feinstem atraumatischen Material. Wir
verwenden 7/0-Stahldraht.

Das Adaptieren der Haut sollte im Gesicht nicht mit Hilfe eines überknüpften Verbandes geschehen, da die an den Wundrändern ziehenden Nähte zwangsläufig zu einer
derberen Narbe führen. Wir bevorzugen eine Adaptation durch einen sorgfältig angelegten elastischen Verband. Zunächst wird eine etwa 10 mm dicke Schicht sorgfältig
geglätteter Vioformgazelagen exakt in Größe und Ausdehnung des Transplantates
aufgelegt, Unebenheiten durch entsprechende zusätzliche Polster bis zu einer gleich-
mäßigen Oberfläche ausgeglichen und dann mit einem dauerelastischen Verband

angedrückt. Sehr gut bewährt hat sich für diesen Zweck die „Coban-Binde", da in ihr viele feine Latex-Gummifäden eine besonders exakte Dosierung des Druckes erlauben. Die Selbstadhesion dieses Bindematerials verhindert während der Einheilungsphase ein Verrutschen zuverlässig.

Dem Druck des Verbandes auf das Transplantat messen wir besondere Bedeutung zu. Er muß kräftig genug sein, um eine Hämatombildung zwischen Haut und Wundgrund zu vermeiden, andererseits aber das Rekanalisieren und neue Einsprossen von Capillaren erlauben. Seit langem an unserer Abteilung erfolgreich durchgeführte Versuche (Reichert), den aufgewandten Druck pneumatisch mit Hilfe eines Gasometers und einer Luftblase zu erzeugen, zu kontrollieren und aufrecht zu erhalten, hat sich klinisch noch nicht durchsetzen können, da die durch Routine gewonnene Sicherheit, die uns mittlerweile die konventionelle Verbandstechnik bietet, mit dem Luftkissen noch nicht in gleichem Maße zur Verfügung steht.

Durch den Einsatz kleinster über Relaisschaltung wirksamer Druckmeß-Elektroden, die an verschiedenen Stellen innerhalb des Transplantatverbandes angebracht werden können und bisher unbemerkt gebliebene Druckunterschiede (hervorgerufen durch unterschiedliche Festigkeit der Unterlage) vermeiden lassen, hoffen wir, das pneumatische Verbandverfahren weiter verbessern zu können.

Nach 8—10 Tagen kann der Druckverband vom Transplantat entfernt werden. Die Streckung schrumpfungsgefährdeter Gesichtsregionen inbesondere an den Lidern und im Mundbereich ist aber noch für weitere 6—8 Tage sinnvoll. Danach werden die Haltenähte entfernt und bei der Entlassung des Patienten wird ihm empfohlen, die frisch eingeheilte Haut mit Bepanthensalbe für mehrere Wochen sanft zu massieren und mit Lichtschutzsalbe gegen stärkere UV-Bestrahlung, die eine ungünstig starke Pigmentierung hervorrufen würde, zu schützen.

Fallbeschreibung

S.M., geboren 1960: 166 flächige Verbrennung beider Wangen durch Entflammen einer Kunsthaarperücke.

1976 Ersatz der großen Narbenplatte, welche von der rechten Unterlidbasis bis über den horizontalen Unterkieferast hinweg und vom Ohrläppchen bis zur Kinnspitze reichte, durch Vollhaut, welche (nach eingehendem Gespräch mit der 16jährigen Patientin und ihrer Mutter) an der rechten Thoraxseite direkt unter der Achselhöhle entnommen wurde. Glatte Einheilung.

Am 11. 8. 77 Ersatz des ebenfalls von der Unterlidbasis bis zum Kinn reichenden großen Narbenfeldes an der linken Wange durch ein Vollhauttransplantat von der linken Thoraxseite. Vollständige Einheilung.

Beide Transplantate wurden über mehrere Monate mit Lichtschutzsalbe (Faktor 8) gegen UV-Strahlen geschützt. Nach anfänglich stärkerer Pigmentierung paßten sie sich farblich sehr gut der unverletzten Gesichtshaut an. Die umgrenzenden Narben verheilten zart und strichförmig. Nach ihrem Abblassen waren sie nicht mehr störend sichtbar. Die Dehnbarkeit der Haut läßt eine völlig unbehinderte, natürlich wirkende Mimik zu.

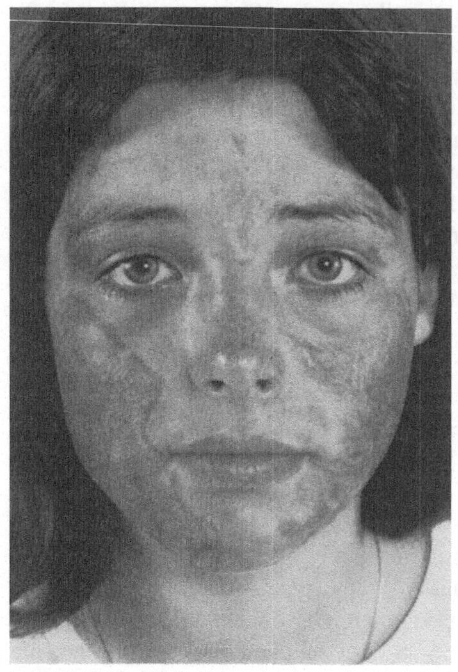

Abb. 1. 16jähriges Mädchen. Ausgedehnte Verbrennungsnarben in beiden Gesichtshälften

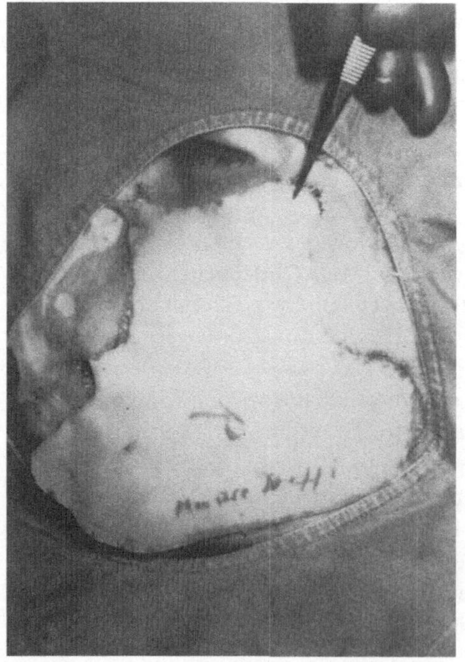

Abb. 2. Nach Excision der Narbenfläche an der linken Wange Übertragung von Form und Ausdehnung des Defektes auf ein Gummimodell für die maßgerechte Hautentnahme

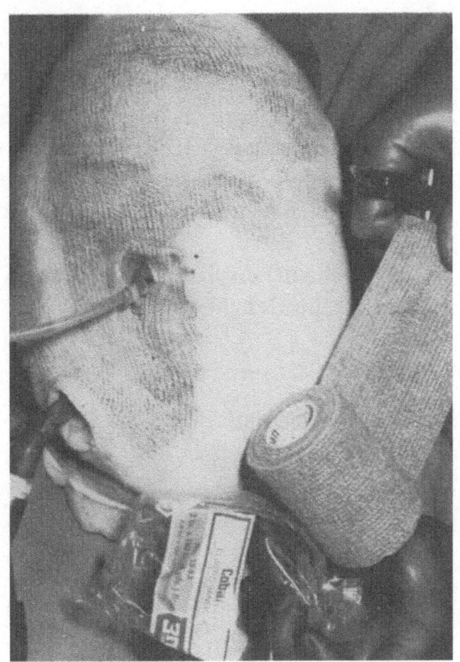

Abb. 3. Gleichmäßige Adaptation des Vollhauttransplantates durch dauer-lastischen Druckverband für die Dauer von 8–10 Tagen. Der Mund wird durch eine individuell angefertigte Acrylplatte, die die Wangenweich-teile unterpolstert, offengehalten und gestreckt

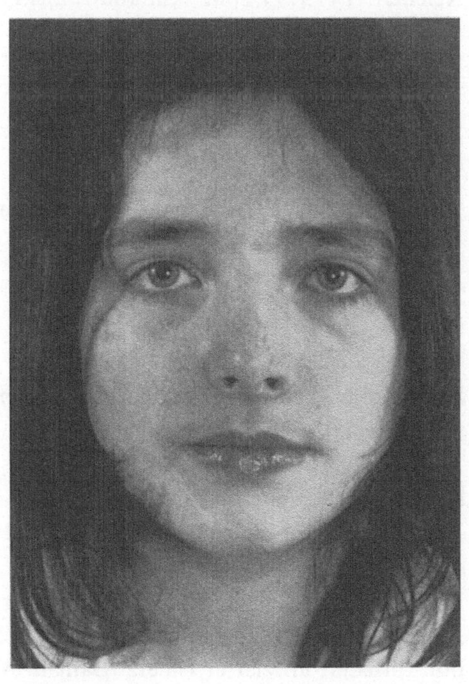

Abb. 4. Ergebnis der Vollhauttrans-plantation auf beide Wangen rechts 2 1/2 und links 1 1/2 Jahre nach der Verpflanzung

Zusammenfassung

Das Vollhauttransplantat als Ersatz von Verbrennungsnarben im Gesicht stellt zwar höhere Anforderungen an die Durchblutungsverhältnisse im aufnehmenden Wundgebiet und die Technik der Verpflanzung und Adaptierung, läßt aber bei sorgfältiger Beachtung einer Anzahl bewährter Details funktionelle wie ästhetisch wesentlich befriedigendere Behandlungsergebnisse erzielen als die einfacher zu verpflanzende Spalthaut.

Das Vollhauttransplantat wird deshalb für die endgültige Versorgung von Verbrennungsfolgen im Gesicht empfohlen.

Key-words:

Vollhauttransplantation
Verbrennungsnarben
Verbandstechnik

Literatur

Krause F (1894−97) Über die Verwendung großer ungestielter Hautlappen zur plastischen Zwecken. Sammlung klinischer Vorträge. Chirurgie NF 26−50, Breitkopf und Härtel, Leipzig
Reichert H (1971) Split skin and full skin grafts in burns. Indication and technique of transplantation. Research in Burns, p 309−312. Hans Huber Verlag, Bern
Schmid E (1957) Grundsätzliches zur Deckung nach Operationen maligner Tumoren im Gesichts-Kieferbereich. Fortschr Kiefer-Gesichts-Chir, Bd 3, S 272. Thieme, Stuttgart
Schmid E, Widmaier W (1962) Der Ersatz strahlengeschädigter Haut im Kopf- und Halsbereich durch freie Transplantation. Fortschr d Kiefer- und Ges Chir. Jahrbuch Bd VIII, Thieme, Stuttgart, S 115−121
Wolfe J (1876) A new method of performing plastic operations. Medic Times Gaz

Braunsche Pfropfung bei fortschreitender Nekrotisierung der Röntgen-Ulcera

E. Pampurik, Aarau

Ich möchte einen alten Modus der Hauttransplantation ins Gedächtnis rufen. Im Jahre 1920 publizierte Braun seine Arbeit über Operationsverfahren zur Epithelisation torpider, infizierter Ulcera. Damals existierten keine Antibiotica und der Modus galt als ultima ratio bei der Sanierung der chronisch-infizierten Hautdefekte.

Die Methode fand aber auch in der späteren Penicillin-Area Geltung. Hartnäckige Restdefekte nach mehrfachen Hautübertragungen bei den großflächigen Verbrennungen vermochte sie auch aus der Welt zu schaffen.

Daß man das Verfahren auch bei den Defekten anderen Ursprungs mit Vorteil anwenden kann, will ich im weiteren erörtern (Abb. 1).

Bei folgendem Fall handelt es sich um eine Patientin, welche wegen eines Nierenbeckencarcinoms operiert wurde. Postoperativ wurde die Nierengegend mit Röntgen tief bestrahlt. Der weitere Verlauf machte dann den Allgemeinchirurgen schwer zu schaffen. Es entstand in der bestrahlten Gegend ein breites und tiefes Ulcus, welches in der Tiefe abscedierte. An eine totale Entfernung des Ulcus bis ins gesunde Gewebe war nicht zu denken. Die beschädigten Rippen, Processi transversi und paravertebrale Ligamente lösten sich ab. Die Oberfläche des Ulcus hat ständig eine weißliche caseinförmige Masse gebildet, welche stumpf abgestreift werden konnte. Der Grund der Wunde blutete dabei nicht, er schien unvital zu sein. Nach jeder Entfernung bildeten sich diese Massen immer wieder. So setzte das Ulcus sein Tiefenwachstum fort. Schließlich war die Thoraxwand schon so dünn, daß man auf dem Grunde des Defektes die Atemexkursionen der Pleura beobachten konnte (Abb. 2).

In diesem Stadium haben wir die Patientin übernommen. Die progrediente Nekrotisierung der bestrahlten Gewebe konnten wir mittels Braunscher Pfropfung mit Erfolg beeinflussen (Abb. 3, 4).

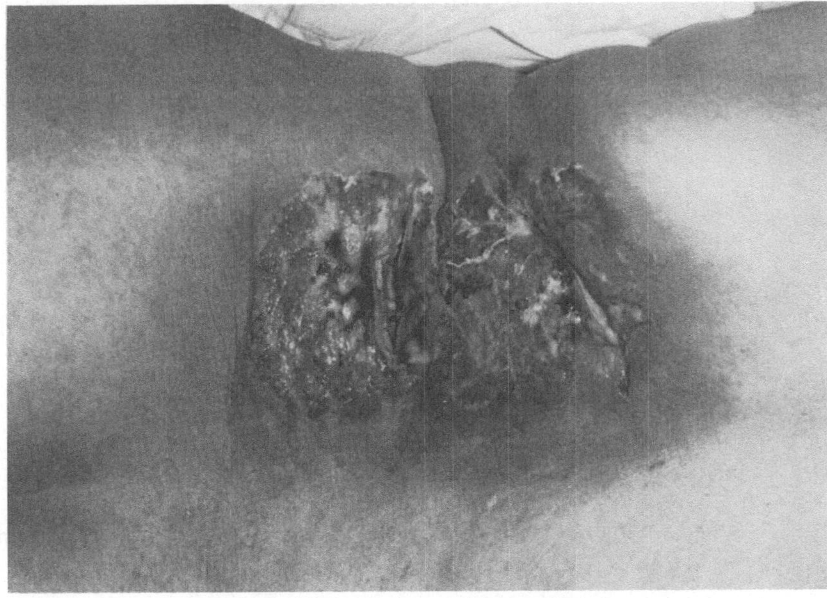

Abb. 1. Ausgedehntes Röntgen-Ulcus in der linken Lumbalgegend nach Operation eines Nierenbeckencarcinoms. Tiefe Nekrotisierung und Absceßbildung

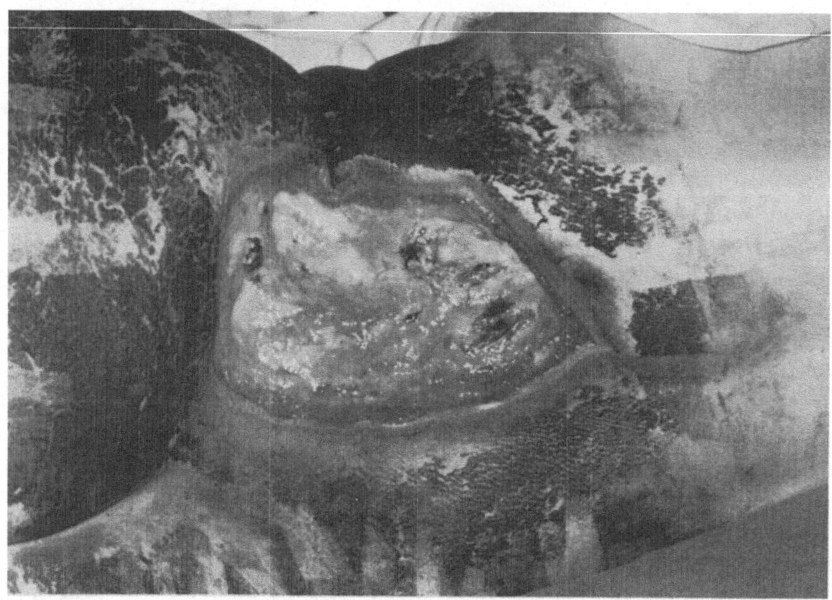

Abb. 2. Fortschreiten der Nekrotisierung. Die Oberfläche bilden caseinförmige, nekrotische, weißliche Massen. Die dunklen Stellen im Defekt sind die Rippenreste. Die Umgebung des Defektes ist von den Argentum-Nitrat-Umschlägen verfärbt

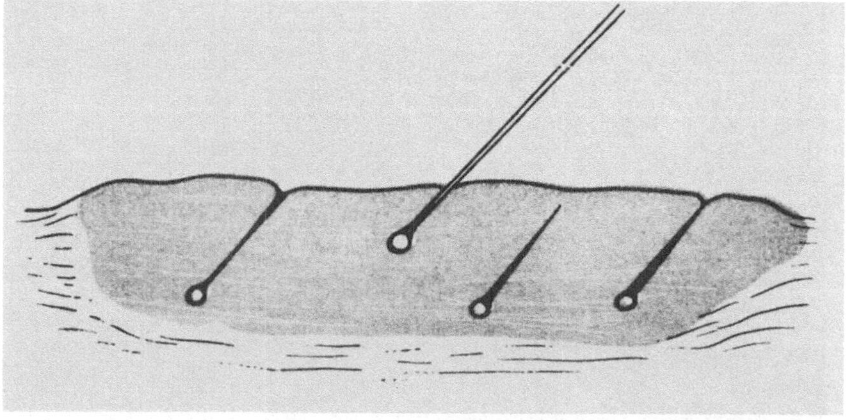

Abb. 3. Schema der Braunschen Pfropfung, hier ins Granulationsgewebe nach Burian

Worin besteht diese Methode?

Es wird ein mitteldickes dermo-epidermales Transplantat entnommen und in kleine Stücke zerschnitten. Diese Stücke von einer ungefähren Größe von 2 x 3 mm werden mittels Kanüle schräg und tief in das wenig vitale Gewebe quasi eingestanzt und im-

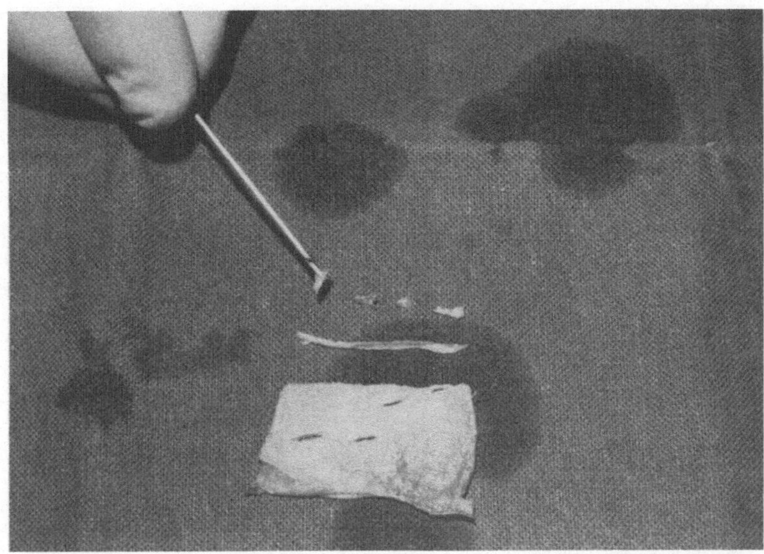

Abb. 4. Hauttransplantatstücke von der Epithelseite an einer Kanüle aufgestochen und mit dieser tief in die nekrotischen Massen eingestanzt

plantiert. Es ist besonders darauf hinzuweisen, daß es sich bei dem Implantatsboden um kein Granulationsgewebe handelte.

Die derart „eingepfropften" Transplantate werden weder von der putriden Exsudation weggeschwemmt noch mit der Nekrotisierung der defekten Oberfläche zu Grunde gehen (Abb. 5).

Drei bis vier Wochen nach der Pfropfung zeigten sich an den Oberflächen der Einstichstellen kleine Epithelnestbildungen. Nach zwei weiteren Pfropfungen mit entsprechender Pause konnten wir ein langsames Zusammenfließen dieser Epithelinsel beobachten, bis schließlich eine flächenhafte Epithelisierung als Ergebnis vorlag.

Die epithelisierte Deckung des Defektes ist nach Abheilung sehr widerstandsfähig, ohne Nekrosegefahr. Unter der epithelisierten Schicht zeichnete sich deutlich die Wirbelsäule und im oberen Pol die epithelisierte Pleura als eine sich atemsynchron bewegende Blase ab (Abb. 6).

Der abgeheilte Defekt wäre jetzt geeignet zu einer weiteren plastischen Korrektur mit einem dicken Hautlappen.

Nach dieser Methode wurden noch zwei Frauen mit einem großen Röntgen-Ulcus nach radikaler Mammaamputation erfolgreich operiert. Die fortschreitende Nekrotisierung wurde ebenfalls nach Entfernung der nekrotischen Rippen an der parietalen Pleura angehalten.

Literatur

Burian F (1967) The plastic surgery atlas. Butterworth, London

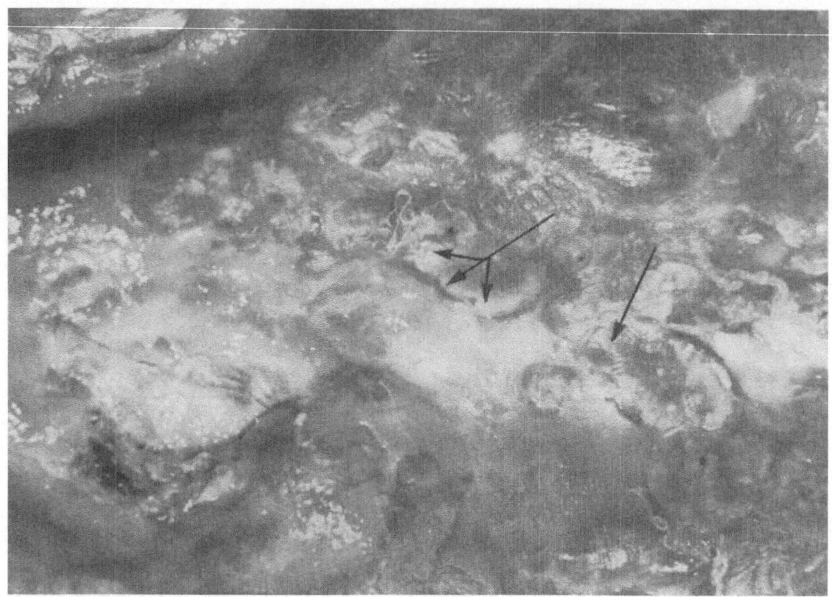

Abb. 5. Die ersten Epithelnester (Pfeile) in der caseinförmigen Massen — Nekrosen

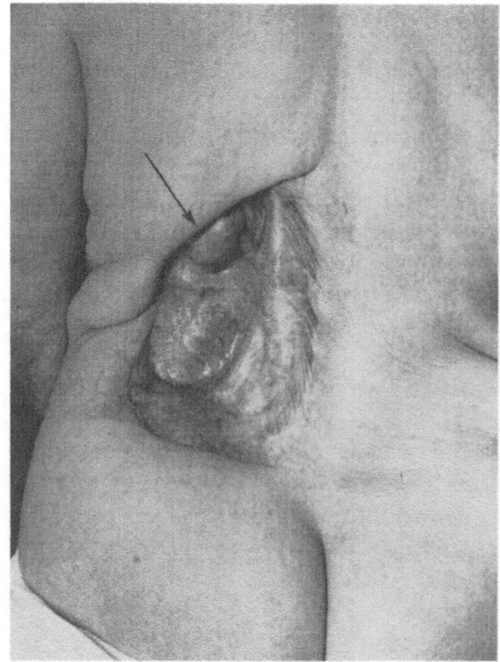

Abb. 6. Das Endergebnis nach beendeter Epithelisierung. Im oberen linken Quadranten liegt die sich atemsynchron bewegende Pleurablase (Pfeil)

II. Nerventransplantation — Neue Techniken

Der heutige Stand der Nerventransplantation

H. Millesi, Wien

Einleitung

Im Jahre 1876, also vor etwas mehr als 100 Jahren führte Albert (1885) in Österreich
die erste Nerventransplantation am Menschen aus. Seither erschienen im Schrifttum
immer wieder Berichte über die erfolgreiche Anwendung dieser Technik zur Überbrückung von Defekten peripherer Nerven. Unter den vielen einschlägigen Publika-
tionen sollen nur Foerster (1916), Bunnell (1927) und Seddon (1947) hervorgehoben
werden. Vor allem Seddon und seine Mitarbeiter beschäftigten sich im besonderen
Maße mit der Nerventransplantation und berichteten mehrfach darüber (Seddon,
1963; Seddon 1972; Brooks, 1955). Trotzdem konnte sich die Nerventransplantation
nicht allgemein durchsetzen; ihre Ergebnisse wurden skeptisch beurteilt (J. Smith,
1966; Omer, 1974). Die Entwicklung einer auf der Mikrochirurgie beruhenden Operationstechnik (Millesi, Ganglberger, Berger, 1967; Millesi, 1968) die für die Nerven-
heilung günstigere Voraussetzungen schafft, führten zu einer breiten Anwendung der
Nerventransplantation und zu anregenden Diskussionen, die bis heute andauern.

Probleme im Zusammenhang mit der Nerventransplantation

Gewinnung der Nerventransplantate

Die einfachste Lösung der Überbrückung eines Nervendefektes zum Beispiel des
N. medianus wäre die Einpflanzung eines analogen Stückes eines N. medianus einer
Leiche also eine *Allotransplantation,* wie es Albert getan hat. Die Verpflanzung
frischer allogener Nerven kommt aber wegen der zu erwartenden immunologischen
Reaktion bis jetzt zumindest nicht in Frage. Ob die Beobachtung von Levinthal u.
Mitarb. (1978), daß die Verpflanzung einzelner Faszikel eine geringere immunologische Reaktion auslöst, eine klinische Bedeutung erreichen wird, bleibt abzuwarten.
Die Verwendung konservierter Allotransplantate wurde vielfach versucht zum Beispiel tiefgekühlte Allotransplantate mit und ohne Einscheidung mit Millipore (Böhler,
1962), bestrahlte Transplantate (Marmor, 1963) und lyophilisierte Transplantate
mit und ohne Einscheidung in lyophilisierter Dura (Jacoby u. Mitarb., 1970). Alle
diese Versuche haben sich nicht bewährt. Das konservierte Transplantat stellt lediglich ein lebloses Stroma dar in das vom proximalen Stumpf her ein Neurom einwächst
(neuromatöse Neurotisation nach Schröder und Seiffert, 1972). Diese Form der
Neurotisation bleibt in der Qualität der Regeneration weit hinter der autologen

Nerventransplantation zurück, wenn es überhaupt zur Erreichung des peripheren Stumpfes kommt (Kuhlendal u. Mitarb., 1972).

Im Gegensatz dazu überlebt das *Autotransplantat* unter günstigen Umständen die freie Transplantation. Es kommt zwar innerhalb des Transplantates zur Wallerschen Degeneration, die Schwann-Zellen überleben aber und verhalten sich wie die Schwann-Zellen eines peripheren Stumpfes. Die regenerierenden Axonsprossen haben nur die proximale Koaptationsstelle zu überwinden, um im Transplantat ähnliche Bedingungen vorzufinden, wie sie in einem distalen Stumpf herrschen. Sie können unter Kontaktführung der Schwann-Zellen entlang des Transplantates vorwachsen, müssen dann aber allerdings auch die distale Koaptationsstelle überwinden. Das *Überleben* des transplantierten Gewebes hängt wie bei allen freien Transplantaten ohne Wiederherstellung der Zirkulation vom Verhältnis transplantierte Gewebsmasse zu Kontaktfläche mit dem Empfängerbett ab. Bei der Transplantation von gemischten Nervenstämmen ist dieses Verhältnis relativ ungünstig und es kann daher zu einer *Fibrose im Zentrum* des Transplantates kommen. Dies wurde bereits 1917 von Bielschovsky und Ungar erkannt. Solche fibrotisierte Stammtransplantate verhalten sich dann nicht viel anders wie konservierte Allotransplantate (Seiffert u. Mitarb., 1968). Um diesen Nachteil auszugleichen entwickelte Strange (1947) die Methode der *gestielten Nerventransplantation* unter Aufrechterhaltung der Blutversorgung. Taylor und Ham (1975) verpflanzen aus dem gleichen Grund Nervenstämme unter sofortiger *Wiederherstellung der Blutzirkulation* durch mikrovasculäre Anastomosen. Obwohl dadurch die zentrale Fibrose vermieden werden kann, kommt eine breite Anwendung dieser Methode kaum in Frage. Erstens stehen nur bei Vorliegen einer Amputation gemischte Nervenstämme zur Verfügung, die, ohne einen Funktionsausfall zu verursachen, zur Transplantation herangezogen werden können. Zum zweiten entsprechen solche Nervenstämme nicht der Struktur des wiederherzustellenden Nerven, wodurch die Wahrscheinlichkeit verringert wird, daß Axone des proximalen Stumpfes in die korrekte Bahn im distalen Stumpf gelangen. Als Ausweg aus diesem Dilemma empfiehlt Taylor die Verpflanzung des N. superficialis des N. radialis und verwendet wegen des kleinen Durchmessers dieses Nerven, zusätzlich freie Nerventransplantate. Hautnerven wurden bereits von Foerster (1916) als Nerventransplantate verwendet, dabei ergibt sich allerdings ein beträchtlicher *Kaliberunterschied,* der nur durch die Verwendung mehrerer Hautnerven zur Überbrückung eines Defektes eines gemischten Nerven überwunden werden kann. Daraus entwickelt sich die *Kabeltransplantation,* bei der mehrere Hautnerven so zusammengefügt werden, daß ein Nerventransplantat derselben Dicke wie der des wiederherzustellenden Nerven entstand. Diese Methode wurde von Seddon mit Erfolg angewendet. Eine Analyse der Arbeiten Seddons (1947, 1963, 1972) zeigt allerdings, daß nach 1963 keine Kabeltransplantate mehr verwendet wurden. Die Nachteile der Kabeltransplantation ergeben sich aus der Verringerung der Kontaktfläche mit dem Empfängerbett durch das Aneinanderlegen der Transplantate und aus der Tatsache, daß eine befriedigende Koaptation des fasciculären Gewebes schwer zu erzielen ist. Es hat sich als günstig erwiesen, die als Transplantat verwendeten Hautnervensegmente einzeln zu verpflanzen und den Kaliberunterschied durch Präparation der Nervenstümpfe zu überbrücken. Besteht der Nerv aus wenigen großen Faszikeln, etwa im Durchmesser dem als Transplantat verwendeten Hautnerven entsprechend, kann man einzelne Nervensegmente mit einzelnen

Faszikeln verbinden und eine *fasciculäre Transplantation* durchführen. Besteht jedoch der Nervenquerschnitt aus vielen kleinen Faszikeln, so bedeutet die Separation der Einzelfaszikel trotz der mikrochirurgischen Technik ein beträchtliches Trauma. Eine Verbindung jedes Einzelfaszikels mit einem korrespondierenden Faszikel des distalen Stumpfes kann schon aus dem Grund nicht gelingen, weil bei Bestehen eines Defektes in der Regel die Zahl der Anordnung der Faszikel in den Querschnitten der Stümpfe verschieden ist. Außerdem muß, um eine solche fasciculäre Transplantation bei einem polyfasciculären Nervensegment durchzuführen, auch der als Transplantat verwendete Hautnerv in kleinere Einheiten zerlegt werden. Tupper (1977) versucht dieses Verfahren, ohne eine Verbesserung der Ergebnisse zu erreichen. Die Lösung dieses Problemes brachte die Erkenntnis (Millesi, 1968), daß vor allem in peripheren Abschnitten, die Einzelfaszikel bei polyfasciculären Nerven häufig in *Gruppen* angeordnet sind, die durch interfasciculäre Präparation voneinander separiert werden können. Da die Gruppenstruktur auf längere Strecken hin konstant ist, gelingt die Identifizierung korrespondierender Faszikelgruppen leichter als die der Einzelfaszikel *(interfasciculäre Nerventransplantation)*. Das Vorliegen der präformierten Faszikelgruppen wurde durch eine anatomische Untersuchung von Williams (1979) kürzlich bestätigt.

Hat man es mit einem polyfasciculären Nervensegment ohne Gruppenanordnung zu tun, wie dies bei proximalen Läsionen vorkommt, bleibt nur der Versuch übrig, die korrespondierenden Faktoren der Stumpfquerschnitte mit Nerventransplantaten zu verbinden *(sektorale Nerventransplantation)*.

Als Spendernerv kommt vor allem der *N. suralis* in Frage, der auf einer langen Strecke keine Verzweigungen aufweist. In seinem proximalen Abschnitt ist er mono- bzw. oligofasciculär, nach der Peripherie zu wird er polyfasciculär. Durch entsprechende Auswahl des Segmentes versucht man, ein Transplantat zwischen zwei korrespondierenden Faszikelgruppen einzuschalten, das in seiner Struktur diesen Faszikelgruppen möglichst nahe kommt. Es wird also der Versuch gemacht, die Struktur des fehlenden Nervenabschnittes nachzuahmen. Es ist selbstverständlich, daß diese Versuche immer unvollkommen bleiben müssen, trotzdem darf man erwarten, daß dadurch bessere Voraussetzungen geschaffen werden, als wenn man überhaupt keine Rücksicht auf die gegebene Struktur nehmen würde.

Andere als Transplantatspender zur Verfügung stehende Nerven sind:
— der N. cutaneus femoris lateralis
— der N. cutaneus antebrachii medialis, der allerdings nicht bei einer gleichzeitigen Ulnarisläsion verwendet werden soll,
— der N. cutaneus antebrachii dorsalis
— der N. saphenus, der nicht gleichzeitig mit einem N. suralis entnommen werden soll und
— Intercostalnerven.

Letztere sind gemischte Nerven, haben also auch motorische Nervenfasern, was von manchen Autoren als Vorteil angesehen wird. Ein entscheidender Nachteil ist, daß sie viele Äste aufweisen und demnach Axone verlorengehen.

62

Bemerkungen zur Technik

Die optische Vergrößerung liefert die Voraussetzung, die Präparation so schonend als möglich vorzunehmen. Bei polyfasciculären Nerven mit Gruppenanordnung besteht der Nervenquerschnitt zu einem hohen Prozentsatz aus nicht fasculärem Gewebe. Das nicht fasciculäre, dem Epineurium angehörende, unspezifische Bindegewebe proliferiert schneller als das vom Perineurium bzw. vom Endoneurium aussprossende Bindegewebe. Außerdem ist unter diesen Umständen die Wahrscheinlichkeit groß, daß Faszikel der Transplantate mit nicht fasciculärem Gewebe in Kontakt kommen. Aus diesen Überlegungen heraus wird das epifasciculäre Epineurium reseziert und durch interfasciculäre Präparation und Separation der Faszikel eine Verminderung der nicht-fasciculären Querschnittsfläche erreicht. Es bleibt also nur wenig interfasciculäres Epineurium zwischen den Faszikeln der einzelnen Gruppen erhalten. Nach der Präparation der Stümpfe werden die einzelnen Hautnervensegmente mit Hilfe einer 10-0 Naht den Querschnitten der Faszikel der korrespondierenden Faszikelgruppen genähert. Bei Vorliegen völliger Spannungslosigkeit genügt eine einzige Naht um eine flächenhafte Koaptation zu erreichen. Die Aufrechterhaltung der Koaptation erfolgt durch natürliche Fibringerinnung. Die Naht dient lediglich zur Approximation. Wenn man keine Naht verwenden will, müßte man das Transplantat anfassen, dem jeweiligen Stumpf nähern und so lange hinhalten, bis das Transplantat haftet. Wir glauben, daß eine Mikronaht das geringere Trauma darstellt. Matras u. Mitarb. (1972), Matras und Kuderna (1975), Duspiva und Mitarb. (1977) verwenden Fibrinkleber bei sonst identischer Technik. Die Fibrinkleber haben neue Probleme aufgeworfen, ohne einen Vorteil zu bieten, da trotz der durch den Fibrinkleber erhöhten Zugfestigkeit vom Prinzip der Spannungslosigkeit nicht ungestraft abgegangen werden kann.

Die Koaptation kann nur dann spannungslos erfolgen, wenn das Transplantat etwas länger ist, als die Distanz zwischen den beiden Stümpfen. Bei Beugestellung wird die Distanz verringert, der Nerv bzw. die Transplantate müssen aber bei Wiederaufnahme der vollen Beweglichkeit gedehnt werden, was nachteilige Folgen an den Nahtstellen hervorrufen kann. Dies kann vermieden werden, wenn die Länge der Transplantate in neutraler bzw. Streckstellung gewählt wird. An der oberen Extremität bedeutet dies Nullstellung des Handgelenkes und gestreckte Stellung des Ellbogengelenkes. In der Vergangenheit versuchte man durch Beugung der benachbarten Gelenke und Mobilisierung der Nervenstümpfe den Defekt möglichst zu verkürzen, um mit einem kürzeren Transplantat auskommen zu können. Dies bedeutet, daß man die Nachteile einer Naht unter Spannung mit den Nachteilen einer Nerventransplantation kombiniert. Die Resultate mußten demnach zwangsläufig schlechter sein. Die völlig spannungslose Nerventransplantation schafft an den Koaptationsstellen so günstige Voraussetzungen, daß der Nachteil der zwei Koaptationsstellen weniger stark ins Gewicht fällt. Die Tatsache, daß man dann längere Transplantate verwenden muß, tut nichts zur Sache, da innerhalb gewisser Grenzen die Länge der Transplantate das Ergebnis nicht beeinflußt. Das soll aber nicht heißen, daß die Defektlänge keine Rolle spielt. Selbstverständlich beeinflußt die Länge des verlorengegangenen Nervengewebes das Ergebnis entscheidend. Die Defektlänge ist aber nicht identisch mit der Distanz zwischen den beiden Stümpfen. Die aktuelle Distanz zwischen den beiden Stümpfen, die durch die Transplantate überbrückt werden muß, setzt sich vielmehr aus der echten Defektlänge, dem durch Retraktion der Stümpfe entstandenen Abstand, sowie der durch jeweilige Gelenksstellung hervorgerufenen Veränderung des Abstandes zusammen.

Von besonderer Bedeutung ist die exakte Blutstillung und der sorgfältige Wundverschluß, der alle scherenden Kräfte vermeiden muß, um eine Dislokation der Transplantate zu vermeiden. Die postoperative Ruhigstellung erfolgt genau in der während der Operation eingenommenen Position und wird für 8 bis 10 Tage aufrechterhalten.

Unachtsames Vorgehen in dieser Operationsphase kann das Resultat zunichte machen.

Es ist daher sehr leicht, ein 'schlechtes' Ergebnis zu erzielen.

Nachteile der Nerventransplantation

Der Hauptnachteil der Nerventransplantation besteht in der Tatsache, daß die regenerierenden Axone zwei Koaptationsstellen durchwachsen müssen. Daraus ergibt sich die Möglichkeit, daß an der distalen Koaptationsstelle Hindernisse auftreten, die nicht überwunden werden können. Darauf wurde mehrfach, unter anderem von Lewis (1923) und Bsteh u. Millesi (1960) hingewiesen. Es kann notwendig sein bei Ausbleiben der Regeneration die distale Nahtstelle revidieren zu müssen. Bosse (1979) greift das Problem neuerlich auf und macht den Vorschlag, das distale Ende des Transplantates frei zu lassen und die distale Koaptation in einer zweiten Sitzung vorzunehmen.

Nach unseren Erfahrungen ist dies nicht notwendig, da das Auftreten eines Blocks an der distalen Nahtstelle eher eine Ausnahme darstellt.

Weitere Nachteile stellen die zusätzlich vorhandenen, durch die Transplantatentnahme bedingten Narben dar. Die Sensibilitätsausfälle nach der Transplantatentnahme halten sich in Grenzen, da es sich nicht um autonome Zonen handelt, so daß sie praktisch vernachläßigt werden könnten. Man muß allerdings damit rechnen, daß durch die Transplantatentnahme an der Stelle der proximalen Durchtrennung ein Neurom auftritt, das Beschwerden verursacht. Wilgis (1977) berichtete über solche Fälle. Auch Staniforth und Fisher (1978) haben ihre Patienten in dieser Richtung untersucht und gefunden, daß diese Beschwerden keine wesentliche Rolle spielen. Wir haben von Anfang an auf dieses Problem geachtet und größten Wert darauf gelegt, die Transplantate immer so zu entnehmen, daß die proximale Durchtrennungsstelle unter der Fascie liegt. Auch bei relativ kurzen Defekten haben wir daher immer den ganzen N. suralis entnommen, so daß der proximale Stumpf nach der Entnahme in der Tiefe der Wadenmuskulatur verschwand.

Vorteile der Nerventransplantation

Einen wesentlichen Vorteil der Nerventransplantation kann man darin sehen, daß die Sorge um das Gelingen der direkten Koaptation wegfällt und man daher die Stümpfe ausreichend anfrischt, so daß wirklich gesundes Gewebe in den Querschnitten vorliegt. Da keine distrahierenden Kräfte einwirken, kann sich der Operateur ganz auf schonendes Operieren und auf optimale Kontinuitätswiederherstellung konzentrieren. Wenn die Läsionsstelle im Bereich einer Nervenverzweigung liegt, können die Transplantate so gelegt werden, wie es der ursprünglichen Struktur am ehestem entspricht. Die Nerventransplantation bietet auch dann Erfolgsaussichten, wenn eine End-zu-End Vereinigung ausgeschlossen ist, bzw. die primäre Nervennaht versagt hat. Bei Vorliegen von Kontinuitätsläsionen können völlig zerstörte Teile durch Transplantate ersetzt und weniger geschädigte erhalten werden. Die Transplantate können in das am besten geeignete Gewebe gelegt werden, auch wenn dadurch eine geringe Deviation und etwas längere Transplantate notwendig werden.

Ergebnisse der Transplantation

Die Ergebnisse der an meiner Abteilung zwischen 1964 und 1974 ausgeführten Nerventransplantationen an der oberen Extremität werden durch die folgenden Tabellen an Hand des Highetschen Schema, das von Nicholson und Seddon (1959) verwendet wurde, dargestellt (Tabelle 1–4).

Diskussion der Ergebnisse und der Indikation zur Nerventransplantation

Die Grundlagen für die eigene Technik der Nerventransplantation bilden experimentelle Untersuchungen, die seit 1963 laufend unternommen wurden und 1970 bzw. 1972 publiziert wurden (Millesi, Berger, Meissl, 1970; Millesi, Meissl, Berger, 1971). Samii und Wallenborn (1972) führten ähnliche Experimente aus und kamen zu gleichen Ergebnissen. Auch Terzis u. Mitarb. (1975) konnten zeigen, daß Nerventransplantate bessere Ergebnisse lieferten als Nervennähte unter Spannung. Hudson, Kline und Bratton (1977) untersuchten Nerventransplantate und Nervennähte unter leichter Spannung (Resektion von 1 cm Nervensubstanz) bei Rhesusaffen. Nach ihren Untersuchungen führten die Transplantate nicht zu besseren Ergebnissen, erreichten aber dasselbe Niveau, wenn auch nach etwas längerer Zeit. McCarroll u. Mitarb. (1977) fanden bei Katzen keinen wesentlichen Unterschied zwischen Nerventransplantaten und Nervennähten. Zu diesen Experimenten ist zu sagen, daß man ja gar nicht erwarten kann, daß Transplantate bessere Ergebnisse liefern als spannungslose Nervennähte. Ab welcher Defektlänge sich die Nachteile der Spannung entsprechend auswirken, wird sicher individuell und je nach Tierart verschieden sein. Rushworth u. Mitarb. (1979) beschäftigten sich in Experimenten mit Ratten mit der Frage der Spannung und der Nerventransplantation. Elektrophysiologische Untersuchungen zeigten keine Unterschiede zwischen spannungslosen Nervennähten, Nervennähten nach Resektion von 2 und 4 mm Länge aus dem Ischiadicus der Ratte und Nerventransplantaten von 5 mm Länge. Die Zählung myelinisierter Axone im peripheren Stumpf ergab die größten Zahlen beim 4 mm langen Defekt, während Transplantate und Nervennähte ohne Spannung geringere Werte erreichten. Die Autoren schließen daraus, daß die besten funktionellen Ergebnisse nach einer Naht unter Spannung nach Setzung eines 4 mm langen Defektes zu erwarten sei. Die Autoren übersehen

Tabelle 1. Zusammenstellung der Ergebnisse von 30 Fällen bei denen Defekte des N. medianus durch Nerventransplantation überbrückt wurden unter Berücksichtigung der Ergebnisse (M 0 bis M 5 — Skala), des Alters, des Zeitintervalles zwischen der Verletzung und der Operation und der Defektlänge

M 5			M 4			M 3			M 2		
Alter - Intervall - Defekt (Monate)		(cm)	Alter - Intervall - Defekt (Monate)		(cm)	Alter - Intervall - Defekt (Monate)		(cm)	Alter - Intervall - Defekt (Monate)		(cm)
19 — 18 —		4,0	8 — 3 —		8,5	8 — 12 —		12,5	62 — 3 —		10,0
30 — 1 —		3,0	22 — 8 —		6,0	42 — 29 —		9,0			
21 — 11 —		10,0	53 — 4 —		4,0	26 — 7 —		6,0			
42 — 3 —		3,0	25 — 5 —		8,0	16 — 3 —		14,0			
25 — 8 —		15,0	34 — 3 —		12,0						
16 — 3 —		6,0	26 — 18 —		8,0						
11 — 2 —		9,0	63 — 0 —		10,0						
22 — 5 —		6,0	9 — 10 —		7,0						
33 — 4 —		8,0	10 — 29 —		10,0						
62 — 6 —		4,0	18 — 6 —		8,0						
25 — 6 —		8,0	49 — 5 —		12,0						
32 — 6 —		11,0	24 — 7 —		10,0						
64 — 1 —		2,0									

Spearman Rank Correlation: Motorik vs. Defektlänge: -0,3911   p < 0,025

Tabelle 2. Zusammenfassung der Ergebnisse von Nerventransplantationen im Bereich des N. medianus nach dem Ergebnis (Highetsches Schema M 0 bis M 5 und S 0 bis S 4) (39 Fälle). Beachte den hohen Prozentsatz von Mischinnervationen

	Mischinnervation Alter - Intervall - Defekt (Monate) (cm)	M 4–5 Alter - Intervall - Defekt (Monate) (cm)	M 3 Alter - Intervall - Defekt (Monate) (cm)	M 2 Alter - Intervall - Defekt (Monate) (cm)	M 1 Alter - Intervall - Defekt (Monate) (cm)	M 0 Alter - Intervall - Defekt (Monate) (cm)
S 3+–4	21 – 4 – 5,0 20 – 1 – 2,0 25 – 2 – 3,5 40 – 2 – 2,0 27 – 2 – 3,5 49 – 1 – 6,5 44 – 8 – 5,0 7 – 2 – 2,0 13 – 4 – 4,0	19 – 6 – 2,5 22 – 8 – 8,0 18 – 7 – 7,0 21 – 2 – 6,0 10 – 9 – 5,0 9 – 2 – 5,0 20 – 3 – 5,0 46 – 5 – 3,5 50 – 2 – 2,0 10 – 4 – 4,0		23 – 4 – 7,0		
S 3	· 21 – 4 – 4,5 21 – 2 – 6,0 46 – 4 – 2,0 24 – 4 – 5,0 27 – 2 – 4,0 52 – 12 – 4,5 30 – 9 – 10,0 23 – 5 – 4,0 61 – 3 – 4,0	35 – 6 – 2,0 19 – 2 – 4,0 50 – 2 – 3,0	43 – 8 – 5,0 44 – 36 – 12,0 48 – 18 – 7,0 25 – 2 – 5,0 6 – 5 – 4,0	41 – 28 – 15,0		
S 2	26 – 11 – 16,0					
S 1						
S 0						

Spearman Rank Correlation: Motorik vs. Defektlänge: -0,5255 p < 0,01. Motorik vs. Intervall: -0,3916 p < 0,05

dabei, daß gerade nach Regeneration unter ungünstigen Verhältnissen im peripheren Stumpf eine größere Zahl dünner Axone gefunden wird (Miyamoto, 1979). In diesem Zusammenhang spricht die Tatsache, daß die Nerventransplantate und die spannungslosen Nervennähte dieselbe Zahl von Axonregeneraten aufwiesen für sich selbst. Miyamoto (1979) zeigte mit Experimenten an Hunden, daß Nerventransplantate ähnlich gute Ergebnisse brachten als spannungslose Nervennähte, allerdings erst nach längerem Zeitintervall, während Nähte die unter einer Spannung von 25 g ausgeführt wurden, deutlich schlechter abschnitten. Eine Auswertung des Schrifttums hinsichtlich klinischer Ergebnisse zeigt folgendes Bild: Über befriedigende Ergebnisse nach Nerventransplantationen berichteten Bedeschi (1971), Samii und Kahl (1972), Anderl (1973), Samii (1975), Salvi (1973), Geldmacher (1975), Sedel (1976, 1978), Haftek (1976), Fisher u. Mitarb. (1975), Walton und Finseth (1977), Brunelli und Monini Brunelli (1979), Simesen und Haase (1979). Yacubovich (1977) führte elektromyographische Untersuchungen nach Nerventransplantationen aus und konnten damit gute motorische Regeneration nachweisen. Es gelang ihm allerdings nicht sensible Aktionspotentiale zu erzielen.

Young u. Mitarb. (1979) erzielten nur Teilerfolge mit Nerventransplantaten. So war die Sensiblitätsrückkehr nach Ulnarisläsionen signifikant besser als nach Nervennähten, die motorische Funktion bei Ulnarisläsionen und die sensible Funktion bei Medianusläsionen gleich, die motorische Funktion bei Medianusläsionen etwas schlechter als bei Nervennähten. Die Autoren führten die Nachuntersuchung allerdings schon nach einem Jahr aus, was sicher für eine Beurteilung der Nervenfunktion nach Nerventransplantation zu früh ist. Außerdem stellten sie ihre Patienten nur 72 Std lang ruhig, woraus sich auch die Möglichkeit von Komplikationen ergeben könnte. Zilch und Buck-Gramcko (1975) verglichen die Ergebnisse von Nervennähten und Nerventransplantationen. Beim N. medianus fanden sich keine Unterschiede, dagegen konnten beim N. ulnaris das Ergebnis M3 oder besser bei 7 von 15 Nervennähten, aber nur bei 5 von 15 Nerventransplantationen erzielt werden, was die Autoren auf die wesentlich schlechtere Ausgangslage bei den Fällen, die für die Nerventransplantation ausgewählt wurden, zurückführten. Martini und Zellner (1976) erzielten schlechte Resultate mit Nerventransplantaten. Sie haben neun gemischte Nerventransplantationen ausgeführt, von denen nur drei eine befriedigende Regeneration erreichten. Die Nerventransplantationen wurden nach Zeitintervallen bis zu zwei Jahren, bei Transplantatlängen bis zu 20 cm ausgeführt. Am deutlichsten wird der Wert der Nerventransplantation durch die Bemerkung von Michon (1979) erhellt, der feststellte, daß an seiner Abteilung früher in 10% der Fälle Nerventransplantationen ausgeführt wurden, während die Frequenz jetzt bis zu 70% ausmacht.

Zusammenfassung

Die Nerventransplantation hat sich bewährt. Sie stellt in der beschriebenen Form eine empfindliche Methode dar. Eine exakte Durchführung ist von entscheidender Bedeutung. Kleinigkeiten können den Erfolg gefährden, z.B. Unachtsamkeit beim Wundverschluß, mangelhafte postoperative Ruhigstellung. Die Regeneration dauert länger als bei End-zu-End Koaptationen. Sie kommt qualitativ der Nervennaht ohne Span-

Tabelle 3. Zusammenstellung der Ergebnisse von Nerventransplantationen zur Überbrückung von Defekten des N. ulnaris nach dem Ergebnis (Highetsches Schema M 0 bis M 5 und S 0 bis S 4) (46 Fälle)

	Mischinnervation Alter - Intervall - Defekt[a] (Monate) (cm)	M 4–5 Alter - Intervall - Defekt[a] (Monate) (cm)	M 3 Alter - Intervall - Defekt[a] (Monate) (cm)	M 2+ Alter - Intervall - Defekt[a] (Monate) (cm)	M 2 Alter - Intervall - Defekt[a] (Monate) (cm)	M 1 Alter - Intervall - Defekt[a] (Monate) (cm)	M 0 Alter - Intervall - Defekt[a] (Monate) (cm)
	4 – 5 – 2,0						
	18 – 10 – 6,0						
S 3+–4	11 – 2 – 5,0	13 – 6 – 5,0					
	11 – 3 – 6,0[a]	55 – 4 – 2,0					
	12 – 2 – 5,0						
	12 – 3 – 3,0[a]						
	7 – 4 – 4,5						
	20 – 36 – 7,0						
	23 – 2 – 5,0						
	28 – 9 – 5,0						
	40 – 6 – 3,0						
S 3	11 – 12 – 5,0	18 – 3 – 2,0	25 – 7 – 10,0[a]	31 – 48 – 20,0[a]			
	12 – 3 – 10,0[a]	34 – 31 – 20,0[a]	18 – 7 – 13,0[a]	17 – 6 – 6,0[a]			
	17 – 5 – 7,0	39 – 11 – 18,0[a]	37 – 6 – 3,0				
	16 – 6 – 4,0	40 – 8 – 5,0					
	21 – 4 – 6,0	48 – 3 – 6,0[a]					
	22 – 7 – 2,0[a]	49 – 4 – 4,0					
	19 – 1 – 3,0[a]	45 – 5 – 4,0					
	49 – 2 – 4,0[a]	54 – 8 – 3,0					
	63 – 13 – 3,0[a]	56 – 2 – 3,0					
	64 – 1 – 2,0						
	67 – 13 – 3,0[a]						
	25 – 2 – 3,0[a]						
	27 – 10 – 4,0						

S 2		25 − 8 − 6,0[a]	28 − 5 − 15,0[a]
			16 − 4 − 6,0[a]
S 1		64 − 2 − 16,0[a]	
S 0		44 − 7 − 11,0	33 − 6 − 19,0[a]

Defekt [a] = hohe Läsion

Spearman Rank Correlation:
Motorik vs. Defektlänge: -0,4601 $p < 0,006$;
Motorik vs. Alter: -0,3481 $p < 0,01$;
Sensibilität vs. Defektlänge: -0,3201 $p < 0,02$

Tabelle 4. Zusammenstellung der Behandlungsgebnisse bei kombinierten Medianus- und Ulnaris-Läsionen bei 29 Patienten (30 Extremitäten). Bei zwei Extremitäten wurde nur der Nedianus wiederhergestellt, sodaß 30 Medianusläsionen beurteilt werden können (28 Nerventransplantationen, 1 Nervennaht, 1 Neurolyse). Bei 28 Extremitäten wurde auch der N. ulnaris in seiner Kontinuität wiederhergestellt (27 Nerventransplantationen, 1 Nervennaht)

| | M 4–5 | | M 3 | | M 2+ | |
	M- Alter- U- (Monate) (cm) Intervall-Defekt		M- Alter- U- (Monate) (cm) Intervall-Defekt		M- Alter- U- (Monate) (cm) Intervall-Defekt	
S 3+–4	M- 19 - 4 - 5,0 M- 10 - 4 - 12,0 M- 13 - 2 - 5,0 M- 19 - 2 - 4,0	U- 19 - 4 - 5,0 U- 10 - 4 - 6,0	M- 15 - 5 - 20,0 M- 39 - 18 - 13,0	U- 55 - 10 - 3,0		
S 3	M- 51 - 0 - 2,0 M- 10 - 29 - NN M- 18 - 6 - 7,0 M- 39 - 9 - 5,5	U- 51 - 0 - 2,0 U- 10 - 29 - 8,5 U- 18 - 6 - 7,0 U- 46 - 3 - 4,0 U- 13 - 2 - 5,0 U- 23 - 6 - 11,0 U- 19 - 2 - 4,0 U- 10 - 3 - 9,0	M- 15 - 5 - 6,0 M- 11 - 2 - 4,0 M- 62 - 4 - 3,0 M- 46 - 3 - 4,0 M- 55 - 10 - 16,0 M- 36 - 3 - 13,0 M- 59 - 3 - 6,0	U- 15 - 5 - 7,0 U- 11 - 2 - 4,0 U- 39 - 18 - 11,0 U- 69 - 9 - 5,5 U- 39 - 9 - 3,0 U- 10 - 18 - NN		U- 15 - 5 - 20,0 U- 39 - 9 - 7,0 U- 18 - 6 - 9,0 U- 36 - 3 - 9,0 U- 61 - 16 - 8,0 U- 59 - 3 - 4,0
S 2				U- 62 - 4 - 7,0 U- 47 - 13 - 5,0		

	M 2 M- Intervall-Defekt Alter- U- (Monate) (cm)	M 1 M- Intervall-Defekt Alter- U- (Monate) (cm)	M 0 M- Intervall-Defekt Alter- U- (Monate) (cm)
S 3+—4	M- 23 - 6 - 7,0 M- 10 - 18 - 3,0		M- 12 - 48 - 19,0 M- 12 - 49 - 12,0
S 3	M- 69 - 9 - 5,0 M- 18 - 9 - 7,0 M- 10 - 3 - 1,5 U- 49 - 11 - 4,0	M- 38 - 8 - 6,5 U- 38 - 8 - 4,0 M- 49 - 11 - 13,0	U- 18 - 9 - 15,0
S 2	M- 47 - 13 - 7,0 M- 39 - 9 - 8,0 M- 18 - 6 - 18,0		M- 61 - 16 - NL

Spearman Rank Correlation:
N. Medianus: Motorik vs. Intervall: -0,6176 $p < 0,001$;   N. Ulnaris: Motorik vs. Intervall: -0,4358 $p < 0,025$;
Motorik vs. Defektlänge: -0,3761 $p < 0,025$;
Sensibilität vs. Alter: -0,4205 $p < 0,025$.

NN = Nervennaht; NL = Neurolyse

nung gleich oder zumindest nahe. Ab einer Grenzspannung sind die Ergebnisse nach Nerventransplantation deutlich besser als nach Nervennaht unter Spannung. Mit Hilfe der Nerventransplantation können große Defekte, bei denen eine primäre Nervennaht aussichtslos erscheint, mit Aussicht auf Erfolg überbrückt werden. Die Nerventransplantation hat neue Möglichkeiten wie die facialo-faciale Anastomose, die moderne Plexuschirurgie und die Wiederherstellung der Kontinuität bei schmerzhaften Neuromen eröffnet.

Literatur

Albert E (1885) Einige Operationen am Nerven. Wien Med Presse 26: 1285

Anderl H (1973) Rekonstruktive Eingriffe am peripheren Nerven mittels mikrochirurgischer Operationstechnik. Akt Chir 8: 285–292

Bedeschi P (19710) Lesioni traumaticae dei nervi periferici. LVI Congresso de la Societa Italiana di Orthopedia e Traumatologia, Rom, 7.–10. Nov

Bielschowsky M, Unger E (1916–1918) Überbrückung großer Nervenlücken. Beiträge zur Kenntnis der Degeneration und Regeneration peripherer Nerven. J Phyiol Neurol 22: 267

Böhler J (1962) Nervennaht und homoioplastische Nerventransplantation mit Milliporeumscheidung. Referat gehalten am 28.4.1962 bei der Tagung der Deutschen Gesellschaft für Chirurgie in München

Böhler J (1963) Weitere Erfahrungen mit der Mikrofilterumscheidung von Nervennähten und von homoioplastischen Nerventransplantaten. Langenbecks Arch Chir 304: 944–950

Bosse J P (1979) Personal communication. 5th Int Symposium on Microsurgery, Guaruja 15.–18.5.1979

Brooks D (1955) The place of nerve grafting in orthopaedic surgery. J Bone Joint Surg 37A: 299

Brunelli G, Monini Brunelli L (1979) Long term results of nerve sutures and grafts. Int J of Microsurgery 1: 27–31

Bsteh F X, Millesi H (1960) Zur Kenntnis der zweizeitigen Nerveninterplantation bei ausgedehnten peripheren Nervendefekten. Klin Med 12: 571

Bunnell St (1927) Surgery of nerves of the hand. Surg Gynecol Obstet 44: 145

Duspiva W, Blümel G, Haas-Denk S, Wriedt-Lübbe I (1977) Eine neue Methode der Anastomosierung durchtrennter peripherer Nerven. Langenbecks Arch Chir 100–104. Springer, Berlin Heidelberg New York

Fisher T R, Staniforth P, Tallis R (1977) Sural nerve grafts. A neurophysiological and clinical study. Symposium in Edinburgh, 5.–8.5.1977

Foerster O (1916) Vortrag. Außerordentliche Tagung der Deutschen Orthopädischen Ges, Berlin 8. und 9.2.1916. Münchner med Wschr 63: 283

Geldmacher J (1975) Die Wiederherstellung peripherer Nerven durch Nerventransplantation. Chirurg 46: 307–313

Haftek J (1976) Autogenous cable nerve grafting instead of end-to-end anastomosis in secondary nerve sutures. Acta Neurochir (Wien) 34: 217–221

Hudson A, Kline D, Bratton B (1977) Quantitative studies of interfascicular nerve grafts in primates. In: Nerve Repair, its Clinical and Experimental Basis. Symposium, San Francisco, 3.–5.11.1977

Yacubovich E (1977) Electromyographic follow-up study of fascicular nerve grafts in the upper extremity. J Hand Surg 2: 162

Kuhlendahl H, Mumenthaler M, Penzholz, H, Röttgen P, Schliak H, Struppler A (1972) Behandlung peripherer Nervenverletzungen mit homologen Nervenimplantaten. Z Neurol 202: 251–257

Levinthal R, Brown W J, Rand R W (1978) Preliminary observation on the immunology of nerve allografts. SGO 146: 57–58

Leroy Y V, Weeks P M, Wray R Ch (1979) The Results of Nerve Grafting in the Wrist and Hand. 58th Annual Meeting of the American Association of Plastic Surgeons, Palm Beach, 28.4.–2.5.1979

Lewis D (1923) Some peripheral nerve problems. Boston med Surg J 188: 975

Marmor L (1963) Regeneration of peripheral nerve defects by irradiated homografts. Lancet I: 1911

Martini A, Zellner P R (1976) Ergebnisse der Nervenwiederherstellung an der oberen Extremität. Chirurg 47: 682–686

Matras H, Dinges J P, Lassmann H, Mamoli B (1972) Zur nahtlosen interfaszikulären Nerventransplantation im Tierexperiment. Wien med Wschr 122 Jahrg, 37: 517–523

Matras H, Kuderna H (1976) The principle of nervous anastomosis with clotting agents. 6th Int Congr of Plastic and Reconstructive Surgery. Paris, 24.–29.8.1975, Masson, Paris New York Barcelone Milan

McCarroll H, Rodkey W (1979) Epineural and perineural repair in cats, with and without tension. In: Nerve Repair, its Clinical and Experimental Basis, Symposium, San Francisco, 3.–5.11.1979

Michon J (1979) Les techniques modernes des reparation des nerfs peripheriques. In: Michon J, Moberg E (Eds) Lesion traumatiques des nerfs peripheriques. Monographie der Groupe d'Etude de la Main (G.E.M.), 2. Ausgabe, S 120–121, Expansion Scientifique Francaise, Paris

Millesi H (1968) Zum Problem der Überbrückung von Defekten peripherer Nerven. Wien med Wschr 118: 182–187

Millesi H, Ganglberger J, Berger A (1967) Erfahrungen mit der Mikrochirurgie peripherer Nerven. Chir Plast Reconstr 3: 47–55

Millesi H, Berger A, Meissl G (1970) Razvoj Reparatorno Operativnih Postupaka Kod Ozijeda Periferinih Zivaca. Drugi Simpozij I Bolestinma I Ozljedama Sake, S 161–175, Zagreb

Millesi H, Meissl, G, Berger A (1972) Experimentelle Untersuchung zur Heilung durchtrennter peripherer Nerven. Chir Plastica I: 174–206

Miyamoto Y (1979) Experimental Study of Results of Nerve Suture Under Tension vs Nerve Grafting. Plastic Reconstr Surg 64: 4, 540–549

Omer G E (1974) Injuries to nerves of the upper extremities. J Bone Joint Surg 56A: 1615–1624

Rushworth G, Dickson R A, O'Hara J, Tricker J (1979) Nerve gap repair and the quality of regeneration. Symposia, Persson A (ed) 6th Int Congress of Electromyography, Stockholm, p 137–142

Salvi V (1973) Problems connected with the repair of nerve sections. The Hand 5: 25

Samii M, Kahl R I (1972) Klinische Resultate der autologen Nerventransplantation. Med Mitt Melsungen 46: 116, 197–202

Samii M (1975) Modern Aspects of Peripheral and Cranial Nerve Surgery. In: Krayenbühl H (ed) Advances and Technical Standards in Neurosurgery, Vol 2, Springer, Berlin Heidelberg New York, p 3–85

Samii M, Wallenborn R (1972) Tierexperimentelle Untersuchungen über den Einfluß der Spannung auf den Regenerationserfolg nach Nervennaht. Acta Neurochir 27: 87–110

Schröder J M, Seiffert K E (1970) Die Feinstruktur der neuromatösen Neurotisation von Nerventransplantaten. Virchows Arch Abtlg B m Zellpath 5: 219–235

Seddon H J (1947) The use of autogenous grafts for the repair of large gaps in peripheral nerves. Br J Surg 35: 151–173

Seddon H J (1963) Nerve grafting. J Bone Joint Surg 45B: 447

Seddon H J (1972) Surgical disorders of the peripheral nerves. Churchill Livingston, Edinburgh and London

Sedel L (1978) Resultats des dreffes nerveuses. Rev Chir Orthop Rep Appar Mot 64/4: 1284—2881

Seiffert K E, Schindler P, Thomas E, Schröder M, Hufschmidt F (1968) Experimentelle Technik und Ergebnisse der homologen Nerventransplantation. Langenbecks Arch Chir 322: 598—601

Simesen K, Haase J (1979) Microsurgical interfascicular transplantation technique in treatment of finger nerve lesions. Ugeskr Laeg De 141/21: 1401—1404

Smith J W (1966) Factors influencing nerve repair. II. Collateral circulation of peripheral nerves. Arch Surg 93: 433

Saniforth P, Fischer T R (1978) The effect of sural nerve excision in autogenous nerve grafting. Hand Sc 10/2: 187—190

Strange F G St C (1950) Case report on pedicle nerve graft. Br J Surg 37: 331

Taylor G I, Ham F J (1976) The Free Vascularized Nerve Grafts Under Tensions vs Graft. Plast Reconstr Surg 57: 413—426

Terzis J, Faibisoff B, Williams H B (1975) The nerve gap: suture under tension vs graft. Past Reconstr Surg 56: 166—170

Tupper J (1977) Results of funicular repair of peripheral nerves. In: Nerve Repair, its Clinical and Experimental Basis. Symposium, San Francisco, 3.—5.11.1977

Walton R, Finseth F (1977) Nerve grafting in the repair of complicated peripheral nerve trauma. J Trauma 17: 10, 793—796

Wilgis E F S (1977) Discussion. Symposium: Indication, Technique and Results of Nerve Grafting. Vienna, May 22, 1977. Handchirurgie, Sonderheft Nr. 2

Williams H B (1979) Intraneural topography. 5th Int Symposium on Microsurgery, Guaruja, 15.—18.5.1979

Zilch H, Buck-Gramcko D (1975) Ergebnisse der Nervenwiederherstellung an der oberen Extremität durch Mikrochirurgie. Handchirurgie 7: 27—31

Neue Wege zur optimalen Rekonstruktion des Nervus facialis in seinem Verlauf durch die Gesichtsregion*

A. Miehlke und E. Stennert, Göttingen
(Univ. HNO-Klinik, Göttingen. Direktor: Prof. Dr. A. Miehlke)

Die Aufzweigungen des Nervus facialis in seinem Endausbreitungsgebiet sind nicht nur von anatomischem, sondern auch von klinischem Interesse. In jüngster Zeit gewinnt mit der Wiederentdeckung der Hypoglossus-Facialis-Anastomose im neuen Gewande die Plexusbildung des Nervus facialis in der lateralen Gesichtsregion aktuelles Interesse. Dies muß etwas näher erklärt werden:

Unsere Göttinger Arbeitsgruppe befaßt sich seit einigen Jahren mit der Hypoglossus-Facialis-Anastomose unter den Bedingungen der verfeinerten mikrochirurgischen Nahttechnik mit der perineuralen bzw. epi-perineuralen Naht nach Millesi und Mitarb. Dabei hat sich gezeigt, daß nach der Hypoglossus-Facialis-Anastomose die Funktionskraft in der *perioralen* Muskulatur in einem erfreulichen und besonders

---

* Herrn Professor Leicher, Mainz, in Verehrung zugeeignet

starken Maße zurückkehrt, weniger ausgeprägt dagegen im Bereich des Mittelgesichtes, insbesondere der Augenregion.

Weiter zeigte sich bei sehr detaillierten Nachuntersuchungen, die wir an einem großen Krankengut von Patienten mit intratemporalen Wiederaufbauplastiken am Nervus facialis durchgeführt haben, daß hauptsächlich die zum *Musculus orbicularis oculi* ziehenden Facialisfasern eine besonders große Regenerationskraft aufweisen.

Und schließlich — über das bisher Gesagte hinaus — kann nur die jedem Facialis-Chirurgen geläufige Feststellung wiederholt werden, daß nach Durchtrennung des Gesichtsnerven und seiner Funktionswiederherstellung, sei es durch End-zu-End-Naht oder durch autologe Nerventransplantation, *Mitbewegungen* entstehen. Es gibt verschiedene Typen von Mitbewegungen. Der häufigste, auffälligste und für den Kranken unangenehmste ist der des gleichzeitigen Hebens von Mundwinkel und Schluß der Augenlider.

Es entstand nun in unserer Arbeitsgruppe der Gedanke, ob es nicht möglich sein sollte, die in vielfältigen Nachuntersuchungen bestätigte Tatsache einer besonders ausgeprägten Funktionswiederkehr im Bereich der perioralen Muskulatur, nach Hypo-glossus-Facialis-Anastomose einerseits und besonders betonter Funktionswiederkehr in der Augenregion nach einer originären Facialisplastik andererseits chirurgisch aus-zunutzen.

Wir strebten also — mit anderen Worten — eine Diversifikation an in dem Sinne, daß nunmehr *der Wiederaufbau der Facialisfunktion von zwei Spendernerven her,* nämlich dem originären Facialis zum einen und dem Hypoglossus zum anderen, er-folgen sollte.

Dadurch daß der originäre Facialis im peripheren Facialisfächer nunmehr eigens und allein gegen den temporofacialen Hauptast, der Hypoglossus gegen den cervico-facialen Hauptast anastomosiert wird, erreichen wir zweierlei:
1. Werden die motorischen Impulse bei der morphologischen Regeneration den je-weiligen „Lieblingsregionen" der beiden Spendernerven voll zugeleitet, und
2. wird durch die aufgespaltene Innervation des Facialisfächers das Entstehen von Mitbewegungen des häufigsten Typs derselben, nämlich der Vergesellschaftung von Mundhebung und Lidschluß von vornherein verhindert.

Der aufmerksame Zuhörer wird uns nun entgegenhalten wollen, es sei doch der große Vorteil der modernen rekonstruktiven Chirurgie am Nervus facialis, daß man nicht nur die *Willkürmotorik,* sondern zugleich auch die emotionelle *Ausdrucks-motorik* durch unsere Nervenplastiken zurückgewinnen könne. Diesen sehr wich-tigen Vorteil — so wird man uns vorhalten — geben wir dahin, wenn wir das Unter-gesicht nunmehr mit dem Nervus hypoglossus innervieren.

Wir haben nun an 100 lateralen und totalen Parotidektomien eine exakte Bestands-aufnahme über den extratemporalen Facialisverlauf vorgenommen. Die gefundenen Typen zeige ich Ihnen in Abb. 1. Die Einzelheiten dieser Studie veröffentlichen wir gesondert. Als Antwort zu dem eben angeschnittenen Problem jedoch sei an dieser Stelle gesagt, daß in 18% aller Untersuchten direkte Verbindungen zwischen dem cervico-facialen und dem temporo-facialen Ausbreitungsgebiet des Facialisfächers be-stehen, dies hauptsächlich über den Ramus buccalis.

Bei allen diesen Operierten kann im Falle einer getrennten Anastomosierung bei der Rekonstruktion des Facialisfächers einerseits gegen den Facialisstamm, anderer-

76

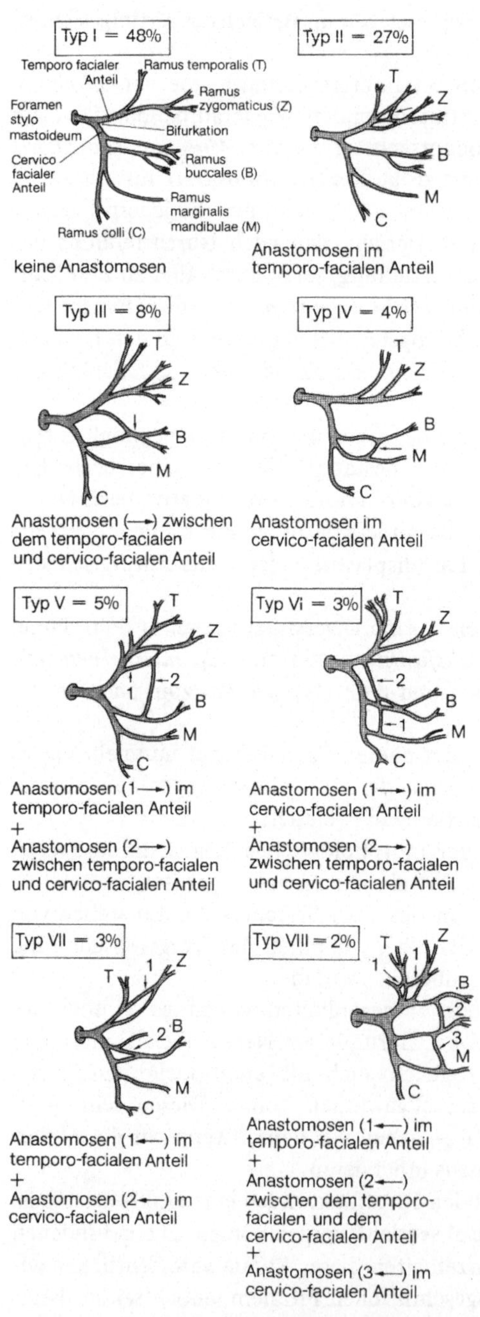

Abb. 1. Klassifikation des Facialisfächers, entsprechend den Anastomosierungstypen

seits gegen den Nervus hypoglossus mit einer Einschleusung von emotionellen Impulsen als Trigger über die erwähnten buccalen Verbindungen in den unteren Facialisfächer gerechnet werden.

Es steht dahin, ob in einem noch weiter peripheren Bereich noch mehr feinste Anastomosierungen vom oberen zum unteren Anteil des Facialisfächers bestehen, die wir bei unseren klinischen Studien nicht erfaßt haben. Dennoch bleibt ein großer Teil der Kranken immer noch von den Vorteilen einer solchen sekundären Triggerung mit der Einschleusung emotioneller Impulse vom oberen in den unteren Facialisfächeranteil ausgeschlossen.

Für diese Fälle wird die Cross-face-Anastomosierung – wie sie zuerst von Scaramella und später von Anderl sowie Samii beschrieben wurde – eingesetzt. Wenn man nach Samii am Vorderrande der Glandula parotis auf der gesunden Seite ein bis zwei buccale Äste darstellt, so kann man von diesen durch einen subcutanen Tunnel im Bereich der Oberlippe unter Verwendung von ein bis zwei Suralistransplantaten eine Anastomose zu ein oder zwei peripheren Ästen der erkrankten Seite herstellen. Dabei wird ausschließlich der cervico-faciale Fächer angeschlossen, so daß dieses Versorgungsgebiet unter einen adäquaten emotionellen Einfluß von der gesunden Seite her gebracht wird.

Im Zuge der weiteren Entwicklung der Facialis-Chirurgie ergeben sich somit für einen Wiederaufbau des peripheren Facialisfächers in Abhängigkeit von den anatomischen Gegebenheiten vielfältige Möglichkeiten, die teils bekannt, teils neuartig sind. Die folgende Typeneinteilung nach Stennert wird vorgeschlagen (Abb. 2):

Geläufige Techniken

Typ I: Alleinige Verwendung des ipsilateralen Nervus facialis,
Typ II: Alleinige Verwendung des ipsilateralen Nervus hypoglossus,
Typ III: Alleinige Verwendung einer facio-facialen Anastomose.

Kombinationstechniken

Typ IV: Verwendung des ipsolateralen Nervus facialis kombiniert mit dem Nervus hypoglossus,
Typ V: Verwendung des ipsilateralen Nervus facialis, kombiniert mit einer facio-facialen Anastomose,
Typ VI: Verwendung des ipsilateralen Nervus hypoglossus, kombiniert mit einer facio-facialen Anastomose,
Typ VII: Verwendung des ipsilateralen Nervus facialis und Nervus hypoglossus und einer facio-facialen Anastomose.

Vom funktionellen Gesichtspunkt aus gesehen, müssen die Typen IV und VII als ideale Rekonstruktionsmaßnahmen angesehen werden. Die weitere Zukunft wird lehren, inwieweit die Logik unserer Vorstellungen eine klinische Entsprechung findet. Wir haben im letzten Jahre 12 Patienten nach den dargelegten Prinzipien operiert.

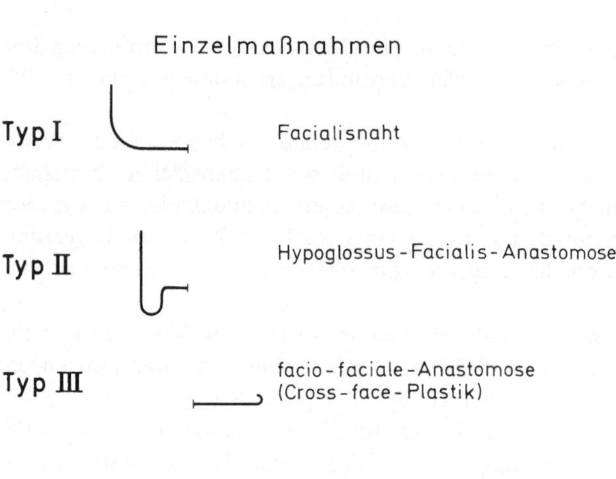

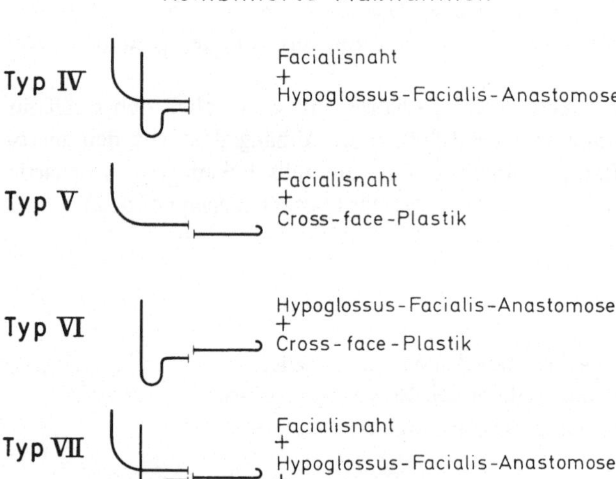

Abb. 2. Typeneinteilung der extratemporalen Facialisrekonstruktion nach Stennert

Erste Ergebnisse seien mit den folgenden Bildern vorgestellt. Dabei handelt es sich um zwei Kranke, die vor fünf bzw. sieben Monaten operiert wurden. Es sei besonders darauf aufmerksam gemacht, daß nach dieser kurzen Zeit bereits die mimische Funktion im perioralen Bereich voll wiederhergestellt ist (Hypoglossus-Ramus cervicalis), während die mimische Funktion im Mittelgesicht und im periorbitalen Bereich zwar auch schon wieder deutlich vorhanden, dennoch nicht voll durchgekommen ist. Dieses „Nachhinken" erklärt sich durch die Interposition eines freien Transplantates zwischen Facialisstamm und temporo-facialen Ästen, wobei hier die aussproßenden Axone *zwei Anastomosen* überwinden müssen. Mit einer vollen Funktionswieder-

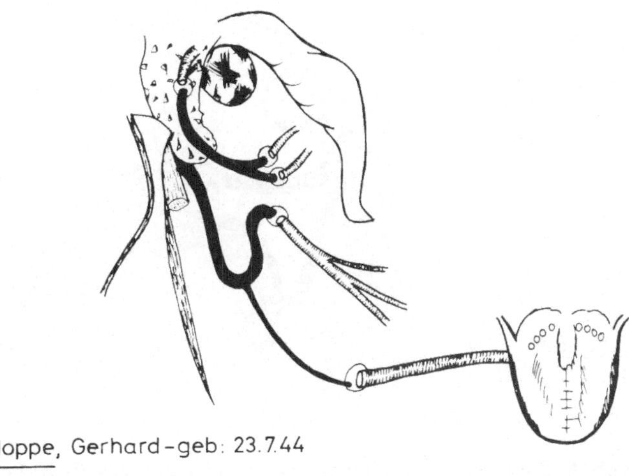

Abb. 3. Beispiel einer diversifizierten Facialis-Rekonstruktion (schematisch)

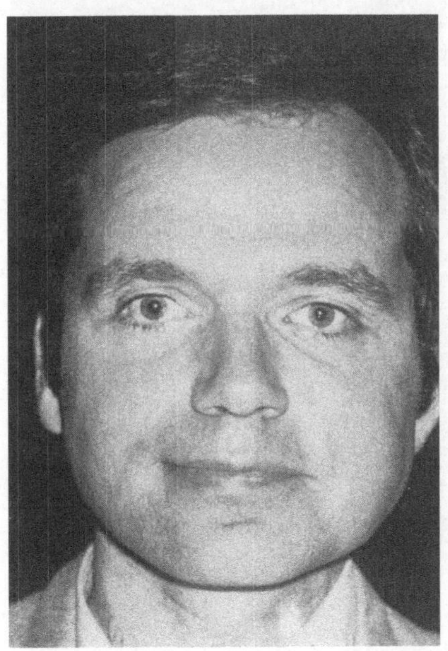

Abb. 4. Zwischenergebnis 4 1/2 Monate nach der Operation

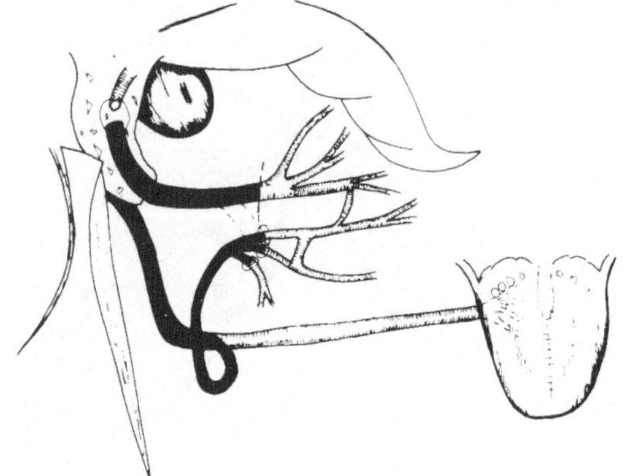

Abb. 5. Weiteres Beispie einer diversifizierten Facialis-Rekonstruktion (schematisch)

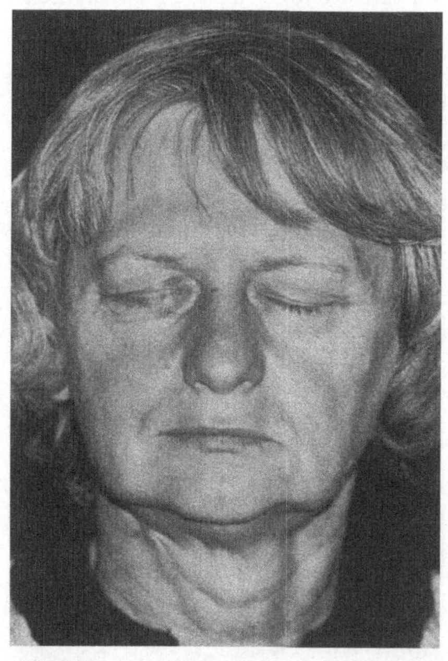

Abb. 6. Zwischenergebnis 6 Monate nach der Operation

kehr auch in diesem Bereich ist aber erfahrungsgemäß nach Ablauf eines Jahres seit der Operation zu rechnen.

Zusammenfassung

Eine Optimalisierung der Ergebnisse nach mikro-neurochirurgischer Rekonstruktion des N. facialis sollte durch die Verhinderung der so besonders störenden Mitbewegungen angestrebt werden. Dieses Ziel kann durch eine weitere Verbesserung der Rekonstruktionsmöglichkeiten des N. facialis mit Hilfe der Rekonstruktionsmöglichkeiten des N. facialis mit Hilfe der „Diversifikationsmethode" erreicht werden. Dabei handelt es sich um eine regionalbezogene kombinierte Nervenplastik unter Verwendung des originären N. facialis, des N. hypoglossus und in besonderen Fällen des kontralateralen N. facialis. Erste Ergebnisse werden mitgeteilt.

Literatur

Millesi H (1979) Nerve suture and grafts to restore the extratemporal facial nerve. Clin Plast Surg 6: 333

Stennert E (1979) Hypoglosso-facial Anastomosis: its significants for modern facial surgery; combined approach in extratemporal facial nerve reconstruction. Clin Plast Surg 6: 471

Scaramella L (1971) L'anastomosi trai due nervi faciali. Arch Otol 82: 209

Anderl H (1979) Cross-face nerve transplant. Clin Plast Surg 6: 433

Samii M (1979) Nerves of the head and neck. In: Omer G E, Spinner M (eds) Management of peripheral nerve problems. Saunders, Philadelphia

Miehlke A (1973) Surgery of the facial nerve. Urban & Schwarzenberg, München; Saunders, Philadelphia

Miehlke A, Stennert E, Chilla R (1979) New Aspects in Facial Nerve Surgery. Clin Plast Surg 6: 451–470

Freie Nerventransplantationen bei lange bestehender Gesichtslähmung

G. Rosemann, Frankfurt/Main

Einleitung

Allgemein wird die Frühversorgung einer Nervenschädigung gefordert, weil sie die besten Aussichten auf eine Funktionsrückkehr hat. Dies gilt in gleicher Weise auch für die Facialisläsion. Die Zeitspanne zwischen Nervenschädigung und Operation, nach deren Ablauf mit einer befriedigenden Wiederherstellung der Ausdrucksbewegungen des Gesichtes nicht mehr gerechnet werden kann, beträgt nach ziemlich übereinstimmender Auffassung 10–12 Monate ([6, 7] u.a.). Daran haben auch die sich mehrenden Mitteilungen über die erfolgreiche Spätversorgung eines geschädigten Facialisnerven nichts geändert. Regelmäßig hat es sich nämlich bei diesen Fällen um Kompression oder Teildurchtrennung des Nerven gehandelt, der sich nach der Neurolyse rasch wieder erholt hat [16].

Conley [3] war es 1973 erstmals gelungen, bei einer mehr als 10 Jahre bestehenden Gesichtslähmung infolge kompletter Kontinuitätstrennung der Facialisnerven durch Interposition eines freien Nerventransplantates mit End-zu-End-Anastomosierung am Nervenstamm und Einlegen der Transplantatenden in die Gesichtsweichteile eine offenbar befriedigende Rückkehr der Beweglichkeit der gelähmten Gesichtshälfte zu erzielen. Durch diese Mitteilung angeregt, habe ich auf der Jahrestagung der Westdeutschen Hals-Nasen-Ohrenärzte in Bad Godesberg 1975 über eine ähnliche Beobachtung berichtet. Ich möchte den Fall hier kurz wiedergeben und daran einige Hypothesen über die Wirkungsweise derartiger spektakulärer Wiederherstellungserfolge anknüpfen.

Eigene Beobachtung

Es handelt sich um eine 48jährige Patientin, die 1958 und 1963 jeweils auswärts operiert wurde wegen eines Tumorknotens in der linken Parotis. Nach der ersten Operation trat eine Parese nur des Ramus marginalis, nach der zweiten eine komplette periphere Facialisparese auf der operierten Seite ein. Wegen eines walnußgroßen Tumorezidivs kam die Patientin im August 1973 in unsere Behandlung (Abb. 1). Da das Elektromyogramm keinerlei aktive und passive Erregbarkeit mehr zeigte, wurde eine totale Parotidektomie mit Revision der Halsweichteile der linken Seite vorgenommen. Der Facialisnerv war von seinem Stamm her nicht mehr darzustellen. Es gelang aber, die stark atrophierten peripheren Nervenäste aufzufinden und

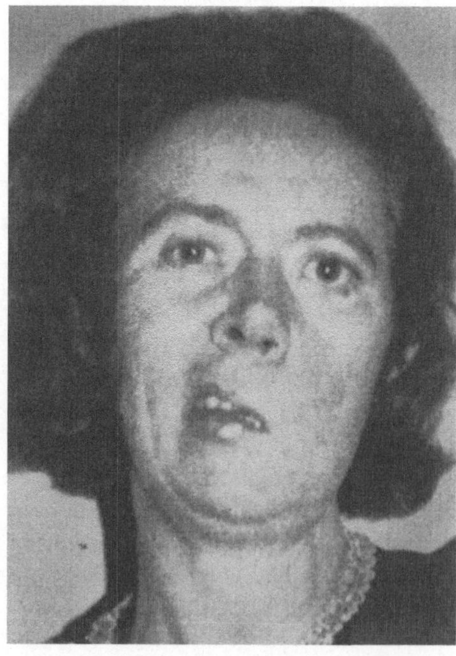

Abb. 1. 48jährige Patientin mit kompletter peripherer Facialisparese links seit 10 Jahren (Foto priv.)

einzeln zu präparieren. Infolge der flächenhaften Vernarbungen im Bereich der Teilungsstelle war es jedoch nicht möglich, diesen Teil des Nerven zusammen mit dem Nervenstamm zu erhalten. Daher wurde der Tumor zusammen mit dem Nervenstamm und seinen Hauptästen peripher von seiner Aufteilungsstelle exstirpiert. Bei der elektrischen Stimulation der freigelegten peripheren Nervenäste waren Muskelaktionen in keinem Gesichtsbereich mehr zu beobachten.

Auf eindringlichen Wunsch der Patientin nahmen wir in einer zweiten Sitzung 10 Tage nach der ersten eine autologe Nerventransplantation vor. Zu diesem Zweck wurde der Nerv in seiner mastoidalen Verlaufsstrecke, also intratemporal, vom Paukenkontrollfenster nach Wullstein aus bis zum Foramen stylomastoideum freigelegt, der Nervenstumpf angefrischt und das stark verdickte Epineurium zirkulär auf eine Länge von 5 mm entfernt. Ein mehrfach verzweigter, sensibler Hautnerv (N. cutaneus colli) von 6 cm Länge diente als autologes Nerventransplantat. Die End-zu-End-Anastomose erfolgte mit der Nahttechnik von Millesi (perineurale interfasciculäre Naht; Nahtmaterial Mersilene 9 x 0). Die drei Aufzweigungen des Transplantates wurden mit den peripheren Facialisästen (Stirn-Augenast, Wangen-Mundast und Kinnast), deren nochmalige Elektrostimulation auch diesmal keinerlei musculäre Erregbarkeit zur Folge hatte, durch jeweils eine 9 x 0 Mersilene-Naht verbunden und die Anastomosestellen in Kollagenröhrchen eingescheidet.

Im weiteren postoperativen Verlauf konnten wir nun mit skeptischer Zurückhaltung beobachten, wie bei der Patientin eine nach 6 Monaten beginnende, dann aber deutlich zunehmende Tonussteigerung in der operierten linken Gesichtshälfte eintrat, der im Laufe von 6 weiteren Monaten eine beachtliche Rückkehr der Muskelinnervation, besonders in den mittleren Gesichtspartien, folgte (Abb. 2 und 3). Die Patientin war in der Lage, mimische Ausdrucksbewegungen in der Augen-, Wangen- und Mundpartie der über 10 Jahre gelähmten Seite vorzunehmen. Ausgenommen sind hiervon die üblicherweise schlecht rückbildungsfähigen Bereiche von Stirn sowie Kinn und Unterlippe, wo die Lähmungserscheinungen sogar schon 15 Jahre zurückdatierten. Bei wiederholten EMG-Kontrollen wurde auf der operierten Seite bei Willkürinnervation ein allmählich zunehmendes, wenn auch gelichtetes gemischtes Reizmuster nachgewiesen, allerdings ohne die gleiche Amplitudenhöhe wie auf der gesunden Gegenseite.

Diskussion

Die mit derartigen Fällen von long-standing-Paresen [3] verbundenen Fragen sind noch keineswegs befriedigend beantwortet. Gewiß ist nur, daß die Regenerationsfähigkeit des Facialisnerven größer ist als allgemein angenommen. Die elektrophysiologischen Untersuchungen geben nicht immer den tatsächlichen pathologisch-anatomischen und patho-physiologischen Zustand von Nerv und Muskulatur wieder. Für die Funktionsrückkehr bei einer lange bestehenden Lähmung stellt der Zustand der Muskulatur das weitaus schwierigere Problem dar; sie steht in direkter Abhängigkeit von der Zahl der nicht fibrosierten Muskelfasern. Die Reaktion der über 10 Jahre gelähmten Muskulatur auf Reizfolgeströme via Nerventransplantat läßt sich deshalb nur verstehen, wenn restliche Muskelfasern noch vorhanden sind; denn selbstverständlich ist

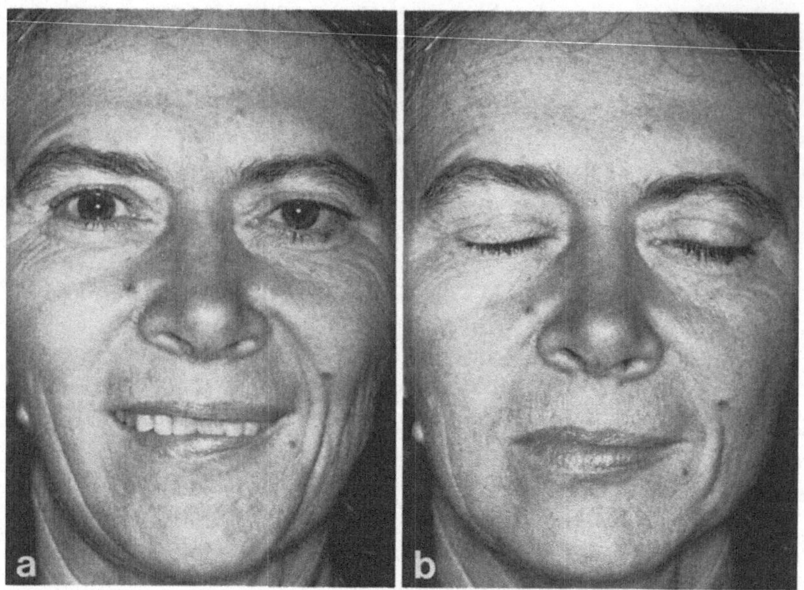

Abb. 2a, b. Gleiche Patientin wie in Abb. 1 zwei Jahre nach freier Nerventransplantation in den N. facialis links. Beachtliche Rückkehr der mimischen Ausdrucksbewegung mit vollständigem Lidschluß

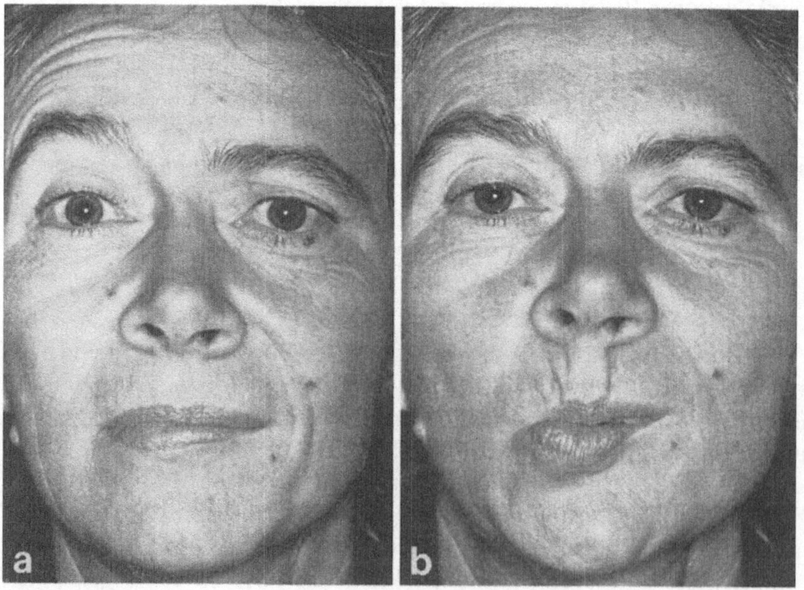

Abb. 3a, b. Keine Reinnervation der Stirn, geringe Reneurotisation der Unterlippe und der Kinnregion

auch die Neubildung von Nervenendplatten durch einwachsende Nervenfasern [11] ohne aktivierbare Muskelfasern unmöglich. Unklar ist aber, ob die einzelne reinnervierte Muskelzelle lediglich hypertrophiert, wie Naumann meint, oder sich durch Zellteilung auch numerisch vermehren kann. Im Hinblick auf das Verhalten von Skeletmuskeln ist es jedenfalls nach länger dauernder Gesichtsnervenlähmung gänzlich unwahrscheinlich, daß sich Muskelfasern in einem vollständig bindegewebig ersetzten Muskel neu bilden können. Die Rückgewinnung willkürlicher Gesichtsbewegungen setzt also mindestens einen Rest von funktionstüchtigem Muskelgewebe voraus. Es bleibt indessen offen, warum die Gesichtsmuskeln sogar nach vieljähriger Inaktivität nicht komplett atrophisch werden, wie die elektronenmikroskopischen Untersuchungen von Conley [3] beweisen.

Auf der Suche nach einer Antwort auf diese Frage stößt man zunächst auf Hinweise, die für eine Innervation der Gesichtsmuskulatur — wenn auch in bescheidenem Ausmaß — von der Gegenseite her, d.h. über die Mittellinie hinweg (cross over) sprechen. Wenn man z.B. den Facialisnerven auf der gesunden Seite durch Leitungsanästhesie ausschaltet, dann verschwindet der meist noch kurze Zeit andauernde Resttonus in den gelähmten Gesichtsmuskeln sofort [5]. Übrigens stellen die crossover-Operationen bei Facialislähmungen eine logische Konsequenz aus diesen Überlegungen dar, bei denen jeweils die korrespondierenden Nervenäste der kontralateralen Seite mittels autologer Nerventransplantation zur gezielten Reneurotisierung einzelner Muskelgruppen miteinander vereinigt werden. Am Rande sei vermerkt, daß nach unserer Auffassung das relativ günstige Resultat hierbei durch die gleichzeitige unvermeidliche Schwächung der Muskulatur auf der gesunden Spendergesichtshälfte wesentlich mitbestimmt wird.

Es wäre auch denkbar, daß die mimischen Ausdrucksbewegungen hilfs- oder ersatzweise von anderen Nerven als dem N. facialis gesteuert werden. Ältere anatomische Mitteilungen [4] werden durch neueste amerikanische Studien [1] gestützt, die davon ausgehen, daß sowohl der N. trigeminus als auch der Plexus cervicalis mit dem Facialisnerven anastomosieren, wie es auch seit einigen Jahren vom N. glossopharyngeus bekannt ist [8]. Danach soll der Trigeminusnerv den Facialisästen vornehmlich propriozeptive Fasern direkt zuführen. Daraus läßt sich ableiten, daß die sensible Versorgung der Gesichts*muskulatur* auch nach Durchtrennung des Facialisnerven oder bei der Bellschen Parese bestehen bleibt, so daß es bei Funktionsrückkehr zur Reinnervation allein der motorischen Fasern kommen muß. Aus dem Nachweis extrapyramidaler afferenter Fasern mit kleinerem Kaliber als typische Muskelspindelfasern kann geschlossen werden, daß die kinästhetische Wahrnehmung im Gesicht wahrscheinlich durch Haut- und Schleimhautreceptoren realisiert wird, deren Zellen sich im Trigeminusganglion und im Ganglion geniculi befinden. Auch Conley [3] hat an die Möglichkeit einer Reinnervation der gelähmten Gesichtsmuskulatur über den N. petrosus superficialis major — Ggl. pterygopalatinum — N. trigeminus gedacht. Die zentralen Fortsätze dieser Zellen sollen an den sensiblen Trigeminuskernen enden. Wenn auch nicht alle Fragen beantwortet sind, so viel scheint festzustehen: Die Reinnervation der Gesichtsmuskulatur erfolgt sehr wahrscheinlich nicht nur über den Facialisnerven der gleichen und der Gegenseite, sondern auch über den N. trigeminus und seiner Äste, beispielsweise über den N. petrosus superficialis major und den N. buccalis. Martin und Helsper [9] begründeten bereits 1957 hierauf ihre Theorie der

Doppelinnervation der Gesichtsmuskulatur; sie wurde von Rudolph und Miehlke [13] zur möglichen Erklärung so eigenartiger Beobachtungen herangezogen wie die transitorische (d.h. nur einige Stunden dauernde) Funktionswiederkehr unmittelbar nach Facialisplastik und ebenso die nach Monaten wiederkehrenden mimischen Ausdrucksbewegungen trotz Facialisausschaltung. Deshalb sei die Arbeitshypothese erlaubt:

1. Der Trigeminusnerv (eventuell auch noch andere Nerven) ist verantwortlich für die Aufrechterhaltung eines Grundtonus in der Gesichtsmuskulatur, dieser ist für eine Willkür- und Ausdrucksbewegung allein zu schwach, er verhindert jedoch bei der Facialisparese eine vollständige Degeneration der Muskulatur.
2. Die via Nerventransplantat wieder aussprossenden Axone treffen auf zahlenmäßig vielleicht verminderte und wohl auch atrophierte, jedoch funktionell noch ansprechbare Einheiten von Muskelzelle und Nervenendplatte (Motoneurone), die sich größtenteils unter den stimulierenden Nervenimpulsen regenerieren.

Diese Arbeit soll dazu anregen, trotz oder gerade wegen der noch ungeklärten Probleme sich zukünftig auch der long-standing-Fälle mit peripherer Facialisparese nicht nur infolge Kompression bzw. Teildurchtrennung, sondern auch bei kompletter Nervendurchtrennung anzunehmen, anstatt diese Patienten ihrem Schicksal zu überlassen. In jedem Falle ist zu prüfen, ob nicht zunächst der Versuch einer autologen Nerventransplantation unternommen werden kann, bevor die heute üblichen plastischen Methoden, eventuell in Verbindung mit einer cross-face-Anastomose und Muskeltransposition ins Auge gefaßt werden, die zudem zusätzliche Narben an sichtbaren Stellen hinterlassen. Bei einem Scheitern des Transplantationsversuches besteht dann immer noch die Möglichkeit, andere Methoden anzuwenden.

Zusammenfassung

Die ausgereifte mikrochirurgische Technik der Nervennaht erlaubt es heute, bei Gesichtslähmungen allgemein eine günstige Prognose bezüglich der Funktionsrückkehr zu stellen, selbst dann noch, wenn die Parese schon längere Zeit bestanden hat. Allerdings sind noch einige grundsätzliche Verständnisfragen unbeantwortet, z.B. das offensichtliche Ausbleiben der bei peripheren Nervenlähmungen immer kompletten Atrophie und bindegewebigen Degeneration der Muskulatur. Diskutiert werden u.a. eine Facialisinnervation von der Gegenseite, daneben vor allem Anastomosen des Facialisnerven mit sensiblen Ästen des N. trigeminus, namentlich des N. buccalis, des N. petrosus superficialis major und auch des Plexus cervicalis, die in ihrer Gesamtheit für die Aufrechterhaltung eines Grundtonus in der gelähmten Muskulatur verantwortlich sein könnten. Ihre Innervation über propriozeptive Fasern mit Schaltstellen im Trigeminuskerngebiet würde nach dieser Arbeitshypothese die mimische Muskulatur ohne Rücksicht auf die Dauer der Lähmung vor einer vollständigen Degeneration bewahren.

Summary

Microsurgical technics of nowadays meliorate the prognosis of facial paralysis as far as functional recovery is concerned. Though, in this regard many problems are unsolved particularly in those cases, which in divergence of peripheral nerve lesions, actually do not undergo complete atrophy and degeneration of the muscles. To explain this phenomenon concomitant contralateral innervation of the facial nerve, moreover facial nerve anastomosis with sensorial branches of the trigeminal nerve, especially buccal nerve, major petrosal nerve und cervical plexus are discussed, which altogether are looked upon to be responsible for preservation of basic potential in paralysed muscles. According to this hypothesis, proprioceptive nerve fibers ending in the trigeminal nucleus are preserving mimic muscles without regard for duration of the paresis.

Literatur

1 Baumel J J (1974) Trigeminal facial nerve communications, their function in facial muscle innervation and reinnervation. Arch Otolaryng (Chicago) 99: 34

2 Conley J (1974) The treatment of long-standing facial paralysis; a new concept. Trans Am Acad Orthalmol Otolaryngol 78: 386

3 Conley J (1975) Salivary Glands and the Facial Nerve. Thieme, Stuttgart, pp 349–351

4 Ferner H (1952) Anatomie des Nervensystems und der Sinnesorgane des Menschen

5 Fisch U, Esslen E, Ulrich J (1968) Zur Frage der Reinnervation der Gesichtsmuskulatur nach Resektion des zugehörigen Nervus facialis; Bericht über einen Fall verifizierter Reinnervation vom gegenseitigen N. facialis. Pract Oto Rhinolaryng (Basel) 30: 1

6 Jongkees L B W (1967) Decompression of the Facial Nerve. Arch Otolaryngol (Chicago) 85: 473

7 Kettel K (1957) Repair of the Facial Nerve in Traumatic Facial Palsies. Arch Otolaryngol (Chicago) 66: 634

8 Krmpotic-Nemanic (1963) Zur Frage der Therapie des Gesichtskrampfes und der Bellschen Lähmung. Pract Oto-Rhinolaryng 25: 256

9 Martin H, Helsper J T (1975) Spontaneous return of function following surgical section or excision of VII cranial nerve on the surgery of parotid tumors. Ann Surg 146: 715

10 Miehlke A (1973) Surgery of the facial nerve. 2. Aufl, 19. Kap. Urban und Schwarzenberg, München

11 Naumann C, Wigand M E, Duc M B (1975) Experimentelle Nervenimplantation in transplantierten Muskeln. Arch Ohr- usw Heilk 205: 359

12 Rosemann G (1977) Fazialisrekonstruktion nach 10jähriger Parese. HNO (Berlin) 25: 153

13 Rudolph G, Mielke A (1959) Zur Frage der „ephatischen" Fortleitung der Erregung nach Querschnitt des Nerven. Ein Beitrag zum Problem der transitorischen Funktionswiederkehr nach intratemporaler Fazialisplastik. Arch Ohr usw Heilk und Z Hals- usw Heilk 174: 253

14 Walter C (1977) Diskussions-Bemerkung zu Vortrag G. Rosemann, HNO (Berlin) 25: 154

15 Westerhagen B v (1977) Diskussions-Bemerkung zu Vortrag G. Rosemann, HNO (Berlin) 25: 154
16 Wiegand H (1963) Behandlung von Fazialisparesen unter besonderer Berücksichtigung eines Späterfolges durch Operation nach 39jährigem Bestehen der Lähmung. HNO (Berlin) 11: 129

Nabelschnurvene als Harnleiterersatz

K.F. Klippel, Mainz

Die bisherigen Methoden des Ureterersatzes bezogen sich auf die Verwendung alloplastischer Kunststoff-Materialien verschiedenster Art, alloplastischer, tierisch gewonnener Gefäßgerüste und fast sämtlicher menschlicher, adäquater, tubulärgeformter Hohlorgane vom Gallengang bis zur Tuba uterina. Die Ergebnisse sind unbefriedigend. Einzig die Zwischenschaltung eines isolierten Darmsegmentes erbrachte annehmbare klinische Resultate, jedoch unter Inkaufnahme des erhöhten operativen Risikos sowie postoperativer Komplikationen von seiten des Elektrolyt-Haushaltes. Die Möglichkeit der Autotransplantation der Niere in die Fossa iliaca gilt bei Ureterdefekten als Ultima ratio.

Die Suche nach einem vollkommenen Ureterersatzgewebe ging von folgenden Forderungen an den Ureterersatz aus:

Urinresistenz,
kein Elektrolyt-Verlust,
störungsfreie Anastomose,
genügende Elastizität,
vollkommene organische Incorporation,
geringe Antigenität,
keine Cancerogenität,
ständige Bioverfügbarkeit,
Möglichkeit von Peristaltikbewegungen,
Wirtschaftlichkeit.

Ein für diesen Zweck noch nie untersuchtes Organ ist die Nabelschnur bzw. deren Gefäße.

Die Nabelschnurvene besitzt als einziges menschliches Organ folgende Eigenschaften:

keine Gefäßklappen,
keine Vasa vasorum,
unbegrenztes Angebot,
dem Ureterdurchmesser adaptierbares Kaliber,
ausgeprägte Muscularis,
keine sklerotischen Prozesse,

uniforme Kaliber,

kostenlose ständige Verfügbarkeit.

Da die Nabelschnur ein für den Wirt fremdes Gewebe bedeutet, wurde versucht, die Antigenität der Umbilicalvene, verglichen mit anderen embryonalen Geweben zu bestimmen.

In einer Serie von Nabelschnur-Transplantationen an über 200 Mäusen wurden die Nabelschnüre mittels Sectio caesarea von schwangeren BALB/c-Mäusen gewonnen und in einen genetisch differenten Stamm von CBA/j-Mäusen transplantiert. Mittels der Einweg-gemischten Lymphocytenkultur und den Chromium 51 Release Cytotoxizitätstest zeigte sich, daß die Nabelschnur gemessen an der induzierten Lyse der Donor-Zellen nur halb so stark antigen wirkt, wie z.B. die Haut des gleichen Embryonaltieres und nur etwa 70% der Antigenität der Vena cava des gleichen Individums besitzt.

In weiteren Tierversuchsserien wurde Rhesus-Affennabelschnur, menschliche Nabelschnur und autologe Nabelschnur auf Hunde implantiert.

Den ersten 8 Hunden wurde zur Ureterschienung ein externer Ureterkatheter gelegt, der transvesical unter einem Felltunnel nach außen geleitet wurde. Nach Entfernung der Ureterschiene nach etwa einer Woche bis 10 Tagen zeigte sich in der urographischen Kontrolle 3–14 Wochen postoperativ in 4 von 8 Hunden eine totale Stenose an der Nahtstelle mit konsekutiver Hydronephrose, 4 andere Hunde wiesen Nierenbeckenkelchektasien auf.

In der 2. Gruppe wurde eine innere versenkte Harnleiterschiene über 4–6 Wochen belassen, 1 Jahr postoperativ wurde die gesunde kontralaterale Niere entfernt, so daß der ganze Urin über die als Ureter dienende Nabelschnur geleitet wurde. Es erfolgte in allen Fällen ein totaler Ureterersatz von Nierenbecken bis in die Blase unter dem Schutz einer Antirefluxtechnik.

Von 5 Hunden zeigten 3 im Urogramm unauffällige Verhältnisse. Ein Hund wies eine mäßige Stauung auf, ein zweiter eine Hydronephrose. Der letzte Hund dieser Serie lebt nunmehr im 5. Jahr postoperativ mit seinem Nabelschnurharnleiter und erfreut sich bester Gesundheit (Abb. 1 und 2).

In der 3. Gruppe wurde autologe Nabelschnurvene auf 2 Foxhounds transplantiert, und auf 2 Beagles humane Nabelschnurvene.

Nach 10 Monaten bzw. 12 Monaten zeigten beide Foxhounds eine Hydronephrose, bedingt durch eine Stenose an der Nahtstelle, was auf die lange 6monatige Gefrierdauer der autologen Nabelschnurvenen zurückgeführt werden muß. Die beiden Beagles, denen humane Nabelschnurvenen implantiert worden war, zeigten eine fast kongruente Erweiterung des Nierenbeckenkelchsystems, die über ein Jahr lang stationär war.

Histologisch hatte sich die Nabelschnur zu einem Ersatzureter umgewandelt mit Urothelauskleidung sowie einer eigenen Gefäßversorgung. Das Urothel war gegenüber dem Normalureter ungeordnet, teilweise höherschichtig aufgebaut, von unauffälliger Differenzierung. Im Gegensatz zum Normalureter zeigte die Muscularis den zirkulären Aufbau der Muskelfaser, wie er der Nabelschnur eigen ist. Teilweise werden Muskelfasern im Querschnitt auch längs und quer angetroffen, als möglicher Umbau im Sinne einer Spiralwendelung, wie es Planz 1968 in seinem durch Blasenlappen gebildeten Ureter beschrieben hat. Die Gesamtmuskeldicke war volumen-

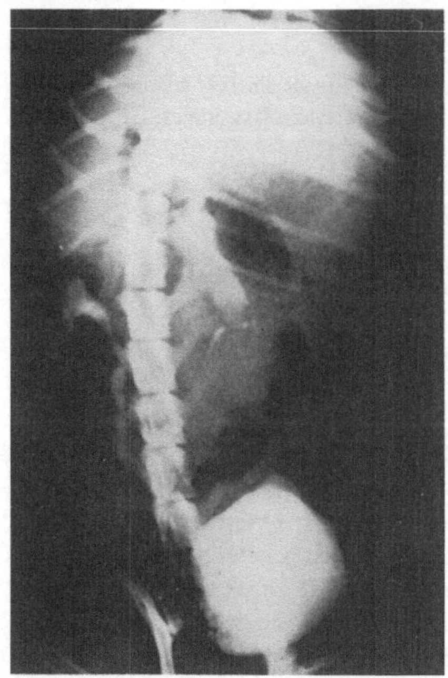

Abb. 1. Infusionsurogramm. Beagle 12 Monate nach rechtsseitigem Uretertotalersatz mittels Rhesusaffen-Nabelschnur

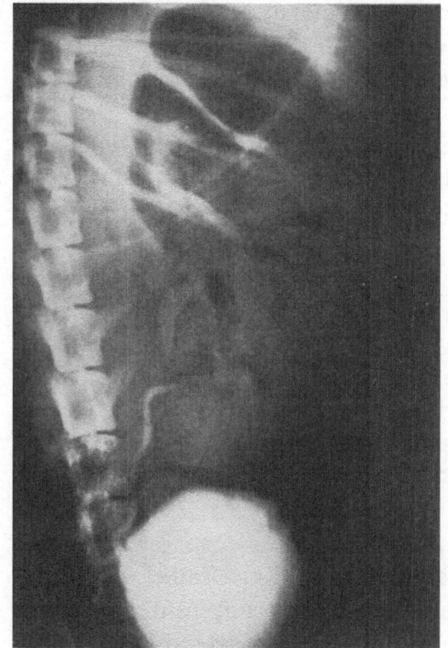

Abb. 2. Infusionsurogramm. Beagle 24 Monate nach Uretertotalersatz, 12 Monate nach kontralateraler Nephrektomie

mäßig nicht reduziert. In der Adventitia zeigte sich eine ausgeprägte Bindegewebsschicht mit längsverlaufenden Gefäßen, die im Gegensatz zu den Original-Ureterge-
fäßen kleineren Kalibers, dafür häufiger, meist um die ganze Circumferenz verstreut,
anzutreffen waren. Die Gesamtarchitektur war der eines Ureters angeglichen und
nicht mehr als Nabelschnur zu erkennen. Rasterelektronenmikroskopische Untersuchungen bestätigen als Innenauskleidung der ehemaligen Nabelschnur das typische
Urothel.

Verschiedene Autoren konnten im Tierversuch die am adulten Transplantat über-
legene Überlebenszeit des fetalen Transplantates nachweisen. Interssant erscheinen
die Ergebnisse der von Seigler und Metzgar, die eine gewebsunterschiedliche Vertei-
lung von Histokompatibilitätsantigenen an Mäuse-Embryonen fanden, wobei das
Amnionepithel als antigenetisch schwächstes Gewebe imponierte. Versucht man, die
experimentell gefundenen Ergebnisse zusammenzufassen, so gelangt man zu folgender
vereinfachten Aussage:

Die Antigenität von Organgeweben ist dem Alter proportional. Bezogen auf das
Nabelschnurmodell ist folgendes zu konstatieren:

1. Durch Immunisationsversuche an Mäusen konnte eine, wenn auch schwache Antigenität und Immunogenität der Nabelschnur nachgewiesen werden;
2. die Histokompatibilitätsantigene sind schwächer ausgebildet als beim adulten Gewebe;
3. speziell das die Nabelschnur umgebende Amnionepithel ist von schwacher Antigenität.

Neben den Thesen der ontogenetischen Regression, wie auch der embryonalen
Omnipotenz scheint die Theorie der allogenen Reaktivität von Lafferty und Talmage

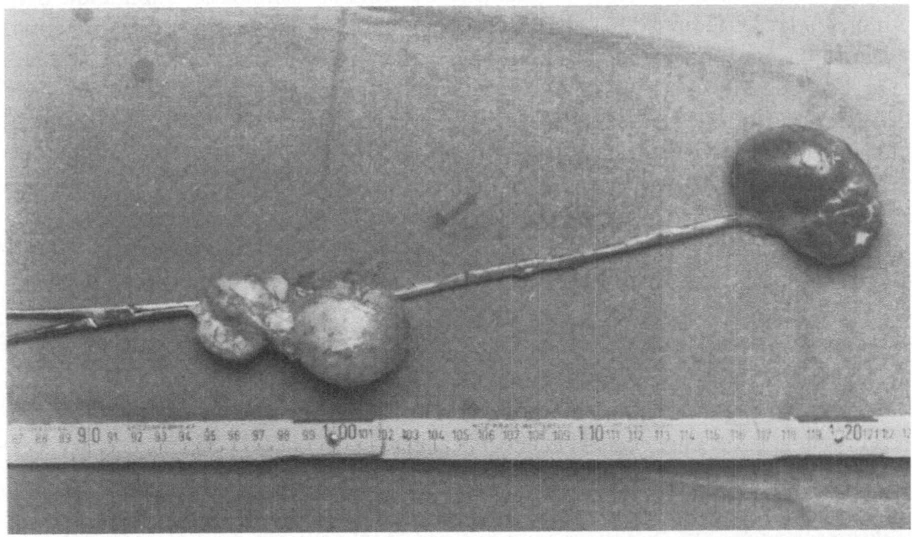

Abb. 3. Ureter-Totalersatz 20 Monate nach Operation. Niere-Neo-Ureter-Harnblase-
Blockpräparat

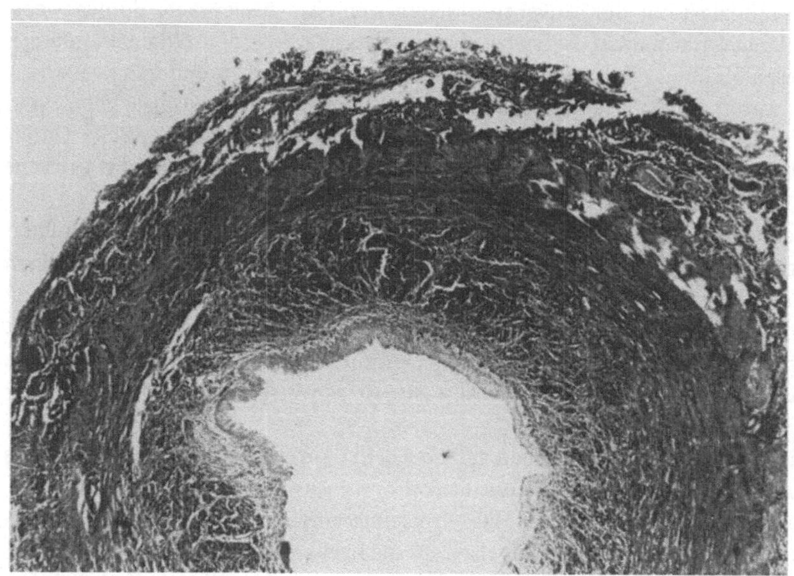

Abb. 4. Querschnitt durch den „Neo-Ureter" (originale Rhesus-Affen-Nabelschnur) 20 Monate nach Implantation, Vergr. ca. 100fach. Leitz Orthomat, Acanfärbung

(1976) auf das vorbeschriebene Modell anwendbar. Werden nach dieser Theorie einem Transplantat sämtliche sogenannten Passenger-Leukocyten eliminiert, so kann keine oder nur eine sehr geringe Stimulation des wirtseigenen Immunsystems hervorgerufen werden. Gerade die gegebene Möglichkeit der totalen Elimination immunologisch stimulierender Leukocyten bei der Nabelschnur steht im Einklang mit dieser Theorie.

Die funktionellen Ergebnisse können als befriedigend angesehen werden. Die teilweise beobachteten Peristaltik-ähnlichen Kontraktionen des Neo-Ureters vermögen zwar den Urintransport zu gewährleisten, doch muß davon ausgegangen werden, daß keine fortlaufende Peristaltikwelle zustande kommt. Das Überleben der einnierigen Hunde über einen Zeitraum bis fast 5 Jahren bestätigt jedoch, das gute funktionelle Ergebnis der Nabelschnurvene als Harnleiterersatz.

Da die bisherigen Ergebnisse über eine starke Histokompatibilitätsbarriere im xenogenen System (Hund-Affe, Hund-Mensch, Kaninchen-Affe, Ratte-Affe, Schwein-Mensch) erzielt worden waren, interessierte die Verträglichkeit der Nabelschnur im homologen System Mensch-Mensch. Deswegen wurde frische Nabelschnur im Selbstversuch subcutan in den Oberschenkel implantiert und bei blander, primärer Wundheilung am 10. Tag wieder herauspräpariert. Hierbei zeigte das eigenimplantierte Nabelschnurstück keine wesentlichen Veränderungen gegenüber der im gleichen Verfahren gefärbten Originalnabelschnur, was auf die gute Verträglichkeit hinweist.

Bei geeigneter Indikation und nach Ausschöpfung sämtlicher autologer Rekonstruktionsversuche im Zusammenhang mit den Möglichkeiten der Gewebstypisierung sollte der Ureterersatz mit Nabelschnurvene in ansonsten hoffnungslosen klinischen Situationen durchaus einer Diskussion wert sein.

Grundlagen und klinische Bedeutung der Fibrinklebung

G. Schumacher und A. Braun, Heidelberg

Die Geschichte der Fibrinklebung ist mittlerweile fast 4 Jahrzehnte alt. Sie begann im Jahre 1940 als Young und Medawar erstmalig eine Nervenanastomose im Tierexperiment mit Fibrinogen angereichertem Hühnerplasma erfolgreich durchführten. Bereits vier Jahre später berichteten Young u. Mitarb. über die Technik der Klebung von Hauttransplantaten. In neuerer Zeit ist durch Matras (1970) der Einfluß des Fibrins auf die Wundheilung untersucht worden. Dabei fiel erneut die besondere Klebewirkung durch Fibrin auf. Der experimentellen Studie von Matras u. Mitarb. (1972) ist es zu verdanken, daß bei Nervenanastomosen am Ischiadicus des Kaninchens erstmalig ein hochkonzentriertes Fibrinogen-Kryopräzipitat verwendet wurde. Die Ergebnisse haben die klinische Anwendung des Fibrinklebers in verschiedenen chirurgischen Fachgebieten wesentlich beeinflußt. Sowohl Matras u. Mitarb. (1972) als auch Spängler jr. u. Mitarb. (1973) haben die Belastungsfähigkeit der „Fibrinnaht" bei verschiedenen Fibrinogenkonzentrationen mit und ohne Zusatz von Faktor XIII getestet. Hierbei wurde besonders die Fibrinquervernetzung herausgestellt. Für die klinische Anwendung hat sich heute der aus humanem Spenderplasma gewonnene, kältekonservierte, gepoolte „Fibrinkleber" bewährt.

Über die ersten Ergebnisse von Nervenanastomosen bei Menschen mit hochkonzentriertem humanen Fibrinogen-Kryopräzipitat wurde von Matras und Kuderna (1975) berichtet. Die industrielle Gewinnung von Fibrinogen aus Spenderplasma eröffnet Perspektiven, deren Bedeutung für die rekonstruktive aseptische, aber auch für die septische Chirurgie in ihrer Tragweite zur Zeit noch nicht abzusehen ist. Derzeit findet das Klebesystem in der Abdominalchirurgie, in der Thoraxchirurgie, der Urologie, der Neurochirurgie, in der Hals-Nasen-Ohrenheilkunde, in Zahn-, Mund- und Kieferheilkunde, sowie in der Orthopädie und Unfallchirurgie seine Anwendung.

Physiologische Grundlage des Fibrinklebesystems ist der artifizell angestoßene Gerinnungsvorgang, der wie folgt zusammengefaßt wird.

Ein ml des handelsüblichen „Fibrinklebers" enthält 90 mg thrombinfällbares Fibrinogen, 5%–12% kälteunlösliche Globuline, maximal 5% Albumin und etwa 10 Einheiten Faktor XIII, sowie Spuren von Plasminogen und Gerinningsfaktoren des Intrinsic-Systems. Die Umwandlung des Fibrinogens in Fibrin und dessen Verfestigung wird durch Zusatz einer Mischung von bovinem Thrombin und Calciumchlorid (optimale Konzentration 40 m Mol/l) erreicht. Die Dauer des Gerinnungsvorganges ist durch die Wahl der Thrombinkonzentration steuerbar, wobei nach Seelich u. Mitarb. (1979) und Redl u. Mitarb. (1979) mit steigender Thrombinkonzentration die Vernetzbarkeit des Fibrins sinkt. Die gleichen Autoren konnten zeigen, daß die Reißfestigkeit des Fibrin-Polymerisates in hohem Maße von der Konzentration an gerinnbarem Protein abhängig ist und bis zu einem Fibrinvernetzungsgrad von etwa 70% innerhalb der ersten 2 Std ansteigt. Der bereits in der Lösung vorhandene Faktor XIII führt über die enzymatisch peptidartige Verknüpfung von Fibrinpolymeren zum stabilen Fibringerüst. Faktor XIII fördert zusätzlich die Fibroblastenproliferation der Wundheilung.

Die Festigkeit der Fibrinnaht in vivo ist nicht nur von der biomechanischen Belastung sondern auch von der gewebsständigen Fibrinolyseaktivität abhängig. Durch Zusatz von Fibrinolyseinhibitoren (z.B. Aprotinin) zur thrombinhaltigen Lösung wird der spontane Abbau des Fibrins durch Lyseaktivitäten reduziert.

Der Anwendungsbereich des Fibrinklebesystems vergrößert sich täglich. So werden Enteroanastomosen abgesichert, Gefäßprothesennähte abgedichtet, Pleurodesen bei Spontanpneumothorax durchgeführt, Versiegelungen von parenchymatösen Wundflächen vorgenommen, frontobasale Liquorfisteln versorgt, Zahncavitäten bei Hämophilen oder anticoagulierten Patientien tamponiert.

In Zusammenarbeit mit dem Pathologischen Institut der Universität Würzburg und dem Hygiene-Institut der Universität Heidelberg haben wir in den vergangenen Jahren im wesentlichen 3 experimentelle Programme bearbeitet.

An 78 Kaninchen-Kniegelenken wurde im lateralen Tibiaplateau eine „flake fracture" simuliert. Nach 24 Std intraarticulärer Verweildauer wurde das Knochenknorpelfragment mit dem Fibrinklebesystem fixiert. Um die Festigkeit der „Fibrinnaht" der geklebten osteochondralen Fraktur beurteilen zu können, werden drei Gruppen gebildet. Einmal wurde freie Gelenksbeweglichkeit belassen, in einer zweiten und dritten Gruppe erfolgte temporäre bzw. permanente Ruhigstellung im Fixateur externe. Die besten Resultate zeigten sich nach temporärer Gelenkruhigstellung für 2 Wochen (Braun u. Mitarb., 1979).

Die aseptische Lockerung des plastischen Gelenkersatzes ist neben der Lockerung durch Infektion ein bislang nicht gelöstes biotechnisches Problem. Wir stellten uns deshalb die Aufgabe, den Einbau von Kunststoff im Knochen mit dem Fibrinklebesystem zu untersuchen. Hierzu implantierten wir eine Polyprophylenschraube in die laterale Femurcondyle von Kaninchen. Bereits am 7. postoperativen Tag befand sich in der Umgebung der geklebten Implantate ein junges Granulationsgewebe mit beginnender Ossifikation. In der Kontrollgruppe war zu diesem Zeitpunkt nur lockeres Granulationsgewebe mit eingeschlossenen Blutungsresten erkennbar (Schumacher u. Mitarb., 1979).

Die lokale antibakterielle Chemotherapie von Knochen- und Weichteilinfektionen hat durch die hohe, protrahierte Freisetzung lokal applizierter Antibiotica z.B. in Form von Gentamycin-PMMA-Kugelketten außerordentliche klinische Bedeutung erlangt.

Die Verwendung eines Fibrinpolyperisates als biologische Trägersubstanz eröffnet neue therapeutische Aspekte. Bei 60 Kaninchen wurde die distale Femurmetaphyse mit Staphylococcus aureus kontaminiert. Während bei der einen Hälfte der Bohrkanal nur mit einem Fibrinpolymerisat verschlossen wurde, haben wir den Defekt bei der anderen Hälfte mit einem Fibrin-Antibioticum-Verbund (Tobramycin) (Braun u. Mitarb., 1980) aufgefüllt. Von den unbehandelten Tieren der Kontrollgruppe verstarben 15 frühzeitig an einer Sepsis. Von den antibiotisch behandelten Tieren verstarb kein Tier an einer Infektion. Der bakteriologische Befund ergab bei den behandelten Tieren 27mal einen sterilen Abstrich. Bei allen Versuchstieren der Kontrollgruppe ließen sich im Abstrich pathogene Keime nachweisen.

Die Ergebnisse der zahlreichen experimentellen Arbeiten mit dem Fibrinklebesystem ermutigen zur weiteren klinischen Anwendung. Eine detaillierte Kenntnis des künstlich angestoßenen Gerinnungsvorganges und seines Ablaufes ist allerdings conditio sine qua non.

Literatur

Braun A, Schumacher G, Heine W D (1979) Neue Behandlungsmöglichkeiten osteochondraler Frakturen am Kniegelenk — Ergebnisse tierexperimenteller Studien mit dem Fibrinklebesystem. Archiv Gerhard Künscher Kreis, Berlin

Braun A, Schumacher G, Kratzat R, Heine W D, Pasch B (1980) Der Fibrin-Antibioticum-Verbund im Tierexperiment zur lokalen Therapie des staphylokokkeninfizierten Knochens. Vortrag 3. Deutsch-Österreichisch-Schweizerische Unfalltagung, Wien 1979. Hefte Unfallheilkd, Springer, Berlin Heidelberg New York (im Druck)

Kuderna H, Matras H (1975) Die klinische Anwendung der Klebung von Nervenanastomosen mit Gerinnungssubstanzen bei der Rekonstruktion verletzter peripherer Nerven. Wien Klin Wschr 87: 495

Matras H (1970) Die Wirkungen verschiedener Fibrinpräparate auf Kontinuitätstrennungen der Rattenhaut. Österr Z f Stomat 67: 338

Matras H, Dinges H P, Lassmann H, Mamoli B (1972) Zur nahtlosen interfaszikulären Nerventransplantation im Tierexperiment. Wien med Wschr 37: 515

Matras H, Kuderna H (1975) Das Prinzip der Klebung von Nervenanastomosen mit humanem Fibrinogen. Wien Klin Wschr 87: 495

Redl H, Guttmann J, Kuderna H, Schlag G, Seelich T (1980) Biochemische Grundlagen der Fibrinklebung in der Traumatologie. Vortrag 3. Deutsch-Österreichisch-Schweizerische Unfalltagung, Wien 1979. Hefte Unfallheilkd, Springer, Berlin Heidelberg New York (im Druck)

Schumacher G, Heine W D, Braun A (1980) Das Alloimplantat am Knochen unter Anwendung des Fibrin-Klebesystems im Tierexperiment. Vortrag 3. Deutsch-Österreichisch-Schweizerische Unfalltagung, Wien 1979. Hefte Unfallheilkd, Springer, Berlin Heidelberg New York (im Druck)

Seelich T, Redl H (1979) Theoretische Grundlagen der Fibrinklebung. Vortrag 23. Jahrestagung der Dtsch. Arbeitsgemeinschaft für Blutgerinnungsforschung, Heidelberg

Spängler H P jr, Holle J, Braun F (1973) Gewebeklebung mit Fibrin — eine experimentelle Studie an der Rattenhaut. Wien Klin Wschr Jg 85, 50: 827

Young J Z, Medawar P W (1940) Fibrin Suture of Peripheral Nerves. The Lancet 239: 126

Young F, Favata B V (1944) The Fixation of Skin Grafts by Thrombin-Plasma Adhesion. Surgery 15: 378

Ergebnisse und Erfahrungen in der klinischen Anwendung des Fibrin-
Klebers bei der Wiederherstellung durchtrennter peripherer Nerven

H. Kuderna, Wien

Seit dem Herbst 1970 wird im Unfallkrankenhaus Lorenz Böhler in Wien in der überwiegenden Mehrzahl der Fälle durchtrennter peripherer Nerven für deren Wiederherstellung die interfasciculäre autologe Nerventransplantation in der von Millesi [4] angegebenen Technik angewendet. Die guten Erfahrungen mit der Fibrinklebung von
Nervenanastomosen in Tierexperimenten von Matras 1972 [2] veranlaßte uns, unsere
Technik insofern zu modifizieren, daß wir im Februar 1974 begannen, auf die perineuralen Nähte gänzlich zu verzichten und an ihrer Stelle die Anastomosen mit Fibrin
zu kleben. Dabei wird nach exakter Adaptation des Perineuriums zwischen Faszikel-
stumpf und Transplantat auf einer unterlegten Aluminiumfolie hochkonzentriertes
Fibrinogen aufgetropft und durch Thrombin zum Gerinnen gebracht, wobei ein man-
schettenförmiger Clot entsteht. Der Grundgedanke für die Verwendung dieser Technik war, daß dadurch die einmal erreichte optimale Adaptation besser bewahrt würde,
als durch einzelne perineurale Nähte und zugleich intrafasciculäre Fremdkörper vermieden würden. Histologische Untersuchungen perineural genähter Nervenanastomosen haben gezeigt, daß das Perineurium auf der Gegenseite der Naht oft aufklafft,
wodurch es zum Aussprossen von Neuriten kommt. Intraneural finden sich um
jedes Nahtmaterial stets Fremdkörperreaktionen. Die Fibrinklebung erschien als ein
dem natürlichen Heilungsvorgang näherkommendes Verfahren als die Naht.

Material, Untersuchung und Bewertung

Bis zum Ende des Jahres 1978 wurde die Nervenklebung bei der Wiederherstellung
von 113 durchtrennten peripheren Nerven von 83 Patienten angewendet, 92 davon
konnten nach einem Jahr oder später nachuntersucht werden. Die Untersuchung erfolgte präoperativ und bei der Verlaufskontrolle stets auf gleiche Weise. Klinisch
wurde das Tinnel-Hoffmannsche Zeichen beobachtet, die Schmerz-, Temperatur-
und Berührungsempfindlichkeit geprüft, das Zweipunktunterscheidungsvermögen,
sowie bei motorischen Nerven die Motilität und Kraft des musculären Erfolgsorganes
unter Ausschaltung von Mischinnervationen. Handelte es sich um sensible Äste,
wurde auch jeweils ein Ninhydrintest angefertigt, in nahezu allen Fällen motorischer
Nervenläsion auch ein qualitatives EMG. Die Auswertung von Summenpotentialen
und elektrische Leitgeschwindigkeitsmessungen standen uns nur in einigen wenigen
Fällen zur Verfügung.
    Die *Bewertung* der Ergebnisse erfolgte daher ausschließlich *klinisch* und zwar nach
dem Schema von Highet für die motorische Funktion, bzw. dem analogen Schema
von Nicholson und Seddon für die sensible Funktion. Der besseren Übersicht wegen
sollen die Ergebnisse jedoch nur in *gute, mäßige* und *schlechte* unterschieden werden,
wobei die Bezeichnung als gutes Ergebnis mindestens eine Funktion von M 4, bzw.
S 3+ voraussetzt, als mäßiges Ergebnis mindestens M 2 oder S 2.

Zum Vergleich standen uns die Ergebnisse der perineuralen Naht aus einer vorhergehenden Reihe mit sonst gleicher Technik zur Verfügung (s. Tabelle 1).

Ergebnisse

Entsprechend mehrmaliger Änderung der Technik der Klebung werden die Ergebnisse zunächst in 4 Gruppen (Serien) dargestellt:

In der *ersten Serie* (s. Tabelle 2) wurde das Fibrinogen autolog, d.h. aus dem Patientenplasma, einige Tage vor der Operation hergestellt. Das Verfahren war umständlich und reichte nicht für die Gewinnung einer genügend hohen Konzentration an clottierfähigem Material.

In der *zweiten Serie* (s. Tabelle 3) verwendeten wir so wie in allen weiteren Fällen ein aus gepooltem Einzelspenderplasma hergestelltes Fibrinogenkonzentrat, wie es heute als „Fibrinkleber-Immuno" im Handel ist.

In den ersten beiden Gruppen zusammen ergaben sich 40% gute Ergebnisse, eine deutliche Verbesserung gegenüber den guten Ergebnissen der perineuralen Naht,

Tabelle 1. Ergebnisse der perineuralen Naht

47 Patienten,	67 Nerven, davon	
	54 nachuntersucht	(= 100%)
Gut	13	24%
Mäßig	30	55,6%
Schlecht	11	10,4%

Tabelle 2. Ergebnisse der Fibrinklebung.
Serie I: Autologes Fibrinogen

5 Patienten,	7 Nerven, davon
	7 nachuntersucht
Gut	4
Mäßig	2
Schlecht	1

Tabelle 3. Ergebnisse Der Fibrinklebung.
Serie II: Homologes Fibrinogen

33 Patienten,	50 Nerven, davon
	42 nachuntersucht
Gut	16
Mäßig	14
Schlecht	12

98

gleichzeitig mit 24,49% schlechten Ergebnissen aber auch eine leichte Steigerung der Mißerfolgsrate. Bei der Analyse der Mißerfolge stellte sich heraus, daß es sich vorwiegend um sensible Nerven handelte, vor allem Fingernerven, bei denen die Anastomosen in der Subcutis lagen, bzw. um Anastomosen an Stellen, an denen sie nicht durch die umgebenden Strukturen geschient waren. Sofern wir solche Fälle reoperieren konnten, fanden wir die Anastomosen regelmäßig dehiscent und ausgeprägte proximale Stumpfneurome.

Zu diesem Zeitpunkt war unklar, was mit dem Fibrinclot nach dem Wundverschluß weiter geschieht, bzw. wann er durch humorale und gewebeständige fibrinolytische Aktivität wieder aufgelöst wird. In Zusammenarbeit mit Wriedt-Lübbe [6] wurde deshalb die fibrinolytische Aktivität an den Stumpfneuromen, den resezierten Stümpfen und den Transplantaten mit der Toddschen Fibrinplattenmethode untersucht und stellte sich an der frischen Nervenschnittfläche als sehr hoch heraus. Gleichzeitig begannen wir bei den letzten Fällen dieser Serie routinemäßig Probeklebungen an der Nervenentnahmestelle durchzuführen, die wir bei den einzelnen Patienten nach unterschiedlichen Intervallen in Lokalanästhesie revidierten und auch histologisch untersuchten (Dinges [1]). Ohne Zusatz eines Fibrinolysehemmers fanden wir die Clots bereits nach Stunden wieder aufgelöst.

In der *dritten Serie* (s. Tabelle 4) wurde zur Blockierung der vorzeitigen Fibrinolyse systemisch (40 mg/kp) und lokal (0,025 mg/ml) AMCA (Cyklokapron-Kabi) zugesetzt. In den Probeklebungen erwiesen sich die Fibrinclots als nur wenig dauerhafter, die klinischen Langzeitergebnisse waren in dieser Gruppe deutlich schlechter als in den beiden vorhergehenden Serien. In Fällen, in denen wir eine Reoperation durchführten, fanden sich auffallenderweise keine Dehiscenzen sondern jeweils starke Fibrosen, außerdem fehlten die zuvor berichteten Stumpfneurome.

In der *vierten Serie* (s. Tabelle 5) wurde dem Kleber lokal (systemisch bleibt es unwirksam) Aprotinin (Trasylol-Bayer) als Fibrinolysehemmer zugesetzt und zwar zunächst in einer Dosis von 1000 KIE./ml.

In den Probeklebungen zeigten sich die Fibrinclots jetzt bis zu 8 Tagen persistent, doch ergab eine frühzeitige Reoperation das gleiche Bild wie die Reoperationen in der AMCA-Serie: Keine Dehiscenz, sondern Fibrose der Anastomosen. Im weiteren Verlauf wurde deshalb die Aprotininkonzentration zunächst auf 200–500 KIE./ml, in den letzten 20 Fällen sogar auf 50 KIE./ml herabgesetzt. An den Probeklebstellen erwiesen sich die Fibrinclots nunmehr als ca. 48 Std persistent.

Gleichzeitig hatten wir auch begonnen, uns eingehend mit den biochemischen Eigenschaften des Fibrinklebers zu befassen (Redl et al. [5]). Dabei hatte sich heraus-

Tabelle 4. Ergebnisse der Fibrinklebung.
Serie III: Zusätzlich AMCA

14 Patienten,	19 Nerven, davon 18 nachuntersucht
Gut	5
Mäßig	7
Schlecht	6

Tabelle 5. Ergebnisse der Fibrinklebung.
Serie IV: Zusätzlich Aprotinin

31 Patienten,	37 Nerven, davon 25 nachuntersucht
Gut	8
Mäßig	15
Schlecht	2

gestellt, daß für die Reißfestigkeit und Haltbarkeit des Fibrinclots neben der Konzentration an clottierfähigem Material auch der Grad der Fibrinvernetzung ausschlaggebend war. Für eine optimale Vernetzung ist eine ausreichende Durchmischung der Kleberbestandteile notwendig und dies war nur möglich durch drastische Senkung der bisher verwendeten Thrombinkonzentration auf 3 NIH. Einheiten/ml. Alle Kleberbestandteile wurden in einem Metallschälchen oder auf einer Aluminiumfolie vorgemischt und erst dann auf die Anastomose getropft. Dadurch wurden die Clots reißfester und stellten sich in den Probeklebungen überdies auch ohne Aprotininzusatz als über 24 Std persistent heraus.

In der Aprotinin-Serie waren insgesamt nur 2 Mißerfolge zu verzeichnen. Da gerade in dieser Gruppe die Nachuntersuchungsergebnisse noch relativ jung sind, ist vielleicht auch noch eine Verbesserung der guten Ergebnisse zu erwarten.

Schlußfolgerungen

Insgesamt gesehen hat sich die Nervenklebung durch Vergrößerung des Prozentsatzes an guten Ergebnissen gegenüber der perineuralen Naht bewährt (s. Tabelle 6). Allerdings soll doch kritisch vermerkt werden, was die Methode kann und was nicht:

Die Fibrinmanschetten um die Nervenanstomosen gewährleisten kurzzeitig (1 bis 2 Tage) ein verläßliches Festhalten der bei der Präparation erzielten optimalen Adaptation des Perineuriums zwischen den Faszikelstümpfen und den Transplantaten. Sie sichern die Anastomosen während des Wundverschlusses, bei dem sie ja verhältnismäßig stark auf Scherung beansprucht werden, und in der allerersten postoperativen Phase (Anlegen des Gipsverbandes, Aufwachen aus der Narkose, Drainage usw.). Es

Tabelle 6. Ergebnisse der Fibrinklebung.
Insgesamt

83 Patienten,	113 Nerven, davon 92 nachuntersucht (= 100%)	
Gut	33	35,9%
Mäßig	38	41,3%
Schlecht	21	22,8%

ist aber nicht möglich, die Fibrinmanschetten durch biochemische Tricks (Zusatz von Fibrinonlysehemmern) so dauerhaft zu machen, daß sie bis zur tatsächlichen Verheilung der Anastomosen bestehen bleiben, weil es dadurch offenkundig zur übermäßigen Bindegewebsproliferation und damit zur Funktionseinbuße kommt. Liegen die Anastomosen spannungsfrei und vom umgebenden Gewebe gut geschient, dann ist ein längerdauernder Bestand der Fibrinmanschetten auch gar nicht notwendig. Sind sie allerdings auch postoperativ seitlichen Scherkräften ausgesetzt wie in der Subcutis, oder überhaupt nicht geschient, wie die Hirnnerven intracraniell, kommt es sekundär zur Dehiscenz. Die Fibrinklebung von Nervenanastomosen ist daher nur beschränkt anwendbar, gute Ergebnisse sind nur bei richtiger Indikation zu erwarten.

Zum Schluß sei mir noch eine Extrapolierung dieser Ergebnisse auf die jetzt sehr in Mode kommende Fibrinklebung anderer Gewebe gestattet, weil die Ergebnisse der Nervenklebung nicht nur die ersten seriösen klinischen Parameter für die Bewertung der Fibrinklebung waren, sondern bis heute auch besonders kritische Parameter für diese sind. Das Fibrin regt zwar die gewebespezifische Heilung an, entsprechend seinem natürlichen Schicksal im Organismus ist es aber auch notwendig, daß es zeitgerecht wieder verschwindet. Eine Überlistung der Natur durch Zusatz höherer Dosen von Fibrinolysehemmern ist nicht möglich, sie fördern nicht die Heilung, sondern beeinträchtigen sie. Erfahrungen von V. Meyer [3] bei der Klebung von Teleskopanastomosen und eigene Erfahrungen bei der experimentellen Knochenklebung deuten ebenfalls in diese Richtung. Die Fibrinklebung wird sich daher nur überall dort bewähren, wo die kurzzeitige Klebefestigkeit ausreicht, aber nicht als Langzeitverbindung, etwa im Sinne des Ersatzes einer Naht, wo diese eine unbedingt notwendige mechanische Aufgabe hat.

Literatur

1 Dinges H, Kuderna H, Redl H (1980) Histopathologie nach Fibrinklebung. Hefte Unfallheilkd 148: 789, Springer, Berlin Heidelberg New York
2 Matras H, Dinges H P, Lassmann H, Mamoli B (1972) Zur nahtlosen interfasciculären Nerventransplantation im Tierexperiment. Wien Med Wschr 122: 517
3 Meyer V, Smahel J, Donski P (1980) Die Erfahrungen mit der Anwendung des Fibrinklebers bei der mikrovasculären Teleskop-Anastomie. Hefte Unfallheilkd 148: 795, Springer, Berlin Heidelberg New York
4 Millesi H, Berger A, Meissl G (1972) Experimentelle Untersuchungen zur Heilung peripherer durchtrennter Nerven. Chir Plastica 1: 174
5 Redl H, Guttmann J, Kuderna H, Schlag G, Seelich T (1980) Biochemische Grundlagen der Fibrinklebung in der Traumatologie. Hefte Unfallheilkd 148: 787, Springer, Berlin Heidelberg New York
6 Wriedt-Lübbe I, Kuderna H, Denk G, Schlag G, Blümel G (1976) Fibrinolyseautografische Untersuchungen traumatisch durchtrennter Nerven vor der Rekonstruktion. Kongreßbericht 17 Tagung Österr Ges Chir, Salzburg

Experimentelle Untersuchungen zur Festigkeit von Knorpelklebungen

L. Claes, C. Burri, G. Helbing und E. Lenner, Ulm

Als Folge von Gelenktraumen beobachtet man in einigen Fällen flache Knorpelabsprengungen ohne Beteiligung wesentlicher subchondraler Schichten. Die Fixation dieser Fragmente mit Schrauben, Spickdrähten oder Nähten stößt aufgrund der geringen Dicke und Festigkeit der Knorpelteile auf große Schwierigkeiten. Ähnliche Probleme treten bei Knorpeltransplantaten auf, bei denen eine wesentliche subchondrale Schicht aus immunologischen Gesichtspunkten unerwünscht ist. Als Möglichkeit auch dünne Fragmente oder Transplantate zu fixieren bietet sich die Gewebeklebung an. Neben dem seit geraumer Zeit bekannten Cyanoacrylatkleber soll mit den folgenden Versuchen vor allem die Festigkeit des in neuerer Zeit beschriebenen Fibrinklebesystems (FKS) getestet werden [4, 5, 6].

Material und Methoden

Als Versuchsmaterial wählten wir Rinderknorpel da hier die Beschaffung eines ausreichend großen, gesunden und in seinen Eigenschaften nicht zu stark schwankenden Materials möglich war. Zwanzig frisch geschlachteten Rindern (Gewicht 500 kg, Alter ca. 1 Jahr, männlich) wurden beide Patellae entnommen und bis zur Herstellung der Proben unter Luftabschluß tiefgefroren aufbewahrt.

Jeder Patellae entnahmen wir noch im tiefgefrorenen Zustand mit einer Hohlfräse von der retropatellaren Gleitfläche aus drei standardisierte Knorpel-Knochenzylinder (Abb. 1a). Die gewonnenen Proben wiesen an einer Stirnfläche eine gewölbte Knorpelschicht von ca. 2 mm Dicke auf, der Rest der etwa 20 mm langen, 15 mm im Durchmesser messenden Proben bestand aus spongiösem Knochen. Die gewölbte Knorpelstirnfläche der Proben wurde mit einem Mikrotom plan geschnitten (Abb. 1b). Bei einer Serie von Proben lag die Schnittfläche ausschließlich im Knorpel, in einer weiteren Serie in der subchondralen Schicht. Bei Raumtemperatur (21°) wurden jeweils 2 Proben an ihren jetzt planen Flächen aneinander geklebt.

Die Klebungen erfolgten wie nachstehend beschrieben:

1. Der handelsübliche Cyanoacrylatkleber (Histoacryl) wurde dünn auf die zu verklebenden Flächen aufgetragen, diese adaptiert und für 1 Minute zusammengeklebt.
2. Die Fibrinklebung führten wir in der vom Hersteller angegebenen Weise durch (Fa. Immuno, 1979). Die Klebefläche wurde mit dem gebrauchsfertigen Fibrin-Kleber (Human Immuno) dünn bestrichen, die 2. Komponente, die thrombinhaltige Lösung (10 NIH-Einheiten Thrombin/ml; 40 mMol/1 $CaCl_2$; 3000 KIE/ml Aprotinin) zugegeben und danach die Proben unter einem Druck von 1,5 N/cm^2 adaptiert.

Die Festigkeitsprüfung der geklebten Proben fand bei den Klebungen mit Cyanoacrylatkleber 5 min nach und bei jenen mit dem FKS 30 min nach Adaptieren der Proben statt. Die Festigkeit der Verbindungen prüften wir in einem Zugversuch

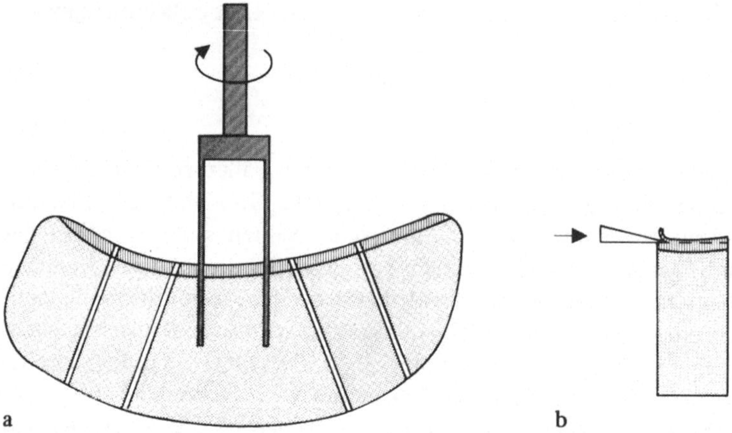

Abb. 1a, b. Probenherstellung. **a** Gewinnung der Knorpel-Knochenproben aus der Rinderpatella mit Hilfe einer Hohlfräse, **b** Gestaltung einer planen Knorpelstirnfläche durch Mikrotomschnitt

senkrecht (Abb. 2a), und in einem Scherversuch tangential zu den Klebeflächen (Abb. 2b). Zur Einspannung in eine Universal-Materialprüfmaschine (Typ Zwick 1445) dienten bei der Zugprüfung in den spongiösen Teil der Proben eingedrehte Schrauben (Abb. 2a) und bei der Scherprüfung spezielle Einspannvorrichtungen (Abb. 2b). An den geklebten Proben wurden sowohl die Zug- als auch die Scherversuche mit einer konstanten Geschwindigkeit von 1 cm/min durchgeführt, bis es zum Zerreißen der Verbindungen kam. Gleichzeitig maß und registrierte die Maschine die dabei auftretenden Kräfte elektronisch.

Ergebnisse

Die Ergebnisse der einzelnen Versuchsgruppen sind als Mittelwerte mit den dazugehörigen Standardabweichungen, bezogen auf die Klebeflächen, in Tabelle 1 dargestellt. Wie die Ergebnisse zeigen bestand kein signifikanter Unterschied zwischen den erreichbaren Festigkeiten bei den Knorpel-Knorpel bzw. Knorpel-Knochen Klebungen.

Sowohl die Scher- als auch die Zugfestigkeiten der Fibrinklebungen lagen wesentlich niedriger als jene der Cyanoacrylatklebungen. Die für die Beanspruchung von geklebten Knorpelfragmenten biomechanisch relevante Scherfestigkeit lag bei beiden Klebstoffen niedriger als die Zugfestigkeit.

Diskussion

Die Ergebnisse der Klebefestigkeitsprüfung zeigen die deutliche Überlegenheit des Cyanoacrylatklebers. Aufgrund seines Verhaltens im Gewebe scheint uns jedoch der Cyanoacrylatkleber im Hinblick auf einen langfristigen Einbau von Knorpel nicht

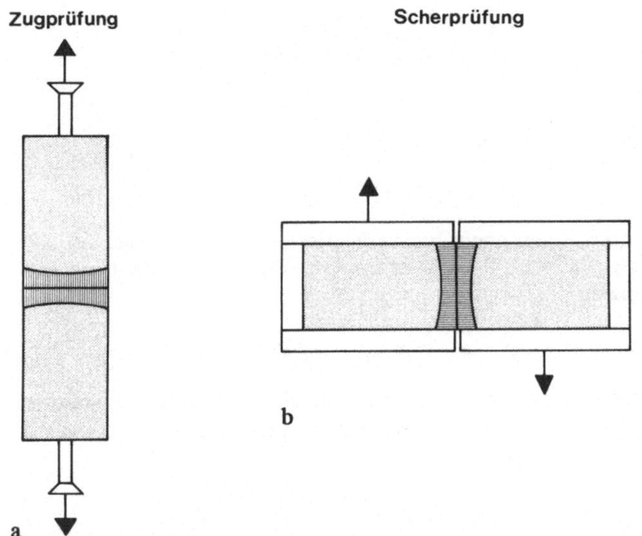

Abb. 2. Schematische Darstellung der Zug- (**a**) und Scherprüfung (**b**) von geklebten Knorpelproben

günstig zu sein [4, 6]. Die Beurteilung ob die mit dem FKS erreichbaren Verankerungsfestigkeiten in vivo für eine suffiziente Fixation von Knorpelfragmenten ausreichen, kann anhand der aus der Literatur zugänglichen Gelenkkräfte und Reibungen geschätzt werden. Nach dem Reibungsgesetz ist die an einem gleitenden Material auftretende Reibkraft das Produkt von Druck und Reibungskoeffizienten. Legt man einen unter normalen Gangbedingungen möglichen Gelenkdruck von ca. 350 N/cm^2 [1, 3] und einen mittleren Reibungskoeffizienten von 0,02 [2] zugrunde, dann ergeben sich hieraus am Gelenkknorpel Scherkräfte in einer Größenordnung von 7 N/cm^2. Die unter normalen Belastungsbedingungen an Gelenken auftretenden Scherkräfte können somit größer sein als die mit Fibrinklebung erreichbaren Scherfestigkeiten. Eine Fibrinklebung von Knorpelfragmenten oder Transplantaten ohne zusätzlichen formschlüssigen Einbau (wie z.B. in Abb. 3 dargestellt) halten wir nur bei Ruhigstellung und Entlastung des betroffenen Gelenkes für aussichtsreich. Sinnvoll scheint uns der Einsatz des Fibrinklebesystems deshalb nur als zusätzliche Fixa-

Tabelle 1. Ergebnisse

Test	Material	Anzahl	Klebung Fibrinogen Fmax (N/cm^2)	Anzahl	Cyanoacrylat- Fmax (N/cm^2)
Zug	Knorpel-Knorpel	20	$7,1 \pm 2,8$	21	$85,5 \pm 45,0$
Scherung	Knorpel-Knorpel	17	$4,6 \pm 1,6$	15	$78,14 \pm 44,7$
Scherung	Knorpel-Knochen	10	$4,2 \pm 0,6$	–	–

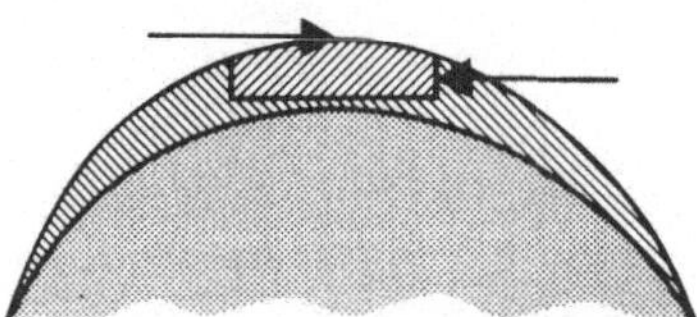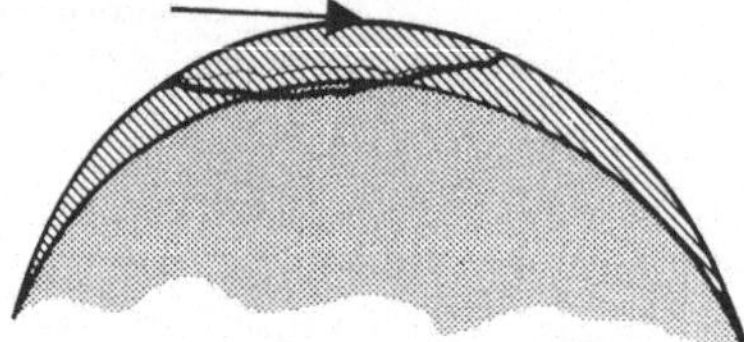

Abb. 3. Darstellung der unterschiedlichen biomechanischen Verhältnisse bei der Klebung von formschlüssig eingesetzten Knorpeltransplantaten und traumatisch verursachten Knorpelabsprengungen

tionshilfe von formschlüssig festverankerten Knorpeltransplantaten und bei traumatisch aufgetretenen Knorpelabsprengungen, wenn eine Ruhigstellung des Gelenkes aufgrund anderer Verletzung ohnehin nötig ist.

Zusammenfassung

In Zug- und Scherversuchen wurde die Festigkeit von Knorpel-Knorpel bzw. Knorpel-Knochen Klebungen mit Cyanoacrylatkleber und Fibrinklebesystem untersucht. Die Festigkeit von Knorpel-Knochen bzw. Knorpel-Knorpel Klebungen wies keine signifikanten Unterschiede auf. Sowohl die Scher- als auch die Zugfestigkeit der Cyanoacrylatklebungen lagen bedeutend höher als jene der Fibrinklebungen. Bei beiden Klebeverfahren ergaben die Scherprüfungen geringere Festigkeiten als die Zugprüfungen. Während die Anwendung der festen Cyanoacrylatklebung aufgrund der biologischen Eigenschaften des Klebers problematisch erscheint, ist die Festigkeit der Fibrinklebung sehr gering. Eine Verankerung von Knorpeltransplantaten oder Knorpelfragmenten kann deshalb nur mit zusätzlichen Fixierungsmaßnahmen oder unter Ruhigstellung des betroffenen Gelenkes aussichtsreich sein.

Literatur

1 Brinkmann et al (1974) Biomechanik des Hüftgelenkes. Orthop 3: 104—118
2 Freeman M (1979) Adult Articular Cartilage. 2nd Ed. Pitman Medical
3 Paul J P, Paulson J (1974) The Analysis of Forces Transmitted by Joints in the Human Body. Experimental Stress Analysis. Conference Digest, Udine
4 Passl R, Plenk H, Sauer G, Spängler H P, Radaskiewicz T (1976) Die homologe reine Gelenkknorpeltransplantation im Tierexperiment. Arch Orthop Unfallchir 86: 243—256
5 Rupp G, Stemberger A (1978) Fibrinklebung in der Orthopädie. Med Welt Bd 29, Heft 18: 766—768
6 Rupp G, Stemberger A (1978) Versorgung frischer Achillessehnenrupturen mit resorbierbarem Nahtmaterial und Fibrinkleber. Med Welt Bd 29, Heft 19: 796—798

Indikation und Technik der freien Gewebetransplantation mit mikrovaculärer Anastomosierung im Kopf-Hals-Bereich

C. Naumann, Würzburg

Zehen, Finger, Gliedmaßen und ausgedehnte Skalpierungen, aber auch Penis und Scrotum wurden bereits mit Erfolg replantiert. Der Ersatz des gesamten knöchernen Nasengerüstes mit Weichteilmantel durch ein Transplantat vom Fuß wurde beschrieben [1]. Als Spenderregionen kommen in erster Linie direkt-cutan versorgte Hautareale mit einer definierten arteriellen und venösen Versorgung in Frage (Tabelle 1). Mit freien Lappenplastiken lassen sich ausgedehnte Haut- und Weichteildefekte nach Tumoroperationen am Hals, im Mundbodenbereich (Abb. 1a, b) oder in der Parotis- und Ohrregion decken, ohne daß aufwendige Lappentranspositionen oder gar Voroperationen zur Autonomisierung notwendig werden. Nach Verbrennungen wächst haartragendes Gewebe auch im schlechten Transplantatlager am Schädel nach mikrovasculärer Anastomosierung sicher an. Abgerissene Skalpteile lassen sich meist an die A. temporalis oder A. auricularis posterior wieder anschließen [2].

Funktionelle Systeme wie der Pharynx können teilweise oder auch ganz mit einem freien Brustlappen wieder aufgebaut werden [3].

Zur Replantation im Gesicht eigenen sich besonders die Ohrmuschel und die Oberlippe, z.B. nach Hundebißverletzungen durch Anschluß an die A. labialis superior, während zur Rekonstruktion der Unterlippe weiter die konventionellen Plastiken bevorzugt werden.

Der Deltoperctorallappen mit seiner Versorgung durch die Rr. intercostales der A. thoracica interna wurde mehrfach frei zur Rekonstruktion verwandt [4]. Während der axilläre Lappen selten beschrieben ist, lassen sich kombinierte Transplantate, die Haut-, Muskulatur- und Knochenanteile enthalten, sowohl aus der Brust- wie auch aus der Leistenregion gewinnen. Zur Deckung größerer Gewebsdefekte eignet sich besonders der Haut-, Fett- und Bindegewebslappen der iliofemoralen Region, der sogenannte groin flap [5] mit seiner Versorgung durch die A. circumflexa ilium superficialis und die A. epigastrica superficialis inferior (Abb. 2a). Meist wird die Präparation des Lappens von lateral her empfohlen, doch scheint uns das Vorgehen von der A. femoralis aus am Anfang sicherer zu sein (Abb. 2b). Die Seitenwahl ist unwichtig, da sich der Lappen durch seine ovale Form überhall leicht einpassen läßt. Der Entnahmedefekt wird primär verschlossen, so daß durch seine günstige Lage innerhalb

Tabelle 1. Spenderregionen für direktcutan versorgte Lappen

deltopectoral	— A. thorac. int.
axillär	— A. subscapularis
iliofemoral	— A. circumfl. ilium sup. (s.c.i.a.)
(groin flap)	A. epigastr. sup. (s.i.e.a.)
frontal	— A. temporalis
Fußrücken	— A. dorsalis pedis

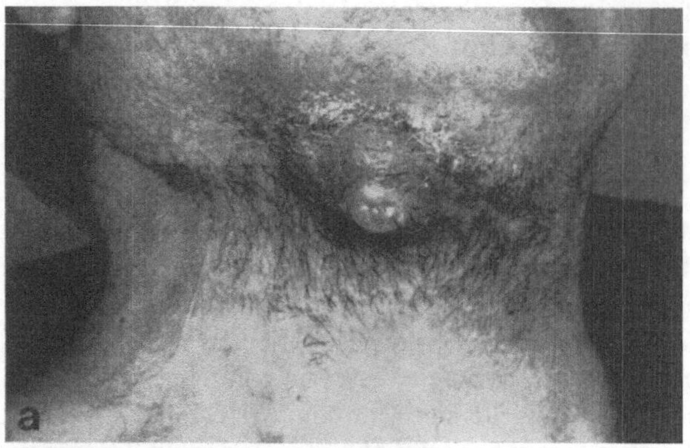

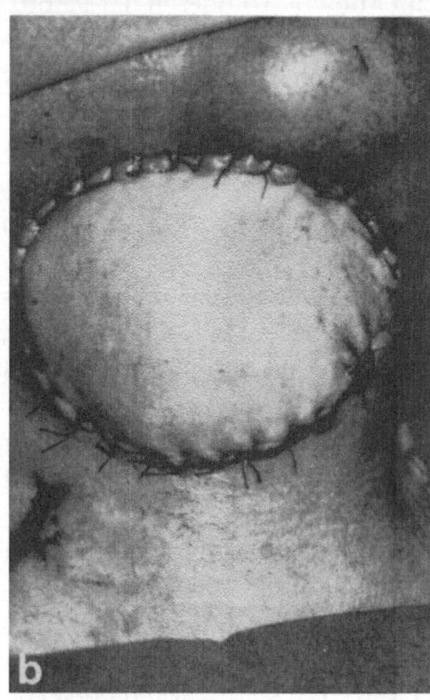

Abb. 1. a Tumorrezidiv im Mundbodenbereich nach Keilexcision eines Lippencarcinoms, **b** Defektdeckung nach Mundbodenausräumung mit einem freien Transplantat von der Leiste

der sogenannten Bikini-Zone keine zusätzlichen ästhetischen Einheiten zerstört werden müssen (Abb. 3).

Lappen, die von der A. temporalis versorgt sind, können im Gesichts frei transplantiert werden [6], während in der Extremitätenchirurgie häufig der A. dorsalis pedis-Lappen verwandt wird [7].

Am Kopf und Hals besteht kein Mangel an Gefäßen weder zum arteriellen Anschluß noch für die Anastomose der venösen Seite. Steht die A. ligualis oder A. facialis der betreffenden oder der Gegenseite nicht zur Verfügung, so läßt sich die A. thyreoidea superior weit nach oben mobilisieren. Kaliberunterschiede lassen sich durch entsprechende Nahttechnik ausgleichen. Bei der Naht der Vene ist besonders darauf zu achten, daß bei der Naht der Vorderwand die Rückwand nicht nochmals miterfaßt wird und so das Lumen eine Einschränkung erfährt. Die meisten Mikrochirurgen be-

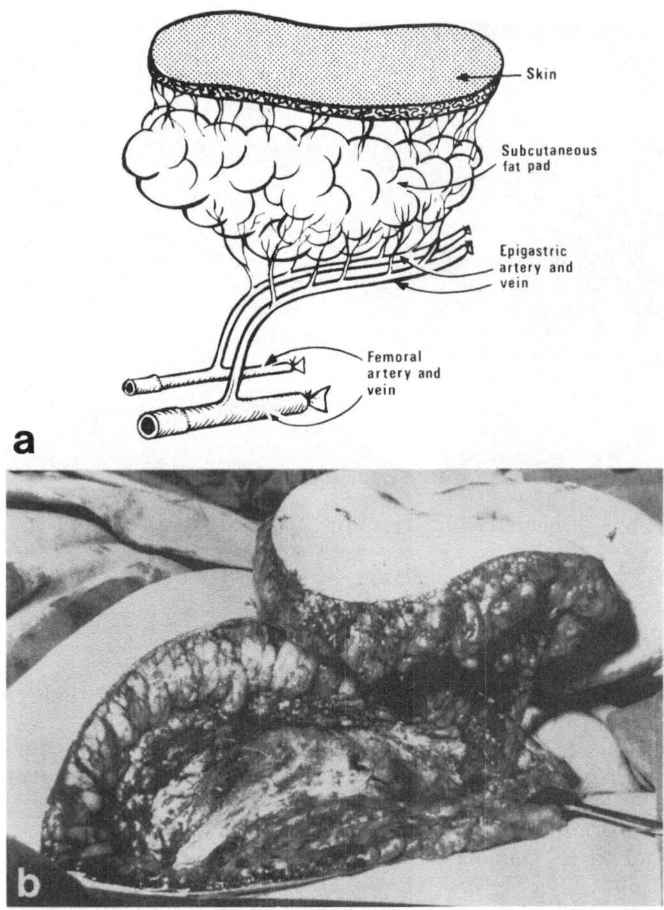

Abb. 2. a Aufbau und Versorgung des iliofemoralen Lappens im Schema. (Aus: May J W et al (1978) The No-Reflow Phenomenon in Experimental Free Flaps. Plast Reconstr Surg 61: 256–257); **b** Handtellergroßer Haut-Fett-Bindegewebslappen der rechten Leiste nach Darstellung der ernährenden Gefäße

vorzugen die einfache Einzelkopfnaht zur Anastomose, doch sind experimentell verschiedene andere Möglichkeiten beschrieben worden [8, 9].

Die freie Transplantation mit mikrovasculärer Anastomosierung ermöglicht einzeitiges Operieren, das ohne Lappenautonomisierung und ohne Rückverlagerung des Lappenstieles auskommt. Das Gewebe kann an kosmetisch günstigen Stellen entnommen und unabhängig von der Qualität des Lagers angeschlossen werden. Wichtig und beruhigend für jeden Operateur ist die Tatsache, daß bei etwaigen Fehlschlägen immer ein regionaler Lappen zur Verfügung steht.

108

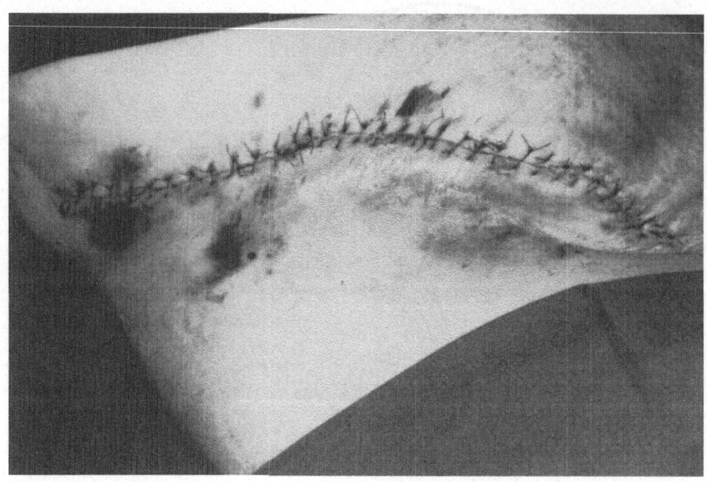

Abb. 3. Primärer Wundverschluß nach Entnahme eines Leistenlappens

Literatur

1 Ohmori K, Sekiguchi J, Ohmori S (1979) Total rhinoplasty with a free osteocutaneous flap. Plast Reconstr Surg 63: 387—394
2 Spira M, Daniel R K, Agris J (1978) Successful Replantation of Totally Avulsed Scalp with Profuse Regrowth of Hair. Plast Reconstr Surg 62: 447—451
3 Taylor G I, Daniel R K (1975) The anatomy of several free flap donor sites. Plast Reconstr Surg 56: 243—253
4 Harii K, Ohmori K, Ohmori S (1974) Free deltopectoral skin flaps. Brit J Plast Surg 27: 231—239
5 Jackson I T, Lang W (1971) Secondary esophagoplasty after pharyngo-laryngectomy using a modified deltopectoral flap. Plast Reconstr Surg 48: 155—159
6 O'Brien B, Morrison W A, Ishida H, McLeod A M, Gilbert A (1974) Free flap transfers with microvascular anastomoses. Brit J Plast Surg 27: 220—230
7 Franklin J D, Withers E A, Madden J J, Lynch J B (1979) Use of the free dorsalis pedis flap in head and neck repairs. Plast Reconstr Surg 63: 195—204
8 Gyurko G, Czehelnik R (1974) Über die modifizierte Gefäßvereinigung mit Invagination. Bruns Beitr Klin Chir 221: 70—78
9 Nakayama K, Tamiya T, Yamamoto K, Akimoto S (1962) A simple new apparatus for small vessels anastomosis. Surgery 52: 918—931

Die Deckung intraoraler Gewebsdefekte mit Hilfe freier Leistenlappen und Mikrogefäßanastomosen

K. Bitter, Berlin

Die Deckung von Defekten nach Tumorresektionen der Mundhöhlenwandung gelang bisher nur auf zwei grundsätzlich verschiedene Arten: 1. bei Geschwülsten der unteren Etage wird der verbleibende Zungenteil mobilisiert und mit der Wangenschleimhaut über dem Defekt vernäht; 2. bei Geschwülsten der Wangenflächen und allgemein bei sehr großen Defekten sind verschiedene Nahlappen wie z.B. der Stirnlappen nach McGregor oder Brustlappen nach Bakamjian erprobt.

Im ersten Fall bewirkt die Verlagerung und Fixierung der Zunge eine erhebliche Behinderung der Funktion: Sprechen, Essen und Mundhygiene sind stark beeinträchtigt.

Die Rekonstruktion mit Hilfe der großen Nahlappen führt zu guten funktionellen Ergebnissen; jedoch sind immer mehrere Operationen nötig und die Patienten über längere Zeit durch teilweise schwer erträgliche Zustände belästigt.

Wir sind deshalb dazu übergegangen, die Rekonstruktion der Mundhöhlenwandung mit Hilfe eines freien Haut-Fett-Lappens aus der Leistengegend durchzuführen.

Technik der Lappenentnahme

Der Leistenlappen wird in der von Acland (1979) modifizierten Weise präpariert. Durch einen Hautschnitt über der Arteria und Vena femoralis parallel zur Arteria circumflexa ilium superficialis gelingt die Darstellung des arteriellen Gefäßabganges und der Vena comitans bzw. einer oberflächlichen Hautvene (Abb. 1). Die Gefäße werden nach peripher so weit präpariert, wie dieses ohne Traumatisierung möglich ist. Die mediale Begrenzung des zu entnehmenden Hautareals befindet sich an derselben Stelle. Die Entnahme des Lappen erfolgt danach von lateral nach medial (Abb. 2). Die Entnahmestelle läßt sich durch einfache Annäherung der Wundränder verschließen.

Mikroanastomosen

Für den Gefäßanschluß des Lappens finden sich im Resektionsbereich genügend Arterien und Venen. Wurde eine radikale neck dissection durchgeführt, kann ein zusätzliches freies Venentransplantat notwendig sein, um Anschluß an eine tiefe Vene zu finden, deren Blutstrom nicht durch die Entfernung der Vena jugularis interna gestört ist.

Wegen der stark differierenden Querschnitte der Spender- und Empfängergefäße haben wir in allen Fällen die End-zu-Seit-Anastomose durchgeführt. Klinische Erfahrungen zeigen, daß diese sicherer zu sein scheint als die End-zu-End-Anastomose

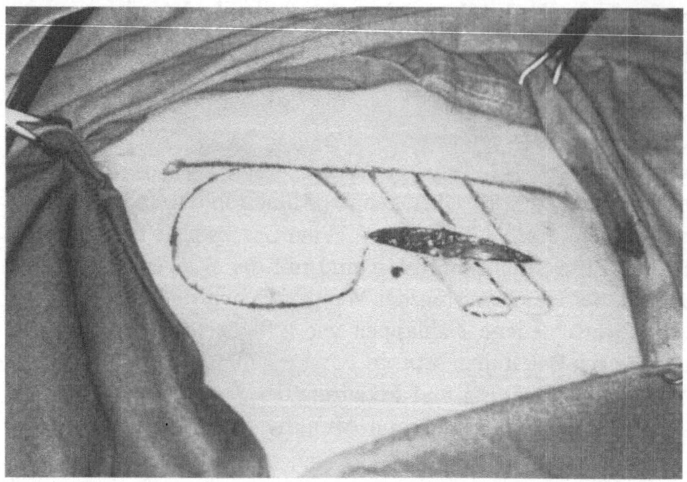

Abb. 1. Regio inguinalis rechts. Dargestellt sind das Ligamentum inguinale und die Arteria und Vena femoralis. Die kreisförmige Markierung ist das zu entnehmende Hautareal

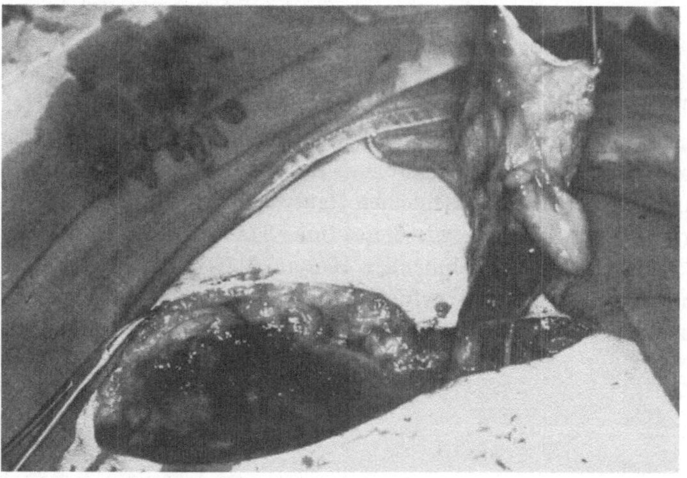

Abb. 2. Der Leistenlappen ist aus seinem Bett herausgehoben. Die versorgende Arterie und Vene sind deutlich zu erkennen

(Acland: persönliche Mitteilung). Die Naht erfolgte wie die Gefäßpräparation unter dem Operationsmikroskop (Nahtmaterial: Ethilon 10 x 0, BV 4 Nadel).

Einfügen des Transplantates

Nach Fertigstellung der Mikrogefäßnaht und Öffnen der Klemmen wird der Lappen in den Defekt eingepaßt (Abb. 3). Hierbei muß man sorgfältig eine Knickung oder Torsion der Blutgefäße vermeiden. Die Menge des vorhandenen Gewebes erlaubt einen spannungsfreien Wundverschluß. Bei Resektionen des Unterkiefers ist deshalb wieder die „Außenbogenrekonstruktion" möglich (Bitter), da besonders das subcutane Fettgewebe eine Narbenschrumpfung um den Fremdkörper verhindert. Ein innerer Decubitus mit Erosion der Platte wird dadurch verhindert.

Ergebnisse

Abbildung 4 zeigt einen Patienten mit einem Plattenepithelcarcinom des Unterkiefer-Mundbodenbereiches vor der Behandlung. Die Abb. 5. zeigt dieselbe Region nach der Resektion und Abheilung der Wunden. Die Zungenbeweglichkeit ist nicht eingeschränkt, so daß das Sprechen und Essen keine Schwierigkeiten bereitet.

Bisher haben wir 13 Patienten in dieser Weise operiert. Elf von ihnen zeigen gleich gute Ergebnisse nach primärer komplikationsloser Wundheilung. Zwei Lappen sind nekrotisch geworden. Die Revision hat gezeigt, daß die Anastomosen durchgängig waren. In beiden Fällen muß ein Fehler der Lappenplanung vorliegen, der eine Variante der Gefäßarchitektur nicht berücksichtigt hat (Katai und Mitarb., 1979; Goodstein und Buncke, 1979).

Bei einem Patienten kam es zu einer venösen Stauung mit partieller Nekrose, die sekundär abheilte. Ursache war eine insuffiziente Empfängervene im Halsbereich. Bei

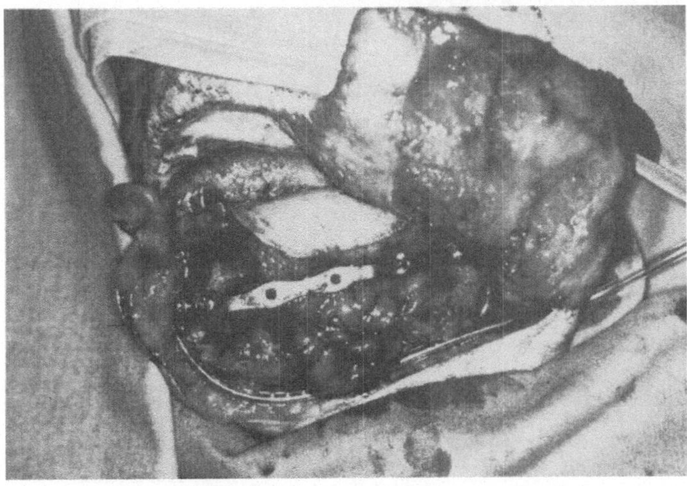

Abb. 3. Einpassen des Lappens in den Defekt. Das Fettgewebe des Transplantates füllt den Hohlraum unter der Überbrückungsplatte aus

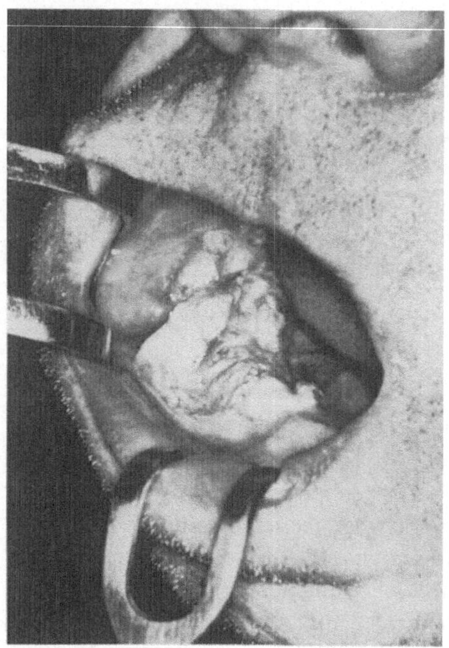

Abb. 4. Plattenepithelcarcinom des Unterkiefers rechts. Der Tumor breitet sich in den Mundboden und die Wangenfläche aus

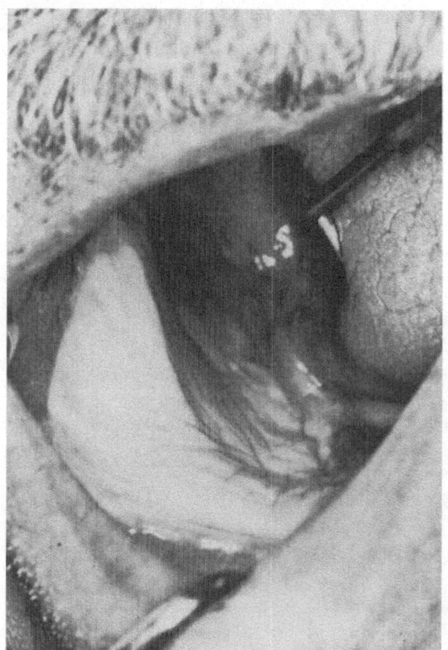

Abb. 5. Zustand drei Monate nach der Resektion und Rekonstruktion

den zwei Patienten mit vollständigem Lappenverlust waren konventionelle Korrekturen notwendig.

Zusammenfassung

Intraorale Gewebsdefekte nach Resektion bösartiger Geschwülste der Mundhöhlenwandung lassen sich durch Transplantation eines freien Leistenlappens decken. Die Technik der Mikrogefäßanatomosierung ist so weit fortgeschritten, daß das Risiko der Gewebsnekrose klein ist. Entgegen den konventionellen Wiederherstellungsmethoden ist die Funktion besonders der Zunge nicht gestört, und die gesamte Rekonstruktion gelingt in einer einzigen Operation.

Von 13 Patienten, die auf diese Weise operiert wurden, zeigen 11 eine komplikationslose Heilung. Zwei Lappen wurden nekrotisch, so daß bei diesen Patienten konventionelle Korrekturen notwendig waren.

Literatur

1 Acland R D (1979) The Free Iliac Flap. Plast Reconstr Surg 64: 30–36
2 Bitter K (im Druck) Die „Innenbogenrekonstruktion". Eine Modifikation der temporären Wiederherstellung des resezierten Unterkiefers mit Überbrückungsplatten
3 Goodstein W, Buncke H J (1979) Patterns of Vascular Anastomosis Vs. Success of Free Groin Flap Transfer. Plast Reconstr Surg 64: 37–40
4 Katai K, Kido M, Numagucki Y (1979) Angiography of the Iliofemoral Anteriovenous System Supplying Free Groin Flaps and Free Hypogastric Flaps. Plast Reconstr Surg 63: 671–679

III. Knochentransplantation

Derzeitiger Stand der auto-, hetero- und homoplastischen Knochentransplantation

L. Schweiberer, R. Brenneisen, L.T. Dambe, F. Eitel
und L. Zwank, Homburg/Saar

Über die Transplantation von Knochen zu berichten, verpflichtet zu kurzer Rückschau, um gegenwärtiges Wissen und angeblich neue Erkenntnisse mit dem rechten Augenmaß zu sehen. Wir sollten festhalten, daß Ollier [11] schon 1867 den Wert autologer Knochentransplantation erkannte, Matti [9] 1936 das autologe spongiöse Transplantat als das bestgeeignete Transplantat wertete. Nach jahrzehntelangem Streit über die Priorität der Knochenbildung im Transplantat, ob sie von den überpflanzten Osteoblasten ausgehe oder alleine durch Induktion, d.h. Umwandlung mesenchymaler Zellen zu Osteoblasten durch den Einfluß der überpflanzten Knochengrundsubstanz, entstehe, wurde von W. Axhausen [2] 1952 dahingehend beantwortet, daß beide Wege der Osteogenese möglich sind. Erst sehr viel später kamen dann Chalmers [4] und Burwell [3] zu denselben Ergebnissen, obwohl sie als englischsprachige Autoren auch von deutschsprachigen Forschern immer als Begründer der Zweiphasentheorie apostrophiert werden.

Ein kurzes Wort zu den auch heute immer wieder umstrittenen Osteoblasten und ihrer Aktivität nach der Transplantation: Man muß sich hier fragen, warum dem transplantierten osteoblastischen Keimgewebe nicht dieselben biologischen Fähigkeiten eigen sein sollen, wie beispielsweise den Chondroblasten im Knorpeltransplantat, den Fibroblasten im Sehnentransplantat, den Epithel- und anderen Zellen im Hauttransplantat, immer vorausgesetzt, daß die Gewebe frisch, ohne chemische Veränderung übertragen werden und rasch Anschluß an das ortsständige Gefäßsystem finden, so daß die Zellen ihre Fähigkeit zum Stoffwechsel behalten. Besonders eindrückliche Beispiele der Zellerhaltung bieten heute Replantationen. Abgetrennte Kleingliedmaßen – Finger – lassen sich nach 18 bis 22 Std noch replantieren, wenn sie gekühlt aufbewahrt werden – Zellen der Haut, der Sehnen, des Knochens usw. überleben [22]. Durch Markierung mit radioaktiven Substanzen konnte von Ray und Sabet [12] 1963 das Überleben und die Proliferation osteoblastischer Zellen ebenso eindeutig bestätigt werden. Hier dürfen natürlich nicht Osteoblasten und ihre Vorstufen in einem Atemzug mit den Osteocyten genannt werden. Die Osteocyten sind längst funktionell determiniert, ihre Entwicklung abgeschlossen und sie sind nicht mehr teilungsfähig. Sie sind in ihre Knochenhöhlen eingeschlossen und gehen bei Transplantationen immer zugrunde. Gemeint ist alleine das osteogenetische Keimgewebe – Präosteoblasten und Osteoblasten –, die immer in der Nähe von Gefäßen auf der Oberfläche von Knochenbälkchen lagern, in den Haverschen Kanälen sich befinden und auch in den spongiösen Zwischenräumen in engem Kontakt zum Gefäßsystem, gar nicht immer zum Knochengerüst stehen.

Welche Stoffe Präosteoblasten und Osteoblasten zur Zellteilung anregen und Mesenchymzellen zu Osteoblasten formen, d.h. induzieren Osteoblasten zu werden, wissen wir nicht genau. Levander [7] und Annersten [1] nahmen 1938/1940 einen alkohollöslichen hormonellen Faktor an, Oberdalhoff [10] sprach vom K-Faktor oder Osteogenin, Urist [21] nimmt heute einen enzymatischen Prozess von Lipoproteinen an, welche die Osteoblasten beeinflussen. Keiner Gruppe ist es bislang biochemisch gelungen, einen spezifischen Faktor bzw. ein spezifisches Enzym zu extrahieren oder zu synthetisieren. Schweiberer [15] konnte 1970 nachweisen, daß die biochemisch-enzymatischen Prozesse nur ablaufen können, wenn das Gewebe biologisch-chemisch unversehrt bleibt. Mit anderen Worten gesagt: Ein Transplantat bleibt nur dann Katalysator bzw. Induktor, wenn seine Grundsubstanz und hier wiederum die ungeformte Intercellularsubstanz, in welcher die enzymatischen Stoffe zu suchen sind, erhalten bleiben. Kollagen und Apatitkristalle als Stukturelemente des Knochens fallen beim physiologischen Knochenumbau und bei der Transplantation der Phagocytose anheim. Sie haben mit der Osteoinduktion nichts zu tun. Wir konnten jedenfalls in Tierversuchen folgendes zeigen: Wird nur das Kollagengerüst der Grundsubstanz transplantiert, so kommt es nicht zur Osteogenese. Werden nur die Apatitkristalle verpflanzt, so fehlt ebenfalls jegliche Osteogenese. Bleiben Kollagen und Apatitkristalle erhalten, wird aber durch Maceration die Intercellularsubstanz zerstört, so fehlt ebenfalls jegliche Osteogenese [14, 15, 16, 17, 18, 19].

Daß das dem Transplantat anhaftende osteoblastische Keimgewebe gerade in der Frühphase der Transplantation für die erste Kontaktnahme zum Transplantatlager außerordentlich wichtig ist und zum Erfolg einer Transplantation beiträgt, steht außer Frage. Die Zellen beginnen sich bereits in den ersten Stunden nach der Transplantation zu teilen und Grundsubstanz abzusondern. Gleichzeitig erfolgt der celluläre und enzymatische Abbau der überpflanzten Knochengrundsubstanz, wodurch die überpflanzten Osteoblasten zur Zellteilung vermehrt stimuliert und pluripotente Mesenchymzellen zu Osteoblasten geformt werden. So beginnt die initiale Verschweissung des Transplantates mit dem Lager.

Nach den grundsätzlichen Bemerkungen zur Knochentransplantation gilt es darüber nachzudenken, welche pathophysiologischen Parameter für die Transplantatinkorporation ausschlaggebend sind. Es sind dies:
1. Transplantatstruktur,
2. Vitalität,
3. biomechanische Konstellation,
4. Kompatibilität.

1. Transplantatstruktur

Wenn wir heute zum überwiegenden Teil — zumindest in der Extremitätenchirurgie — Spongiosa als Transplantat verwenden, so nicht zuletzt aus reichlich klinisch und experimentellem Nachweis, daß locker strukturierte Spongiosatransplantate besser einheilen als solide Compactatransplantate [5, 13]. Der positive Einfluß der Transplantatstruktur erklärt sich aus der Revascularisationsgeschwindigkeit: Dünne, wabig strukturierte, von den eindringlichen Lagercapillaren rascher und tiefer aufschließbare Transplantate werden schneller revascularisiert als dicke kompakte Pflänzlinge. Diffusion und Revascularisation sind um so leichter möglich, je weitmaschiger das Grundgerüst des Transplantates ist. Mikroangiographische Vergleichsuntersuchungen spongiöser und kompakter Transplantate zeigen jedenfalls, daß die Revascularisation spongiöser Transplantate wesentlich rascher vor sich geht [5, 13] (Abb. 1).

Histologisch sehen wir an zahlreichen Versuchen von Spongiosatransplantaten in corticalen Defekten bereits nach 1 Woche im gesamten Spongiosatransplantat Umbauvorgänge — Osteoclasten- und Osteoblastentätigkeit —, die sich auf der Oberfläche der einzelnen Bälkchen vollziehen. Daneben sieht man aber auch zwischen den einzelnen Bälkchen zahlreichen Geflechtknochen, der engen Kontakt zu den Gefäßen behält und von dort aus ein Gerüst aufbaut (Abb. 2). Nach 4 Wochen beginnt bereits der zweite Umbau zu einem ungeordneten Haverschen System (Abb. 3). Zwischen 8. und 12. Woche wird dann in Form des 3. Umbaus das neue Knochengerüst zu einer trajektoriellen, der Lagerfunktion allmählich angepaßten Architektonik umgestaltet. Hand in Hand mit dem Umbau im Transplantat vollziehen sich Umbauvorgänge im Lagerknochen, die schließlich zur Verschweißung, zum festen Verbundsystem zwischen Lagerknochen und ehemaligem Transplantat führen (Abb. 4).

Vergleicht man unter dem Aspekt der Transplantatstruktur und Vascularisation *mikrochirurgisch* angeschlossene Rippentransplantate mit Spongiosatransplantaten, so gewinnt die Spongiosa eher Anschluß an das Lager, trotz bester vasculärer Voraussetzung des arteriell und venös angeschlossenen Rippentransplantates [23] (Abb. 5).

2. Vitalität

Vitale Transplantate besitzen zur osteogenetischen Leistung fähige Oberflächenzellen und eine Knochengrundsubstanz, deren Eiweißstrukturen intakt sind. Schon kurze Trocknungszeiten, d.h. Entnahme des Transplantates und Aufbewahrung bei Zimmertemperatur für 20 min ohne Schutz vor Austrocknung, oder Aufbewahrung in antiseptischen Lösungen denaturieren die Knochengrundsubstanz und vermindern damit die osteogenetische Potenz des Transplantates (Abb. 6). Wird von einem corticalen Transplantat das Periost entfernt, so kommt es auch hier wiederum zu einer wesentlichen Verzögerung des knöchernen Umbaus (Abb. 7).

Denaturierte Auto-, Homo- und Heterotransplantate, die beispielsweise der Maceration unterzogen wurden, haben keine osteogenetische Potenz. Sie stehen der Revascularisation eher als Hindernis entgegen und werden als Fremdkörper bindegewebig oder knöchern abgekapselt und werden weder biomechanisch noch biologisch in das Lager integriert [15] (Abb. 8).

Daraus ist zu fordern, daß zur Erhaltung der Vitalität freie Transplantate frisch vom Entnahmeort direkt in das Transplantatlager übertragen werden und nicht der Austrocknung unterliegen. Wird ein Corticalistransplantat verwandt, so ist die Mitüberpflanzung des Periostes sicherlich von großem Vorteil. Ist die Vitalität des Transplantates gemindert, so ist vor allem die erste Phase der Inkorporation gestört. Ist die Vitalität des Lagers beeinträchtigt, mit anderen Worten: dessen Revascularisationspotenz, die durch die mikroangriographisch darstellbare Angioarchitektonik prüfbar ist, so liegen die Verhältnisse des ersatzschwachen und ersatzunfähigen Lagers vor.

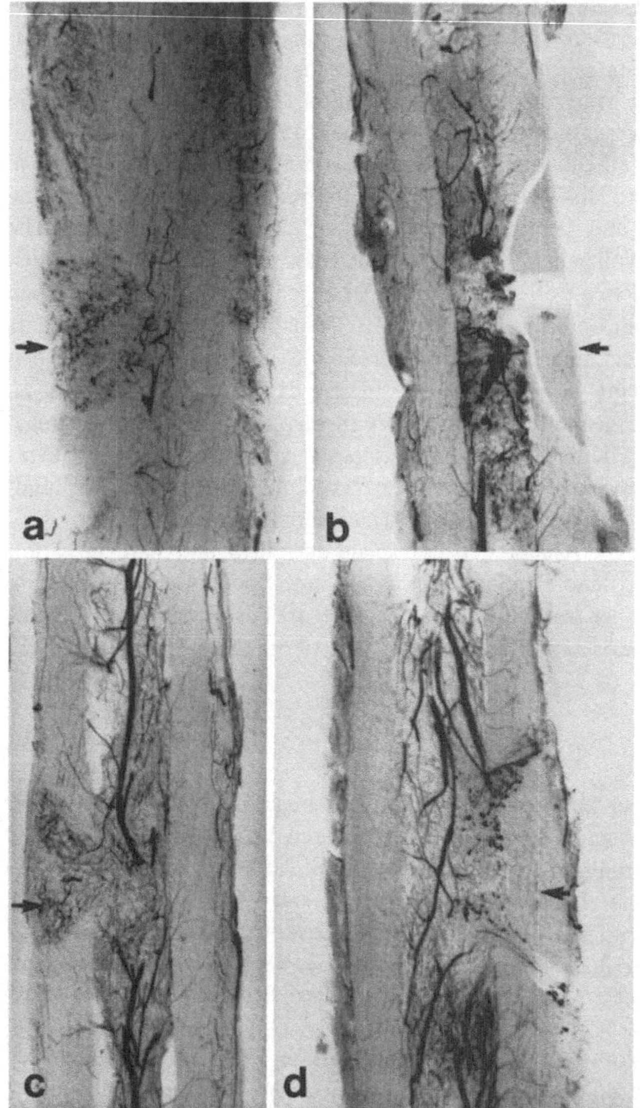

Abb. 1a–d. Mikroangiographie von autologen Spongiosa- bzw. Corticalistransplantaten in einem diaphysären Corticalisdefekt: **a, b** 1 Woche nach Transplantation; **c, d** 3 Wochen nach Transplantation. **a** Spongiosatransplantat bereits vollständig vascularisiert (s. Pfeil), **b** Corticaliskeil noch völlig ohne Vascularisation (s. Pfeil), **c** Spongiosa zeigt bereits größere, baumartig angeordnete Gefäßäste (s. Pfeil), **d** Corticaliskeil zeigt an der Markhöhlenseite minimale Gefäßzeichnung (s. Pfeil), größere Gefäße dringen noch nicht in die Corticalis ein

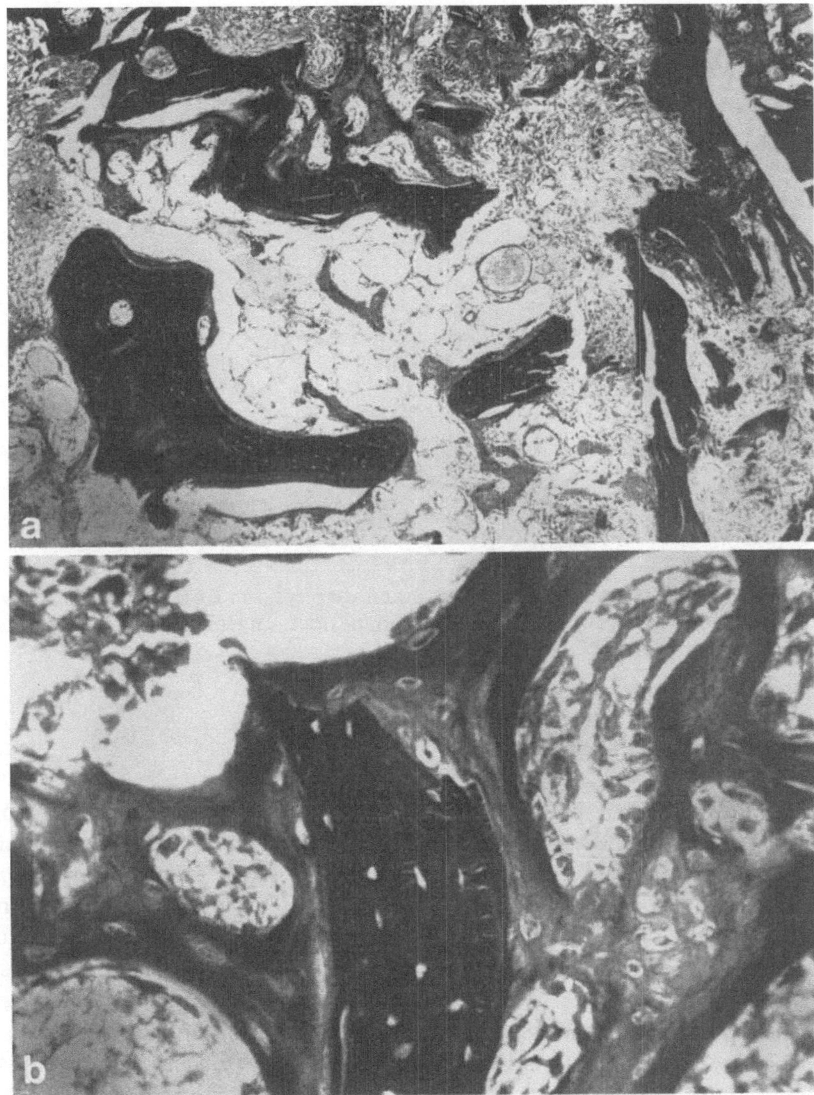

Abb. 2a, b. Spongiosatransplantation in einen diaphysären Corticalisdefekt: Nach 1 Woche ist an und zwischen den Transplantatbälkchen bereits reichlich neugebildeter Geflechtknochen sichtbar. **a** Übersicht, **b** Ausschnittvergrößerung

Beim ersatzgestörten Lager ist die reparative Lagerleistung behindert, da der Vascularisationsprozess aus dem Lager gestört ist. Hier sind die späteren Phasen der Transplantatinkorporation, Osteoinduktion und Haversscher Umbau besonders betroffen [6].

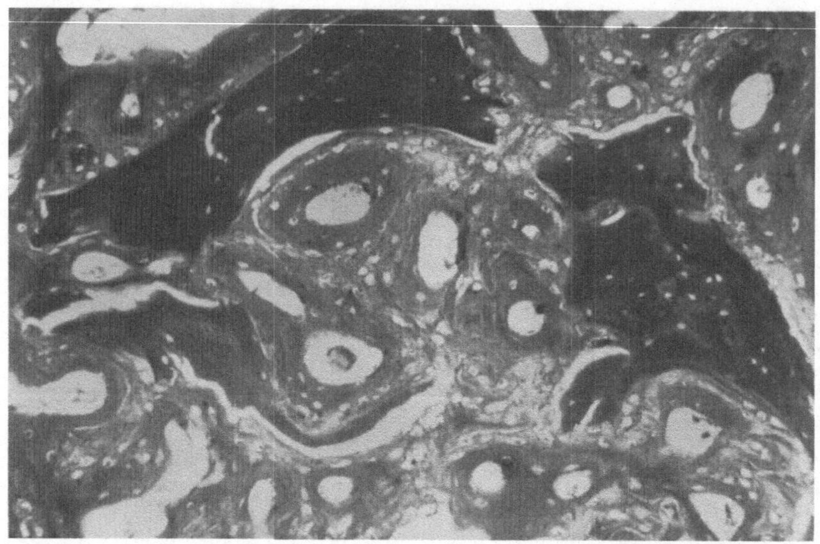

Abb. 3. Spongiosatransplantation in einen diaphysären Corticalisdefekt: Nach 4 Wochen ist bereits der zweite Umbau zu einem noch ungeordneten Haversschen System im Gange

3. Biomechanische Konstellation

Instabilität behindert die Revascularisation, Transplantationen in nicht stabilisiertes Lager sind mit höchstem Risiko behaftet. Die Transplantate selbst übernehmen stabilisierende Funktion analog der Brückencallusbildung erst nach erfolgter biomechanischer Integration, also in der 2. Phase der Inkorporation. Spongiosa in Einzelstücken überpflanzt, kann zunächst keine mechanische Festigkeit bieten. Kompakte Corticalistransplantate sind mechanisch belastbar, wenn sie entsprechend stabil im Lager verankert werden, weisen aber biologisch gesehen eine geringere osteogenetische Potenz auf als Spongiosatransplantate. Eine Mittelstellung nehmen corticospongiöse Transplantate ein, mit deren Hilfe sich, besonders dann, wenn sie unter Vorspannung gebracht werden können, ein Stabilitätszuwachs erzielen läßt. Der Stabilitätszuwachs ist jedoch zeitlich begrenzt. Im Zuge des Umbaus wird das Transplantat aufgelockert, so daß auch die zunächst stabilisierende Eigenschaft des Corticalisanteiles verlorengeht.

Generell muß festgestellt werden, daß der Transplantateinbau direkt abhängig ist von der biomechanischen Stabilität des Lagers. Während in früheren Zeiten der Corticalisprügel nach Lexer [8] auch Stabilisierungsfunktion zu übernehmen hatte, ist heute durch moderne Osteosyntheseverfahren das Problem der Stabilität weitgehend gelöst (Abb. 9).

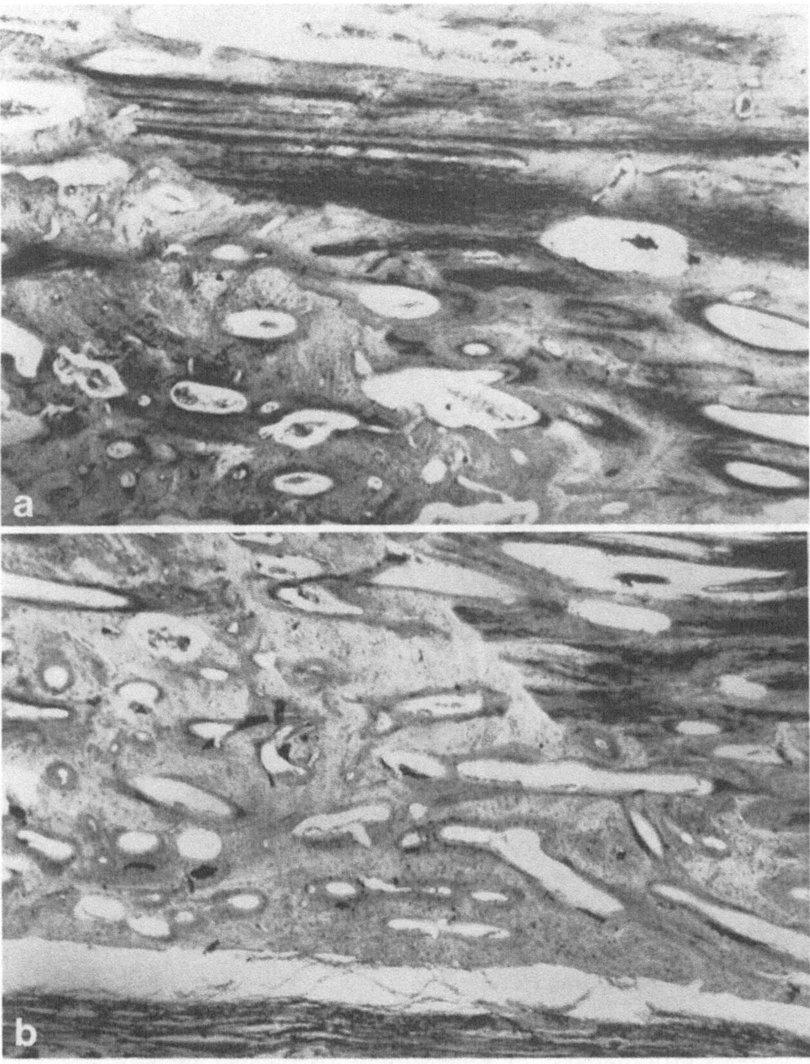

Abb. 4a, b. Spongiosatransplantation in einen diaphysären Corticalisdefekt: Zwischen 8. und 12. Woche findet der 3. Transplantatumbau statt mit Formung eines trajektoriell ausgerichteten Haversschen Systems und enger Verschweißung mit der Diaphysencorticalis. **a** 8 Wochen nach Transplantation, **b** 12 Wochen nach Transplantation

4. Kompatibilität

Alle hetero- und homologen Transplantate haben antigene Eigenschaften. Da heterologe Transplantate celluläre T-Antigene und grundsubstanzspezifische H-Antigene aufweisen, können sie klinisch keine Verwendung finden. Etwas anders liegen die

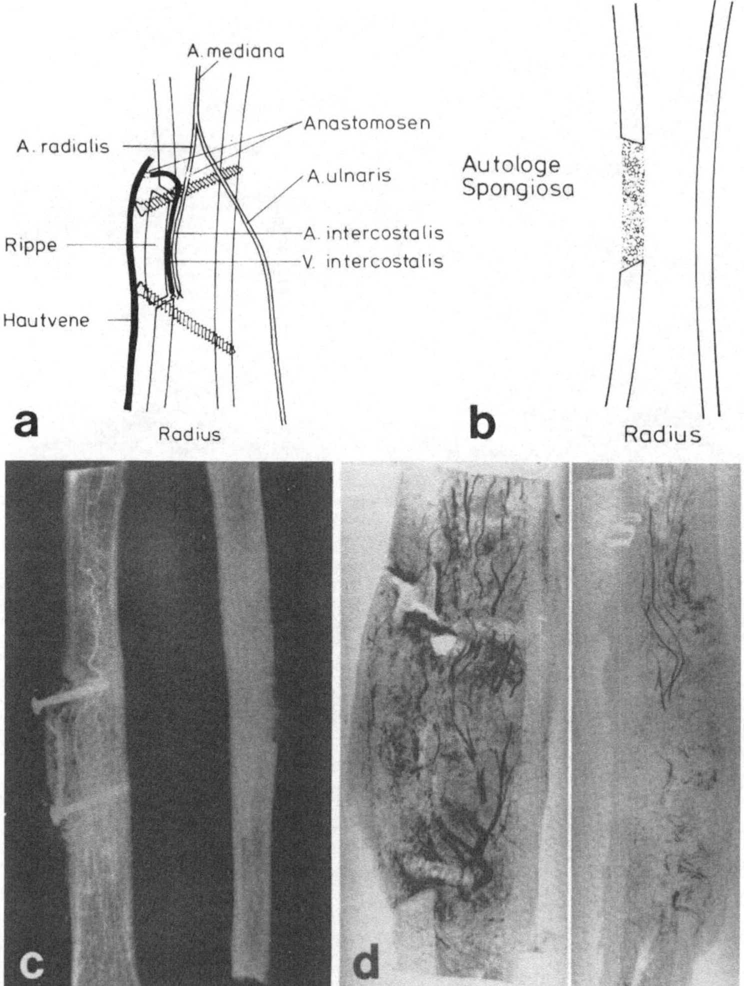

Abb. 5a—d. Transplantation von Rippensegmenten bzw. von Spongiosa in einen diaphysären Corticalisdefekt: **a** Schematische Darstellung der Versuchsanordnung der Rippentransplantation mit mikrochirurgischem arteriellem und venösem Gefäßanschluß, **b** Schematische Darstellung der Spongiosatransplantation, **c** Makroangiogramm von Rippentransplantat und Spongiosa, 3 Wochen nach Transplantation: Der Gefäßanschluß am Rippentransplantat ist intakt, **d** Mikroangiogramm von Rippentransplantat und Spongiosa: Rippe und Spongiosa sind vascularisiert, der mechanische Anschluß der Rippe an die Lagercorticalis ist verzögert

Verhältnisse beim homologen Transplantat. Vergleicht man Osteogenese und Revitalisation von autologer und homologer Spongiosa, so ist festzustellen, daß biologisch das autologe Spongiosatransplantat dem homologen überlegen ist, da bei letzterem durch die Antigen-Antikörperreaktion alle übertragenen und zunächst proliferierenden osteoblastischen Zellen homologen Ursprungs infolge des Gehaltes an T-Antigenen

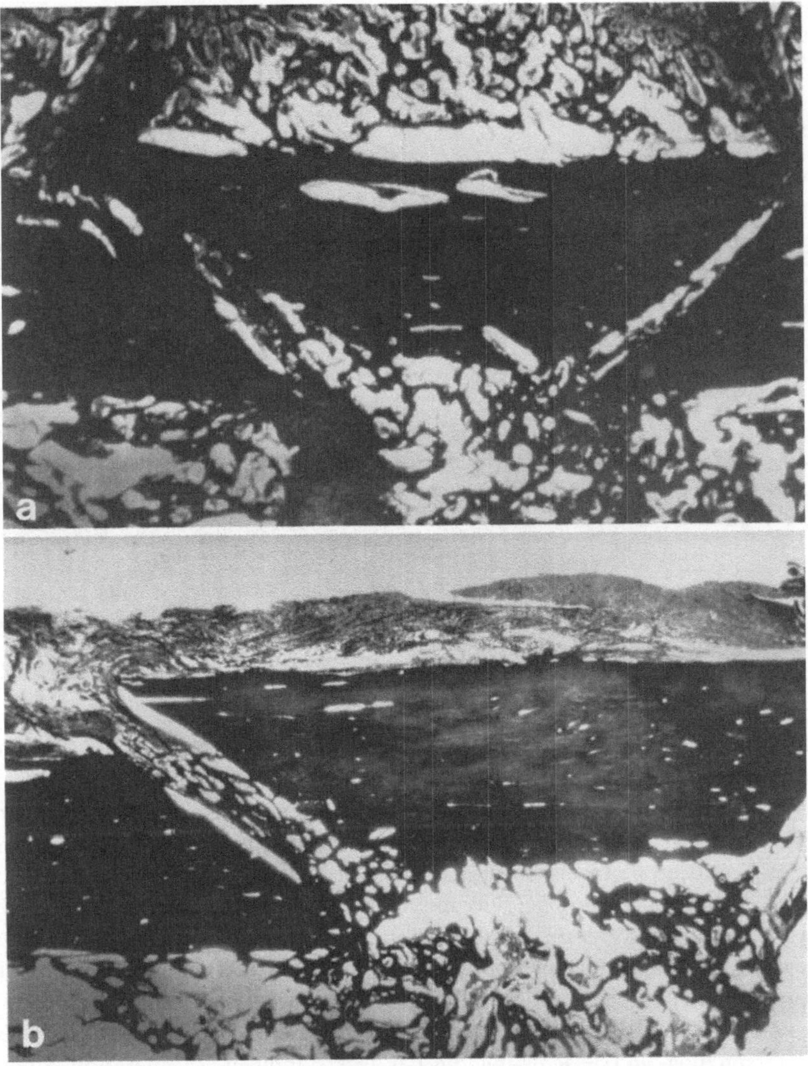

Abb. 6a, b. Corticalistransplantation in einen diaphysären Corticalisdefekt (3 Wochen):
a Transplantation eines Corticaliskeiles mit Periost: Der Keil ist allseits von neugebildetem Geflechtknochen umgeben, **b** Am deperiostierten Keil fehlt an der Periostseite des Transplantates jegliche Osteogenese

vernichtet werden. Nach Abschluß der Antigenreaktion tritt dann Osteogenese wieder auf, da über die intakte Grundsubstanz (sie ist antigenfrei) eine osteoinduktive Wirkung erhalten bleibt [2, 3, 4, 5, 15, 17]. Es kann keinem Zweifel unterliegen, daß ein homologes Transplantat diese osteoinduktive Wirkung hat. In der 1. und 3. Woche der homologen Transplantation finden wir eine lebhafte Knochenneubildung im homologen Transplantat, während dazwischen eine Phase der Immunreaktion liegt,

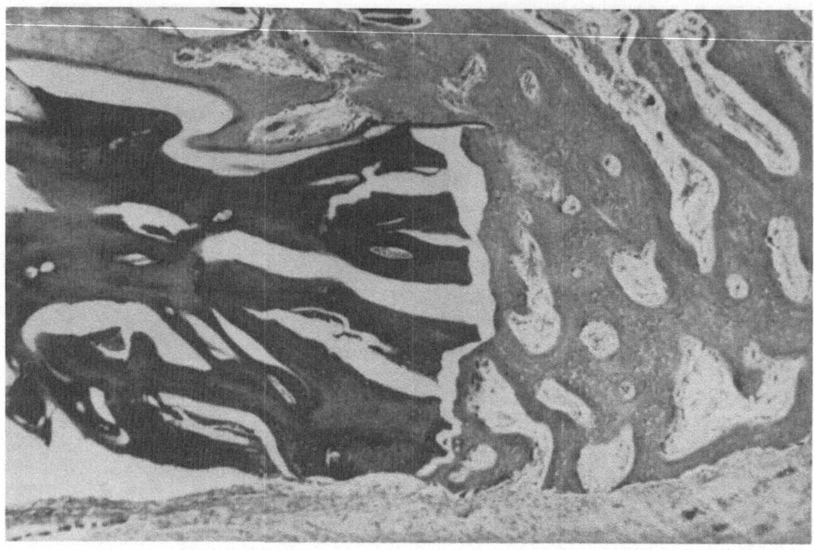

Abb. 7. Diaphysärer Corticalisdefekt, mit maceriertem Corticalistransplantat aufgefüllt (12 Wochen): Das Transplantat zeigt keinerlei Osteogenese und ist nicht in den Lagerknochen integriert. Das Transplantat ist wertlos

die alle cellulären Elemente zunichte macht. Der weitere Verlauf eines homologen spongiösen Transplantates ist nicht wesentlich unterschiedlich von dem eines autologen Transplantates. Die Gefahr der homologen Transplantation liegt somit in der Frühphase, wenn durch Immunreaktion entzündliche Reaktionen mit Serombildung u. dgl. auftreten. In einem ersatzstarken knöchernen Hohlraum zumal im jugendlichen Alter ist homologe Spongiosa durchaus verwendbar. Homologe Kompaktaspäne allerdings werden nach der Immunreaktion in einem hohen Prozentsatz bindegewebig abgekapselt, ohne daß sie am Umbau sich noch beteiligen würden [5]. Lexer sprach bereits von der „toten Einheilung" [8].

Ziel der therapeutischen Verwendung von Knochentransplantaten ist generell die Unterstützung und Beschleunigung der lagerständigen Regeneration. Knochentransplantate sind geeignet, folgende Aufgaben zu übernehmen:

Abb. 8a, b. Transplantation homologer Spongiosa in einen diaphysären Corticalisdefekt. **a** 7 Tage nach Transplantation: **a1** Transplantat vollständig vascularisiert. **a2** Reichlich neugebildeter Geflechtknochen im Transplantat. **b** 14 Tage nach Transplantation: **b1** Infolge Immunreaktion sind jetzt alle Gefäße im Transplantat verschwunden. **b2** Die Zellen des ursprünglich im Transplantat neugebildeten Geflechtknochens sind zugrunde gegangen, Gefäße fehlen. **c** 28 Tage nach Transplantation: **c1** Die ursprüngliche Immunreaktion ist überwunden, das Transplantat wieder revascularisiert. **c2** Im Transplantat ist nun reichlich neugebildeter Faserknochen als Ausdruck der induktiven osteogenetischen Potenz der transplantierten Knochengrundsubstanz

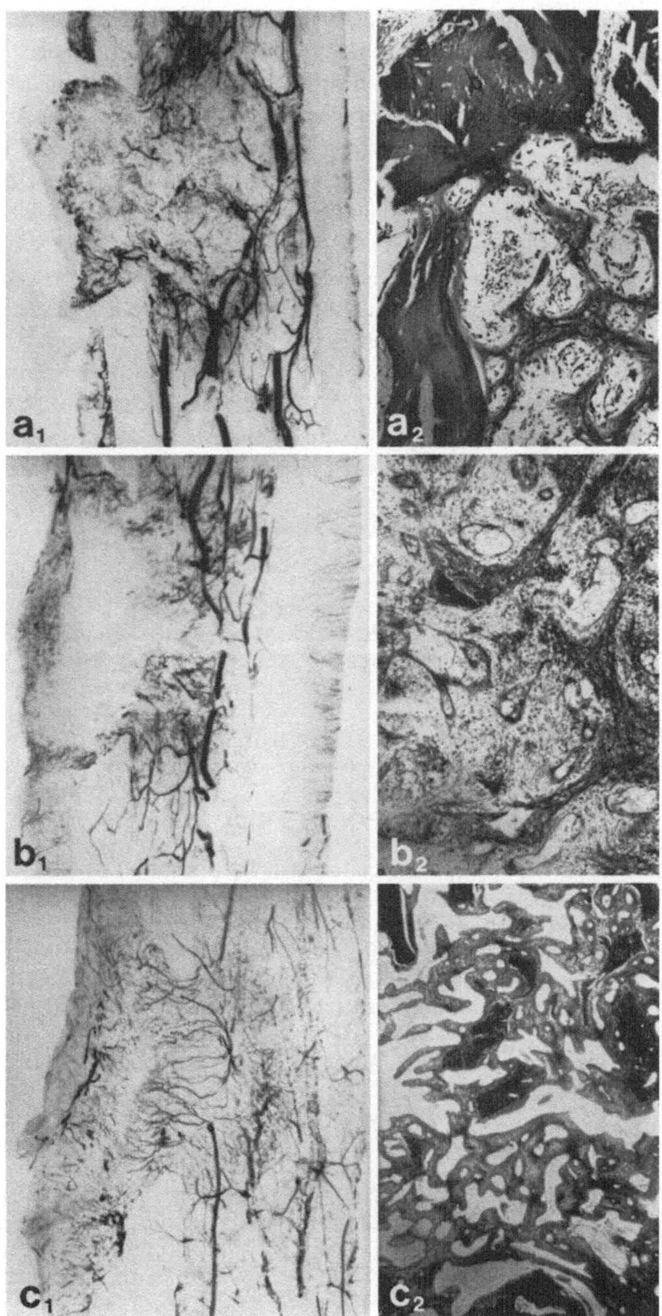

Abb. 8

1. Biomechanische Festigkeit durch Überbrückung, Abstützung oder Verriegelung.
2. Aktivierung der Osteogenese im ersatzschwachen Lager.
3. Gewebeersatz beim Knochendefekt durch Defektauffüllung.

Um diese Funktionen erfüllen zu können, muß das Transplantat in die Architektonik des Lagerknochens integriert werden. Faßt man die Bedingungen, welche die Transplantatinkorporation beeinflussen, zusammen, so gelangt man auf Grund klinischer und experimenteller Daten zu folgender Rangfolge in Bezug auf die Transplantatwertigkeit.

1. Die frische, richtig dimensionierte, autologe Spongiosatransplantation erscheint als Methode der Wahl, da dieser Transplantattyp am raschesten revascularisiert wird und die höchste osteogenetische Potenz besitzt.
2. Ist biomechanische Festigkeit erwünscht, sollte cortico-spongiöser Knochen verwandt werden, wobei die Periostdeckung wertvoll ist. In diese Kategorie ist auch das Rippentransplantat einzuordnen.
3. Im ersatzstarken Lager kann homologe Spongiosa verwandt werden.

Literatur

1 Annersten S (1940) Experimentelle Untersuchungen über Osteogenese und die Biochemie des Frakturcallus. Acta Chir Scand Suppl 84: 60
2 Axhausen W (1952) Die Knochenregeneration, ein zweiphasiges Geschehen. Zbl Chir 77: 435
3 Burwell R G (1965) Osteogenesis in Cancellous Bone Grafts: Considered in Terms of Cellular Changes, Basic-Mechanism and the Perspective of Growth Control and its possible Aberrations. Clin Orthop 40: 35
4 Chalmers J (1959) Transplantation immunity in bone homografting . J Bone Joint Surg B 41: 160
5 Dambe L T, Saur K, Schweiberer L (1978) Revaskularisation frischer homologer Knochentransplantate in die Diaphyse des Röhrenknochens beim Hund. Arch Orthop Traumat Surg 92: 35
6 Eitel F, Schweiberer L (1980) Theoretische Grundlagen der Knochentransplantation: Osteogenese und Revascularisation als Leistung des Wirtslagers. In: Transplantatlager und Implantatlager. Hierholzer G, Zilch H (Hrsg). Springer, Berlin Heidelberg New York
7 Levander G (1938) A study of bone regeneration surgery. Surg Gynec Obstet 67: 705
8 Lexer E (1924) Die freien Transplantationen. Neue Dtsch Chir 26: 15
9 Matti H (1932) Über freie Überpflanzung von Knochenspongiosa. Langenbecks Arch Chir 168: 236
10 Oberdalhoff H (1947) Zur Frage der Knochenneubildung. Chirurg 17/18: 123
11 Ollier L (1867) Traité experimentale et clinique de la régéneration des os et de la production artificielle du tissu osseux. Masson & Cie, Paris
12 Ray R D, Sabet T Y (1963) Bone grafts; cellular survival versus induction: an experimental study. J Bone Joint Surg A 45: 337
13 Saur K, Dambe L T, Schweiberer L (1978) Experimentelle Untersuchungen zum Einbau autologer Spongiosa in die Compacta des Röhrenknochens. Arch Orthop Traumat Surg 92: 211
14 Schweiberer L, Abel-Doenecke H, Hofmeier G, Müller I, Wörner D (1967) Der osteogenetische Wert des heterologen Macerationsspanes nach Maatz und Bauermeister (Kieler-Span) Chirurgica Plastica 4: 33

15 Schweiberer L (1970) Experimentelle Untersuchungen von Knochentransplantaten mit unveränderter und mit denaturierter Knochengrundsubstanz. Hefte Unfallheilkd 103. Springer, Berlin Heidelberg New York
16 Schweiberer L (1971) Der heutige Stand der Knochentransplantation. Chirurg 42: 252
17 Schweiberer L (1971) Neuere Ergebnisse zur Knochenregeneration und ihre klinische Bedeutung. Langenbecks Arch Chir 329: 986
18 Schweiberer L (1976) Theoretisch-experimentelle Grundlagen der autologen Spongiosatransplantation im Infekt. Unfallheilkd 79: 151
19 Schweiberer L, Eitel F (1977) Bone Transplantation in Animals and in Man. In: Handbuch der allgemeinen Pathologie VI/8, Transplantation. Springer, Berlin Heidelberg New York
20 Schweiberer L (1978) Nekrosepseudarthrose. Eine experimentelle Studie. Unfallheilkd 81: 228
21 Urist M R, Iwata H, Boyd S D u.a. (1974) Observations implicating an extracellular enzyme mechanism of control of bone morphogenesis. J Histochem Cytochem 22: 88
22 Zwank L, Schweiberer L, Hertel P (1978) Indikation, Technik und Ergebnisse bei Klein- und Großreplantationen. Z Schr Plast Chir 2: 133
23 Zwank L, Hertel P, Schweiberer L (1979) Comparison of microvascular anastomosed autogenous rib bone graft versus autogenous cancellous bone graft — 2 experiments, each with 10 dogs. In: Journees d'etudes internationales sur les techniques nouvelles en microchirurgie. Nancy, Kongreßband (im Druck)

Histo-Morphologie des Spongiosadefektes und die Heilung des autologen Spongiosatransplantates*

K. Draenert, Y. Draenert, München, H.W. Springorum, G. Gauer, Heidelberg, M.E. Müller und H. Willenegger, Bern

Erst die Versuche von Duhamel (1739–1743) beendeten letztlich die Lehre von den kittenden Flüßigkeiten, den „ossifying juices" von Nesbitt (1736) und dem „succus ossificus" von Dethlev (1751), die auf die Lehrmeinung Galens (130–200 n. Chr.) und auf seine Ansicht vom „Callus" zurückging. Mit den Versuchen Duhamels kam die Frage auf, welches der beteiligten Gewebe, Periost, Knochen oder Knochenmark für die Knochenregeneration verantwortlich sei.

Die Heilung der Knochenbrüche und Knochendefekte wurde schon sehr früh experimentell erforscht. Heyde (1686) führte zum Callusstudium Versuche an Fröschen durch. Er kam zu dem Schluß, daß die Fraktur durch Organisation und Verknöcherung des Blutergußes heile. 100 Jahre später führte John Hunter (1798) seine Versuche zum Studium der Frakturheilung durch. Auch er brachte den Bluterguß mit der Callusentstehung in Verbindung. Die Bedeutung des Blutergußes für die Defektheilung erreichte bei Bier (1917) den Höhepunkt.

Die Vorgänge, die sich bei der Regeneration des Knochens abspielen, wurden von Merrem (1810) an Reimplantaten und von von Walther (1821) an Transplantaten

---

* Mit Unterstützung der Deutschen Forschungsgemeinschaft DR 120/1

128

untersucht. Die ausführlichsten Versuche stellen die Resektionen von Bernhard Heine (1834, 1837) dar.

1847 veröffentlichte Flourens die Ergebnisse seiner Tierversuche zur Regeneration und Transplantation des Knochens. Flourens hatte wie Duhamel den Farbstoff der Krappwurzel zur Markierung benützt. Ollier (1867), der die Versuche von Flourens zum Teil wiederholte, bestätigte im wesentlichen dessen Ergebnisse und betonte wie Berhard Heine die knochenbildende Funktion des Periostes.

Marchand (1901) sprach sich dafür aus, daß sowohl Periost als auch Mark und der Inhalt der Haverschen Kanäle an der Knochenregeneration beteiligt seien. Eine Regeneration, die von den alten Knochenzellen ausgehe, wie sie später vor allem MacEwen (1908, 1912) vertrat, hielt er für nicht gesichert.

Barth (1894a, 1894b, 1895), später auch de Josselin de Jong und Eykman van der Kemp (1928) vertraten die Ansicht, daß transplantierter Knochen zugrunde gehe und ersetzt werde. Letztere Autoren schrieben die Regeneration und Einheilung vor allem den Zellen der Umgebung zu. 1908 führte Axhausen aus, daß sowohl Periost als auch Knochenmark am Leben bleiben und neuen Knochen bilden könnten, die implantierte Knochensubstanz jedoch zugrunde gehe und lediglich nutritive und Gerüstfunktion habe.

Die Frage der Defektheilung wurde erneut von Lexer (1924) experimentell bearbeitet. Er wies vor allem auf die Atrophie des Knochentransplantates, den Umbau mit Apposition und Resorption und schließlich den funktionellen Umbau hin. Den freien Kompaktatransplantaten von Lexer stellte Matti (1936) sein „Verfahren der Spongiosaeinpflanzung" mit Spongiosachips gegenüber.

Aufbauend auf seinen histogenetischen Arbeiten (1934) übertrug Krompecher (1937) diese Ergebnisse auf die Knochenregeneration. Krompecher unterschied zwischen der sekundären und primär angiogenen Knochenbildung; bei der sekundären Knochenbildung stellte er die „chondrale" auf knorpelig vorgebildeter Grundlage, der „desmalen", bei der Bindegewebe vorgebildet war, gegenüber; die primär angiogene Knochenbildung trete an Stellen ohne direkte mechanische Inanspruchnahme auf.

Um Druck- und Zugwirkung auszuschalten, untersuchte Hasche-Klünder (1952) die Callusbildung in Bohrloch- und Fräslochdefekten beim Hund. In den Bereichen der myelogenen Knochenbildung fand Hasche-Klünder das Bild der primär angiogenen Knochenbildung. Schweiberer (1970) stellte im spongiösen Lager bei größeren Defekten im Zentrum dieser Defekte intermediäres Bindegewebe fest. Johner (1972) experimentierte mit Bohrlochdefekten der Kaninchencorticalis und fand, daß Defekte bis 200 μm in lamellärer Form aufgefüllt wurden. Schenk und Willenegger (1977) führten aus, daß Defekte bis 800 μm primär angiogen knöchern aufgefüllt werden.

Die primär angiogene Knochenheilung, wie sie von Krompecher (1937) auch für die Knochenregeneration und von Oberdahlhoff (1948) auch für die Knochenbruchheilung angenommen wurde, zeigten Wagner (1963) und Schenk und Willenegger (1963) am Hundefemur, bzw. in Versuchen am Hunderadius. An der mit einer Osteosynthese stabil versorgten Osteotomie, wiesen die Autoren die Kontaktheilung mit dem direkten Umbau Haverscher Systeme und die Spaltheilung als primär knöcherne Überbrückung von Corticalisdefekten histologisch nach.

Die Kompressionsosteosynthese im metaphysären Bereich wurde bereits von Charnley (1948, 1953) beschrieben. Die Untersuchungen von Krompecher (1974) über die primär angiogene Callusbildung und von Draenert et al. (1981) über die primär angiogene metaphysäre Knochenheilung zeigten, daß die Kontaktheilung im Bereich der Spongiosa nicht die Regel ist.

Schlüssig reimplantierte Zylindertransplantate erwiesen sich als ein reproduzierbarer Modellversuch, um die verschiedenen morphologischen Phänomene der Kontaktheilung des Spongiosatransplantates im Vergleich mit dem Defekt zu untersuchen.

Solche Zylindertransplantate fanden in der Operationsmethode von Cloward (1961) ihre praktische Anwendung. Cloward führte mit diesen Knochenzylindern Verblockungen von Wirbelkörpern durch.

Material und Methoden

An 4 noch nicht ausgewachsenen Bastardhunden wurden in Intubationsnarkose an der distalen Femurmetaphyse mit einer atraumatischen Zylinderfräse Spongiosa-Transplantat-Zylinder mit einem Durchmesser von 4,3 mm entnommen und 3 cm distal in ein 0,1 mm engeres Bohrloch in die Epiphyse schlüssig eingesetzt. Der Defekt, der in der Metaphyse verblieb, maß im Durchmesser 6,3 mm. Die Tiere wurden in verschiedenen Intervallen auf beiden Seiten operiert. Sie wurden in Intubationsnarkose getötet und über die Aorta abdominalis mit einer phosphatgepufferten Formalinlösung (4%) fixiert. Die Intervalle von Operation und histologischer Untersuchung betrugen 2, 3, 8 und 12 Tage, 2, 3, 4 und 12 Wochen.

Die Femurknochen wurden herausgenommen und die zurechtgesägten Knochenblöcke mit dem Defekt und dem Spongiosatransplantat in der aufsteigenden Fuchsin-Alkoholreihe dehydratisiert, stückgefärbt und anschließend in Metacrylat eingebettet. Zur Beurteilung der knöchernen Umbauvorgänge wurden Schliffe von 60 µm Dicke und deren Mikroradiogramme hergestellt. Die Auswertung erfolgte im Leitz-Orthoplan im normalen Durchlicht und mit Hilfe der Auflichtfluorescenz (Ploemopak).

Die experimentellen Ergebnisse ermutigten zur klinischen Anwendung dieser Zylindertransplantate. Beginnende Femurkopfnekrosen, sowie ausgedehnte Areale einer Osteochondrosis dissecans wurden bei uns mit 10 mm im Durchmesser messenden cortico-spongiösen Zylindertransplantaten gestützt. Ferner wurden Pseudarthrosen im Schaftbereich, sowie bei Schenkelkopfpseudarthrosen auch im epiphysären Bereich, mit einem oder mehreren Spongiosazylindern verzapft. Mit einem oder mehreren Zylindern wurden Femurköpfe mit zum Teil ausgedehnten Nekrosen für die Überkappung mit einer Wagner-Schale vorbereitet. Die ersten röntgenologischen Nachkontrollen werden aufgezeigt.

Ergebnisse

Nach 2 Tagen war der Defekt noch mit einem Blutcoagulat ausgefüllt. Nach 4 Tagen erkannte man bereits von den stehengebliebenen, metaphysären Spongiosabälkchen ein neuentstehendes Geflechtknochengerüst, welches nach 8 Tagen bereits zirkulär am Defektrand zu beobachten war. Nach 12 Tagen war der Defekt exzentrisch vom Rand her mit einem Geflechtknochengerüst verkleinert worden; dessen Maschenräume wurden zum Zentrum des Defektes hin kleiner und die Knochenbälkchen im Bereich der zentralen Narbe entstanden auf einer faserbindegewebigen Grundlage. Im Zentrum hatte sich ein kollagenfaseriges Narbengewebe gebildet. Dessen Fasern verankerten sich in dem Geflechtknochengerüst und verliefen zum Teil zirkulär entlang der Knochenbälkchen; gegen das Zentrum war ein Wall eines dichten cellulären Granulationsgewebes ausgeprägt, im Zentrum selbst fanden sich noch Reste des Hämatoms. Die Bälkchen, die unmittelbar von den alten Spongiosatrabekeln ausgingen, zeigten ein Kerngerüst aus Geflechtknochen, welches bereits durch lamelläre Auflagerungen konzentrisch verstärkt worden war (Abb. 1).

Die Spongiosatransplantate, die in Kontakt zum Trabekelwerk der Epiphyse implantiert worden waren, wiesen am 2. Tag im Bereich der Kontaktlinie noch keine fluorochromen Aktivitäten auf. Auch innerhalb des Zylinders konnten keine osteogenetischen Aktivitäten erkannt werden. Im gut vascularisierten Empfängerbett wurde bereits am 2. Tag eine Aktivierung des cellulären Markes beobachtet. Es kam zu einer deutlichen Zellverdichtung, welche am 4. Tag noch ausgeprägter war. Das übrige Mark der Metaphyse zeigte bei diesen jungen Tieren ein aktives, blutbildendes Mark, bei dem die Zelldichte jedoch nicht so ausgeprägt war und in dem auch normale Adipocyten zu finden waren.

Am 4. Tag konnten in der Kontaktzone des Transplantatlagers fluorochrome Anbauaktivitäten festgestellt werden.

Nach 12 Tagen waren rings um den Zylinder im Transplantatlager Tetracyclinbänder zu erkennen. Es wurde eine Invasion eines Gefäßparenchyms in den Zylinder festgestellt. Die randständigen Spongiosabälkchen des Transplantates zeigten zu diesem Zeitpunkt bereits zarte Tetracyclinbeschläge. Das Zentrum des Transplantatzylinders dagegen ließ immer noch keine eigenen osteogenetischen Aktivitäten erkennen (Abb. 2).

Nach 4 Wochen erkannte man eine weitere Auffüllung des Defektes vom Rande her. Drei Gewebsformationen, die den Defekt exzentrisch verkleinerten, konnten deutlich in diesem Stadium voneinander unterschieden werden: eine breite Zone eines lamellär verstärkten, primär angiogen entstandenen Geflechtknochengerüstes, welches an die alten Knochentrabekel anschloß, ein zum Zentrum hin folgendes Geflechtknochengerüst, welches auf faserbindegewebiger Grundlage entstanden war und die zentrale Narbe. Die Architektur des lamellär verstärkten Geflechtknochengerüstes war daran zu erkennen, daß die einzelnen Fachwerkwaben enger waren, als die der es umgebenden Spongiosa der Metaphyse; die cellulären Aktivitäten waren ausgeprägter als im benachbarten Transplantatlager. Das Fachwerk des Geflechtknochengerüstes wurde mit dem Abstand vom Defektrand enger und ging schließlich in die Fasern der zentralen Narbe über (Abb. 3).

Der schlüssig transplantierte Spongiosazylinder war nach 4 Wochen im Übersichtpräparat nicht mehr ohne weiteres zu erkennen (Abb. 4). Im polarisierten Licht konnte er jedoch durch die anders orientierten Spongiosabälkchen abgegrenzt werden. Die celluläre Aktivität innerhalb des Zylinders unterschied sich nach 4 Wochen kaum wesentlich von dem des umgebenden Transplantatlagers. Ein Stützgerüst wurde weder

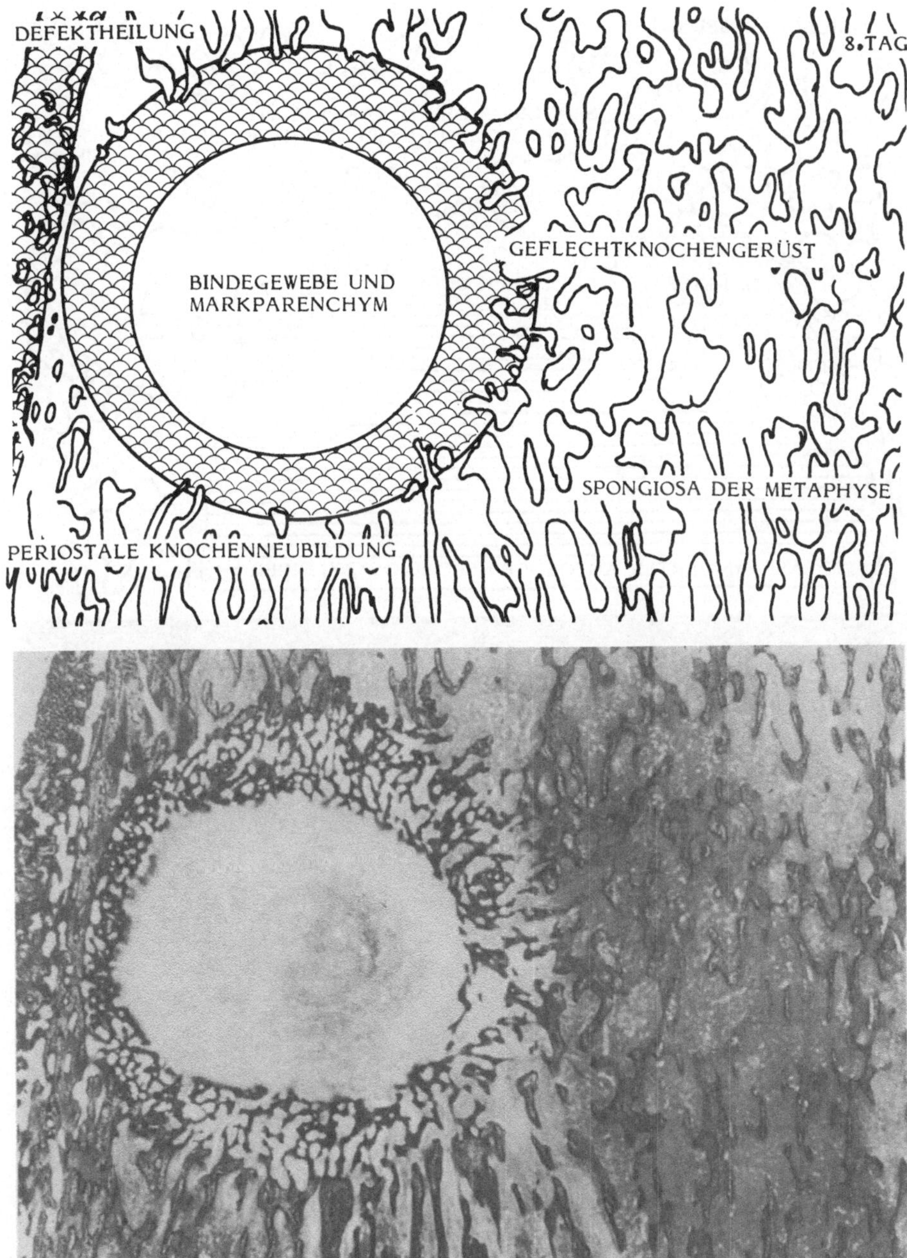

Abb. 1. Defekt von 6,3 mm Durchmesser in der distalen Femurmetaphyse des Hundes. Am Rande des Defektes primär angiogen entstandenes Geflechtknochengerüst, welches bereits lamellär konzentrisch verstärkt wurde. Zum Zentrum hin ein auf faserbindegewebiger Grundlage entstandenes Geflechtknochengerüst. Im Zentrum faserbindegewebige Narbe. Sagittalschliff, Färbung mit basischem Fuchsin, 8 Tage post op

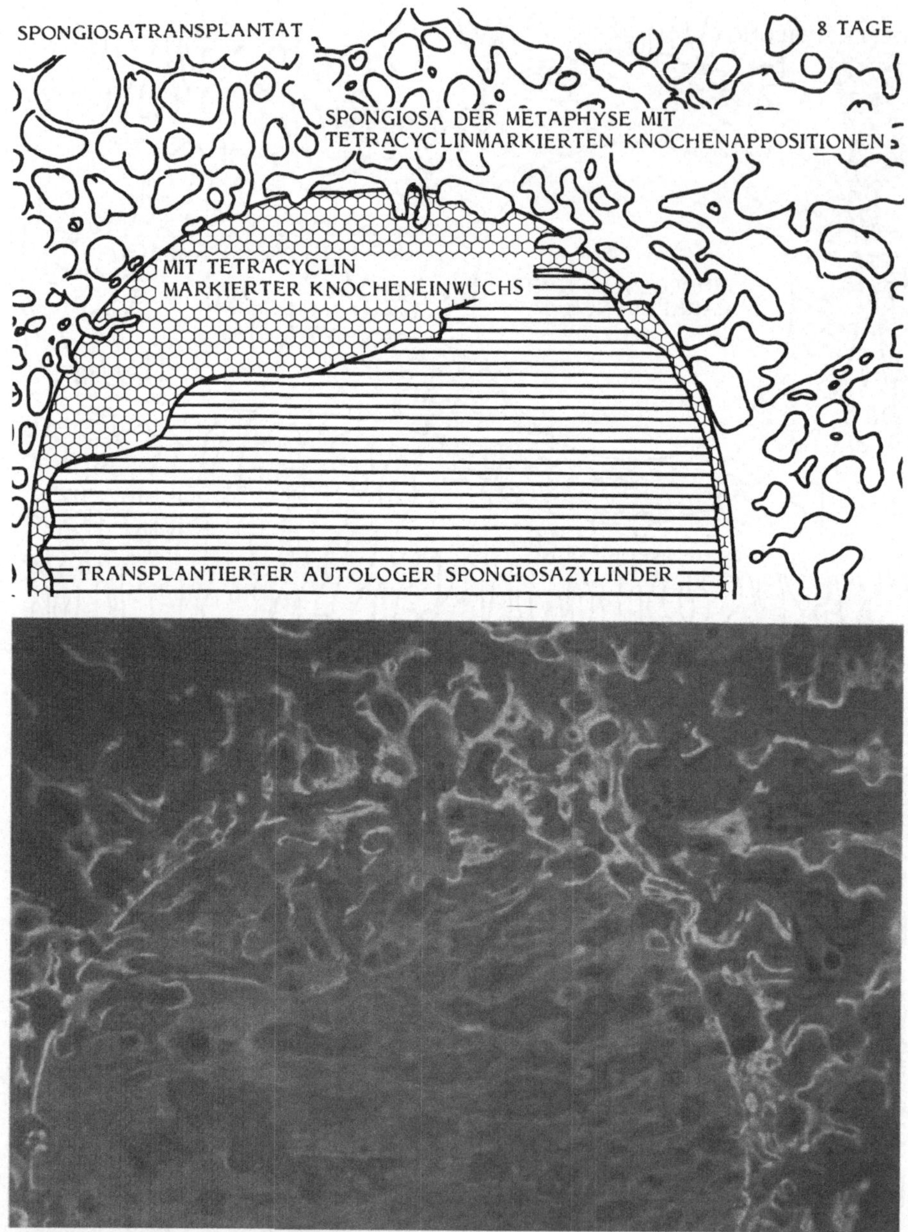

Abb. 2. Kontaktheilung eines Spongiosazylinder-Transplantates von 4,2 mm Durchmesser in der distalen Femurepiphyse des Hundes. Tetracylinmarkierung vom 4. postoperativen Tag. Die Revascularisierung erfolgt vom Empfängerbett aus. Sagittalschliff in der Auflichtfluorescenz, Filterkombination D (Ploemopak), 8. Tag nach der Operation

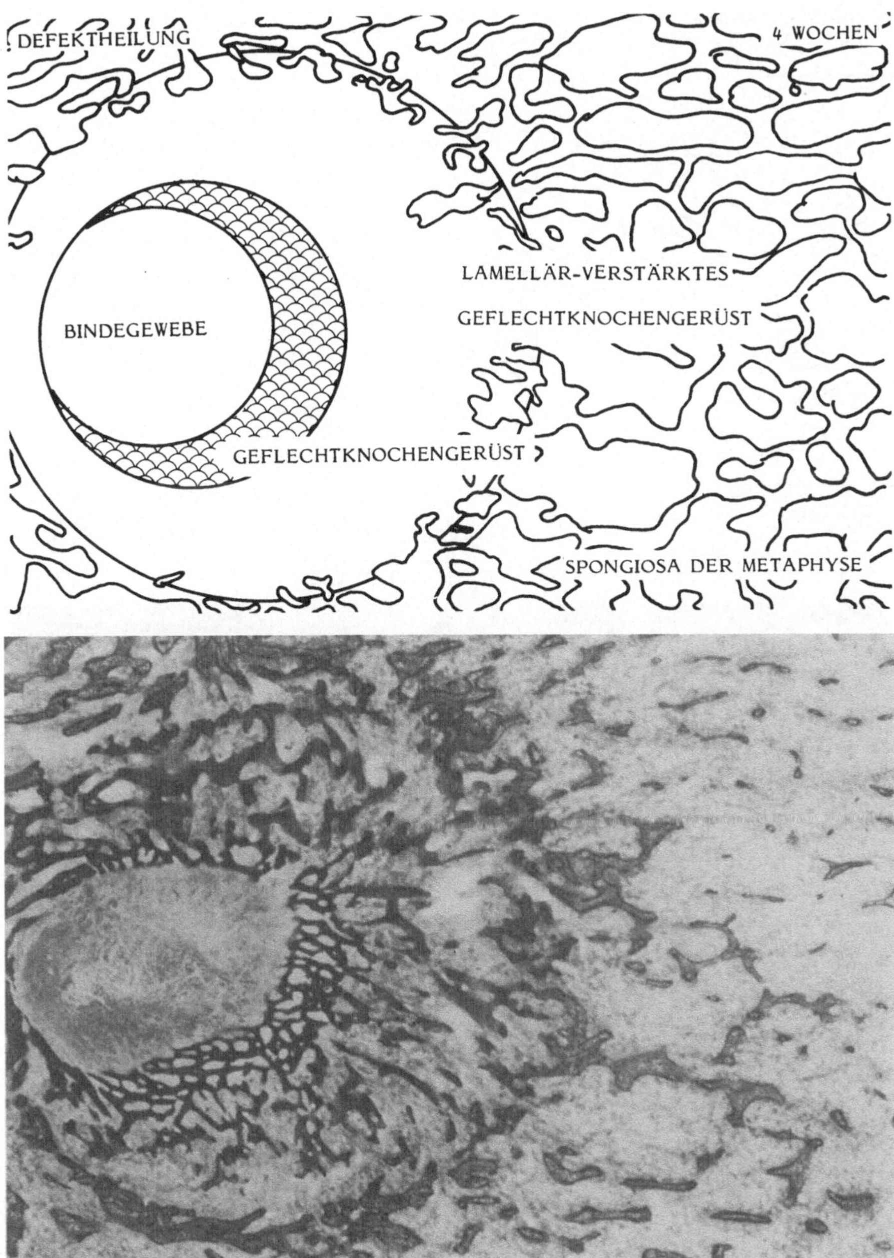

Abb. 3. Defektheilung in der distalen Femurmetaphyse des Hundes 6,3 mm Durchmesser. Primär angiogene Defektheilung am Rande, desmales Geflechtknochengerüst gegen das Zentrum. Im Zentrum bindegewebige Narbe. Sagittalschliff im normalen Durchlicht, Färbung mit basischem Fuchsin, 4 Wochen nach der Operation

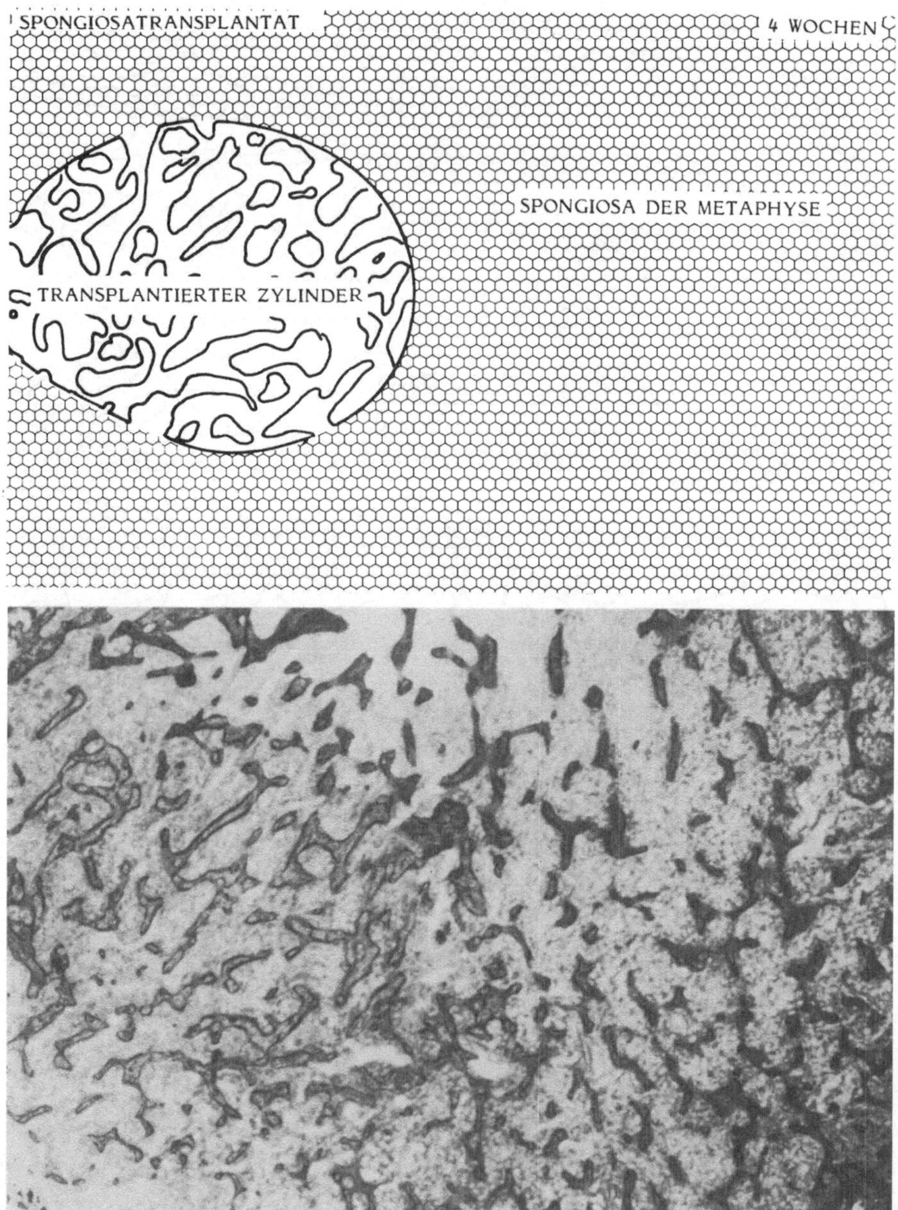

Abb. 4. Spongiosazylinder-Transplantat von 4,2 mm Durchmesser in der distalen Femurepiphyse des Hundes. Der Transplantatzylinder ist voll integriert. Sagittalschliff im normalen Durchlicht. Färbung mit basischem Fuchsin. 4 Wochen nach der Operation

im Implantatbett noch im Transplantat gefunden. Die Spongiosabälkchen waren gegenüber dem Transplantatlager etwas dicker. In der Auflichtfluorescenz konnten im gesamten Bereich des Spongiosazylinders lamelläre, mit Tetracyclin markierte Knochenneubildungen erkannt werden. Die fluorochrom-markierten Knochenappositionen gingen vom umgebenden Transplantatlager direkt in den transplantierten Zylinder über. Vereinzelt wurden an den Spongiosabälkchen Umbauaktivitäten festgestellt. Nach 12 Wochen war das Zylindertransplantat auch im polarisierten Licht nicht mehr zu erkennen.

Bei einem Patienten war es nach einer Schenkelhalsfraktur, die mit einem Laschennagel versorgt worden war, zur Ausbildung einer Pseudarthrose gekommen. Die anschließende Aufrichtungsosteotomie mit einer AO-Winkelplatte war gleichfalls nicht erfolgreich, worauf eine Verzapfung mit zwei Spongiosazylinder-Transplantaten durchgeführt wurde. Die Röntgenkontrolle 7 Monate nach der Operation zeigte, daß beide Zylinder eingeheilt waren (Abb. 5a, b).

Ein 39jähriger Patient mit Hüftkopfnekrose, die bereits eine deutliche Demarkierung des Nekroseherdes durch kompaktisierten Knochen zeigte, konnte ebenfalls nach 7 Monaten nachkontrolliert werden. Bei dem Patienten war eine Bolzung mit einem cortico-spongiösen Zylindertransplantat aus dem gleichseitigen Beckenkamm mit einer dreidimensionalen Umstellungsosteotomie kombiniert worden. Die Nachkontrolle zeigte kein Fortschreiten der Nekrose und einen intakt eingeheilten Spongiosazylinder (Abb. 6).

Bei einem 38jährigen Patienten mit einer ausgeprägten Kopfnekrose wurde eine Überkappung mit einer Keramik-Schale nach Wagner durchgeführt. Die Kopfnekrose wurde mit zwei Zylindertransplantaten von 10 mm Durchmesser, die vom gleichseitigen Beckenkamm stammten, gebolzt und anschließend die Kappe mit Knochenzement aufgesetzt. Die röntgenologische Nachkontrolle nach 6 Monaten zeigte auch hier ein einwandfrei eingeheiltes Zylindertransplantat. Zeichen für eine Lockerung der Kappe konnten nicht erkannt werden (Abb. 7).

Bei einem 20jährigen Patienten war es nach einer Minimalosteosynthese des Unterschenkels, die nur mit Schrauben durchgeführt worden war, 10 Monate nach dem Unfall und 8 Monate nach der Metallentfernung spontan zur Refraktur gekommen. Die Reoperation zeigte Faserbindegewebe im gesamten Frakturbereich, was die Diagnose der Pseudarthrose bestätigte. Die Röntgenkontrolle 7 Monate nach der Reosteosynthese, bei der die Fragmente mit einem intramedullären Zylindertransplantat verzapft wurden, zeigte eine callusfreie Knochenheilung bei stabil sitzenden Implantaten (Abb. 8a—c).

Bei allen Patienten wurde die operierte Extremität 12 Wochen entlastet. Die Freigabe bis zur vollen Belastung wurde mit Hilfe der Pelimit-Sohle oder einem Entlastungsapparat schrittweise vollzogen.

Diskussion

Für diesen Versuch wurden noch nicht ausgewachsene Hunde gewählt, da der kindliche Knochen im meta- und epiphysären Bereich eine ausgeprägte Regenerationsfähigkeit besitzt und so mit einer kurzen Ausheilungszeit gerechnet werden konnte. Die Zylinder wurden aus der Metaphyse entnommen und in die Epiphyse eingesetzt, da diese beim wachsenden Knochen über eine selbständige Blutversorgung verfügt

(Trueta und Morgan, 1960) und daher nicht ein primär schlechtes Transplantatbett darstellt.

Der Bluterguß in den Fräß-Defekten ist bereits nach 2 Tagen organisiert und von Zellen durchwandert, wie Lauche (1937) dies bei der Frakturheilung fand. Mit den Makrophagen, die das Hämatom resorbieren, wird von Reticulumzellen im Defekt ein Zellgerüst aufgebaut. Marksinusoide sprossen vom gut vascularisierten Implantat-

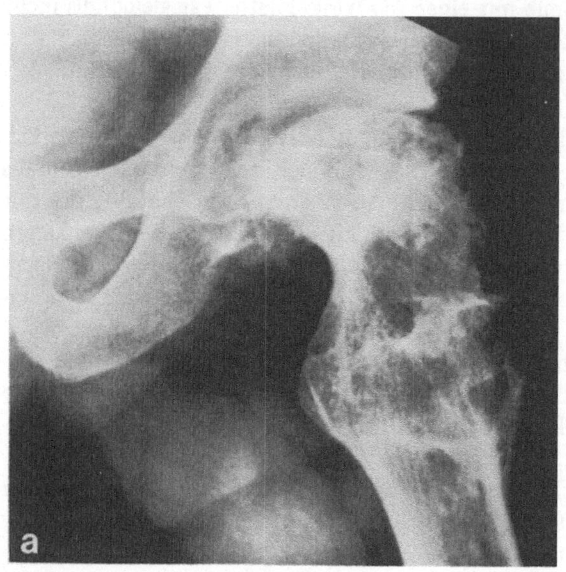

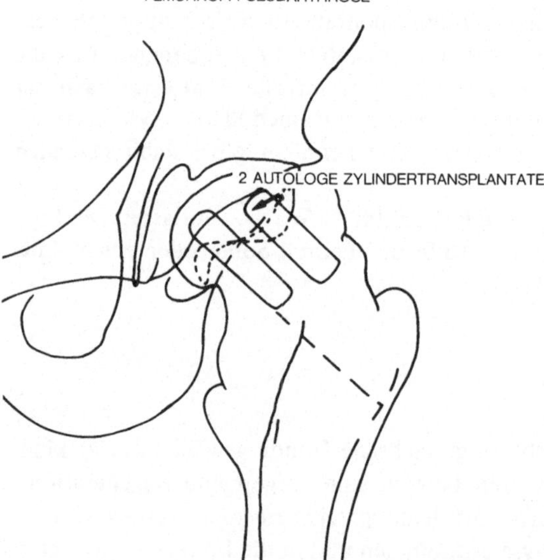

Abb. 5a, b. Zustand nach Verzapfung einer Schenkelkopf-Pseudarthrose mit zwei Spongiosazylinder-Transplantaten, 7 Monate nach der Operation. Sowohl der distale cortico-spongiöse Zylinder als auch der rein spongiöse Zylinder im proximalen und äußeren Kopfanteil sind voll integriert

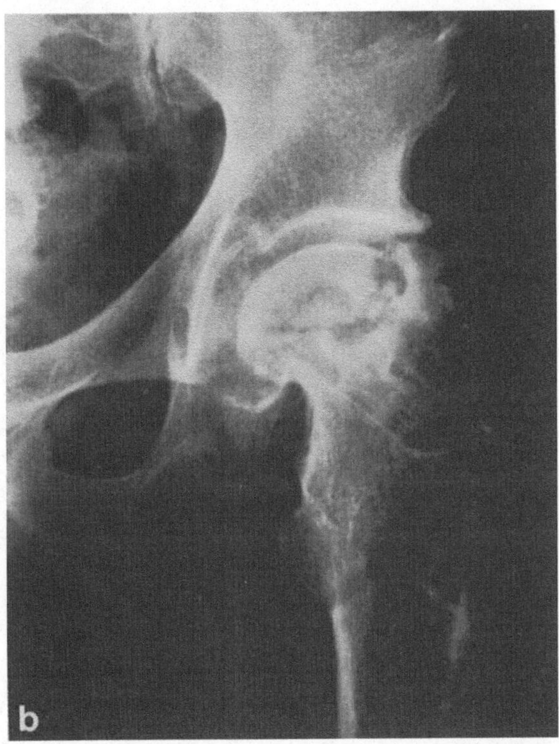

Abb. 5b

lager in den Defekt ein (Draenert et al., 1981). Am Rande des Defektes entstehen sehr schnell in enger Verbindung zu den Marksinusoiden, Fasergerüste als Grundlage für ein Geflechtknochengerüst.

An solchen Defekten wurde auch von Hasche-Klünder (1952) das Bild der von Krompecher (1934) beschriebenen „primär angiogenen Knochenheilung" gefunden. Im Gegensatz zum periostalen zeigte das primär angiogen entstandene Geflechtknochengerüst eine regelmäßige Architektur in direkter Fortsetzung der Spongiosabälkchen des Transplantatlagers, wie sie bereits von Bauer (1929) beschrieben worden war. Diese primär angiogene Defektheilung ist abhängig von der Größe des Defektes. Eine primär knöcherne Heilung ist bisher nur bei Bohrlöchern bis 800 μm beobachtet worden (Schenk und Willenegger, 1977). In größeren Defekten kommt es zentral zur Entwicklung einer bindegewebigen Narbe (Hasche-Klünder, 1952; Schweiberer, 1970). Nach 8 Tagen ist dieses Narbengewebe im Zentrum des Defektes ausgeprägt. Die Fasern setzen sich direkt aus dem Geflechtknochengerüst fort. Die weitere Geflechtknochenbildung entsteht sekundär auf faserbindegewebiger Grundlage und folgt dem Narbenzug dieses Faserbindegewebes (Schweiberer, 1970).

Schramm (1970) beschrieb bei Defektfüllungen mit Spongiosablöcken beim Hund bereits zwischen dem 2. und 4. Tag tetracyclinmarkierte Knochenappositionen an der transplantierten Spongiosa und schloß daraus auf eine osteogenetische Aktivität des Transplantates. Dies ist nicht ohne weiteres möglich, da eine Knochenapposition aufgrund der Markierung allein nicht dem Transplantat zugeordnet werden kann.

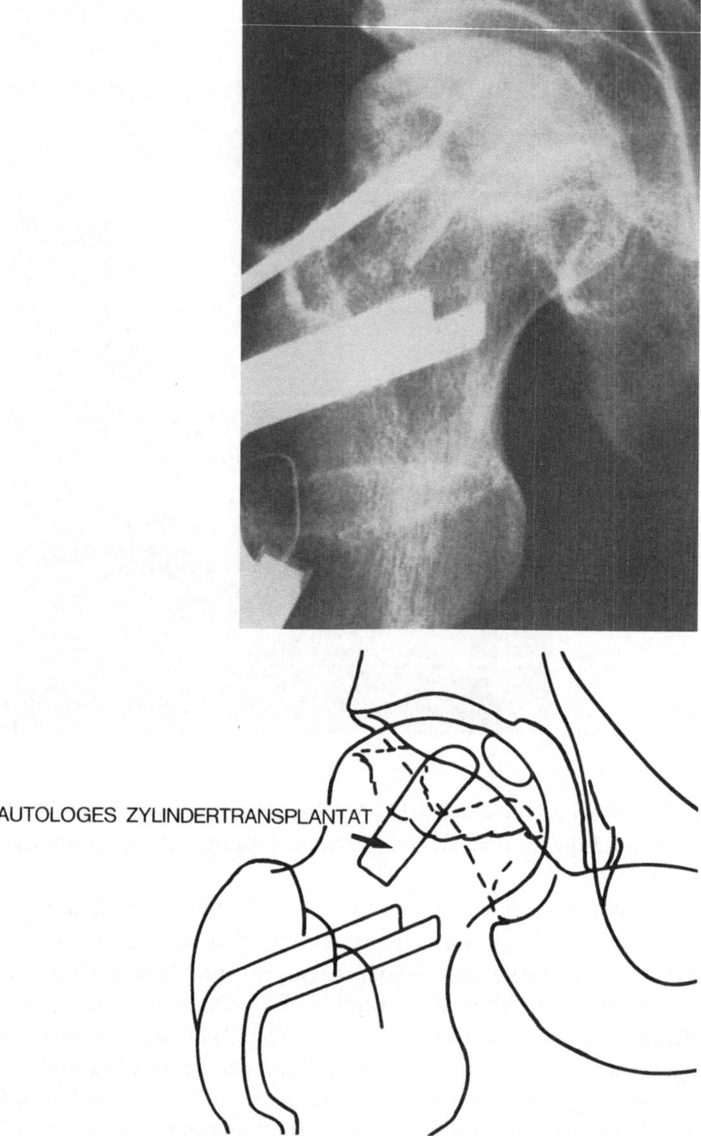

Abb. 6. Zustand 9 Monate nach dreidimensionaler Umstellungsosteotomie und Bolzung mit einem cortico-spongiösen Zylindertransplantat von 10 mm Durchmesser. Der Spongiosazylinder ist vollständig integriert. Die Nekrose ist nicht weiter fortgeschritten

Die Knochenregeneration erfolgte über Entdifferenzierung aus Zellen des „mesenchymalen Syncytiums" (Lauche, 1937). Die Osteoblasten leiten sich aus den Reticulumzellen ab (Young, 1962). Dieses pluripotente Mesenchymgewebe wird durch verschiedene Faktoren in seiner Differenzierung beeinflußt (Bassett, 1962). Der Reiz der

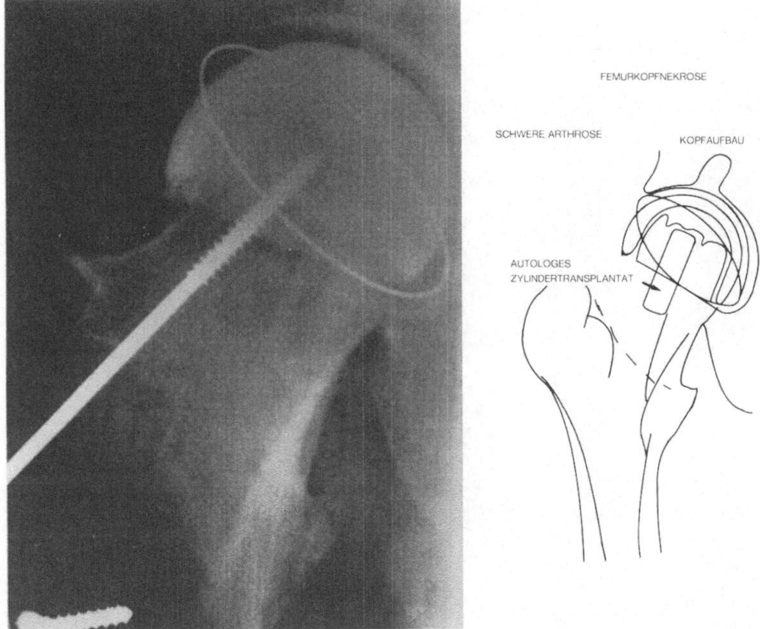

Abb. 7. Zustand 6 Monate nach Überkappung mit einer Keramik-Schale nach Wagner und einer Polyaethylenpfanne. Noch deutlich sichtbares Spongiosazylinder-Transplantat, welches vollständig integriert wurde. Keine Hinweise für eine drohende oder beginnende Lockerung

letztlich die Knochenbildung induziert, ist nicht bekannt. Das „Osteogenin" von Lacroix (1949) oder das „bone-morphogenetic-protein" (BMP) von Urist (1973) sind noch nicht ausreichend identifiziert. Wenn die Induktion zur Knochenbildung gegeben ist, unterliegt diese mechanischen Einflüssen (Krompecher, 1937; Pauwels, 1960). Unter biomechanisch neutralen Verhältnissen erfolgt die Knochenheilung im Bereich der Compacta primär angiogen in Form der Kontakt- und Spaltheilung (Schenk und Willenegger, 1963).

Auch bei metaphysären Frakturen kann durch Kompression, biomechanische Neutralität erreicht werden (Charnley 1948, 1961). Die Kontaktheilung ist bei der Spongiosa nicht die Regel, es bestehen vielmehr größere und kleinere Defekte; dennoch kann sie gezeigt werden.

Während bei Defektfüllungen mit Spongiosachips auch unter biomechanisch neutralen Bedingungen der primär angiogen knöcherne Einbau der Transplantate von der Defektgröße abhängt, wird der schlüssig und dadurch stabil transplantierte Spongiosazylinder vollständig integriert. Im gut vascularisierten Transplantatbett entwickelte er keine eigenen osteogenetischen Aktivitäten, vielmehr werden Transplantatzylinder, wie in unserer Versuchserie mit einem Durchmesser von 4,3 mm sehr schnell revascularisiert und nach 4 Wochen sind sie ohne Bildung eines Stütz- oder Füllgerüstes integriert.

140

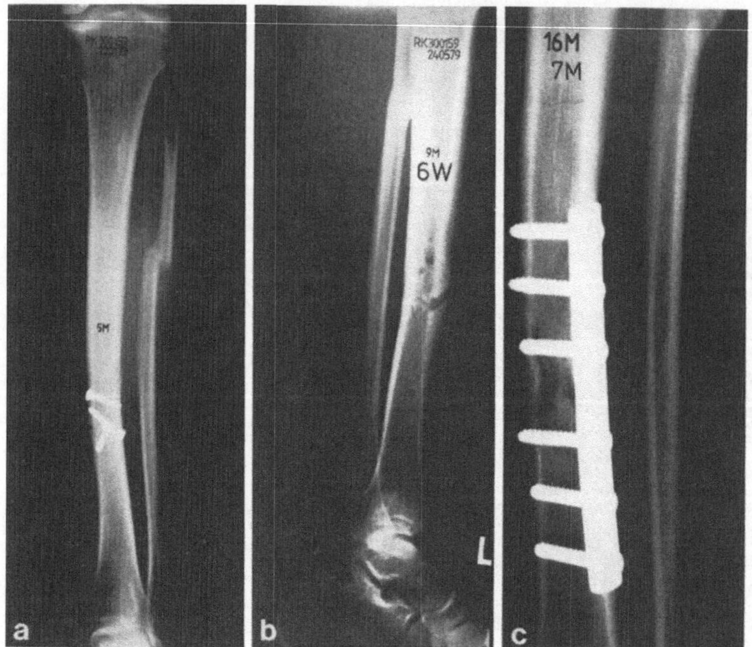

Abb. 8a–c. Zustand nach Minimalosteosynthese einer offenen Unterschenkelfraktur
Grad I bei einem 20jährigen Patienten. **b** Refraktur 9 Monate nach der Osteosynthese
und 6 Wochen nach der Metallentfernung, **c** Zustand 7 Monate nach Reosteosynthese
mit intramedullärer Verzapfung durch ein Spongiosazylinder-Transplantat. Die Fraktur ist callusfrei verheilt

Das narbenlose Einheilen eines Spongiosatransplantates ist im Prinzip möglich.
Die Umstrukturierung der inneren Architektur unterliegt den Einflüßen der dynamischen Beanspruchung und ist bei Transplantaten dieser Größenordnung nach
12 Wochen abgeschlossen.

Wie bereits Clowards (1961) zeigen konnte, eignen sich Spongiosazylinder-Trans-
plantate sowohl zur Defektfüllung als auch als „transplantierte Callusbrücke" im
Sinne einer Verzapfung der Fragmentenden bzw. von Falschgelenken. Die klinischen
Ergebnisse zeigen, daß auch in nekrotischen Arealen diese Zylinder einheilen und
Stützfunktion übernehmen können. Inwieweit die Elektroinduktion im magnetischen
Feld Einfluß auf die Einheilung der Zylindertransplantate hat, wird der Vergleich
eines homogenen Krankengutes zeigen. Dieser wird an unserer Klinik durchgeführt.

Literatur

Axhausen G (1908) Histologische Untersuchungen über Knochentransplantationen
am Menschen. Dtsch Z Chir 91: 388–428
Barth A (1894a) Zur Frage der Vitalität replantierter Knochenstücke. Berl Klin
Wschr 31: 340–341

Barth A (1894b) Über Osteoplastik in histologischer Beziehung. Arch Klin Chir 48: 466–477

Barth A (1895) Histologische Untersuchungen über Knochentransplantationen. Beitr Path Anat 17: 65–142

Bauer C (1929) Experimentelle Kalluserzeugung durch Replantation der kallusbildenden Gewebe. Arch Klin Chir 156: 251–267

Bier A (1917) Beobachtungen über Regenerationen beim Menschen. Dtsch Med Wschr 27: 48

Charnley J (1948) Positive pressure in arthrodesis of the knee joint. J Bone Joint Surg 30-B: 478

Charnley J (1953) Compression arthrodesis including central dislocation as a principle in hip surgery. Livingstone, Edinburgh

Charnley J (1971) The closed treatment of common fractures. Livingstone, London

Cloward R B (1961) Treatment of acute fractures and fracture-dislocations of the cervical spine by vertebral body fusion. J Neurosurg 18: 201

Dethlev (1751) Dissertatione Ossium calli generationem et calli naturam etc. Exhibiens, Göttingen

Draenert K, Handschin M, Schenk R, Willenegger H, Müller M E (1981) Histo-Morphologie der direkten metaphysären Knochenheilung. S.I.C.O.T. 1981

Duhamel H L (1739) Sur une racine qui a la faculté de teindre en rouge les os des animaux vivants. Mém de l'acad des Sciences de Paris 1–13

Duhamel H L (1742) Sur le developpement et la crue des os des animaux. Mém de l'acad des Sciences de Paris 354–370

Duhamel H L (1743) Quatrième mémoire sur les os. Mém de l'acad des Sciences de Paris 87–146

Flourens M (1847) Théorie expérimentale de la formation des os. Paris

Galen C (1821–33) De semine. I. 10. Opera omnia. Editionem curavit Carolus Gottlob Kuhn, Lipsiae C Cnobloch, IV: 549

Hasche-Klünder R (1952) Tierexperimenteller Beitrag zur Frage der „angiogenen" Callusbildung. Arch Orthop Unfallchir 45: 355–362

Heine B (1834) Note sur l'ostéotome modifié et sur des pièces osseuses a l'appui des avantages qu'offre l'omploie de cet instrument. Acad des Sciences Paris

Heine B (1837) Recherches sur la régénération des os. Acad des Sciences de Paris (Concours Monthyon)

Heyde A de (1686) Experimenta circa sanguinis missionem etc. Amstelud

Hunter J (1798) Experiments and observations on the growth of bones. Hunter's work. D F Palmer's Ed. P 315. Longman, London 1837

Johner R (1972) Zur Knochenheilung in Abhängigkeit von der Defektgröße. Helv Chir Acta 79: 409–411

Josselin de Jong R de, Eykman van der Kemp P H (1928) Experimentelle Untersuchungen über die Autotransplantation von Knochengewebe. Beitr Path Anat 79: 268–332

Krompecher S (1934) Die Entwicklung der Knochenzellen und die Bildung der Knorpelgrundsubstanz bei der knorpelig und bindegewebig vorgebildeten, sowie der primären reinen Knochenbildung. Verh Anat Ges 34–53

Lacroix P (1949) L'organisation des os. Masson et Cie, Paris

Lauche A (1937) Handbuch der speziellen pathologischen Anatomie und Histologie. Bd IX/3. Springer, Berlin, S 204

Lexer E (1924) Die Überpflanzung von Knochen, Periost und Mark. In: Die freien Transplantationen. Neue Dtsch Chir Teil II, 26b: 1–201

MacEwen W (1908) Role of the various elements in the development and regeneration of bone. Philos Trans Roy Soc London Ser B 199: 253–279

MacEwen W (1912) The growth of bone. Observations on osteogenesis. The experimental inquiry into the development and reproduction of diaphyseal bone. Maclehose and Sons, Glasgow

Marchand F (1901) Der Prozeß der Wundheilung mit Einschluß der Transplantation. Dtsch Chir 16. Enke Verlag, Stuttgart

Matti H (1936) Technik und Resultate meiner Pseudarthrosenoperation. Zbl Chir 63: 1442–1451

Merrem (1810) In: Weidenreich F: Das Knochengewebe, S. 492. In: Möllendorf W (Hrsg) Handbuch der Mikroskopischen Anatomie des Menschen. Julius Springer, Berlin 1930

Nesbitt R (1736) Human Osteogeny. T Wood, London

Oberdahlhoff H (1948) Der Einfluß mechanisch funktioneller Kräfte auf die feineren Vorgänge der Knochenneubildung. Dtsch Med Wschr 291

Ollier L (1867) Traité expérimentale et clinique de la régénération des os et de la production artificielle du tissu osseux. Masson, Paris

Pauwels F (1960) Eine neue Theorie über den Einfluß mechanischer Reize auf die Differenzierung der Stützgewebe. Z Anat 121: 478–515

Schenk R, Willenegger H (1963) Zum histologischen Bild der sogenannten Primärheilung der Knochenkompakta nach experimentellen Osteotomien am Hund. Experientia 19: 593–595

Schenk R, Willenegger H (1977) Zur Histologie der primären Knochenheilung. Modifikation und Grenzen der Spaltheilung in Abhängigkeit von der Defektgröße. Unfallheilkd 80: 155–160

Schramm W (1970) Klinische und tierexperimentelle Untersuchungen über die Transplantation autoplastischer Spongiosa. Unfallheilkd 104

Schweiberer L (1970) Experimentelle Untersuchungen von Knochentransplantaten mit unveränderter und mit denaturierter Knochengrundsubstanz. Unfallheilkd 103: 1–70

Trueta J, Morgan J (1960) The vascular contribution to osteogenesis. J Bone Joint Surg 42-B: 97–109

Urist M R (1973) Biologic initiators of calcification. In: Isodore Zippin (ed) Biological Mineralization. John Wiley & Sons Inc, New York

Wagner H (1963) Die Einbettung von Metallschrauben in Knochen und die Heilungsvorgänge des Knochengewebes unter dem Einfluß der stabilen Osteosynthese. Langenbecks Arch Chir 305: 28–41

Von Walther (1821) In: Weidenreich F: Das Knochengewebe, S 492. Handbuch der Mikroskopischen Anatomie des Menschen. Möllendorff W (Ed). Julius Springer Verlag, Berlin 1930

Young R W (1962) Cell proliferation and specialization during enchondral osteogenesis in young rats. J Cell Biol 14: 357

Die Einheilung von autologen Rippenspänen unterschiedlicher Größe im Tierversuch

W.-J. Höltje, Hamburg

Autologe Rippentransplantate in einer Länge von 5 bis 50 mm wurden am Hund nach Beseitigung des Periostschlauches zwischen die Entnahmestümpfe zurückverlagert und unter axialer Kompression verschraubt. Zur Osteosynthese fanden die von Luhr (1968) angegebenen Kompressionsplatten zur Unterkieferosteosynthese Verwendung. Vier weitere Transplantate wurden ohne Kompression mit einer Osteosyntheseplatte versorgt. Alle Späne wurden in ein musculäres Lager eingescheidet. 14 Tage postoperativ wurden in wöchentlichen Abständen Farbstoffe zur polychromen Sequenzmarkierung subcutan injiziert (Rahn et al., 1970, 1971, 1972).

Acht Wochen nach der Osteosynthese wurden die Transplantate mit Plattenmaterial und Stümpfen entnommen und untersucht. Vier Späne fielen einer Injektion anheim. Sie lagen als devitale Sequester zwischen gelockerten Osteosyntheseplatten. Die Infektion eines freien Transplantates führt somit häufig auch bei funktionsstabiler Osteosynthese zum totalen Untergang, während ein Infekt bei einer kompressionsverschraubten Fraktur durchaus nicht zwingend die Konsolidierung und primäre Knochenbruchheilung verhindert (Rittmann et al., 1975).

Alle übrigen kompressionsverschraubten Späne waren nach Plattenabnahme klinisch fest. Histologisch ergab sich folgendes Bild:

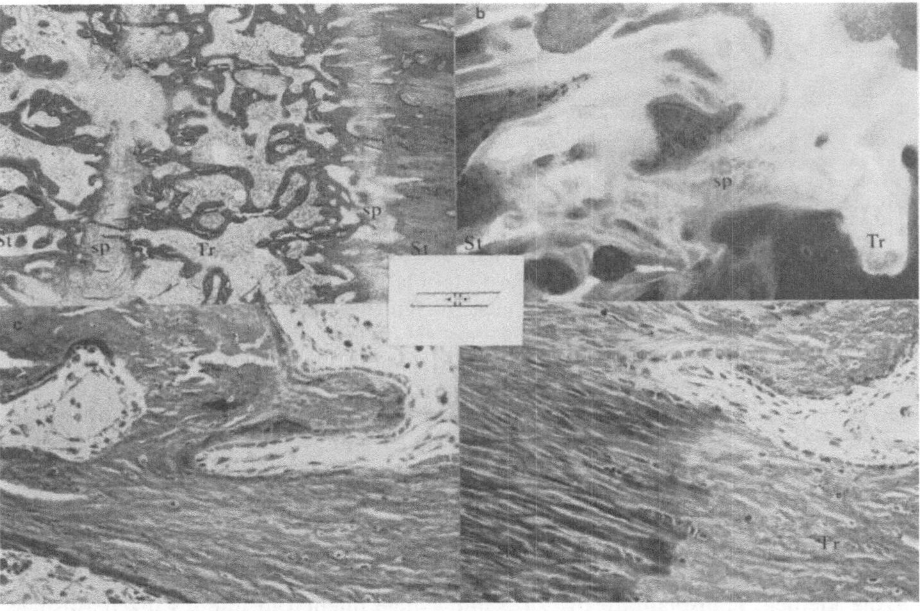

Abb. 1. a 5 mm breites, 8 Wochen altes Rippentransplantat mit Osteosyntheseplatte unter axialer Kompression stabil fixiert. Die Spalten zwischen Transplantat und Stumpf (sp) sind von frischem Osteoid durchgebaut (Masson-Goldner, Vergrößerung 4fach), b Fluorescenzmikroskopische Darstellung des Spaltbereiches im ungefärbten Schliff nach polychromer Sequenzmarkierung. Das spaltüberbrückende Osteoid (sp) zeigt erst nach 5 Wochen Fluorescenzlinien (Vergrößerung 25fach), c Zentrum des Transplantates mit Osteoblastensäumen und vitalen Osteocyten ohne Abbauvorgänge oder Devitalisierung (Masson-Goldner, Vergrößerung 64fach), d Randbereich des Transplantates mit Anteilen des Spaltes (sp). Lebhafte Invasion von Gefäßbindegewebe und Osteoblasten von Transplantat in den Osteosynthesespalt ohne resorptive Vorgänge (Masson-Goldner, Vergrößerung 64fach)

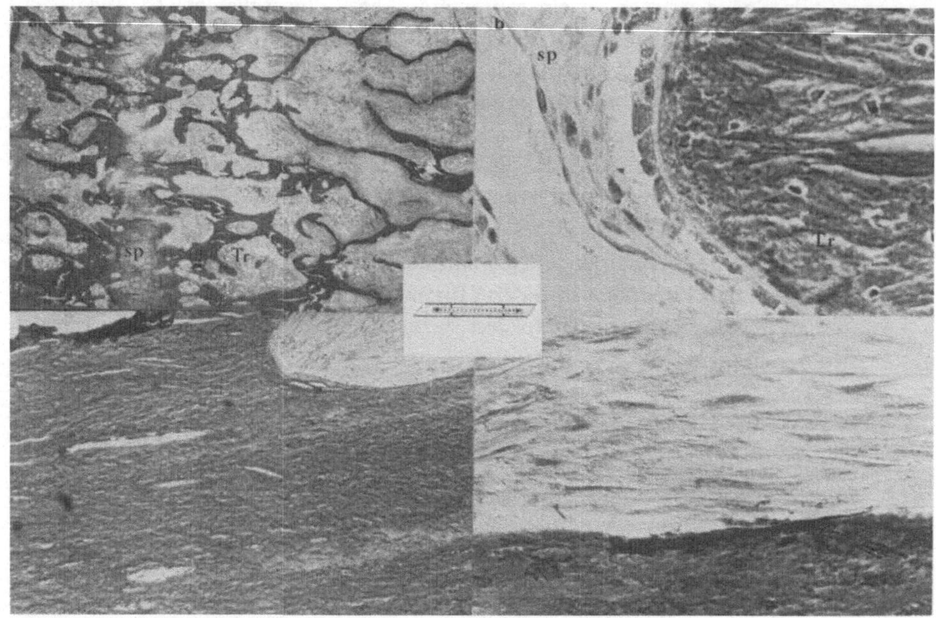

Abb. 2. a 2 cm breites, 8 Wochen altes Rippentransplantat mit einer Osteosynthese-platte unter axialer Kompression stabil fixiert. Der Spalt (sp) zwischen Transplantat und knöchernem Stumpf ist vom frischen Osteoid durchgebaut. Die spaltnahen An-teile des Transplantates zeigen lebhafte Osteoblastenaktivität und vitale Osteocyten. In den weiter vom Spalt abgelegenen Abschnitten finden sich diese Aktivitäten nicht. Die Markräume sind bindegewebig umgebaut (Masson-Goldner, Vergrößerung 4fach), **b** Spaltbenachbarte Randzone des Transplantates mit Osteoblastensaum, jungen Ge-fäßen und vitalen Osteocyten (Masson-Goldner, Vergrößerung 140fach), **c, d** Fern vom Spalt gelegenes Zentrum des Transplantates mit leeren Osteocytenhöhlen und bindegewebigem Umbau der Markräume. Spezifische celluläre Aktivitäten fehlen (Masson-Goldner, Vergrößerung 64fach)

Alle kleinen Transplantate bis zu 5 mm Länge blieben in ihrem ganzen Ausmaß vital und beteiligten sich am Osteosynthesespalt und im Transplantat selbst durch lebhafte Aktivität von Osteoblasten an der Bildung von endostalem und periostalem Osteoid und am Durchbau des Spaltes. Im Transplantat und im vitalen Stumpf begann die Mineralisation bereits in der dritten postoperativen Woche, im Osteosynthese-spalt hingegen erst in der fünften Woche (Abb. 1).

Längere Transplantate von 20 bis 50 mm Länge verhalten sich in der Nähe des Osteosynthesespaltes absolut vergleichbar dem beschriebenen Bild. Das Transplantat beteiligte sich daran jedoch nur mit seiner unmittelbaren, dem Spalt benachbarten Randzone. Weiter zentral zur Mitte liegende Bezirke zeigten keine Aktivität von Osteoblasten und demzufolge auch kein frisches Osteoid und keine Mineralisation. Die Markräume der Transplantate enthielten im Gegensatz zu denjenigen der Stümpfe gefäßarmes spindelcelluläres Bindegewebe (Abb. 2).

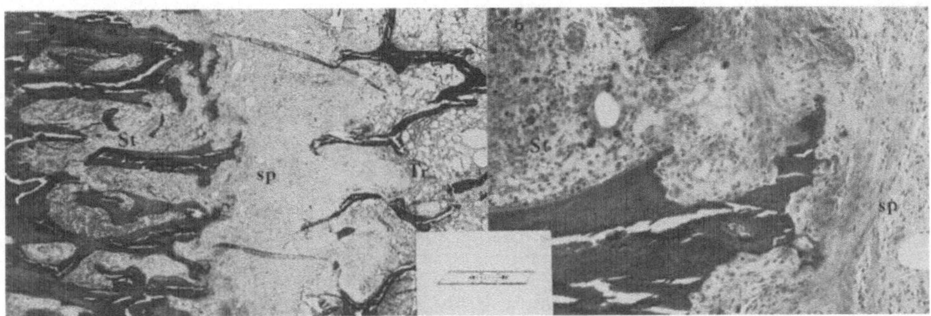

Abb. 3a, b. 7 Wochen altes, 15 mm breites Rippentransplantat nach Plattenosteosynthese ohne axiale Kompression. **a** In den Spalt zwischen Stumpf und Transplantat ist Bindegewebe eingewachsen (sp). Osteoblastensäume und frisches Osteoid ist nicht sichtbar (Masson-Goldner, Vergrößerung 10fach), **b** Resorptionslacunen am Rand des Stumpfes in unmittelbarer Nachbarschaft des Osteosynthesespaltes (Masson-Goldner, Vergrößerung 64fach)

Transplantate, die ohne axiale Kompression plattenfixiert wurden, zeigten auch in der Randzone zum Osteosynthesespalt keine Aktivität von Osteoblasten. In die Osteosynthesespalten war Bindegewebe eingewachsen. Ein Einbau von Mineralsubstanz in das Transplantat oder das Spaltareal fand bis zur achten postoperativen Woche nicht statt. An den Stümpfen zeigten sich lebhafte osteoclastäre Resorptionen mit Lacunenbildung. Alle ohne Kompression versorgte Transplantate waren bei der Plattenabnahme nach acht Wochen klinisch nicht konsolidiert (Abb. 3).

Folgerungen

1. Der Durchbau eines Osteosynthesespaltes zwischen einem vitalen knöchernen Resektionsstumpf und einem autologen Rippentransplantat läuft bei axialer Kompression in vergleichbarer Weise ab wie bei der Frakturheilung unter gleichen Bedingungen.
2. Die unmittelbaren spaltnahen Bezirke des Transplantates werden in den Durchbau des Spaltes und in die frühzeitige Mineralisation mit einbezogen. Bei kleinen Transplantaten reicht die Invasion von Gefäßen aus den Markräumen der vitalen Stümpfe aus, um die volle Vitalität des Transplantates zu erhalten. Osteocyten und Osteoblasten nehmen ihre Funktion in gleicher Weise wie diejenigen in den vitalen Stümpfen wahr.
3. Jenseits der spaltnahen Bezirke erfahren die Markräume bei längeren Transplantaten einen bindegewebig-degenerativen Umbau. In der knöchernen Matrix der Spongiosa kommt es zu keiner osteoblastischen Aktivität. Dieser Zustand hält bis über den Zeitpunkt hinaus an, in dem es am Osteosynthesespalt längst zu einem knöchernen Durchbau gekommen ist.
4. Die Ausdehnung dieser inaktiven Zone im Transplantat vergrößert sich linear mit der Länge des Transplantates.

146

5. Nach Ablauf der ersten 8 bis 10 Wochen ist demzufolge nicht die Osteosynthese
   zwischen Stumpf und Transplantat, sondern das Transplantat selbst in seinen
   mittleren Abschnitten ein Ort verminderter mechanischer Resistenz. Klinisch ist
   dieser Tatsache durch Überbrückung größerer Transplantate mit funktionssta-
   bilen Osteosynthesematerialien Rechnung zu tragen.

Literatur

Hutschenreuter P (1972) Beschleunigte Einheilung von allogenen Knochentransplan-
   taten durch Präsensibilisierung des Empfängers und stabile Osteosynthese. Langen-
   becks Arch Chir 331: 321
Luhr H G (1968) Zur stabilen Osteosynthese bei Unterkieferfrakturen. Dtsch zahn-
   ärztl Z 23: 754
Luhr H G (1972) Die Kompressionsosteosynthese bei Unterkieferfrakturen. Hanser,
   München
Luhr H G (1976) Klinische und histologische Untersuchungen nach Spongiosaablock-
   Transplantation kombiniert mit Kompressionsosteosynthese am Unterkiefer. In:
   Schuchardt K, Scheunemann H (Hrsg) Fortschritte der Kiefer- und Gesichts-
   chirurgie, Bd XX, Thieme, Stuttgart
Rahn B A, Perren S M (1970) Calcein blue as a fluorescent label in bone. Experimentia
   26: 519
Rahn B A, Perren S M (1971) Xylenol orange, a fluorochrome useful in polychrome
   sequential labeling of calcifying tissues. Strain Technol 46: 125
Rahn B A, Perren S M (1972) Alizarinkomplexon-Fluodochrom zur Markierung von
   Knochen- und Dentinanbau. Experimentia 28: 180
Rittmann W, Matter W, Brennwald J, Perren S M (1975) Biomechanik infizierter
   Osteosynthesen. In: Schuchardt K, Spiess B (Hrsg) Fortschritte der Kiefer- und
   Gesichtschirurgie, Bd XIX, Thieme, Stuttgart

Der Stellenwert der autologen Spongiosaplastik in der operativen Knochenchirurgie

K.E. Rehm, Chr. Neubert, R. Haas und H. Ecke, Gießen

Erst die Einführung stabiler Osteosynthesemethoden hat die Voraussetzung zur Verbreitung der autologen Spongiosaplastik geschaffen. Wenngleich bereits in den
dreißiger Jahren Matti den Wert der Spongiosatransplantation erkannt hatte, waren
die Ergebnisse am Röhrenknochen dadurch beeinträchtigt, daß sich der frisch verpflanzte Knochen resorbierte, da stabile knöcherne Verhältnisse nicht zu erzielen
waren.

Die frei verpflanzten Spongiosablöcke beginnen an ihren randständigen Zellen
sofort mit der Knochenneubildung. Mechanische Ruhe vorausgesetzt, setzt bald die
Vascularisierung ein. Die Spongiosa induziert in ihrem Lager die Knochenneubildung

und ist dann an einem mehrere Monate dauernden Umbau beteiligt. Die Kenntnis dieser Vorgänge geht auf Goldhaber [4] zurück, welcher von deutschen Autoren wie Burri, Ecke, Schweiberer und Wolter bestätigt wurde. So hat der autologe spongiöse Knochen einmal sowohl die Potenz zur direkten Knochenbildung, wie sie in der Osteoblastenlehre postuliert wird, und zum anderen auch die Fähigkeit zur Stimulierung des knöchernen Lagers, wie aus der Metaplasielehre abzuleiten ist. Beide Regenerationsvorgänge führen im Zusammenspiel mit mechanischen und piezoelektrischen Einflüssen schließlich zum knöchernen Umbau und der Transformation der autologen Knochenspäne in tragende Knochenabschnitte.

An der Unfallchirurgischen Klinik Gießen haben wir zwischen 1970 bis Mitte 1979 542 Knochentransplantationen bei verschiedenen Indikationen vorgenommen (Tabelle 1), 345 Patienten konnten nachuntersucht werden. Von diesen wies ursprünglich knapp 1/4 septische Verhältnisse auf. Im Beobachtungszeitraum wurde eine steigende Frequenz der Eingriffe festgestellt. 1970 waren es nur 20, 1976 88 und im ersten Halbjahr 1979 bereits 53 Eingriffe (Abb. 1). Bei den Lokalisationen (Tabelle 2) überwiegt der Unterschenkel mit 57%, die untere Extremität mit 82%.

Tabelle 1. Indikationen (Unfallchirurgie Gießen 1979)

Frakturen	197	36,3%
Pseudarthrosen	172	31,7%
davon Hahn-Brandes	22	4,1%
Cysten und Tumoren	41	7,6%
Osteitis	132	24,3%
	n = 542	

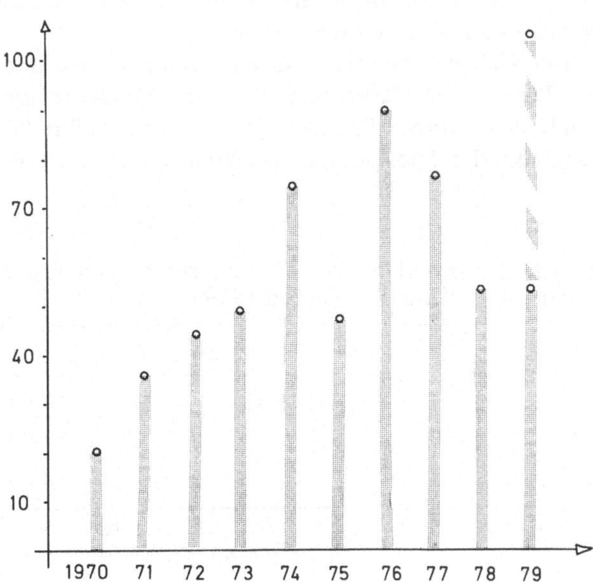

Abb. 1. Frequenz der Knochentransplantation in den Jahren 1970 bis Juni 1979, Unfallchirurgie Gießen

148

Tabelle 2. Lokalisationen (Unfallchirurgie Gießen 1979)

Schulter/Oberarm	42	7,8%
Unterarm/Hand	52	9,6%
Oberschenkel/Hüftgelenk	125	23,1%
Tibiakopf	41	7,6%
Unterschenkel	268	49,5%
Sprunggelenk und Fuß	13	2,4%
	n = 542	

Häufigste Indikation zur Spanplastik (Tabelle 1) war die frische Fraktur mit devitalisiertem Fragment, Defekt oder Einstauchung der Gelenkfläche, gefolgt von den Pseudarthrosen und den Knocheninfektionen. Bei der überwiegenden Mehrzahl (79%) der Patienten genügte die einmalige Maßnahme (Tabelle 3). Eine wiederholte Spananlagerung war in 16,6%, eine dreimalige bei 3,9% und eine viermalige bei 0,5% erforderlich. Als ergiebigste Entnahmestelle für spongiösen Knochen hat sich die Beckenschaufel bewährt, wobei sich eine spezielle Technik empfiehlt, welche störende Lücken im Knochen vermeidet (Abb. 2). Auf die Entnahmemöglichkeit am Tibiakopf, gelegentlich am Trochanter major und am distalen Radius — hier besonders für die Handchirurgie — sei der Vollständigkeit halber noch hingewiesen. Das Material wird als eine zusammenhängende cortico-spongiöse Platte entnommen und anschließend in reine Spongiosachips oder cortico-spongiöse Späne zerteilt. Die Aufarbeitung erfolgt erst nach Freilegung des Operationsgebietes und Festlegung der definitiven Operationsmethode. Wir verwenden Spongiosa zur Auffüllung von Knochendefekten bei frischen Frakturen, bei verzögerter Knochenheilung und Pseudarthrosen im Zusammenhang mit der Decortication nach Judet oder als corticospongiösen Span (Tabelle 4). Mit der Fibula-pro-Tibia-Operation nach Hahn-Brandes [3] haben wir in therapieresistenten Fällen ebenfalls in Kombination mit einer Spongiosaplastik gute Ergebnisse gesehen.

Den Knochentransplantationen vorhergegangen sind überwiegend Osteosynthesen mit Platten und Marknägeln. Bei über der Hälfte des ausgewerteten Krankengutes wurde eine primäre Spongiosaplastik durchgeführt (Tabelle 5). Die im Zusammenhang mit der Spongiosaplastik durchgeführten zusätzlichen therapeutischen Maß-

Tabelle 3. Anzahl der Knochentransplantationen pro Patient (Unfallchirurgie Gießen 1979)

	Gesamt	
1 x	286	79,0%
2 x	60	16,6%
3 x	14	3,9%
4 x	2	0,5%
	n = 362 Patienten	
	n = 457 Eingriffe	

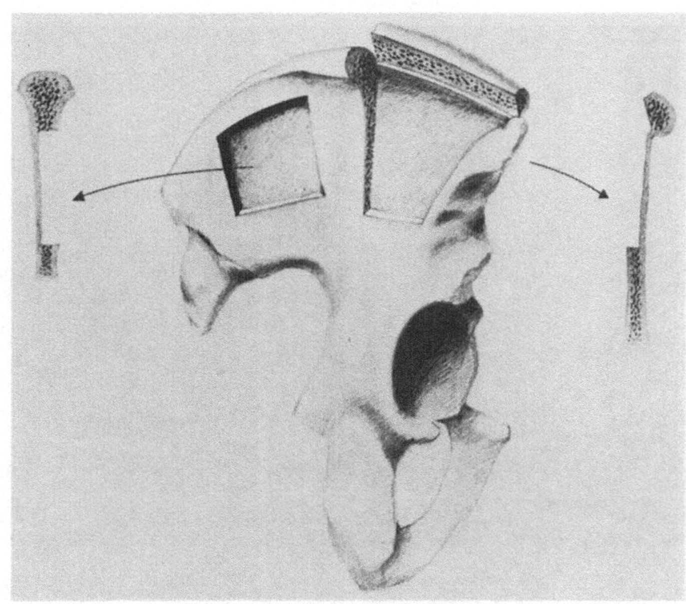

Abb. 2. Schematische Darstellung der Spangewinnung am Beckenkamm

nahmen sind in der Tabelle 6 zusammengefaßt. Die Ergebnisse (Tabelle 7) lassen den Schluß zu, daß nach Ausschöpfung geeigneter Methoden „mit Geduld und Spongiosa" fast immer die volle Belastbarkeit wiedererlangt werden kann. Da die erste Hälfte dieses Jahres in die Untersuchung mit einbezogen wurde, wird sich der Prozentsatz nicht voll belastungsfähiger Extremitäten noch verringern.

Zusammenfassung

An der Unfallchirurgischen Klinik Gießen wurden zwischen 1970 und Juni 1979 542 Knochentransplantationen ausgeführt. Über die Technik zur Spangewinnung und Operationsmethoden in Zusammenhang mit autologer Spongiosa wird berichtet. Unter Ausschöpfung geeigneter Methoden konnte eine Belastungsfähigkeit bei 92% der Patienten erreicht werden.

Tabelle 4. Maßnahmen mit Spongiosaplastik
(Unfallchirurgie Gießen 1979)

Defektauffüllung mit Spongiosaplastik
Synostosierung mit Spongiosaplastik
Cortico-spongiöser Span
Decortication nach Judet
Fibula-pro-Tibia Operation

150

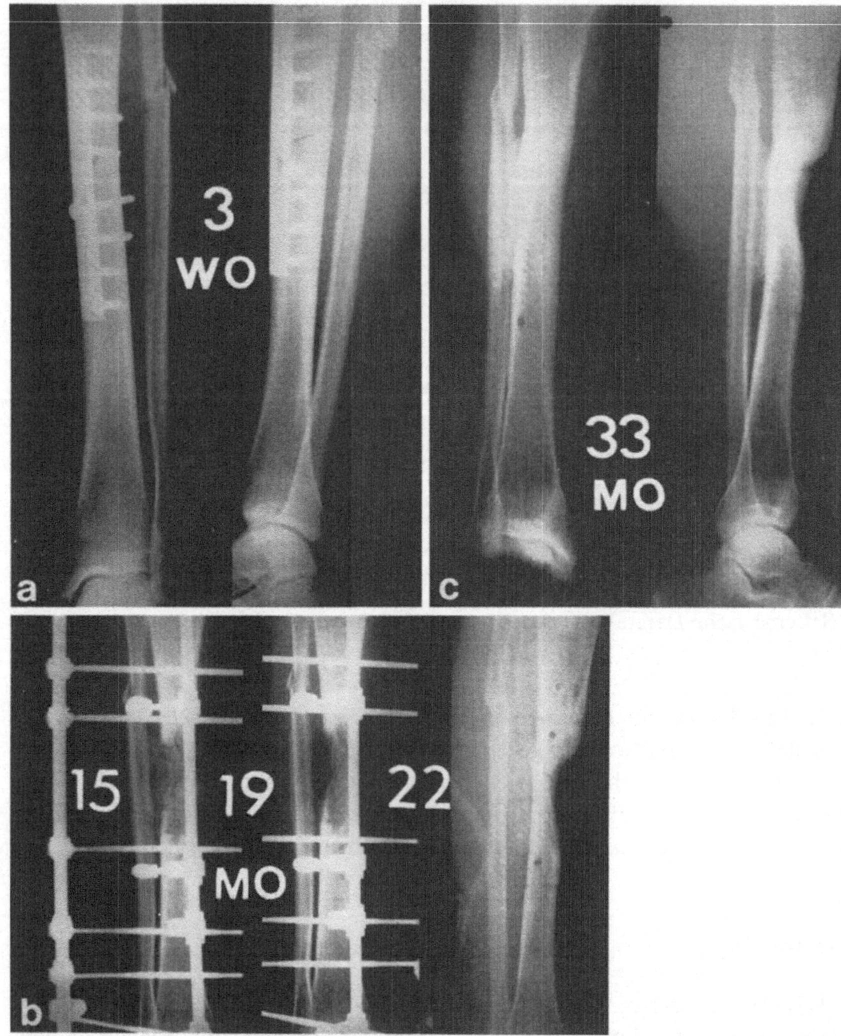

Abb. 3a–c. Beispiel einer Synostosierung zwischen Tibia und Fibula. Osteosynthese, devitalisierter Drehkeil, äußerer Spanner, Defektauffüllung mit Spongiosa (15 Monate), weitgehende Resorption (19 Monate), ausgedehnte Spongiosaplastik, nach weiteren 11 Monaten volle Belastbarkeit, Brückenbildung zwischen Tibia und Fibula

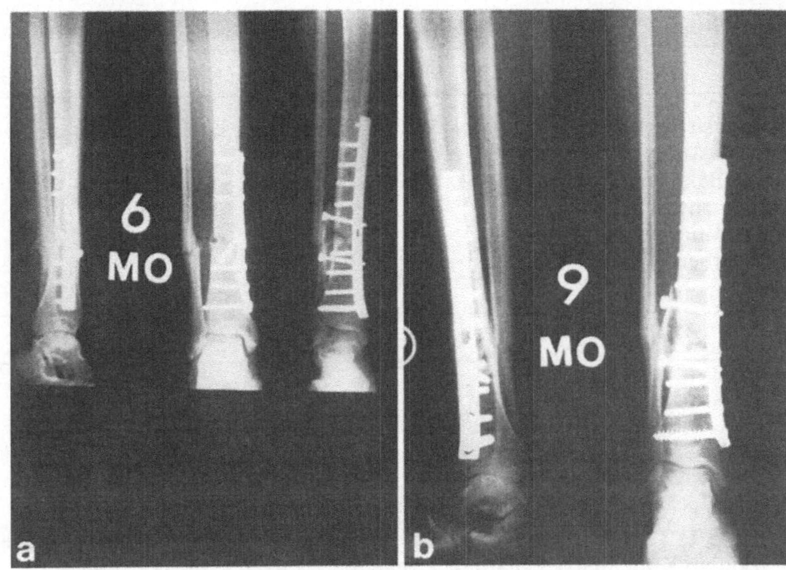

Abb. 4a, b. Beispiel eines cortico-spongiösen Spanes. Plattenbruch 6 Monate nach Osteosynthese, Reosteosynthese, cortico-spongiöser Span, 3 Monate später weitgehender knöcherner Durchbau der Unterschenkelfraktur

Tabelle 5. Vorhergehende Osteosynthese (Unfallchirurgie Gießen 1979)

	Sept.					
Marknagel	16	18,0%	5	1,8%	21	5,8%
Platte und Schrauben	52	58,4%	89	32,6%	141	39,0%
Kirschner-Draht	1	1,1%	4	1,5%	5	1,4%
Fixateur externe	7	7,9%	0		7	1,9%
Keine	13	14,6%	175	64,1%	188	51,9%
	n = 89		n = 273		n = 362	

Tabelle 6. Therapeutische Maßnahmen (Unfallchirurgie Gießen 1979)

	Sept.		Asept.		Gesamt	
Fixierende Verbände	30	22,7%	52	16,0%	82	47,3%
Osteosynthese	18	13,6%	198	60,9%	216	47,3%
Fixateur externe	3	2,3%	5	1,5%	8	1,8%
Keine zusätzliche Fixation	81	61,4%	70	21,6%	151	33,0%
Spongiosa	132		325		457	
Spüldrainage zusätzlich	70	53,0%	0		70	15,3%

152

Tabelle 7. Ergebnisse (Unfallchirurgie Gießen 1979)

	Sept.		Asept.		Gesamt	
Voll belastbar	73	92,4%	244	91,7%	317	91,9%
Teilbelastung	4	5,1%	7	2,6%	11	3,2%
Keine Belastung	2	2,5%	5	1,9%	7	2,0%
Pseudarthrosen	–		2	0,8%	2	0,6%
Amputationen	–		3	1,1%	3	0,9%
Verstorben	–		5	1,9%	5	1,4%
Fistel	8	10,1%	–		–	
	n = 79		n = 266		n = 345	

Literatur

1 Burri C (1974) Posttraumatische Osteitis. Huber, Bern Stuttgart Wien
2 Ecke H (1967) Neue Wege der quantitativen Bestimmung der ossären Regeneration an Knochentransplantat. Langenbecks Arch Chir 319: 448
3 Ecke H, Kyambi J (1975) Eine Möglichkeit der Behandlung von Defekten an langen Röhrenknochen. Unfallchirurgie 1: 23–26
4 Goldhaber P (1961) Osteogenic induction e gros milipure filtus in vivo. Science 133: 2065
5 Schwale L (1970) Experimentelle Untersuchungen von Knochentransplantaten mit unveränderter und mit denaturierter Knochengrundsubstanz. Hefte Unfallheilkd 103
6 Wolter D (1976) Das komprimierte und geformte autologe Spongiosatransplantat. Habilitationsschrift Univ Ulm

Möglichkeiten und Grenzen der allogenen Spongiosatransplantation

D. Rogge und O. Trentz, Hannover

In der modernen Knochenchirurgie hat die Spongiosatransplantation ihren festen Platz. Autogene Spongiosa stellt dabei das optimale Material dar. Die Verfügbarkeit autogener Spongiosa ist jedoch begrenzt. Zudem stellt ihre Entnahme eine zusätzliche Belastung dar mit nicht zu unterschätzendem Komplikationsrisiko. So erforderten im eigenen Krankengut von 566 Fällen Hämatome und Infektionen in 3,5% Reoperationen der Entnahmestelle. Nachuntersuchungen ergaben eine erhebliche Zahl funktioneller und kosmetischer Beeinträchtigungen.

Als Alternative bietet sich die Verwendung allogener Spongiosa an, die induktiv die Bildung körpereigenen Knochens im Transplantatbereich anregt. Urist u. Mitarb.

(1973) gelang es, das von ihnen postulierte „Bone Morphogenetic Protein" als Träger der induktiven Potenz zu isolieren. Von dessen allgemeiner klinischen Anwendung ist man jedoch noch weit entfernt.

Seit 1972 führten wir 260 allogene Spongiosatransplantationen durch (Tabelle 1). Nach anfänglicher chemischer Konservierung in Cialit verwenden wir jetzt vorwiegend tiefgefrorenes Material, das zum großen Teil von Hüftköpfen stammt, die bei Prothesen-Implantationen entnommen werden (Abb. 1). Die Konservierung erfolgt in einer elektrischen Tiefkühltruhe bei -70° C.

Wie vergleichende tierexperimentelle Untersuchungen erwiesen haben, bleibt im Vergleich zur autogenen Spongiosa die Entwicklung des Transplantates in den ersten Wochen zurück, erreicht aber bis etwa zur 12. Woche wieder das gleiche Ausmaß der knöchernen Transformation. Einen entsprechenden röntgenologischen Verlauf dokumentiert Abb. 2. Nach 16 Wochen beginnt bereits die trabeculäre Umstrukturierung des neugebildeten Knochens.

Tabelle 1

Konservierung	Transplantate	Patienten
Cialit	21	21
Kälte	233	177
Andere	6	5
	260	203

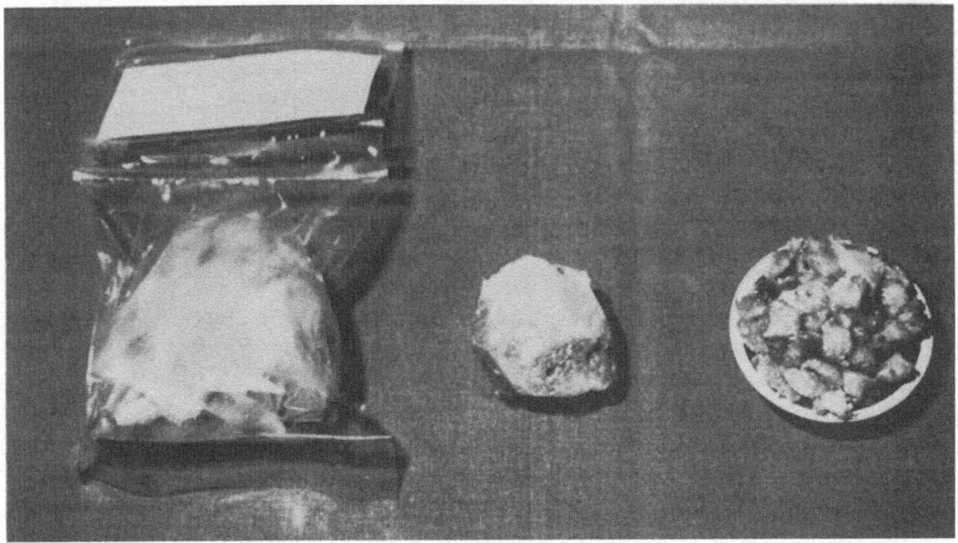

Abb. 1. Allogene tiefgefrorene Hüftkopfkonserve

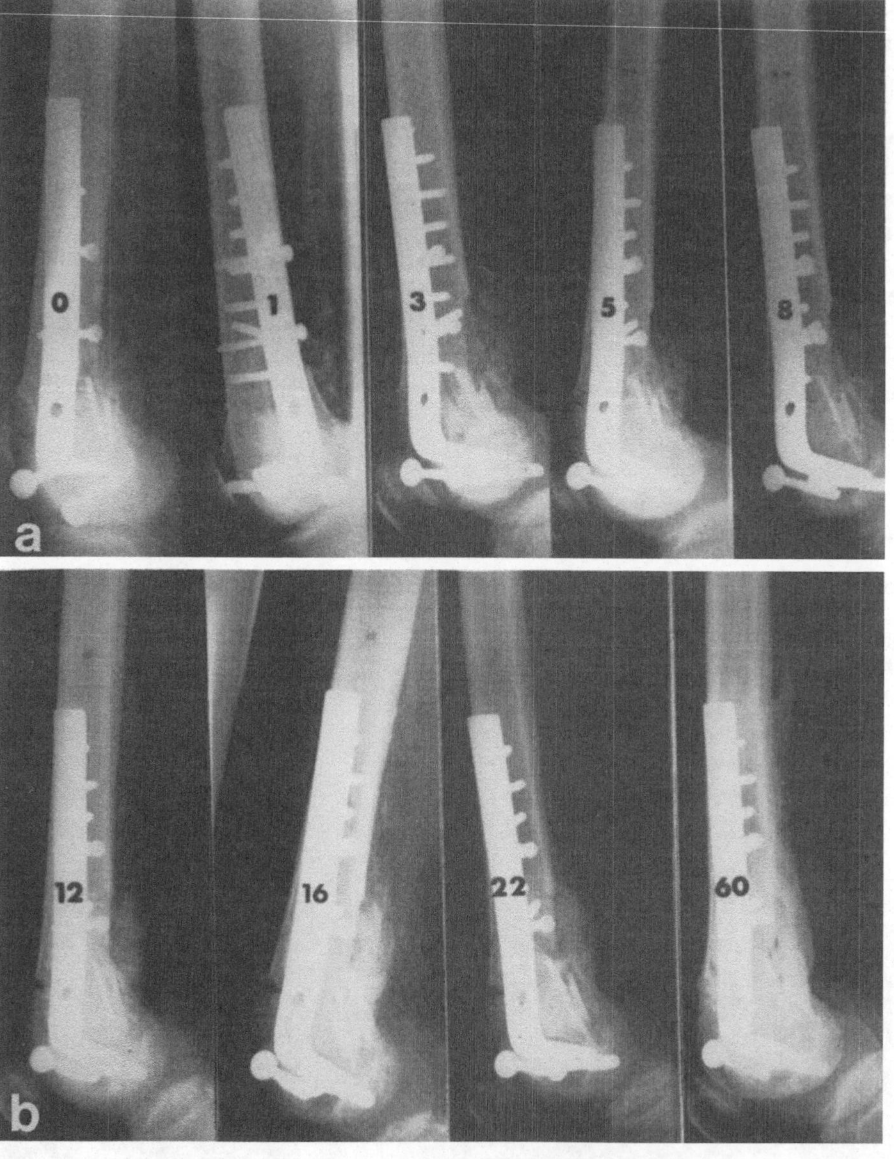

Abb. 2. a Allogene Spongiostransplantation. Typischer Verlauf (Op. bis 8 Wo.),
b Allogene Spongiosatransplantation. Typischer Verlauf (12 bis 60 Wo.)

Nicht selten wird die transplantierte Spongiosa weitgehend quantitativ ersetzt (Abb. 3).

Die Indikationsstellung zur Verwendung allogener Spongiosa ergibt sich aus den einleitend genannten Gründen. Grundsätzlich kann sie immer verwendet werden, wenn keine Kontraindikation besteht. Man will aber gerade bei Kindern und bei re-

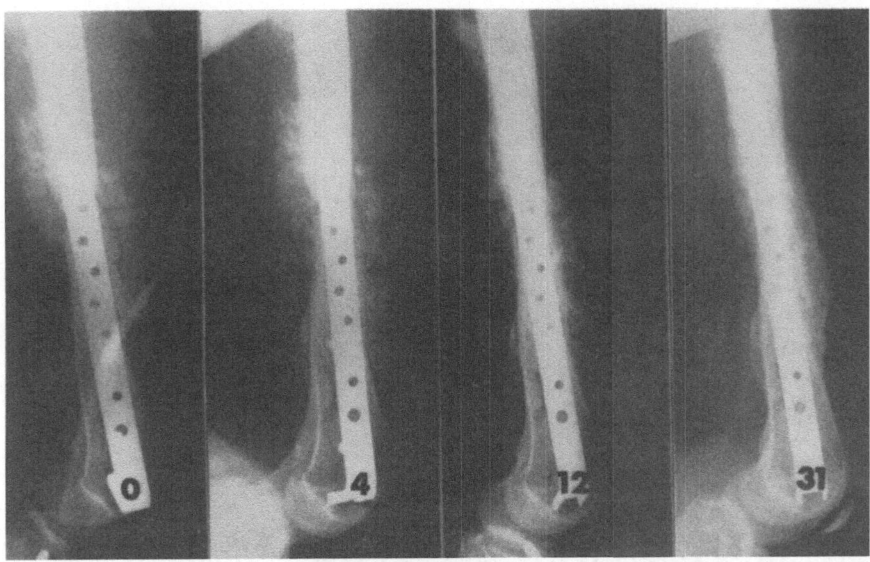

Abb. 3. Allogene Spongiostransplantation. Weitgehend quantitativer Ersatz (Op. bis 31 Wo.)

duziertem Allgemeinzustand durch Alter, Krankheit oder Polytrauma die zusätzliche Traumatisierung vermeiden. Bei fehlender Eigenspongiosa bleibt keine andere Wahl.

Da konservative allogene Spongiosa nicht nur als totes Material anzusehen ist, sondern eine lokale Immunantwort mit abakterieller Entzündung provoziert, sollte sie im infizierten oder schlecht durchbluteten Lagergewebe nicht eingesetzt werden.

Die Grenzen des Verfahren verdeutlicht der folgende Fall: Fünfjähriges Mädchen mit Defekt-Pseudarthrose nach hämatogener Osteitis des Tibiaschaftes. Rekonstruktion durch Fibula der Gegenseite und ausgiebige autogene Spongiosaplastik. Nach primärem Erfolg mehrfach Ermüdungsfrakturen. Bei 5 Transplantationen allogener Spongiosa weitgehende Resorption der Transplantate, schließlich Infektpseudarthrose, die letztlich nur durch autogene Spongiosaplastik aus dem dorsalen Darmbein ausgeheilt werden konnte.

Andererseits primäre Ausheilung des Tibiadefektes bei einem sechsjährigen Mädchen nach Resektion eines 12 cm langen fibrös-dysplastischen Abschnittes und Ersatz durch gegenseitige Fibula mit allogener Spongiosa. Bereits nach 3 Monaten ist die Spongiosa trabeculär umstrukturiert (Abb. 4).

In der Unfallchirurgischen Klinik der Medizinischen Hochschule Hannover wurden in 4 Jahren 237 Transplantate bei 116 Patienten verwendet. Zweimal wurde frisch entnommene Spongiosa transplantiert (Tabelle 2). Die 203 durchgeführten Operationen gliedern sich in 156 zur Frakturbehandlung, 25 rekonstruktive Operationen und 22 Tumor-Resektionen. Fünfundvierzig Patienten waren polytraumatisiert, 29mal wurden Pseudarthrosen versorgt.

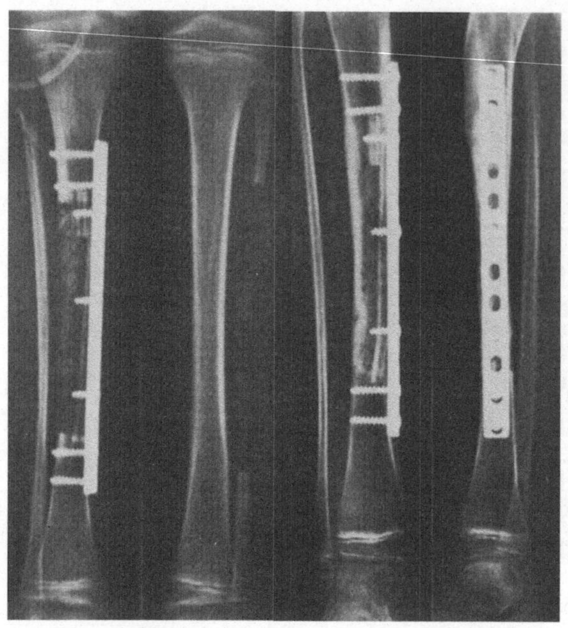

Abb. 4. Fibröse Dysplasie. Defektersatz durch autogene Fibula und allogene Spongiosa (Op. und 3 Mo.)

Tabelle 2. Frische und kältekons. Spongiosa (1975—1978)

237 Transplantate	116 Patienten
203 Operationen:	
Frakturbehandlung primär	109
sekundär	18
Pseudarthrosen	29
	156
Rekonstruktiv-orthop. Op.	55
Tumoren	22

Bei der Ermittlung der Ergebnisse wurde der zeitliche Ablauf des Transplantatumbaus, das Ausmaß der evtl. Resorption und auftretende Komplikationen bewertet (Tabelle 3). Unter Berücksichtigung dieser Kriterien zeigte sich in 65,9% ein zufriedenstellendes Ergebnis (Tabelle 4).

Die Infektionsrate wurde durch die Transplantation nicht beeinflußt. Auffällig ist die Zahl der Resorptionen, die allerdings vornehmlich auf eine unzureichende Stabilisierung zurückzuführen waren (Tabelle 5).

Bei kritischer Indikationsstellung sind wesentliche Voraussetzungen für den Erfolg einer allogenen Spongiosatransplantation interfragmentäre Stabilität und günstige Verhältnisse im Wirtslager. Unter Beachtung dieser Forderungen stellt die Methode eine wertvolle therapeutische Bereicherung dar, die mit Ausnahme der notwendigen Gefriereinheit keinen besonderen Aufwand erfordert.

Tabelle 3. Bewertungkriterien

1 = sehr gut; 2 = gut;
3 = befriedigend; 4 = schlecht

Transplantatersatz:

1 Beschleunigt, quantitativ
2 Zeitgerecht, weitgehend quantitativ
3 Partiell, leicht verzögert, leichte Komplikation
4 Ersatzlose Resorption, schwere Komplikation

Tabelle 4. Ergebnisse (n = 126)

Sehr gut	11,9%
Gut	34,9%
Befriedigend	19,1%
	65,9%
Schlecht	34,1%

Tabelle 5. Komplikationen

1. Ersatzlose Resorption			
durch	instabile Osteosynthese	13	
	Infektion	4	
	Immunreaktion	10	
		27	11,4%
2. Pseudarthrosen			9,3%
3. Infektionen			3,8%

Literatur

1 Elves M W (1978) Cell mediated immunity to allografts of fresh and treated bone. International Orthopaedics (SICOT) 2: 171–175
2 Iwata H, Hanamura H, Kaneko M, Yasuhara N, Terashima Y, Kajino G, Ida K, Nakagawa M (1978) Allogeneic bone matrix gelatin for bone bank. XIV World Congress of SICOT, Kyoto 1978
3 Schweiberer L (1970) Experimentelle Untersuchungen von Knochentransplantaten mit unveränderter und mit denaturierter Knochengrundsubstanz. Hefte Unfallheilkd 103, Springer, Berlin Heidelberg New York
4 Spring R, Marti R (1975) Homologe Spongiosaplastik mit Femurköpfen. Helv Chir Acta 42: 421–426
5 Urist M R, Iwata H (1973) Preservation and biodegradation of the morphogenetic property of bone matrix. J Ther Biol 38: 155–167
6 Urist M R, Mikulski A, Boyd S D (1975) A chemosterilized antigen-extracted auto-digested alloimplant for bone banks. Arch Surg 110: 416–428

Ergebnisse und Vorgang der Pseudarthrosenbehandlung unter Verwendung von homologem Gefrierspan

L. Zichner und W. Heipertz, Frankfurt a.M.

Einleitung

In der operativen Behandlung der verzögerten und ausbleibenden Knochenheilung wurde anfänglich versucht, die Knochenneubildung durch wechselnde Maßnahmen zu stimulieren. Dieses Konzept rückte in den letzten Jahrzehnten jedoch in den Hintergrund, als die Notwendigkeit der Fragmentstabilisierung erkannt wurde. Unterstützend kann die Knochenheilung noch durch die Transplantation autologer Spongiosa angeregt werden. Dies gilt bei hypo- bis avasculären und Defektpseudarthrosen als indiziert. Hier liegt auch der Anwendungsbereich der Elektrostimulation.

Klassifikation und Therapiekonzeption

Die Behandlung der *vitalen* Pseudarthrose, die sich aufgrund schlechter mechanischer Voraussetzungen (mangelhafte Reposition, unzureichende Adaptation und ungenügende Stabilität) entwickelt, besteht in der Beseitigung dieser Ursachen. Die gute Blutversorgung und biologische Reaktionsfähigkeit dieser Falschgelenkbildungen führt nach Stabilisierung zu rascher Heilung dieser callusreichen Pseudarthrosen (Weller und Knapp, 1979; Rehn und Müller, 1979).

Dagegen beruht die Entstehung der *avitalen* Pseudarthrosen neben schlechten mechanischen Voraussetzungen auf mangelhafter Ernährung. Das Szintigramm dieser Pseudarthrosen zeigt eine herabgesetzt Aktivität (Čech, 1976); die osteogenetische Reaktionsfähigkeit ist vermindert. Unfallbedingte oder aufgrund ausgedehnter Denudierung unter der Operation oder durch Infekt entstandene nekrotische Fragmente oder ossäre Defekte verhindern die Heilung. Diese Nekrose-, Defekt-, Atrophie- und Infektpseudarthrosen stellen Behandlungsprobleme dar. Bei ihnen sichert die Osteosynthese allein den Erfolg nicht.

Die Grundvoraussetzung zur knöchernen Wiedervereinigung von Fragmenten ist die ausreichende Stabilität der Bruchstücke mit oder ohne Kompression (M.E. Müller et al., 1969). Bei der atrophen wie bei der Defektpseudarthrose ist das „Druckprinzip" nicht anwendbar. Atrophischer Knochen läßt Stabilität als Grundvoraussetzung der knöchernen Heilung und frühzeitige Mobilisation nicht erzielen. Entweder sitzen die Schrauben von Anfang an nicht fest oder sie lockern sich schnell.

Auch Gegenmuttern sind selten hilfreich. In diesen Fällen verwenden wir die Kombination von Druckplatte und Gefrierspan (Heipertz und Nyga, 1970). Dieser dient vor allem der festen Verankerung der Schrauben und gleichzeitig als zusätzliche Schienung.

Eine grundsätzliche Anregung der Knochenbildung kann durch Transplantation autologer Spongiosa erfolgen. Autologes Knochengewebe stellt eine echte osteogenetische Potenz dar, die unter raschem Ein- und Umbau die knöcherne Überbrückung der Pseudarthrose fördert. Es läßt sich jedoch nur durch erweiternde Eingriffe gewinnen.

Krankengut

An der Orthopädischen Universitätsklinik Friedrichsheim/Frankfurt a.M. haben wir in den vergangenen 10 Jahren (1969–1978) bei 48 Patienten mit 50 reaktionsarmen Pseudarthrosen einen homoiologen Gefrierknochenspan verwendet. Bei 44 Falschgelenkbildungen wurde die Kombination AO-Druckplattenosteosynthese und Gegenverschraubung eines Spanes durchgeführt (Abb. 1). Bei 6 gesondert gelagerten Pseudarthrosen wurden die Späne in den Knochen eingepaßt und verschraubt (Abb. 2). Siebenmal wurde zusätzlich noch eine autologe Spongiosaplastik vorgenommen. Das Patientengut setzte sich aus 26 Männern und 22 Frauen mit einem Durchschnittsalter von 38 Jahren zum Zeitpunkt der Reoperation zusammen (Tabelle 1 und 2).

Lokalisatorisch verteilten sich die Pseudarthrosen zu 9/10 auf die langen Röhrenknochen (Tabelle 3). Naviculare-Pseudarthrosen und die homoiologe Spanbolzung nach Adams wurden nicht berücksichtigt, da die knöcherne Ausgangslage nicht dem oben vorgestellten Kollektiv entspricht.

Klinische Ergebnisse

Überwiegend heilten die Pseudarthrosen in einem Zeitraum von 3–12 Monaten, durchschnittlich in 7 Monaten aus. Vier Falschgelenkbildungen wurden nicht knö-

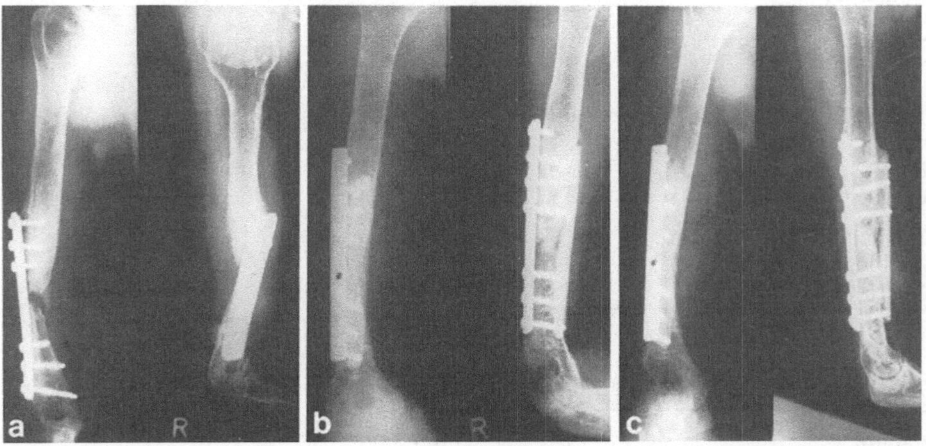

Abb. 1a–c. Pseudarthrose des rechten Oberarmes. **a** Plattenlockerung und Defektbildung 9 Monate nach Osteosynthese, **b** Verplattung und Gegenschraubung eines homoiologen Bankspanes, 3 Monate postoperativ, **c** Völliger Durchbau 6 Monate postoperativ (Pat. R.G., 57 a)

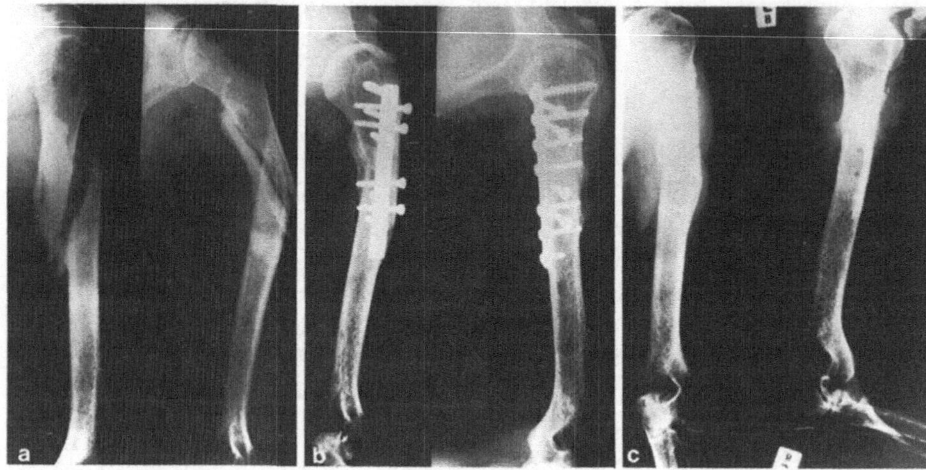

Abb. 2a–c. Pseudarthrose des linken Oberarmes. **a** Zustand nach 12monatiger konservativer Behandlung, **b** Zustand nach Verplattung und zusätzlicher Spanverschraubung, **c** Zustand nach Metallentfernung (Pat. M.W., 70 a)

Tabelle 1. Pseudarthrosenbehandlung mit Fremdspan (1969–1978)

♂	26	(54,2%)
♀	22	(45,8%)
Alter	7–75 A	~ 38 A
Vorbehandlung		
Konservativ	15	(30%)
Operativ	35	(70%)

Tabelle 2. Behandlungskombination

Fremdspan allein	6	(12%)
Fremdspan und Platte	44	(88%)
Zusätzlich:		
Autologe Spongiosaplastik	7	(14%)
Neurolysen	2	

Tabelle 3. Lokalisation der Pseudarthrosen

Femur	17	(34%)
Tibia	14	(28%)
Humerus	11	(22%)
Clavicula	3	(6%)
Ulna	3	(6%)
Radius	2	(4%)

chern überbrückt. Ein Spanbruch, ein Infekt und 2 ausbleibende Defektüberbrük-
kungen waren die Gründe (Tabelle 4).

Histologische Befunde

Bei der Knochenheilung im Rahmen dieser Pseudarthrosenbehandlung sind 2 Prozesse
zu unterscheiden, die voneinander getrennt ablaufen:
1. Die knöcherne Überbrückung der Pseudarthrose und
2. der Einbau des Fremdspanes.
1. Der pseudarthrotische Spalt heilt bei stabiler Osteosynthese zeitlich etwas verzögert aus, verglichen mit einer ungestörten Knochenheilung oder gegenüber der
   knöchernen Durchbauung einer hypertrophen Pseudarthrose. Die Knochenneubildung erfolgt dementsprechen endostal und über die Haverschen Kanäle. Dies
   bestätigen auch die szintigraphischen Befunde von Segmüller (1969) und Cech
   (1973), die zeigten, daß atrophische Pseudarthrosen noch eine geringe Aktivitäts-
   rate aufweisen.
2. Der Gefrierspan wird sehr langsam um- und eingebaut. Bei periostfreier Transplantation setzt der Beginn der Vascularisation und damit der Abbau der randständigen Partien des Fremdspanes etwa 4 Wochen nach der Operation ein. Das Einsetzen der Osteogenese mit zaghaftem Anbau von teils faserigem, teils lamel-
   lärem Knochen ist ab der 6. Woche zu beobachten. Nach 4 Monaten sind die
   ersten Haverschen Kanäle ersetzt oder im Durchbau begriffen. Ein Jahr nach der
   Transplantation ist der Gefrierknochen nur teilweise umgebaut und erst an der
   Oberfläche durch vitales ossäres Gewebe ersetzt worden. Der Umbau erfolgt von
   der Oberfläche der Späne her durch schleichenden Ersatz (screeping substitution),
   durch Vordringen von Gefäßbindegewebe in die präformierten Knochenkanäle
   und von dort durch Abbau des nekrotischen Transplantationsknochens durch
   vielkernige Osteoblasten und Ersatz durch neuen lamellären Knochen. Zwischen
   dem neugestalteten Knochengewebe bleiben meist avitale Spanreste liegen, so daß
   es zu einer mosaikartigen Struktur dieser Bezirke kommt (Abb. 3). In das Innere
   der Späne ist der Knochenumbau noch nicht vorgedrungen. Hier findet sich noch
   ausschließlich toter Transplantatknochen, in dem alle Osteocytenhöhlen leer sind
   und selbst die größeren Knochenkanäle nur zum Teil leukocytär durchsetzten
   Detritus enthalten.
   Streckenweise haftet den Knochenspänen ein gefäßreiches, großfaseriges collagenes
   Bindegewebe an (Abb. 5). Dieses Bindegewebe ist zum Teil herdförmig, zum Teil

Tabelle 4. Ergebnisse

Geheilt	46	(92%)
Nicht geheilt	4	(8%)
Komplikationen		
Infekt	1	
Spanbruch	1	

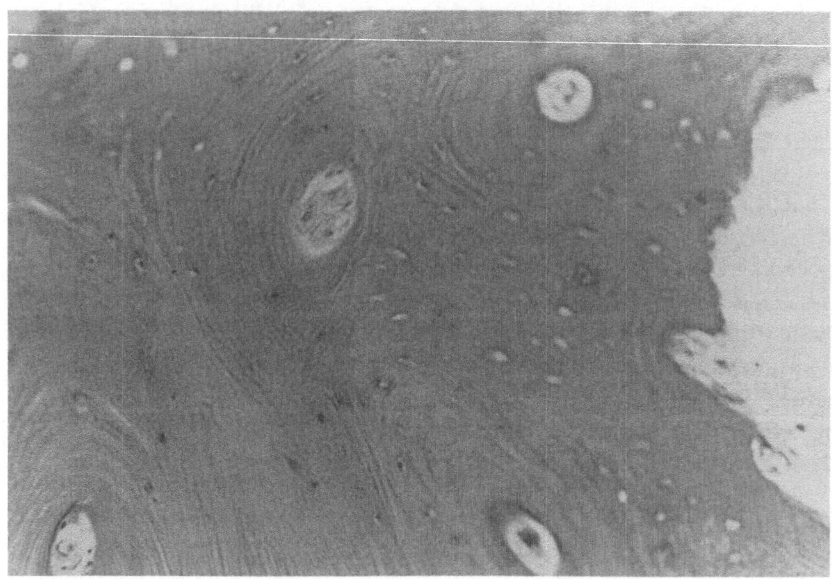

Abb. 3. Histologisches Schnittbild eines Gefrierspanes 18 Monate nach Implantation: Mosaikartig durchkreuzen sich avitale und vitale Osteonensysteme (remaniement paigetoide durch screeping substitution), (HE-Färbung, Vergr. 40 : 1)

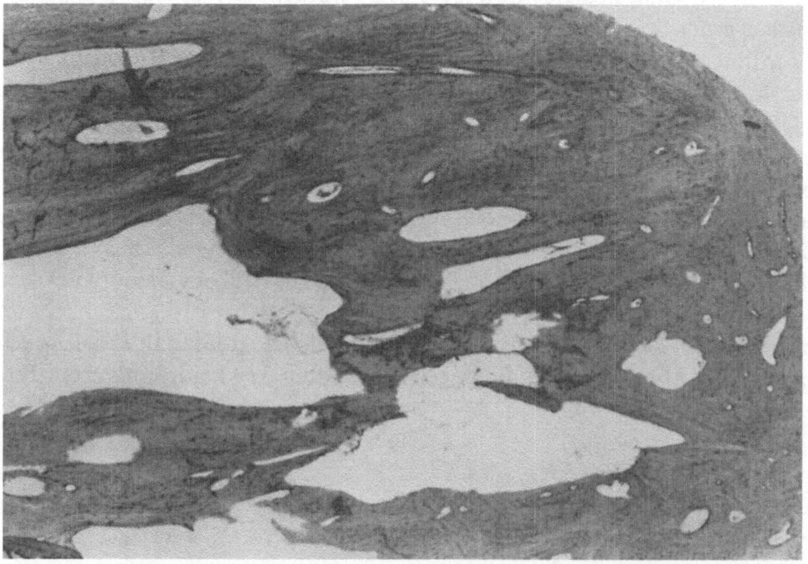

Abb. 4. Histologisches Schnittbild eines Gefrierspanes 24 Monate nach Implantation: Der Fremdspan (oben) ist weitgehend durch vitalen Knochen ersetzt, er hat zum Altknochen (rechts) Anschluß gefunden, ist jedoch strukturell nicht integriert. Die Corticalis (unten) ist spongosiert. (HE-Färbung, Vergr. 10 : 1)

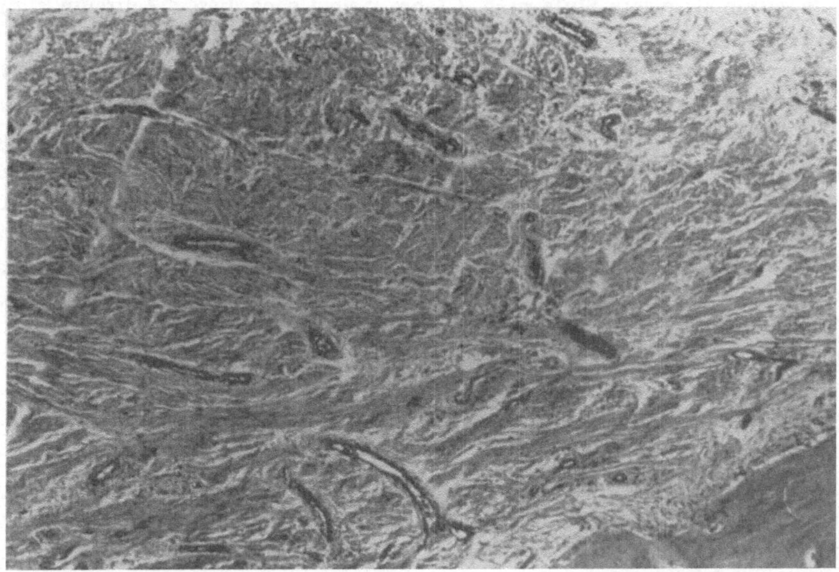

Abb. 5. Histologisches Schnittbild des dem Span anhaftenden Bindegewebes: es ist gefäßreich und lymphocytär infiltriert (HE-Färbung, Vergr. 10 : 1)

diffus und mitunter auch dicht leukocytär infiltriert. Unter den Infiltratzellen herrschen Plasmazellen und Lymphocyten vor. Doch finden sich auch gelapptkernige Leukocyten und Histiocyten. An anderen Stellen hat das Bindegewebe mehr den Charakter eines noch jungen Granulationsgewebes.
Zwei Jahre nach der Transplantation ist der Span mit dem Stammknochen fest verwachsen, doch zeigt der integrierte Bankknochen noch eine deutliche Minderdurchblutung. Histologisch ist der Gefrierknochen sicher eingebaut, doch ist die Ausrichtung noch nicht nach funktionellen Gesichtspunkten erfolgt. Span und Altknochen sind scharf voneinander getrennt (Abb. 4). Der Umbau des Bankspanes erfolgt nicht nur von der Oberfläche her, sondern auch vom Stammknochen her. In der Wirts-Corticalis kommt es zur Spongiosierung und Ausdifferenzierung von Knochenmark, da der Span die mechanischen Aufgaben der Stammcorticalis übernommen hat.

Diskussion

Wir unterscheiden demnach beim Einbau des Gefrierspanes 2 anfänglich aufeinander folgende, später Hand in Hand gehende Phasen (Zichner, 1976):
1. Die der Aufräumung und
2. die der Substitution.
Während Invasion und Vascularisation als erste Stufe der Reaktion auf das Transplantat über etwa einen Zeitraum von 3 Monaten ablaufen, benötigt die osteogene

Adaptation als zweite Stufe rund 2 Jahre. Selbst nach diesem Zeitraum ist die funktionelle Anpassung als Endstufe oft noch immer nicht erreicht.

Einen direkten Einfluß des Transplantates auf die Callusbildung im veralteten Frakturspalt konnten wir nicht sehen. Immer wieder beobachteten wir im Röntgenbild gerade im Bereich des pseudarthrotischen Spaltes nicht knöchern durchgebaute Lücken zwischen dem angelagerten Span und dem neuen Frakturcallus. Dagegen ist vom Zusammenspiel der Druckplattenosteosynthese mit der Verwendung von Gefrierknochenspänen eine gute Osteosynthese und sichere Ruhigstellung zu erwarten. Das Transplantat kann als gewissermaßen vorfabriziertes Bauelement in die dynamisch-statische Strukturordnung des Wirtsknochens eingefügt werden, also mechanische Aufgaben übernehmen, ohne daß seine Durchblutung auch nur annähernd an die Norm heranreicht. Eine biologische Eigenleistung erbringt er nicht, vielmehr ist sein langsamer Umbau und die damit über längere Zeit gewährleistete Fragmentstabilität die Voraussetzung für den Heilerfolg. Er ermöglicht eine frühzeitige Übungsbehandlung und fördert einmal durch seine Anwesenheit die reaktive Hyperaemie und damit die für die Callusbildung so notwendige Blutversorgung. Durch die frühzeitige Übungsbehandlung werden zudem die Durchblutungsverhältnisse gefördert und die Muskelmasse erhalten, was den Wiederaufbau des Knochens günstig beeinflußt. Die funktionelle Belastung des toten Implantates aber bedeutet, daß es mehr oder weniger vollständig erhalten bleibt, wohingegen ein unbelastetes resorbiert würde.

Der Vorteil des homoiologen Fremdspanes gegenüber einer zweiten Platte liegt einmal in seiner größeren Elastizität. Zum anderen braucht er nicht wieder entfernt zu werden und damit ist die Gefahr einer Refraktur nach Metallentfernung deutlich geringer als bei ausschließlicher Verplattung (Tabelle 5).

Zum Zeitpunkt, da der Gefrierspan durch vitales Gewebe ersetzt und durch nachfolgende Mineralisationen der neugebildeten Knochenmatrix tragfähig geworden ist, ist in aller Regel die Pseudarthrose schon ausgeheilt; aus dieser Überlegung heraus ist auch die Vorstellung, ein Calciumdepot zu transplantieren, wenig sinnvoll. Der Wert der Spanimplantation liegt in der Übernahme einer mechanischen Aufgabe.

Zusammenfassung

Die Anlagerung homoioplastischer Gefrierknochenspäne in der operativen Behandlung verzögerter oder ausbleibender Knochenheilung führt in Verbindung mit der Plattenosteosynthese zur Stabilisierung und Schienung atrophischer Pseudarthrosen. Bei diesen ungünstigen knöchernen Verhältnissen wird eine stabile Fixierung und Überbrückung des Pseudarthrosespaltes durch der Osteosyntheseplatte gegengeschraubte

Tabelle 5. Vorzüge des homologen Spanes

1. Gesteigerte Stabilität
2. Protrahierte Hyperämie
3. Langsamer Umbau
4. Keine Entfernung nötig
5: Höhere Elastizität

Späne erzielt. Histologische Untersuchungen zum Zeitpunkt der Metallentfernung zeigen, daß der Fremdspan zum Um- und Einbau Jahre benötigt. Er stellt demnach keine aktive Beteiligung an der Pseudarthroseheilung dar. Der Fremdspan übernimmt eine mechanische Aufgabe und gewährleistet dadurch die Pseudarthroseüberbrückung.

Literatur

Čech O (1976) Pathophysiologie der Pseudarthrose. In: Callus, Deutsche Akademie der Naturforscher Leopoldina Halle (Saale), S 195–199
Heipertz W, Nyga W (1970) Osteosynthese von Pseudarthrosen unter Verwendung von Fremdknochenspänen. Z Orthop 107: 696–710
Müller M E, Allgöwer M, Willenegger H (1969) Manual der Osteosynthese. Springer, Berlin Heidelberg New York
Rehn J, Müller K H (1979) The Treatment of Noninfected Pseudarthroses with the Fixateur Externe. In: Pseudarthroses and Their Treatment, S 58–61. Thieme, Stuttgart
Segmüller G, Čech O, Bekier A (1969) Die osteogene Aktivität im Bereich von Pseudarthrosen langer Röhrenknochen. Z Orthop 106: 599–609
Weller S, Knapp U (1979) The Treatment of Noninfected Pseudarthroses of the Shaft by Medullary Nailing. In: Pseudarthroses and Their Treatment, S 56–57. Thieme, Stuttgart
Zichner L (1976) Zur Frage der Callusbildung bei Anlagerung von Fremdspänen in der Behandlung verzögerter und ausbleibender Knochenheilung. In: Callus, Deutsche Akademie der Naturforscher Leopoldina Halle (Saale), S 201–214

Der homologe und autologe Knochenspan bei der Behandlung der Pseudarthrosen langer Röhrenknochen

W. Winkelmann und K.P. Schulitz, Düsseldorf

Für die verschiedenen Typen der Pseudarthrosen bestehen heute klare Behandlungsrichtlinien. Ein wesentlicher Bestandteil der Behandlung ist bei bestimmten Pseudarthrosen die Knochentransplantation. Der autologen Spongiosa kommt hierfür nach allgemeiner Auffassung die größte Bedeutung zu (Schweiberer, 1962; Weber und Čech, 1973; Burri, 1979).

Mit welchem Behandlungserfolg ist zu rechnen, wenn man einen homologen oder autologen Span bei der Pseudarthrose langer Röhrenknochen verwendet? In einer retrospektiven Untersuchung am Patientengut der Orthopädischen Universitätsklinik Heidelberg der Jahre 1930 bis 1970 sind wir für die hypertrophen, atrophen sowie Defekt-Pseudarthrosen dieser Frage nachgegangen.

Von insgesamt 222 Patienten, 186 männlichen und 36 weiblichen, hatten 162 eine hypertrophe, 47 eine atrophe sowie 13 eine Defektpseudarthrose. Die Klassifizierung der Pseudarthrose-Typen erfolgte anhand des klinischen, röntgenologischen sowie intraoperativen, d.h. im Operationsbericht beschriebenen makroskopischen Befundes. Bei ihnen allen wurde als erste Pseudarthrosen-Operation nur eine Spanplastik in der Lexer- bzw. Phemister-Technik durchgeführt, 57mal mit einem homologen und 165mal mit einem autologen Knochenspan. Während der gesamten Zeit implantierte man nur 5 heterologe Späne, die Ergebnisse fanden keine Berücksichtigung.

Als Behandlungsergebnis werteten wir, ob und in welcher Zeit die Pseudarthrose nach der ersten Operation fest wurde. Bei 162 hypertrophen Pseudarthrosen verwendete man 35mal einen homologen und 127mal einen autologen Span. In 76% bzw. 78% konnte eine Ausheilung erzielt werden (Tabelle 1). Die 36 nicht ausgeheilten Pseudarthrosen erforderten 2, z.T. mehrfache Operationen. Schlußendlich heilten von ihnen auch 30 aus. Für die Zweiteingriffe waren infolge der unterschiedlich angewandten Techniken mit und ohne Knochentransplantation die jeweiligen Fallzahlen zu gering um sie miteinander zu vergleichen.

Die biologisch aktiven hypertrophen Pseudarthrosen benötigten zur Ausheilung nur eine exakte Ruhigstellung. Wir glauben, daß der Wert der Spanplastiken bei der hypertrophen Pseudarthrose vornehmlich nur in der stabilisierenden Wirkung zu suchen ist.

Die biologisch reaktionsunfähigen atrophen und Defekt-Pseudarthrosen benötigen neben der exakten Ruhigstellung eine Stimulation zur Knochenheilung.

Bei den 47 atrophen Pseudarthrosen verwendete man 17mal einen homologen und 30mal einen autologen Span. Auch hier stellten wir bei beiden Spanarten mit 76% bzw. 77% Ausheilungsrate gleich gute Ergebnisse fest (Tabelle 1).

Die 13 Defekt-Pseudarthrosen behandelte man 5mal mit einem homologen und 8mal mit einem autologen Span. Eine vergleichende Aussage ist wegen der kleinen Fallzahl nur mit Vorbehalt möglich (Tabelle 1).

Hat die Technik der Spananlagerung einen Einfluß auf die Ergebnisse gehabt? Zwischen 1930 und 1950 wandte man die Lexer-Technik an. Es wurde damals fast immer das Pseudarthrosengewebe reseziert und ein autologer Span zimmermannsmäßig eingearbeitet. Nach 1950 kam dann die Phemister-Technik hinzu. Man resezierte nicht mehr die Pseudarthrose, sondern lagerte nur noch den Span subperiostal,

Tabelle 1. Behandlungsergebnisse nach homologer bzw. autologer Spanplastik

	Gesamt	Fest		Nicht fest	
Hypertrophe Pseudarthrosen					
Homologer Span	35	27	(76%)	8	(24%)
Autologer Span	127	99	(78%)	28	(22%)
Atrophe Pseudarthrosen					
Homologer Span	17	13	(76%)	4	(24%)
Autologer Span	30	23	(77%)	7	(23%)
Defekt-Pseudarthrosen					
Homologer Span	5	2		3	
Autologer Span	8	6		2	

z.T. mit Bildung einer Periost-Knochenlamelle oder in Form der Inlay-Onlay-Technik an.

Bei der hypertrophen und atrophen Pseudarthrose ergab die Lexer- und Phemister-Technik gleich gute Ergebnisse, in 74% bis 80% konnte eine Ausheilung erzielt werden. Die Ergebnisse beider Techniken in bezug auf den Span sind ähnlich (Tabelle 2a und 2b).

Die Behandlungserfolge müssen jedoch auch unter einem anderen Gesichtspunkt betrachtet werden.

Die Spanplastiken erforderten immer eine zusätzliche Ruhigstellung und zwar in der Mehrzahl zwischen 3 bis 6, aber auch nicht selten 12 oder mehr Monate (Abb. 1).

Tabelle 2a. Behandlungsergebnisse mit autologem bzw. homologem Span in bezug auf die Lexer- oder Phemister-Technik

Lokalisation	Gesamt	Fest		Nicht fest	
Lexer-Technik; autologer Span					
Radius/Ulna	23	17		6	
Tibia	48	39		9	
	71	56	(79%)	15	(21%)
Lexer-Technik; homologer Span					
Radius/Ulna	2	2		0	
Tibia	2	1		1	
	4	3		1	

Tabelle 2b. Behandlungsergebnisse mit autologem bzw. homologem Span in bezug auf die Lexer- oder Phemister-Technik

Lokalisation	Gesamt	Fest		Nicht fest	
Phemister-Technik; autologer Span					
Humerus	19	13		6	
Radius/Ulna	24	20		4	
Femur	6	5		1	
Tibia	23	20		3	
	72	58	(81%)	14	(19%)
Phemister-Technik, homologer Span					
Humerus	14	11		3	
Radius/Ulna	25	19		6	
Femur	4	2		2	
Tibia	10	8		2	
	53	40	(75%)	13	(25%)

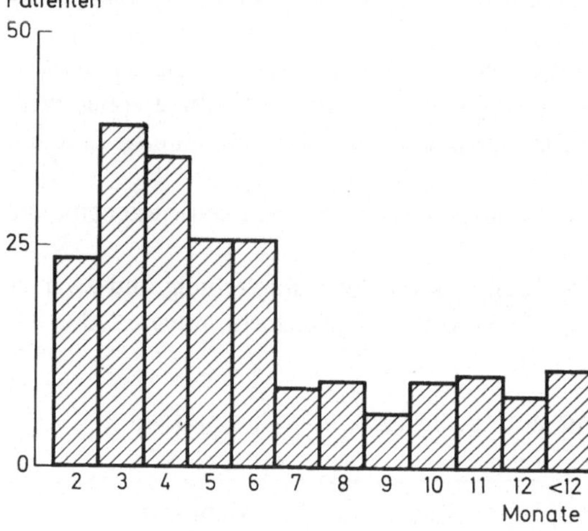

Abb. 1. Dauer der postoperativen Ruhigstellung nach Spanplastik (N = 222)

Zwischen 60% und 80% der Patienten hatten aufgrund der unterschiedlich langen Vorbehandlung bereits eine Bewegungseinschränkung in den Gelenken der betroffenen Extremität. Die Zunahme dieser durch die erneute monatelange Gipsfixation und entsprechend lange Nachbehandlung, nachdem die Pseudarthrose endlich fest war, führte zu einer langen, oft ein- mitunter sogar zweijährigen Arbeitsunfähigkeit. Dies ist insofern von großer Bedeutung, als 80% der Patienten im berufsfähigen Alter waren.

Fehlstellungen, die präoperativ bei durchschnittlich 40% bestanden, sowie der Ausgleich von Verkürzungen konnten durch die Spanplastiken nur unvollständig korrigiert werden.

Zusammenfassend kann man sagen, daß bei den Spanplastiken zwar 3/4 der Fälle ausheilten und anhand unserer Ergebnisse gleich häufig, ob ein homologer oder autologer bei der Lexer- oder Phemister-Technik verwendet wurde.

Moderne Techniken führen jedoch zu besseren Ergebnissen.

Das Rippenresektat zur Überbrückung knöcherner Defekte

H.G. Hermichen, H. Schmelzeisen und H. Pflugfelder, Tübingen

Die Überbrückung großer knöcherner Defekte an Röhrenknochen ist oft mit aufwendigen operativen Maßnahmen verbunden. Einmal handelt es sich oft um Patienten im Wachstumsalter mit juvenilen Knochencysten und ihren Komplikationen wie Spontanfrakturen und Rezidiven; zum anderen sind es posttraumatische Defekte mit entsprechenden Weichteilschäden und begleitender Infektion.

In besonders schwierigen Ausgangssituationen hat sich uns das autologe Rippentransplantat bewährt. In Kombination mit der Implantation homologer oder autologer Spongiosa ggf. mit überbrückender Osteosynthese lassen sich auch so problematische Fälle sanieren.

Ein Vorteil am Rippentransplantat ist, daß es eine größere Eigenstabilität als reine Spongiosa hat und auf Grund der Länge zur Defektüberbrückung gut geeignet ist. Die autologe Spongiosa kann vorerst in Reserve bleiben, was speziell im Wachstumsalter von Vorteil ist. Auch erscheint die Rippe günstiger als die Fibula, da sie auf Grund ihrer größeren Spongiosierung leichter eingebaut wird. Daher ist es zweckmäßig, die Spongiosa durch Längsteilung der Rippe freizulegen. Die Rippe muß den ganzen Defekt überbrücken, zur weiteren Auffüllung kann dann auch homologe Spongiosa verwandt werden. Kurz vor Wachstumsabschluß empfiehlt es sich bei juvenilen Knochencysten, autologe Spongiosa zu verwenden, da eine Rezidivgefahr nicht mehr gegeben ist. Bei posttraumatischen Defekten mit potentiell infiziertem Lager verbietet sich die Verwendung homologer Spongiosa ebenfalls.

An Hand einiger Beispiele soll das Vorgehen demonstriert werden:

1. 6jähriges Mädchen mit Spontanfraktur bei juveniler Knochencyste am Oberarm. Überbrückung durch längsgeteilte Rippe und homologe Spongiosa, vollständige knöcherne Überbrückung nach 1 Jahr, bisher ohne Rezidiv.

2. Cystenrezidiv bei 8jährigem Jungen an der distalen Tibia. Mehrfache Voroperationen mit autologer Spongiosa aus beiden Beckenkämmen, die sich im Cystensack vollständig resorbiert hat. Ausgedehntes Rezidiv der Cyste bis zur Wachstumsfuge. Typische Defektüberbrückung mit längsgeteilter Rippe und homologer Spongiosa, Fixierung mit äußerem Festhalter. Vollständige Ausheilung der Cyste bei vorzeitigem Schluß der tibialen Wachstumsfuge.

3. 23jähriges Mädchen mit breit offener kompletter Unterschenkelfraktur. Sequestrierung eines großen Tibiateils. Fixierung mit äußerem Festhalter. Vier Monate nach dem Unfall autologes Rippentransplantat mit autologer Spongiosa. Ausheilung und volle Belastungsfähigkeit 1 Jahr später.

4. 16jähriger Knabe mit Rezidiv und Spontanfraktur einer juvenilen Knochencyste am proximalen Oberschenkel. En Bloc-Resektion des gesamten cystentragenden Skeletabschnittes, überbrückende Osteosynthese mit Condylenplatte, Auffüllung des Defektes mit längsgeteilter Rippe und autologer Spongiosa bei fast vollständig geschlossener Wachstumsfuge. Vollständige Ausheilung nach 14 Monaten. Mittlerweile erfolgte die Implantatentfernung.

Seit 1975 haben wir dieses Verfahren 14mal erprobt: 8mal bei juvenilen Knochencysten, 6mal bei großen posttraumatischen Defekten. Das geschilderte Vorgehen stellt sicherlich kein Routineverfahren dar. Es hat sich uns jedoch für Problemfälle bewährt und kann bei entsprechender Indikation und exakter Technik uneingeschränkt empfohlen werden.

Implantate und Transplantate bei Augenhöhlenbodendefekten

J. Lentrodt, Düsseldorf und G. Pfeifer, Hamburg

Überblickt man die Literatur über Implantate und Transplantate bei Augenhöhlenbodendefekten, so wird deutlich, daß zahlreiche autologe, homologe und alloplastische Materialien sowie die unterschiedlichsten Operationsverfahren für die Überbrückung derartiger Defekte angegeben werden (Freeman, 1962; Converse und Smith,
1964; Cramer und Mitarb., 1965; Soll und Poley, 1965; Capodanno, 1967; Pape,
1969). Der in dieser Hinsicht nicht Versierte wird insbesondere durch die Vielzahl
der empfohlenen Ersatzgewebe verwirrt, wobei noch berücksichtigt werden muß, daß
je nach Ausgangslage unterschiedliche Anforderungen an die Implantate zu stellen
sind. Im Nachfolgenden soll deshalb versucht werden, an Hand der Erfahrungen, die
an der Nordwestdeutschen Kieferklinik Hamburg an einem großen diesbezüglichen
Krankengut gesammelt wurden, die Implantate und Transplantate abzuhandeln, die
sich uns zum Orbitabodenersatz nach Traumen oder Tumoroperationen bewährt
haben.

Fehlen bei frischen Traumen Anteile des knöchernen Orbitabodens, so ist zur
Defektüberbrückung festes, zugleich aber dünnes Ersatzmaterial indiziert. Nachdem
wir 1968 in tierexperimentellen Untersuchungen die Überlegenheit der homologen
lyophilisierten Dura (Luhr, 1969) gegenüber anderen Implantatmaterialien nachweisen konnten (Lentrodt, Luhr und Metz, 1968), hat sie sich uns in derartigen
Fällen auch klinisch bei mehr als 350 Patienten hervorragend bewährt. Wir bevorzugen hierbei in der Regel den infraorbitalen Zugangsweg (Lentrodt, 1973). Wenn
eine Narbe um jeden Preis vermieden werden soll, läßt sich die Dura auch trans-
conjunctival einlagern (Tessier, 1973; Lentrodt, 1977).

Auch bei der Sekundärversorgung von Orbitabodenfrakturen hat die lyophilisierte
Dura ihren festen Platz als Implantatmaterial nach der Lösung von narbigen Verwachsungen. Hierbei dient sie der Defektüberbrückung ebenso wie auch als Isolier-
schicht zum Schutz vor neuen Verwachsungen. Dies gilt sowohl für die isolierte
Orbitabodenfraktur als auch für komplexe Brüche, wenn z.B. durch Osteotomie nach
in Dislokation verheilter Jochbeinfraktur die Fehlstellung durch Reposition beseitigt werden konnte und kein Substanzverlust besteht (Lentrodt, 1976, 1977).

Ist es dagegen bei länger bestehenden Orbitabodendefektfrakturen und hernien-
artigem Prolaps von Orbitaweichgewebe in die Kieferhöhle zu einem meist entzündlichen Verlust von orbitalem Fettgewebe mit konsekutivem Bulbustiefstand
und evtl. Enophthalmus gekommen, so erfordert der notwendige Volumenausgleich
relativ dicke Transplantate. Da es bisher keine exakte Methode gibt, die Größe und
das Volumen der Transplantate prae- bzw. intraoperativ zu bestimmen, implantieren
wir bei derartigen Fällen in der Regel primär temporär einen Kunststoffkörper, dessen
Höhe und Volumen, falls erforderlich, in weiteren Eingriffen so lange korrigiert
werden, bis annehmbare funktionelle und ästhetische Resultäte erreicht sind. Erst
dann erfolgt der Ersatz des alloplastischen Materials durch autologes Knorpelgewebe
gleicher Größe und Volumens. Die Knorpeleinpflanzung sollte u.E. nur in Ausnahmefällen primär erfolgen, z.B. wenn ein Auge amaurotisch ist und die Binocularfunktion

infolgedessen wegfällt (Abb. 1). In letzter Zeit sind wir dazu übergegangen, in geeigneten Fällen auch homologen, lyophilisierten Bankknorpel zum Volumenausgleich zu benutzen.

Nach Tumoroperationen, die resektionsbedingt zu größeren Defekten im Bereich des knöchernen Orbitabodens geführt haben, wurden früher gummiarmierte Draht-

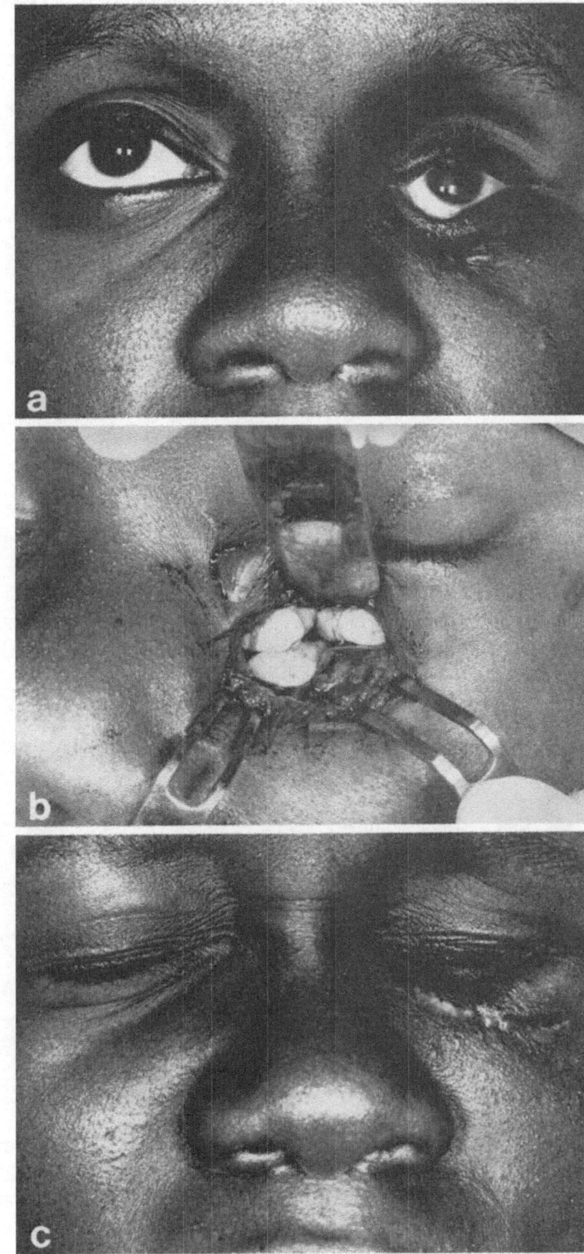

Abb. 1. a Zustand nach Explosionsverletzung mit Orbitabodendefektfraktur. Amaurose des li. Auges mit Bulbustiefstand und Enophthalmus, **b** Höhersetzung des li. Bulbus durch mehrere autologe Knorpeltransplantate, **c** Zustand postoperativ, eine Narbenkorrektur ist zu einem späteren Zeitpunkt vorgesehen

ligaturen zur Stützung des Orbitainhaltes verwendet (Rehrmann, 1954). Wir bedienen uns in derartigen Fällen seit über 10 Jahren gerne alloplastischer Dacron-Netze, die sich unschwer durch Nähte an den knöchernen Resektionsrändern befestigen lassen.

Ihre Haltefunktion sollte jedoch besonders in der postoperativen Frühphase durch entsprechende Tamponaden bzw. Resektionsprothesen unterstützt werden. Wir können die von Weidenbecher und Mitarb. 1974 vor dieser Gesellschaft mitgeteilten Beobachtungen bestätigen, daß die Maschen des Netzes innerhalb weniger Wochen

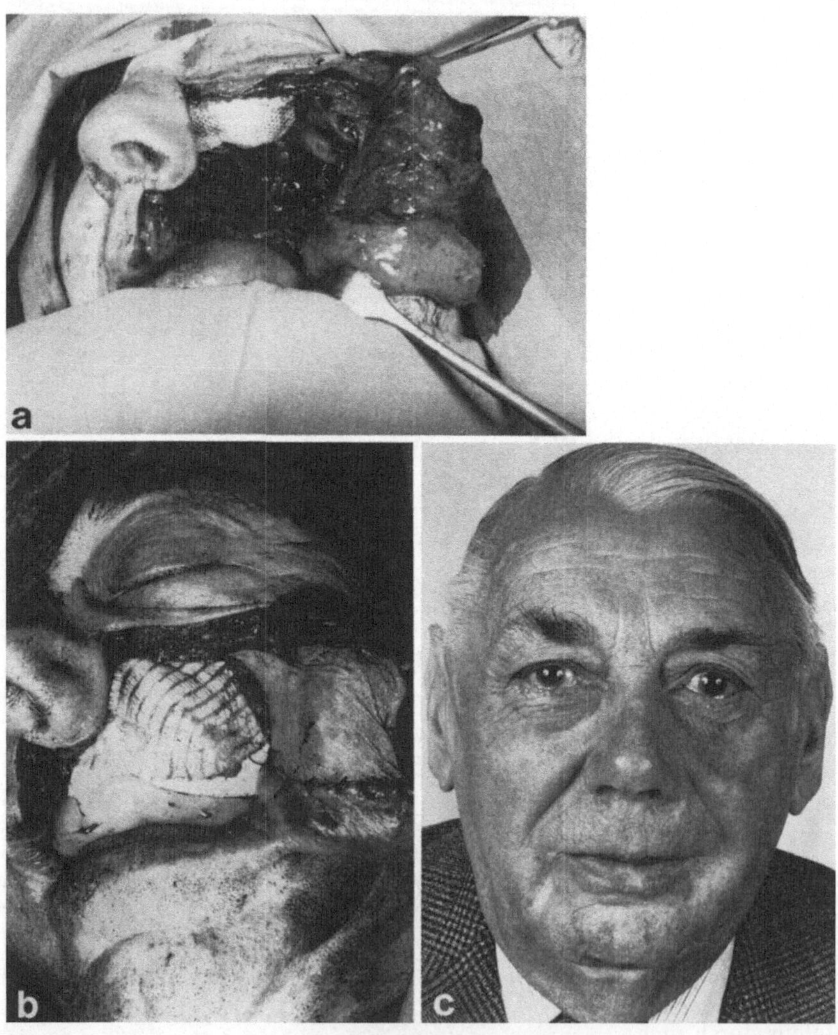

Abb. 2. a Operationssitus nach ausgedehnter Oberkiefer- und Orbitabodenresektion wegen Oberkieferneoplasma. Der Orbitabodendefekt ist durch ein Dacronnetz überbrückt, **b** Zustand nach Eingliedern einer Verbandsplatte und einer temporären Orbitabodenstütze aus Kunststoff, Abdecken der Wundfläche durch ein freies Spalthauttransplantat, **c** Zustand des Patienten 1 Jahr postoperativ

von Bindegewebe durchwandert werden und sich die Oberfläche anschließend epithelisiert (Abb. 2).

Zusammenfassend läßt sich feststellen, daß wir es für sinnvoll halten, aus der Fülle der bei Augenhöhlenbodendefekten in Frage kommenden Implantate und Transplantate ein begrenztes Repertoire auszuwählen, das den unterschiedlichen Anforderungen gerecht wird. Hierbei verwenden wir so wenig als möglich alloplastische Materialien, die gerade in der Nachbarschaft der Kieferhöhle mit der damit verbundenen Infektionsgefahr problematisch sind. Insbesondere in der Traumatologie halten wir sie zum definitiven Ersatz nicht für indiziert. Hier stehen uns mit der lyophilisierten homologen Dura sowie mit dem autologen und homologen Knorpel optimale Ersatzmaterialien zur Verfügung.

Literatur

Capodanno J A (1967) Reconstruction of acutely traumatized orbital floor. J Oral Surg 25: 510

Converse J M, Smith B (1964) Blow out fractures of the floor of the orbit. In: Converse J M (Ed) Reconstructive Plastic Surgery. Saunders, Philadelphia

Cramer L M, Tooze F M, Lerman S (1965) Blow out fractures of the orbit. Brit J Plast Surg 18: 171

Freeman B S (1962) The direct approach to acute fractures of the zygomatic-maxillary complex and immediate prosthetic replacemant of the orbital floor. Plast Reconstr Surg 29: 587

Lentrodt J (1973) Zur Diagnostik und Therapie der Orbitabodenfrakturen. Dtsch Zahn-, Mund - und Kieferheilkd 60: 232

Lentrodt J (1976) Zur Spätkorrektur disloziert verheilter isolierter oder kombinierter Orbitabodenfrakturen. In: Hollwich-Walter (Hrsg) Plastisch-chirurgische Maßnahmen bei Spätfolgen nach Unfällen. Thieme, Stuttgart

Lentrodt J (1977) Zur Therapie von in Dislokation verheilten Jochbeinfrakturen bzw. Brüchen der kaudalen und/oder lateralen Orbitabegrenzung. Fortschr Kiefer- und Gesichtschir XXII: 68

Lentrodt J, Luhr H G, Metz H J (1968) Tierexperimentelle Untersuchungen zur Frage der primären Deckung von traumatischen Defekten des Orbitabodens. Dtsch zahnärztl Z 23: 1418

Luhr H G (1969) Lyophilisierte Dura zum Defektersatz des Orbitabodens nach Trauma und Tumorresektionen. Melsunger med Mitt 43: 233

Pape K (1969) Die Frakturen des lateralen Mittelgesichtes und ihre Behandlung. In: Reichenbach (Hrsg) Traumatologie im Kiefer-Gesichtsbereich. Barth, München

Prowler J R (1965) Immediate reconstruction of the orbital rim and floor. J Oral Surg 23: 5

Rehrmann A (1954) Reposition des Bulbus oculi nach Resektion des Oberkiefers und Orbitabodens bei der operativen Entfernung bösartiger Tumoren. Österr Z Stomat 51: 485

Soll D B, Poley B J (1965) Trapdoor variety of blow out fracture of the orbital floor. Amer J Ophthal 60: 269

Tessier P (1973) The conjunctival approach to the orbital floor and maxilla in congenital malformation and trauma. J Max-Fac Surg 1: 3

Weidenbecher M, Waller G, Lehmann W (1976) Rekonstruktion von Knochenwanddefekten im Nasennebenhöhlenbereich mit einem Kunststoffnetz. In: Hollwich-Walter (Hrsg) Plastisch-chirurgische Maßnahmen bei Spätfolgen nach Unfällen. Thieme, Stuttgart

Mittelhandknochenersatz mit Knochenspan vom Beckenkamm

G.N. Papadimitriou, V.A. Papavasiliou und
A.V. Petropoulos, Thessaloniki

Die partielle bzw. totale Zerstörung eines Mittelhandknochens (MHK), die oft Folge eines komplizierten Trümmerbruches oder eines destruierenden Knochenprozesses ist, kann, wenn sie das Metacarpale I betrifft, zu einer erheblichen Behinderung aller Greifformen der Hand führen (wegen des Ausfalles der Daumenfunktion).

Zur Wiederherstellung der Handfunktion muß der zerstörte Knochen durch ein Spantransplantat ersetzt werden. Die Knochentransplantation ist bei solchen Fällen oft problematisch, weil es sich oft um hauptsächlich stark verschmutzte offene Trümmerfrakturen oder Osteomyelitis der Metacarpalen handelt.

Bei offenen Trümmerfrakturen der Mittelhandknochen, bei denen eine Rekonstruktion der Knochentrümmer nicht möglich ist, werden die Knochentrümmer nach der Excision der Hautränder, des verschmutzten und nekrotischen Gewebes entfernt und die Wunde primär versorgt. Bis zur Abheilung der Wunde wird eine Fingerdrahtextension angelegt um die befürchtete Weichteilverkürzung zu vermeiden. Nach Abheilung der Wunde in ca. 3–4 Wochen wird die Knochentransplantation vorgenommen.

Bei dauernder Knocheneiterung eines Mittelhandknochens werden in der ersten Phase der Behandlung unter Antibioticaschutz operativ die Sequester entfernt, das Granulationsgewebe ausgeräumt und eine Fingerdrahtextension, wie bei den Trümmerfrakturen, angelegt.

In der zweiten Phase der Behandlung wird nach Abklingen des Infektes, nach ca. 8–12 Wochen, die Knochentransplantation vorgenommen. Bei der tuberculösen Osteomyelitits des Mittelhandknochens findet die Sequesterausräumung und die Transplantation in einer Sitzung statt.

Bei allen Fällen, unabhängig von der Ursache des Defektes, wir der fehlende Knochen mit autoplastischem Spongiosa-Span aus dem Darmbeinkamm ersetzt.

Technik der Transplantation

Wir beginnen zuerst mit der Entnahme eines Knochenzylinders aus dem vorderen Darmbeinkamm durch die Anwendung einer oscillierenden Hohlsäge. Der Zylinder muß etwas länger und dicker als der fehlende Knochen sein.

Nach Verschluß der Spanentnahmewunde werden durch einen leichten bogenförmigen Schnitt über dem betreffenden Mittelhandknochen unter atraumatischer Technik die vorhandenen Mittelhandknochenreste dargestellt und angefrischt.

Das zwischen den Knochenresten narbige Gewebe wird unter Erhaltung des noch vorhandenen Periostes ausgeräumt. Das Transplantat wird nach Gabe der nötigen Form und Größe in das angefertigte Bett zwischen den Metacarpalresten unter Spannung, ohne Drahtfixation angelegt. Anschließend Wiedervernähung der Wunde und Gipsruhigstellung bis zum Anbau des Transplantates nach ca. 6 Wochen.

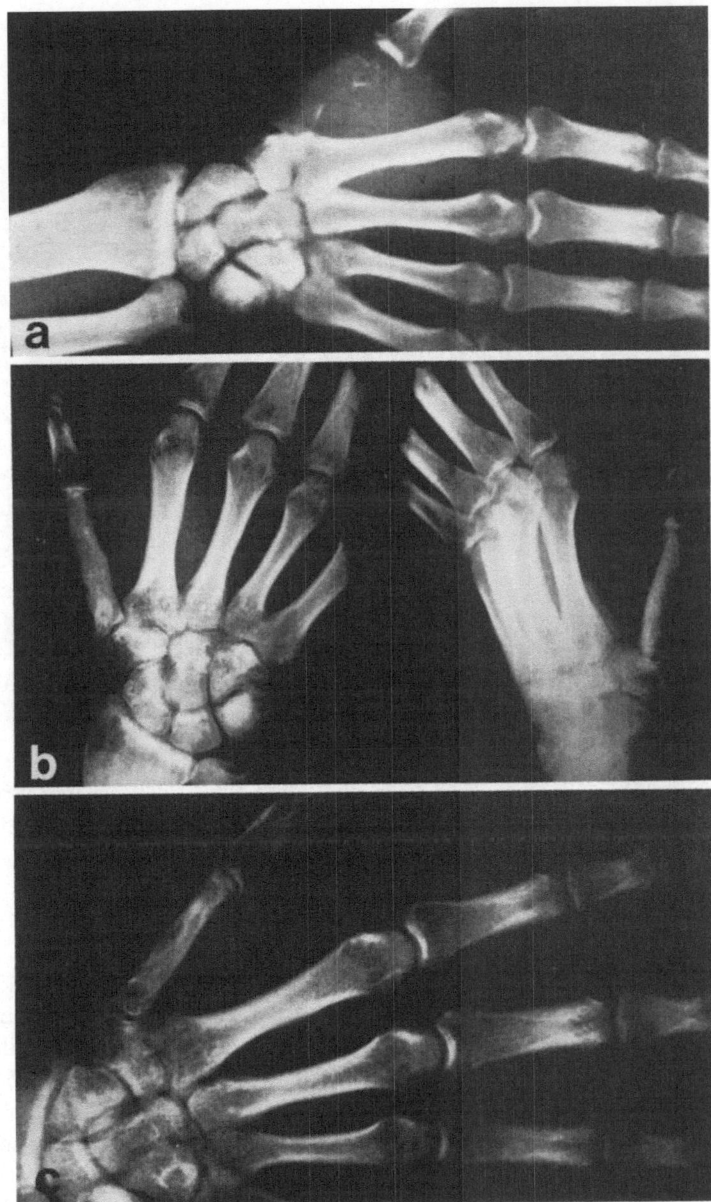

Abb. 1a—c. 25jähriger Mann. a Knocheneiterung nach komplizierter Fraktur des I. Mittelhandknochens, b Ersatz des I. Mittelhandknochens mit Spongiosa-Span 7 Wochen nach der Sequesterentfernung, c 5 Jahre später Umwandlung des Spongiosa-Spanes in röhrenförmigen Knochen. Gelenkneubildung zwischen Transplantat und Grundglied des Daumens

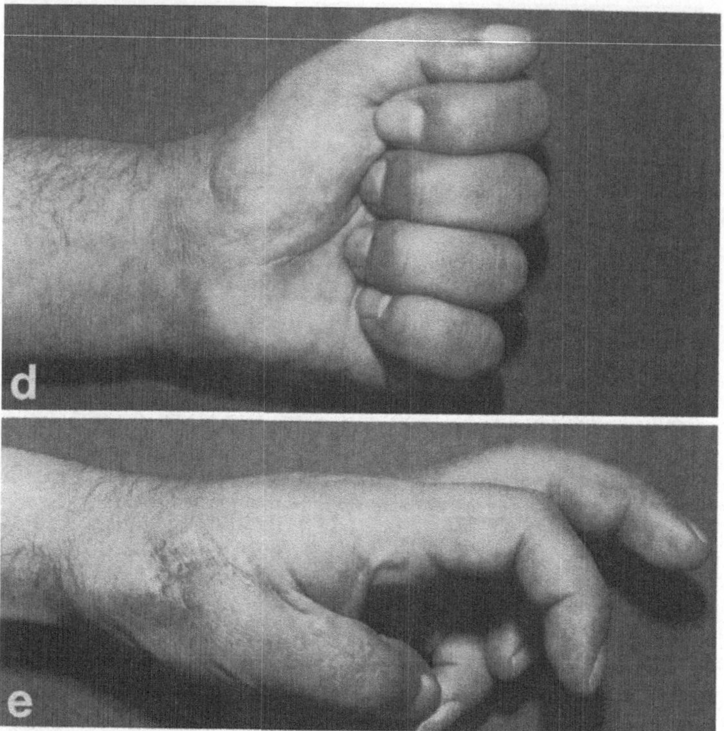

Abb. 1d, e. Die Hand desselben Patienten 5 Jahre nach der Knochentransplantation

Krankengut und Ergebnisse

In der Kinderchirurgischen und Orthopädischen Universitätsklinik Thessaloniki wurde in den Jahren von 1972–1978 bei 25 Patienten eine Spongiosa-Spanplastik zum Ersatz eines fehlenden Mittelhandknochens oder eines Teiles von ihm vorgenommen. Alle Patienten waren Männer zwischen dem 18. und 55. Lebensjahr. Das Durchschnittsalter betrug 37 Jahre.

Die Ursache der Zerstörung der Mittelhandknochen und die Lokalisation sind der Tabelle 1 zu entnehmen.

Von 25 Patienten konnten 23 nachuntersucht werden. In 21 Fällen führte die Spongiosa-Spanplastik zum definitiven Einbau des Transplantates und Heilung des Defektes. In 2 Fällen kam es trotz technisch einwandfreier Knochentransplantation wegen einer postoperativen Eiterung nicht zum Anbau des Spongiosa-Spanes. In beiden Fällen war die Ursache der Mittelhandknochenzerstörung Osteomyelitis nach komplizierter Fraktur.

Bei allen 21 geheilten Fällen wurde die Handfunktion hergestellt und die Patienten konnten nach 4–7 Monaten (Durchschnittsdauer 158 Tage) ihre berufliche Tätigkeit wieder aufnehmen.

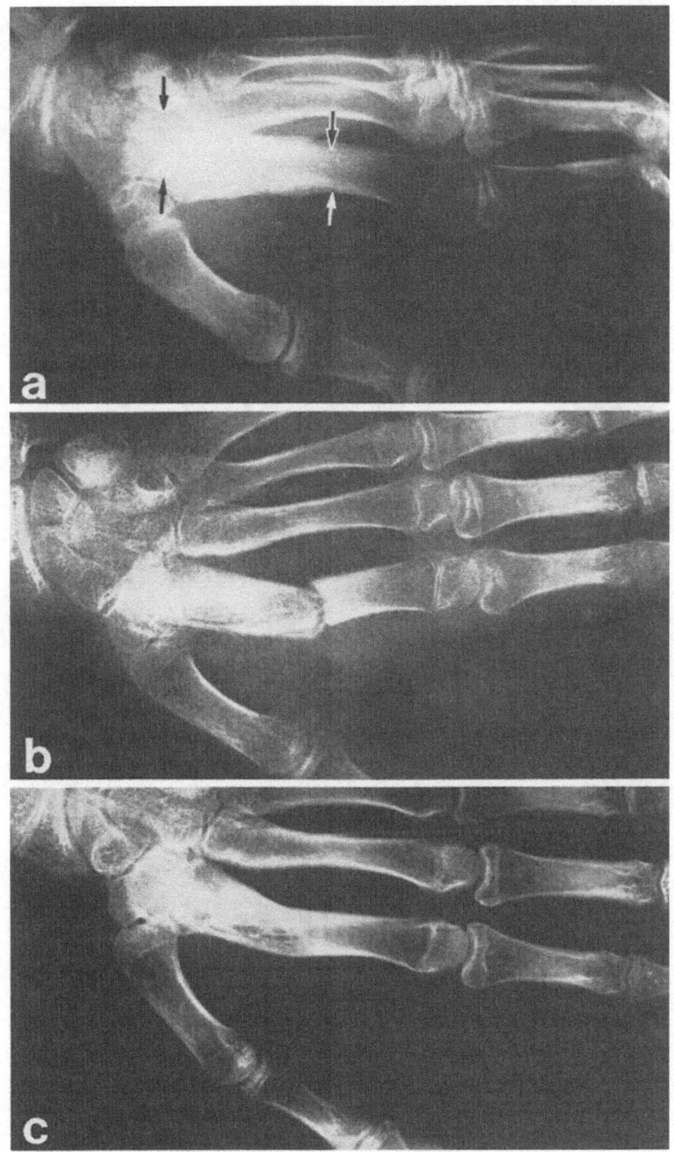

Abb. 2a—c. 17jähriger Mann. **a** Histologisch gesicherte Tuberculose des II. Mittelhandknochens, **b** Resektion der proximalen Hälfte des MHK und Ersatz des Defektes mit Spongiosa-Span, c 3 1/2 Jahre nach der Knochentransplantation

Zusammenfassung

Partielle bzw. totale Zerstörung eines Mittelhandknochens (MKH) kann zur Behinderung aller Greifformen der Hand führen wenn sie das I. MHK betrifft.

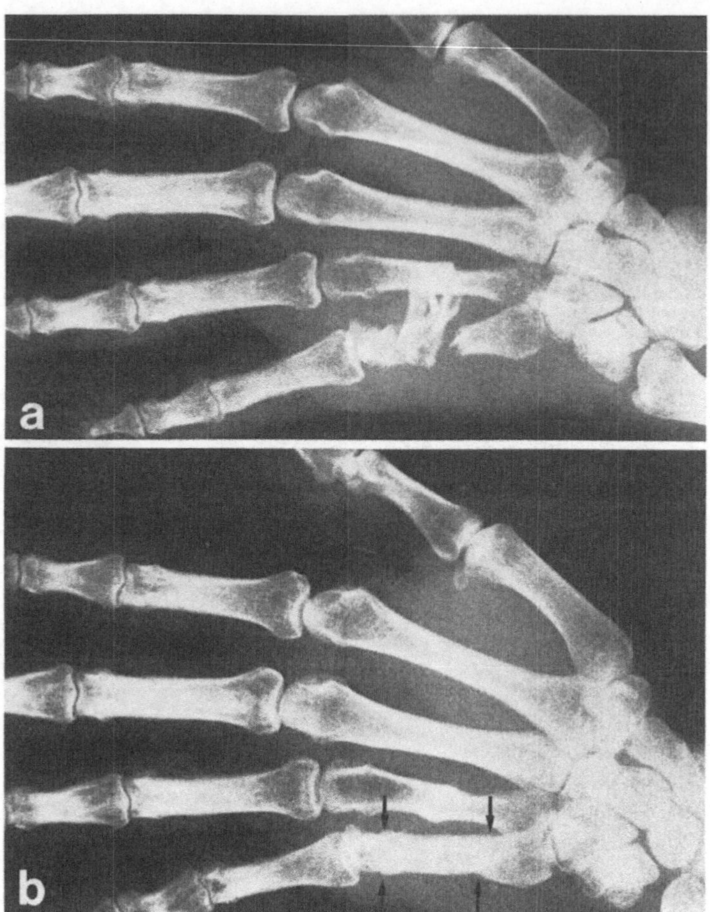

Abb. 3a, b. 55jähriger Mann. **a** Komplizierte Trümmerfraktur, **b** Überbrückung des Defektes mit Spongiosa-Span. 2 Jahre nach der Operation

Tabelle 1. Ursache und Lokalisation der Zerstörung der MHK

MHK	Offene Fraktur Nicht infiziert	Infiziert	Tbc	Summe
I	5	4	2	11
II	2	2	2	6
III	–	–	1	1
IV	–	–	–	0
V	4	3	–	7
Summe	11	9	5	25

Zur Wiederherstellung der Handfunktion ist der Ersatz des fehlenden Knochens indiziert.

In den Jahren 1972–1978 wurde bei 25 Patienten mit Defekten von MHK eine Spongiosa-Spanplastik vorgenommen.

Von den 25 Patienten konnten 23 nachuntersucht werden. In 21 Fällen wurde das Transplantat angebaut und die Handfunktion hergestellt.

Literatur

Stockhausen H, Hilgenfeldt O (1970) Neue Erkenntnisse in der modernen Chirurgie der Hand. Enke Verlag, Stuttgart
Wachsmuth W, Wilhelm A (1972) Die Operationen an der Hand. Springer, Berlin Heidelberg New York

Möglichkeiten der Defektüberbrückung mit Cialit-konserviertem Knochen

K. Rossak, K.E. Brinkmann, Karlsbad-Langensteinbach

Homioplastische Ersatzoperationen bei Knochentumoren stellen eine Möglichkeit dar, große Defekte mit einem biologischen Material zu überbrücken oder die unvermeidlich erscheinende Amputation von Gliedmaßen zu umgehen. Wir berichten über einige ausgewählte Fälle homioplastischer Transplantationen nach größeren tumorbedingten Resektionen, die zwischen 1972 und 1978 durchgeführt wurden. Die Darstellung erscheint nach unseren Erfahrungen berechtigt, da es sich zum Teil um Langzeitbeobachtungen handelt.

Bei einer 26jährigen Patientin war bereits im Jahr 1967 eine aneurysmatische Knochencyste im hüftnahen Oberschenkel ausgeräumt worden. Im August 1972 kam es zur Spontanfraktur des proximalen Oberschenkels rechts (Abb. 1a, b). Der röntgenologische Befund einschließlich einer Angiographie sprachen für ein Rezidiv der bereits histologisch gesicherten aneurysmatischen Knochencyste. Die Ausdehnung des Tumors ließ eine Ausräumung mit Span- oder Spongiosaauffüllung wenig sinnvoll erscheinen. Mit der Amputation des Beines waren weder die Patientin noch der Ehemann einverstanden. Eine Tumorersatzprothese war bei der jungen Frau und der Bonität des Tumors als Langzeitmaßnahme nicht zu vertreten. Ende November 1972 haben wir die proximale Hälfte des tumorös zerstörten Oberschenkelknochens einschließlich des Hüftkopfes reseziert, ein homioplastisches Transplantat eingesetzt und mit einer AO-Platte unter Druck verschraubt. Die Patientin erhielt zur Entlastung des rechten Beines eine Thomasschiene. Die letzte Röntgenaufnahme, sechs Jahre nach der Operation, zeigt einen guten Einbau des Transplantates am Übergang

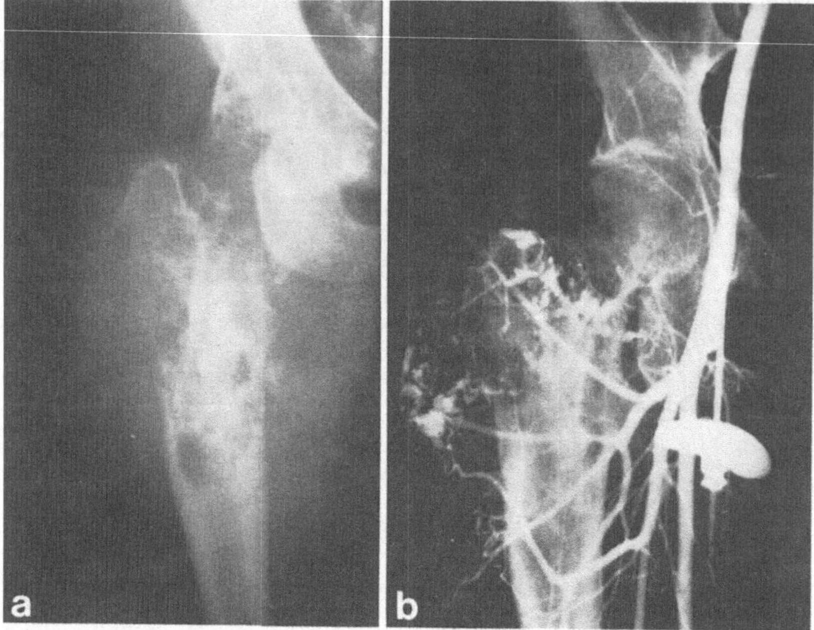

Abb. 1. a Aneurysmatische Knochencyste des hüftnahen Oberschenkels mit Einbruch des Tumors in die umgebenden Weichteile, **b** Angiographische Darstellung des Tumors mit Gefaßatypien

vom eigenen zum Fremdknochen (Abb. 2). Die Patientin belastet voll und ist beschwerdefrei.

Bei einer 29jährigen Patientin wurde die Diagnose eines Chondrosarkoms durch eine Probeexcision in der rechten Beckenhälfte gesichert (Abb. 3a, b). Wir haben der Patientin die Hemipelvektomie vorgeschlagen, die sie jedoch strikt ablehnte. Im September 1972 wurde nach einer partiellen Resektion der rechten Beckenhälfte mit zwei Drittel Entfernung des Darmbeines und Exstirpation von Teilen des Scham- und Sitzbeines ein homoioplastisches, Cialit-konserviertes Knochentransplantat eingesetzt und mit kräftigen Kirschner-Drähten und Schrauben fixiert. Nach acht Wochen wurde die Patientin mobilisiert. Nach einem dreiviertel Jahr erlaubten wir die Teilbelastung des rechten Beines. Die röntgenologische und szintigraphische Kontrolluntersuchung im Dezember 1973 ließ weder ein lokales Rezidiv noch Metastasen am Skelet erkennen (Abb. 4). Weitere regelmäßige Untersuchungen konnten leider nicht durchgeführt werden, weil die Patientin nach Jugoslawien verzog. Die letzte Nachricht erhielten wir im März 1979. Die Patientin hat bisher überlebt. Leider ist es nun doch zu einem Rezidiv des Tumors gekommen, wie die in ihrer Qualität sehr mäßigen Röntgenaufnahmen erkennen lassen.

Bei der dritten Patientin handelte es sich um eine 22jährige Verkäuferin, die erstmals 1972 über eine schmerzhafte Schwellung und Beugebehinderung des linken Kniegelenkes klagte. Mehrfache auswärts durchgeführte Röntgenuntersuchungen über drei Jahre zeigten einen in seiner Größe kaum veränderten Tumor an der Dorsalseite

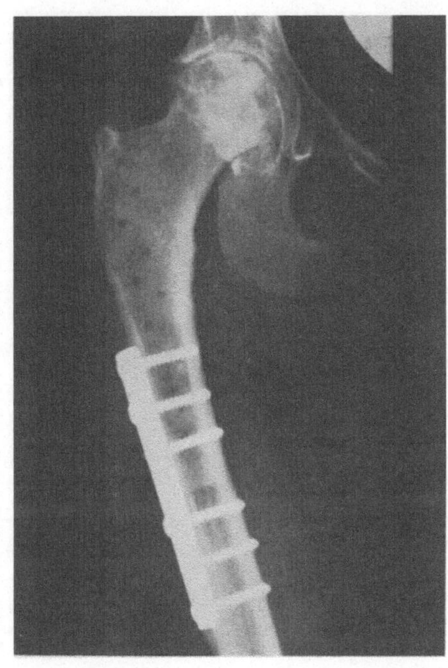

Abb. 2. Einheilung des homoioplatischen Oberschenkel-Transplantates − 6 Jahre post OP

des distalen Femur mit relativ scharfer Begrenzung zu den umgebenden Weichteilen. Eine diagnostische oder therapeutische Konsequenz aus dem Röntgenbefund unterblieb, da der Prozeß als benigne angesehen wurde. Erst die im Mai 1975 vorgenommene Probeexcision ergab die histologische Diagnose eines juxtacorticalen osteogenen Sarkoms. Anfang Juni 1975 haben wir die Segmentresektion des distalen Femur durchgeführt, ein Cialit-konserviertes Transplantat eingepflanzt und mit einer Winkelplatte unter Druck verschraubt. Drei Wochen postoperativ konnte mit einer kombinierten adjuvanten Chemotherapie begonnen werden. Zur Entlastung des linken Beines versorgten wir die Patientin mit einer Thomasschiene. Die letzten uns zur Verfügung stehenden Röntgenaufnahmen von 1977 zeigen einen knöchernen Anschluß des Transplantates im proximalen Anteil. Die Patientin wurde außerhalb wegen lokaler Rezidive in den Weichteilen sechsmal nachoperiert. Die Amputation hat sie weiterhin konsequent abgelehnt. Fernmetastasen waren nie festgestellt worden. Vor 1 1/2 Jahren wurde schließlich die Amputation nach einem Bruch im Bereich des distalen Transplantatlagers vorgenommen. Bis zur Amputation hatte sie das Bein voll belastet.

Bei einem dreizehnjährigen Schüler haben wir wegen eines histologisch gesicherten Chondrosarkoms Anfang Juni 1976 die tumorbefallenen Anteile des Darmbeins, Sitzbeins und Schambeins reseziert und ein entsprechend vorbereitetes homoioplastisches Transplantat eingesetzt. Mitte August ließen wir den Patienten aufstehen unter Teilbelastung des linken Beines. Im März 1977 kam es zu einem ausgedehnten Tumorrezidiv mit palliativer Entfernung des in Blase und Mastdam eingebrochenen Tumors. Im Juli 1977 verstarb der Patient an der lokalen Ausbreitung und Metastasierung des Tumors in die Lunge.

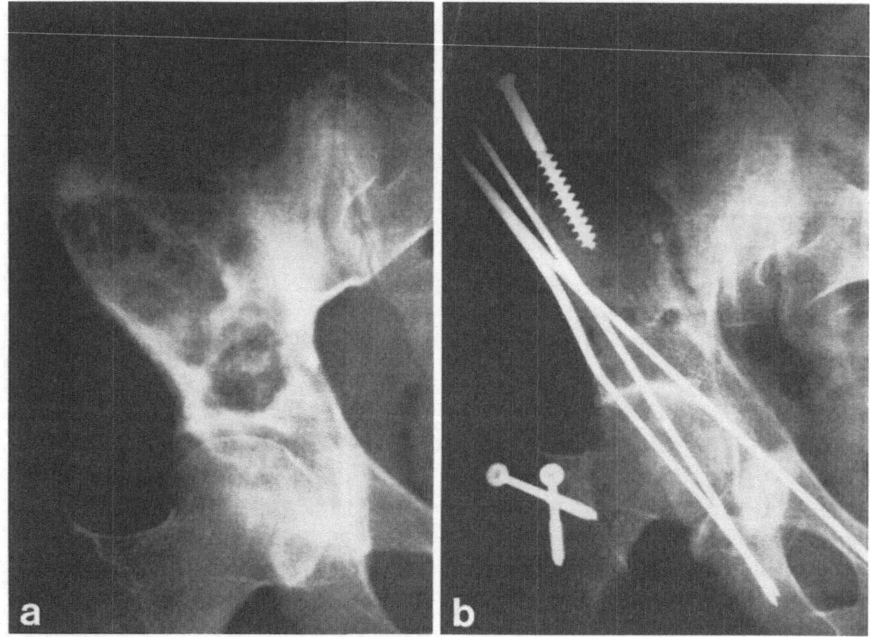

Abb. 3. a Chondrosarkom der re. Beckenschaufel, **b** Homoioplastisches Replantat nach 2/3 Resektion der re. Beckenhälfte mit einliegendem Osteosynthese-Material

Bei einer 39jährigen Hebamme wurde nach zweimaliger Voroperation im April 1978 histologisch ein malignes Osteoclastom diagnostiziert. Nach Resektion des tumorös befallenen Knochen- und Weichteilgewebes im Gesunden haben wir eine Arthrodese des rechten Kniegelenkes mit einem Umkehrspan und langer Osteosyntheseplatte durchgeführt. Der Defekt wurde mit Cialit-konservierter Spongiosa aufgefüllt, die, soweit möglich, bei der Verschraubung mitfixiert wurde. Zur Stabilisierung erhielt die Patientin eine Arthrodesenhülse. Die letzte Röntgenaufnahme vom September 1979 zeigt einen festen knöchernen Durchbau der Arthrodese und einen guten Einbau des homoioplastischen Knochenmaterials. In der Zwischenzeit belastet die Patientin das Bein voll ohne Hilfsmittel. Seit April 1979 ist sie in ihrem Beruf wieder tätig.

Ein 59jähriger Facharbeiter verspürte erstmals im Oktober 1977 eine schmerzhafte Schwellung im rechten Oberarm, die sich auf Kurzwellenbestrahlung vorübergehend besserte. Eine Röntgenaufnahme im März 1978 zeigte einen unscharf strukturierten etwa eigroßen Tumor in Oberarmmitte rechts mit angiographischen Gefäßtypien, die ohne Zweifel für ein malignes Geschehen sprachen. Die Probeexcision bestätigte die klinische Verdachtsdiagnose eines osteogenen Sarkoms. Der Patient lehnte die vorgeschlagene Exarticulation des rechten Armes im Schultergelenk ab. Nach präoperativ eingeleiteter Chemotherapie haben wir am 10.5.1978 den Tumor weit im Gesunden reseziert, die Distanz mit einer langen Osteosyntheseplatte überbrückt und wegen der Größe des Defektes homologe Cialit-konservierte Spongiosa

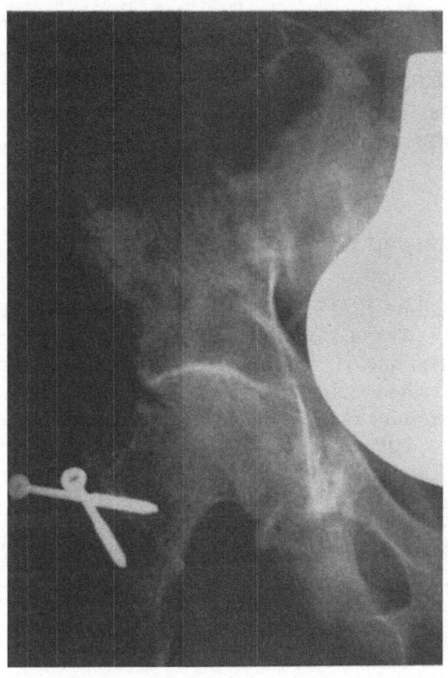

Abb. 4. Röntgen-Kontrolle — 15 Monate
post OP

angelagert. Nach Wundheilung wurde die präoperativ eingeleitete adjuvante Chemotherapie fortgesetzt. Regelmäßige röntgenologische und szintigraphische Kontrollen
ergaben bis heute keinen Hinweis für ein Rezidiv. Die letzte Röntgenaufnahme vom
Oktober 1979 zeigt einen recht guten Anschluß der eingelagerten Spongiosa. Der
Patient ist beschwerdefrei und will seinen Beruf wieder aufnehmen.

Diskussion

Die Verwendung von homoioplastischem und alloplastischem Material zur Überbrückung großer tumorös bedingter Knochendefekte ist in vieler Hinsicht problematisch. Eine sichere Verankerung, besonders in biomechanisch stark beanspruchten
Regionen, wie z.B. am Becken, ist nur begrenzt möglich. Die Haltbarkeit ist auf Dauer
fragwürdig, was vordergründig für alloplastische Transplantate bei länger überlebenden
Patienten eine Rolle spielen dürfte. Der Ersatz durch ein biologisches Material bleibt
erstrebenswert, vor allem bei zweifelhafter Bonität der Tumoren. Ermutigt durch gute
Ergebnisse bei der Auffüllung großer Defekte mit Cialit-konservierter Spongiosa bei
ausgelockerten Hüftgelenkspfannen haben wir uns entschlossen, homologe cortico-
spongiöse Knochenböcke zur Überbrückung von Segmentresektionen in allen Abschnitten der Extremitäten einzusetzen. Der homoioplastische Knochen fungiert als
Platzhalter und wird, wie wir anhand von szintigraphischen und histologischen Untersuchungen nachweisen konnten, im Laufe der Zeit durch körpereigenes Gewebe ersetzt. Auch bei Transplantaten, die nicht durch Platten oder Nägel geschient sind,

184

kommt es zur vollen Belastbarkeit, ohne daß sich Spontanfrakturen durch Ermü-
dungserscheinungen einstellen. Dies veranlaßt uns zu der Annahme eines biologischen
Einbaus. Nach einer Beobachtungszeit von sieben Jahren erscheint es uns gerechtfertigt, bei geeigneter Indikation statt des Radikaleingriffes, den Ersatz größerer
Gliedmaßenabschnitte mit homoioplastischen Transplantaten zu empfehlen.

Literatur

Güntz E (1954) Über eine einfache Methode der Knochenkonservierung. Langenbecks
    Arch Chir 279: 56
Hellner H (1951) Behandlung und Prognose der Knochensarkome. Langenbecks
    Arch Chir 270: 54
Hellner H (1964) Die Indikationsstellung zur Hemipelvektomie. Bruns Beitr Klin Chir
    209: 257
Rettig H (1972) Defektüberbrückung am Skelett. Akt Traumat 2: 153
Rossak K, Aalam M (1975) Hüftnahe Knochentumoren. Arch Orthop Unfall-Chir
    82: 271–283
Witt A N, Jäger M (1972) Überbrückung größerer Knochendefekte im Bereich der
    oberen Extremität. Akt Traumat 2: 145

Mißerfolge der Spongiosaplastik bei Osteotomien und Pseudarthrosenoperationen

H.E. Mentzel und M. Graeber, Murnau

Das Einbringen autologer Spongiosa in Knochendefekte und schlecht heilende knöcherne Kontinuitätsunterbrechungen erfolgt, um ihre osteogenetische Potenz und ihre
biologische Verträglichkeit zu therapeutischen Zwecken auszunutzen. Der Grund
dafür ist vor allem in der Tatsache zu sehen, daß mit der Spongiosa eine große Zahl
von lebensfähigen, aktiven Osteoblasten und nur wenig Grund- und Kittsubstanz
übertragen wird, so daß die Osteogenese in erwünschter Form ablaufen kann. Die
Einlagerung von autologer Spongiosa ist dann indiziert, wenn sporigiöse Knochenanteile eine Impression, also einen Substanzdefekt, aufweisen, der damit wieder aufgefüllt wird. In gleicher Weise wird bei Knochendefekten, bei Arthrodesen, verzögerten knöchernem Durchbau, Osteomyelitiden sowie cystischen und tumorösen
Prozessen verfahren. Auch bei der operativen Behandlung der Pseudarthrose und zur
Anregung des osteogenetischen Prozesses nach Osteotomien macht man sich die
Eigenschaften der autologen Spongiosa zunutze. Diese Gruppe soll hier näher untersucht werden.

Wir haben in der BG-Unfallklinik Murnau in den Jahren 1971 bis 1977 bei 866 Patienten zum Teil mehrmals Spongiosaeinlagerungen durchgeführt. Die größte Gruppe
bilden hierbei die Osteotomien und Pseudarthrosenoperationen mit 395 Patienten.

Bei 342 Patienten kam es zur Heilung. Bei 53 Patienten, was immerhin 15,5% bedeutet, kam es zu einem Mißerfolg. Auch bei den übrigen Indikationen stellten sich Mißerfolge zum Teil von beachtlichem Ausmaß ein (Tabelle 1).

Ganz allgemein kann gesagt werden, daß die Zahl der Mißerfolge der Spongiosaplastik sich durch eine richtige Indikationsstellung verringern läßt. Dabei sollte man jedoch die Methode nicht überfordern. Sie ist nicht das Rettungsboot, in das alle Nichtschwimmer einsteigen können, um so die Klippen der Gesetzmäßigkeiten der Chirurgie am Knochen zu umschiffen.

Die osteogenetische Potenz der Spongiosa kann nicht zur Entfaltung kommen, wenn ihr Lager nicht so vorbereitet ist, daß sie durch Diffusion ernährt werden kann. Sequester und Entzündungen verhindern ein Einwachsen des transplantierten Gewebes. Auch bei Knochen, deren Grundsubstanz nur noch als minderwertig bezeichnet werden kann, ist die Indikation zur Spongiosaplastik falsch gestellt, denn ein Mißerfolg ist absehbar.

Eine ausgiebige Sequestrektomie evtl. unter Färbung mit Disulphinblau ist Voraussetzung für eine erfolgreiche Spongiosaplastik. Bei osteomyelitischen Substanzdefekten gilt es in erster Linie den befallenen Herd chirurgisch zu sanieren, in zweiter Linie sollte der so entstandene Defekt beispielsweise mit Gentamycin-PMMA-Ketten aufgefüllt und damit lokal antibiotisch behandelt werden. Diese Ketten haben gleichzeitig eine Platzhalterfunktion. Erst dann ist die Basis für eine erfolgreiche Spongiosaplastik geschaffen. Auch die Durchblutungsverhältnisse können für das Schicksal der eingebrachten Spongiosa eine entscheidende Rolle spielen. Ein zertrümmerter Knochen, der lange ruhiggestellt und eines Teils seiner Gefäßversorgung verlustig gegangen ist, stellt eine schlechte Grundlage für eine Spongiosaplastik dar. Die Knochengrundsubstanz ist minderwertig.

Der zweite Grund, der noch öfter zu finden ist, ist die fehlende biomechanische Ruhe durch eine unzureichende Ruhigstellung der operierten Gliedmaße. Die Ruhigstellung ist häufig schwierig. Der Idealfall ist eine stabile Osteosynthese. Diese ist jedoch nicht immer durchführbar. Mit dem Fixateur externe ist uns zwar eine große Hilfe an die Hand gegeben, weil er entfernt von der Operationsstelle in gesünderem

Tabelle 1. Spongiosa-Implantation, 866 Patienten (BG-Unfallklinik Murnau 1971– 1977)

	Osteotom. Pseudarthr.	Prim. Spong.	Arthrodes.	O.-Myel.	Verzög. Bruchheil.	Erkrank.
Heilung	342	56	97	150	64	20
Nichtheilung	53	8	27	43	5	1
N = 866	395	64	124	193	69	21

186

Knochengewebe eingebracht werden kann. In Gelenknähe ist er jedoch häufig nicht einzusetzen. Der Gipsverband alleine ist meist nicht ausreichend stabilisierend. Die Folge ist eine erneute Pseudarthrose.

Auch die Menge der eingebrachten Spongiosa hat einen großen Einfluß auf den Erfolg der Implantation, für deren Gelingen auch quantititativ ausreichend Osteoblasten zur Verfügung stehen müssen. Ich verweise auf die Ergebnisse der experimentellen Arbeiten von Burri et al.

Der Erfolg oder Mißerfolg einer Spongiosaplastik hängt demnach entscheidend von 3 Faktoren ab, deren Beachtung unerläßlich ist.

1. Das Spongiosalager muß durch Sanierung und Sequestrektomie richtig auf die Aufnahme der Spongiosa vorbereitet werden. In die Indikationsstellung müssen auch die Durchblutungsverhältnisse miteinbezogen werden.
2. Nach erfolgter Spongiosaplastik muß die Extremität absolut ruhiggestellt werden. Eine stabile Osteosynthese ist anzustreben.
3. Die Menge der eingebrachten Spongiosa muß ausreichend sein, das bedeutet, es müssen in ausreichender Menge lebensfähige, aktive Osteoblasten übertragen werden.

Die letzte Forderung stößt immer wieder auf Schwierigkeiten, besonders nach mehrmaligen Spongiosaeinlagerungen sind die üblichen Entnahmestellen weniger ergiebig. Hier ist zu hoffen, daß uns Kollagenbrei und Fibrinkleber weiterhelfen werden. Zum gegenwärtigen Zeitpunkt kann von uns darüber jedoch keine klinisch relevante Aussage gemacht werden.

Literatur

1 Jungbluth K H (1976) Knochenverpflanzung in der Unfallchirurgie. Schriftenreihe Unfallmed Tagg Landesverb Gewerbl BGen 29: 13–26
2 Martinek H, Schmid L (1976) Zur Leistungsfähigkeit der antologen Spongiosaplastik in der Unfallchirurgie. Wiener Chir Wochenschr 88: (4) 131–133
3 Ritter G (1976) Knochenspanverpflanzung bei Infekt- und Defektpseudarthrosen. Schriftenreihe Unfallmed Tagg Landesverb Gewerbl Bgen 29: 27–31
4 Wolter D, Hutzschenreuther P, Burri C (1974) Einbaustudien antologer Spongiosa am Kompaktknochen in Abhängigkeit von der übertragenen Menge und des anliegenden Gewebes. Langenbecks Arch Chir Suppl Chir Forum, S 225–228

Revitalisierung und Knochenabbau konservierter Knochentransplantate im Mittelohr — Nachuntersuchung an 100 Patienten

P. Strauss, P. Ickler, Aachen

Die chronische Mittelohrentzündung führt bei vielen Patienten zu einer Zerstörung der Hörknöchelchenkette mit der Folge einer deutlichen Schwerhörigkeit. Ihre operative Behandlung hat daher unter anderem das Ziel, eine Schallübertragung vom Trommelfell zum Innenohr wieder aufzubauen. Beim Fehlen von geeigneten körpereigenen Hörknöchelchenresten verwenden wir seit 1972 in Cialit konservierte menschliche körperfremde Amboßknöchelchen.

An der Düsseldorfer HNO-Klinik haben wir von 1972 bis 1979 über 2500 konservierte Ambosse transplantiert. Diese devitalen Implantate heilen in der Regel reizlos ein und ermöglichen durch die erzielte Hörverbesserung etwa 3/4 der so operierten Patienten, ohne Hörgeräte auszukommen.

Bei über 100 Revisionsoperationen wurden die zuvor implantierten Ambosse wieder entnommen und histologisch untersucht.

Im Modellversuch, hier am Kaninchen, erkennt man sehr deutlich das tote Knochenimplantat, das zeitabhängig durch Einsprossung des Gefäßbindegewebes des Wirtes revitalisiert wird (Abb. 1). Es bilden sich neuer Knochen mit Osteocyten und Osteoclasten sowie neuer Knorpel [5, 7, 8].

Beim Menschen lassen sich die Revitalisierungszonen histologisch weniger deutlich abgrenzen: Jedoch auch hier findet sich eine knöcherne und knorpelige Revitalisierung (Abb. 2) [1, 3, 4, 5, 6, 7, 8, 9]. Das Ausmaß der Revitalisisierung nimmt, statistisch gesichert, mit der Verweildauer im Mittelohr zu [9].

Kastenbauer [2] hat vor Jahren im Tierexperiment eine immunologisch bedingte Abwehrreaktion gegen die devitalen Amboßimplantate gefunden, die jedoch erst bei vorhergehender Sensibilisierung des Empfängertieres gegen den Spender des Knöchelchens histologisch faßbar wurde. Die Antigenität des devitalen Implantates ist also gering.

Beim Menschen haben wir seit Jahren beobachtet, daß bei der Revision von reizfreien Mittelohren die zuvor implantierten Ambosse an den Stellen deutliche Resorptionszonen aufwiesen, die mit dem Wirt in besonders engem Kontakt stehen: An der Insertion zum Trommelfell (Abb. 3). Erwartet haben wir die Resorption als Ausdruck entzündlicher Veränderungen an der schwächsten Stelle, dem langen Amboßfortsatz. Hier treten sie bei der chronischen Mittelohrentzündung sonst auf.

Um das Ausmaß einer entzündlich bedingten resorptiven Osteopathie von den eventuell immunologisch bedingten Resorptionszonen abgrenzen zu können, haben wir die letzten 103 entnommenen Ambosse von einem unabhängigen Untersucher unter Kontrolle eines Pathologen nach den Zeichen von resorptiver Osteopathie untersuchen lassen. Als möglicherweise immunologisch bedingt wurden rein lymphocytär-plasmacelluläre Infiltrationen in Resorptionszonen bezeichnet (Abb. 4). Von allen Patienten wurden die Verlaufsdaten der Erkrankung erfaßt, mit den histologischen Daten verbunden und im Rechner ausgewertet. Zusätzlich wurde von den Empfängern die Blutgruppe bestimmt.

188

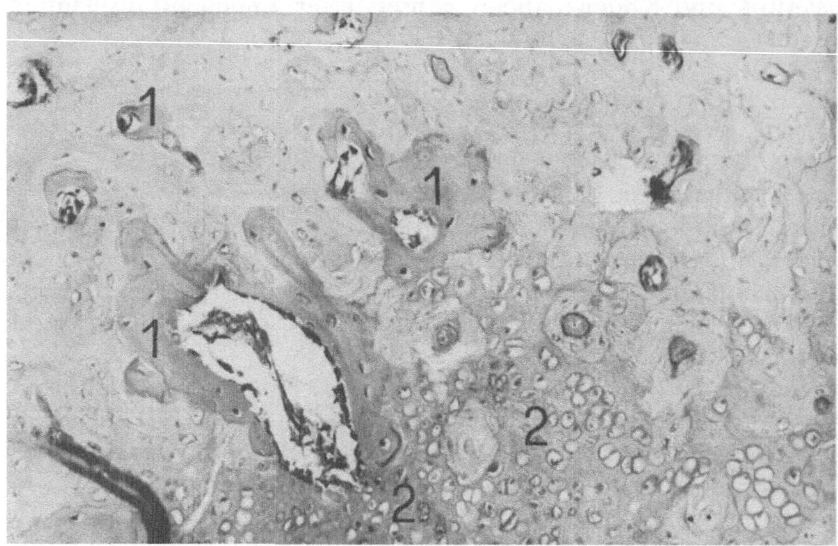

Abb. 1. Tierkörperfremder konservierter Amboß (Kaninchen, 1 Monat transplantiert, HE., ca. 160 x). Neugebildetes Osteoid (*1*) um revascularisierte Kanälchen, neugebildeter Knorpel (*2*) im devitalen Implantat

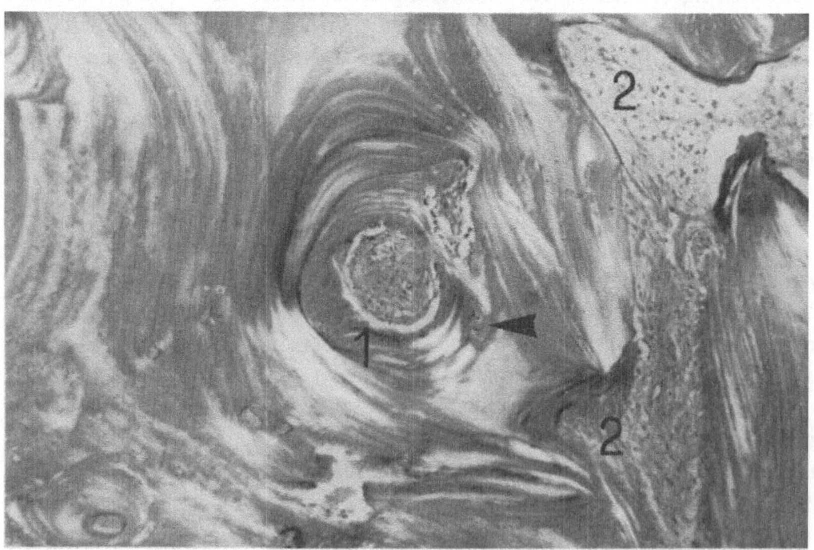

Abb. 2. Körperfremder konservierter Amboß (Mensch, 13 Monate transplantiert, Toluidin blau, polarisiertes Licht, ca. 100 x), neugebildetes Osteon mit lamellärer Struktur (*1*), Osteocyt (*Pfeil*), ausgedehnte Resorption mit cellulärer Infiltration (*2*) im devitalen Implantat

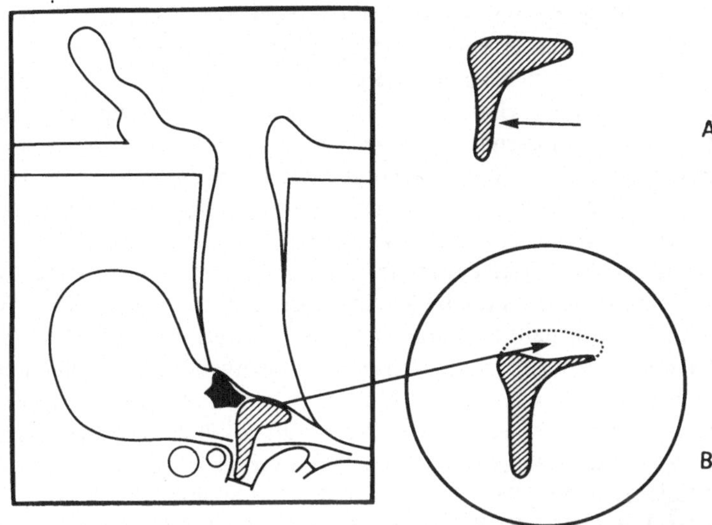

Abb. 3. Resorptionszonen bei einem konservierten Amboß (Mensch), Interposition zwischen Trommelfell und Steigbügelfußplatte, erwartete Resorption (A), beobachtete Resorption (B)

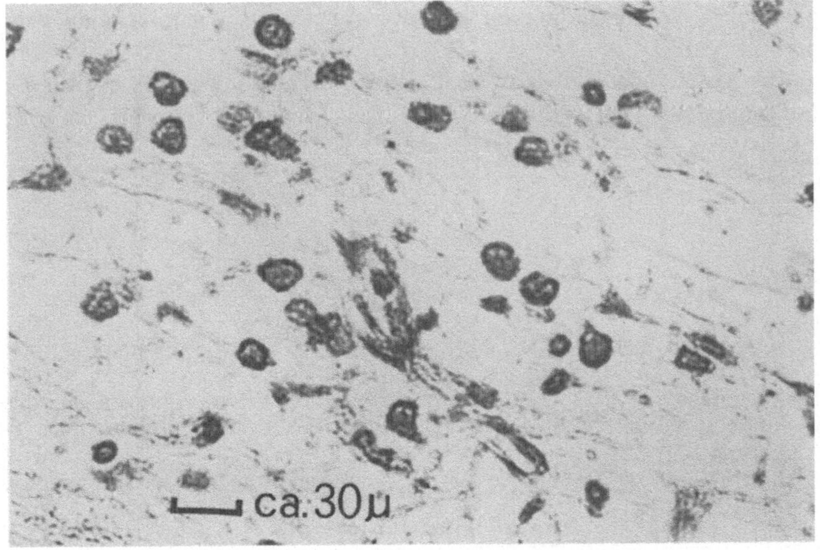

Abb. 4. Rein lymphocytäre und plasmacelluläre Infiltration in Resorptionszonen von konservierten menschlichen Ambossen nach Implantation ins menschliche Mittelohr

190

Die Blutgruppenunverträglichkeit spielt zwar bei der Übertragung von Knochen-
implantaten, die in einer stark hypotonen Lösung (Cialit 1 : 5000 in aqua dest.)
konserviert wurden, eine untergeordnete Rolle, jedoch enthalten die Endothelien
des Implantates relativ viel Blutgruppenantigene. Außerdem findet der erste Kontakt des einsprossenden Wirtsgewebes ja in den praeformierten Knochenkanälchen
des Implantates statt, die die konservierten Gefäß-Bindegewebssstränge enthalten.

95% der wieder entommenen Ambosse zeigte nach einer Verweildauer von im
Mittel 2 Jahren eine resorptive Osteopathie. Diese wurde bei 27% als rein plasma-
cellulär-lymphocytär bestimmt. Sie trat in unterschiedlichem Ausmaß auf, teils am
Außenrand, teils zentral im Knöchelchen, teils an beiden Orten. 10% der Resorptions-
zonen wiesen deutliche granulocytäre Infiltrationen auf. Der überwiegende Teil der
Resorptionszonen war dagegen ruhig, ohne irgendwelche celluläre Infiltrationen.

Schon wenn man nur die Blutgruppe des Empfängers berücksichtigt, zeigt sich ein
deutlicher Zusammenhang zur plasmacellulär-lymphocytären Resorption:

Von den Patienten, in deren Mittelohr der eingesetzte Amboß eine rein plasma-
cellulär-lymphocytäre resorptive Osteopathie aufwies, hatten 70% die Blutgruppe B
oder 0, nur 30% die Blutgruppe A oder AB. Auf alle Empfänger zusammen dagegen
verteilten sich die Blutgruppen B + 0 und A + AB etwa 1 : 1, d.h. Empfänger mit
Anti A im Serum reagieren auf die Implantate häufiger, da Spender mit A-Antigen
viel häufiger als Spender mit B-Antigen sind. Weitere antigene Systeme wurden hier
nicht untersucht.

Wir diskutieren zur Zeit als Möglichkeit zur Verminderung der immunologisch
bedingten Osteopathie eine Bestimmung der Blutgruppe des Spenders und Empfängers, sowie eine Änderung der Konservierungsmethode zur weiteren Verminderung
der Antigenität.

Die Autoren danken Herrn Dr. P. Moubayed (Pathologisches Institut der Universität Düsseldorf, Direktor Prof. Dr. W. Hort) für seine Hilfe bei der histologischen
Auswertung.

Literatur

1 House W F, Patterson M E, Linthicum F (1966) Incus Homografts in Chronic Ear
  Surgery. Arch Otolaryng 84: 148
2 Kastenbauer E R (1972) I. Tierexperimentelle Untersuchungen über das immunologische Verhalten allogener Gehörknöchelchen-Transplantate. Arch Oto-Rhino-
  Laryng 201: 332
3 Linthicum F H (1966) Postoperative Temporal Bone Histopathology. Laryngoscope
  76: 1232
4 Pulec J L (1966) Symposium on Tympanoplasty. I. Homograft Incus. Laryngoscope
  76: 1429
5 Steinbach E (1973) Vergleichende Untersuchungen an Gehörknöchelchen- und
  Knochentransplantaten beim Kaninchen und Menschen. Habil-Schrift, Tübingen
6 Steinbach E (1973) Zur Bedeutung der unveränderten Gehörknöchelchenform bei
  Transplantationen im menschlichen Mittelohr. Arch Oto-Rhino-Laryng 205: 146
7 Strauss P (1974) Die Revitalisierung von transplantierten körpereigenen und körperfremden Amboßknöchelchen. Klinikarzt 7: 197

8 Strauss P (1975) Untersuchungen zur Wertigkeit frei ins Mittelohr transplantierter autologer und konservierter homiologer Ambosse beim Kaninchen und Menschen. Arch Oto-Rhino-Laryng 210: 367
9 Strauss P (1977) Erfahrungen mit körpereigenen und konservierten körperfremden Ambossen bei der Mittelohrchirurgie. Z Laryng Rhinol 56: 583

Zur Indikation der Auto- und Alloplastik nach Unterkieferresektion

H. Scheunemann, Mainz

Die Meinungen über die Indikation zum auto- oder alloplastischen Knochenersatz nach einer Unterkieferresektion sind nicht einheitlich und ich darf hier gleich betonen, sie können nicht einheitlich sein, da im Einzelfall unterschiedliche Voraussetzungen für die verschiedenen Verfahren bestehen. Einigkeit besteht in der Frage des primären Knochenersatzes bei Erwachsenen nach der Entfernung gutartiger zentraler Kiefertumoren. Wir transplantieren in solchen Fällen in der Regel autologen Knochen vom Beckenkamm. Zur Fixierung des überpflanzten Knochens an den Kieferstümpfen verwandten wir früher Drahtnähte, heute spezielle Überbrückungsplatten aus rostfreiem Stahl, wobei ich hier nur auf die Arbeiten von Luhr (1973), Spiessl (1976) und Reuther (1977) hinweisen kann.

Das von Reuther an unserer Klinik entwickelte Prinzip der Rekonstruktion des Unterkieferknochens ist in Abb. 1a dargestellt. Die Osteosyntheseplatte wird der Konfiguration des Unterkiefers genau angepaßt und das Knochentransplantat in den Defekt mit Hilfe von Schrauben, die die innere Corticalis geringgradig überschreiten, fixiert. Stimmt die Form des Beckenkammknochens bei größeren Defekten mit den anatomischen Gegebenheiten nicht überein, so kann man den Knochen durch keilförmige Einschnitte an der lingualen Seite der Platte formen. Die Osteosyntheseplatte entfernen wir nach unseren jetzigen Erfahrungen nach ca. 5—6 Monaten und verbinden damit wenn erforderlich eine Alveolarkammplastik nach Rehrmann (1955), womit gleichzeitig die Rehabilitation der Kaufunktion eingeleitet wird (Abb. 1b, c).

Bei bösartigen Tumoren sind wir wesentlich häufiger vor die Frage gestellt, ob eine primäre Osteo- oder Alloplastik im Bereich des Unterkiefers indiziert oder nicht indiziert ist. Hierzu sei zunächst festgestellt, daß Nachuntersuchungen von Pape und Koberg (1968) ergeben haben, daß bei den meist älteren Patienten jenseits des 6. Lebensjahrzehntes, die mit einem Plattenepithelcarcinom der Mundhöhle in unsere Behandlung kamen eine plastische Wiederherstellung des Unterkiefers nicht unbedingt erforderlich ist, wenn die Resektion den aufsteigenden Unterkieferast und die seitlichen Anteile des horizontalen Unterkieferastes betrifft. Die konsekutive funktionelle und ästhetische Störung ist in der Regel nach einer Resektion in dieser Region gering, die Patienten passen sich der Situation an. Die Indikation zur alloplastischen oder autoplastischen Rekonstruktion wird man daher vom Lebensalter, vom Allgemeinzustand und von der Persönlichkeitsstruktur abhängig machen.

Andere Bedingungen bestehen bei Resektionsdefekten in der Kinnregion, da sich die benachbarten Weichteile infolge des fehlenden Stützgerüstes des Unterkiefers nach dorsal verlagern können, womit postoperativ die Gefahr der akuten Erstickung besteht. Läßt sich aus welchen Gründen auch immer der Knochendefekt in der Kinnregion primär nicht überbrücken, so ergibt sich am Ende der Operation wegen des Mundboden-Zungenrückfalls eine absolute Indikation zur Tracheotomie.

Vor einigen Jahren benutzten wir zur Kinnrekonstruktion einen formgebenden Kirschner-Draht in Verbindung mit einem Kunststoffkörper aus Silastik (Abb. 2a—c, Scheunemann, 1975). Gegenüber der Osteosyntheseplatte der Firma OSTEO[1], Hausamen, Scheunemann und Reuther (1977) hat sich der Kirschner-Draht als nicht ausreichend funktionsstabil erwiesen. Alle wiederherstellenden chirurgischen Maß-

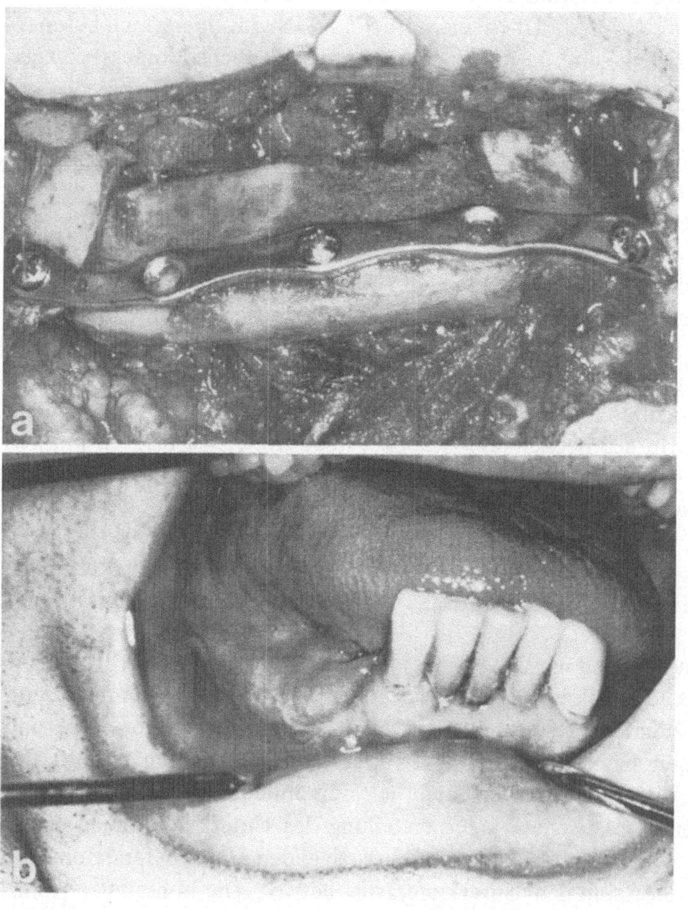

Abb. 1a, b

---

1 Fa. OSTEO AG., Selzach/Schweiz

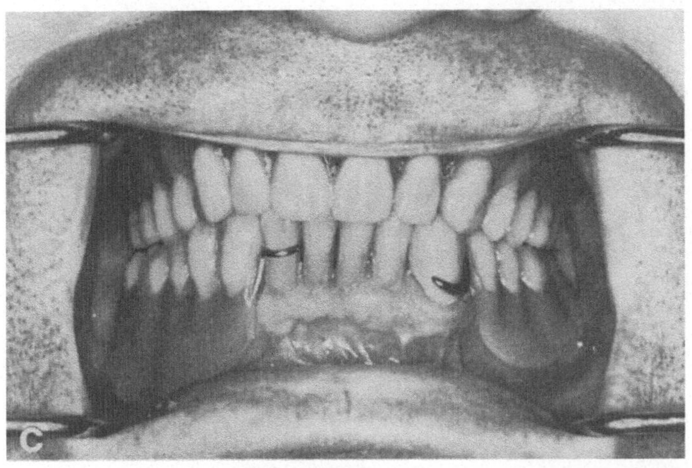

Abb. 1. **a** Osteoplastik am Unterkiefer, Fixierung der Knochenstümpfe und des Knochenspans mit Hilfe einer Überbrückungsplatte der Fa. OSTEO nach Reuther, **b** Prothesenfähiger Alveolarkamm nach primärer Einheilung des Knochenspans und sekundärer Alveolarkammplastik, **c** Rehabilitation der Kaufunktion durch prothetische Versorgung

nahmen hängen wie in anderen Körperregionen so auch im Kieferbereich von der Qualität des Weichteillagers ab. Die Osteosyntheseplatte muß besonders in der Kinnregion kleiner gewählt werden als das Resektat, da bei Weichteilmangel ein Durchschneiden der Überbrückungplatte beobachtet wurde. Selbst in solchen ungünstigen Fällen bei denen nach einigen Wochen oder Monaten die Platte entfernt werden mußte, fanden wir eine stabile Narbenplatte vor, die in ihrer Stellung weitgehend verblieb, in verschiedenen Fällen konnte auf eine sekundäre Osteoplastik verzichtet werden. Bestanden Unklarheiten bezüglich der Radikalität der Primäroperation bei einem Plattenepithelcarcinom so führten wir nach einer rezidivfreien Wartezeit von 1 1/2 bis 2 Jahren nach temporärer Alloplastik die definitive Rekonstruktion des Unterkieferknochens mit einem ausreichend dicken Knochenspan vom Beckenkamm durch und schlossen wie bereits erwähnt eine Alveolarkammplastik an. Die von Schuchardt und Metz (1968) empfohlene primäre Osteoplastik mit einem Rippenspan haben wir bei unseren Patienten nicht vorgenommen, da der relativ dünne Rippenspan für die Durchführung einer sekundären Alveolarkammplastik nicht geeignet ist. Der temporäre alloplastische Ersatz mit Silastik wurde von uns bevorzugt und wir werden in Kürze über Spätergebnisse berichten können. Eine besondere Indikation hat der alloplastische Ersatz, wenn in Verbindung mit der Kieferresektion große Weichteilverluste verbunden waren. Silastikschwamm heilte auch unter einer sehr dünnen Hautschicht reizlos ein und kann nützlich für die Erstauffüllung sein, besonders wenn wegen bestehender Rezidivgefahr definitive plastische Maßnahmen nicht indiziert sind. Auf diese Weise kann man wichtige Nervenstrukturen, z.B. den Stamm des N. facialis und den N. hypoglossus markieren. Das Implantat wird von einer zarten Narbe eingeschieden und jenseits dieser Narbe liegt der Nerv. Entfernt

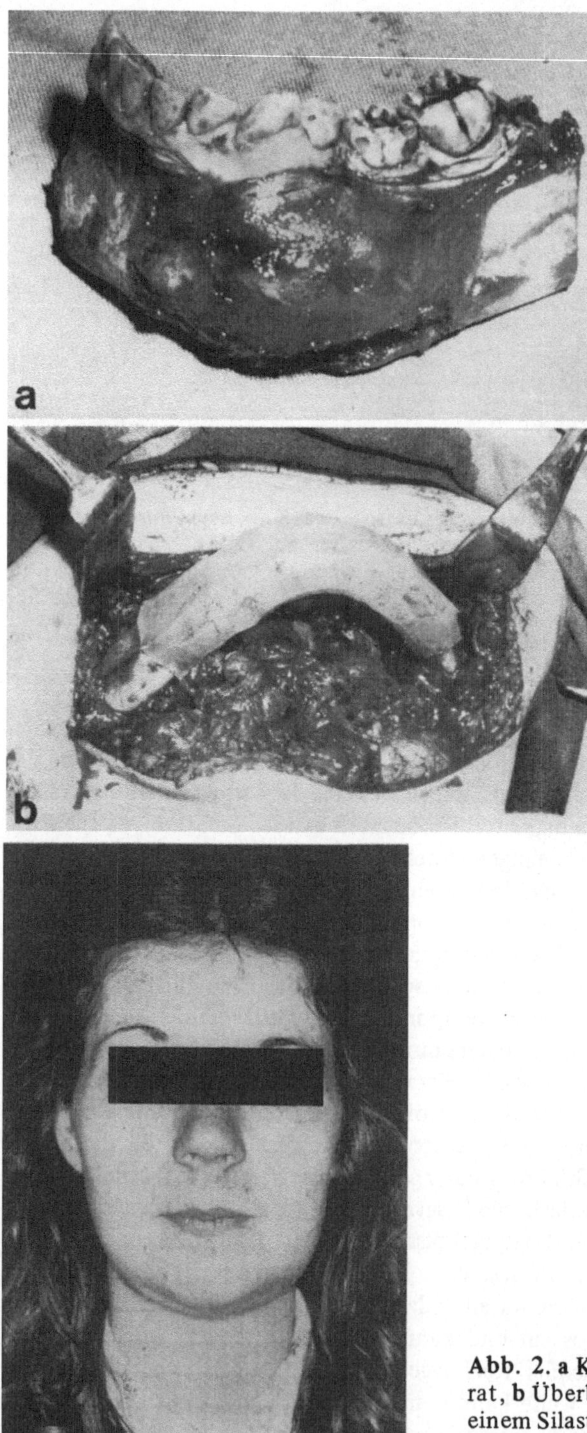

Abb. 2. a Kinnresektion-Operationspräparat, **b** Überbrückung des Kinndefektes mit einem Silastikimplantat mit formgebenden Kirschner-Draht, **c** Ergebnis en face, sechs Jahre nach der Kinnresektion

man das temporäre Implantat so hat man beste Informationen über die Grenzen des alten Operationsgebietes (Scheunemann, 1978).

Spezielle Bedingungen ergeben sich im Kindesalter worauf Rehrmann (1961) besonders hingewiesen hat. Wir können den Empfehlungen von Sailer (1975) nicht folgen, der beim Kind nach Unterkieferresektionen immer eine sofortige knöcherne Rekonstruktion fordert. Nach unseren Erfahrungen wachsen größere Knochenspäne nicht mit, wenn im Resektionsgebiet das Periost vollständig geopfert werden mußte. Rehrmann (1961) betonte die Notwendigkeit einer wiederholten Osteoplastik während des Wachstumsalters nach einer Kieferresektion aus den vorgenannten Gründen. Wir überprüfen derzeitig den Nutzen der temporären Alloplastik in Verbindung mit der Kieferresektion im Kindesalter und sehen darin eine echte Alternative, da autologer Knorpel und Knochen nicht im ausreichendem Maße zur Verfügung steht und wir nicht zu früh wertvolles körpereigenes Material opfern wollen. Meine Ausführungen möchte ich mit dem Hinweis schließen, daß es keine starre Indikation für die Auto- oder Alloplastik im Kieferbereich nach einer Unterkieferresektion gibt.

Literatur

Hausamen J-E, Scheunemann H, Reuther J (1977) Temporärer Unterkieferesatz mittels funktionsstabiler Platte in Kombination mit einem Silasticinterponat. In: Schmid E, Widmaier W, Reichert H (Hrsg) Wiederherstellung von Form und Funktion organischer Einheiten der verschiedenen Körperregionen. Thieme, Stuttgart
Luhr H G (1973) Moderne Verfahren bei der Behandlung der Unterkieferpseudarthrose. Act Traumatol 3: 65
Pape H D, Koberg W (1968) Funktion des Restkiefers nach Unterkieferresektion. In: Schuchardt K (Hrsg) Fortschr Kiefer-Gesichtschir Bd XIII. Thieme, Stuttgart
Rehrmann A (1955) Kinnaufbau mit prothesenfähigen knöchernen Kieferbogen. Dtsch Zahn- Mund- u Kieferheilkd 21: 12
Rehrmann A (1961) Osteoplastik am kindlichen Unterkiefer. Langenbecks Arch Chir 299: 184
Reuther J (1977) Druckplattenosteosynthese und freie Knochentransplantation zur Unterkieferrekonstruktion. Experimentelle und klinische Untersuchungen. Habil-Arbeit, Med Fachbereich, Universität Mainz
Sailer H F (1977) Unterkieferwachstum nach Resektion und Rekonstruktion im Kindesalter. In: Schmid E, Widmaier E, Reichert H (Hrsg) Wiederherstellung von Form und Funktion organischer Einheiten der verschiedenen Körperregionen. Thieme, Stuttgart
Scheunemann H (1976) Zur sekundären Osteoplastik nach temporärer Kinnrekonstruktion mit Silastik im jugendlichen Alter. In: Schuchardt K, Scheunemann H (Hrsg) Fortschr Kiefer- u Gesichtschir Bd XX. Thieme, Stuttgart
Scheunemann H (1979) Zur Wiederherstellung der Gesichtsweichteilkonturen nach Unterkieferresektion und Weichteilrekonstruktion. In: Schuchardt K, Schwenzer N (Hrsg) Fortschr Kiefer- u Gesichtschir Bd XXIV. Thieme, Stuttgart
Schuchardt K, Metz H J (1968) Grundsätze der chirurgischen Therapie des Mundhöhlenkarzinoms unter besonderer Berücksichtigung der Defektdeckung. In: Schuchart K (Hrsg) Fortschr Kiefer- u Gesichtschir Bd XIII. Thieme, Stuttgart
Spiessl B (1976) Grundsätzliches zur Knochentransplantation. In: Schuchardt K, Scheunemann H (Hrsg) Fortschr Kiefer- u Gesichtschir Bd XX. Thieme, Stuttgart

Spätergebnisse nach Knochentransplantation im Unterkiefer beim Erwachsenen und beim Kind

F. Schröder, Würzburg

Lexer hat schon auf die Schwierigkeiten bei der Deckung großer Knochendefekte des Kieferbogens hingewiesen, weil die Formung des Knochens für die spätere Funktion oftmals nur durch Knickung oder Zusammensetzung mehrerer Transplantate ermöglicht werden kann.

Darüber hinaus ist natürlich von Interesse ob bei Kindern und Erwachsenen unterschiedliche Ergebnisse erreicht werden oder welche Maßnahmen beim wachsenden Gesichtsschädel beachtet werden müssen, um neben der Funktion auch eine normale Gesichtsform zu erreichen.

Aus der Spalt-Chirurgie ist uns bekannt, daß die Knochentransplantate vom Rippenbogen in den periostlosen Spalt einheilen, daß aber später eine starke Atrophie des transplantierten Knochenspans das Wachstum des Oberkiefers ungünstig beeinflussen kann. Bei anschließender kieferorthopädischer Behandlung mit einer Dehnungsplatte ist eine erhebliche Verstärkung des Transplantates wahrzunehmen.

Die mangelnde Funktion im Oberkiefer ist also neben anderen Faktoren (Koberg, Rehrmann) - z.B. das fehlende Lagerperiost — wesentlich beteiligt an der Atrophie des Transplantates und der Wachstumshemmung des Oberkiefers. Die Funktion des Unterkiefers bietet dagegen bezüglich der Aktivierung des Transplantates bessere Voraussetzungen im wachsenden und auch im ausgewachsenen Kiefer.

Bei diesem Kind im Alter von 5 Jahren machte ein nach konservativer Ausräumung schnelleres Wachstum die Resektion des Tumors im rechten horizontalen Ast erforderlich (Abb. 1a). Zur Überbrückung des Defektes wurden 2 Rippentransplantate von der 6. und 8. Rippe entnommen (Abb. 1b). Zur Stabilisierung des Thorax und zur Vermeidung einer Wachstumsdeformierung wurde die 7. Rippe geschont.

Da der Tumor das Periost nicht durchsetzt hatte, konnte das Transplantat mit Lagerperiost umschichtet werden. Durch kieferorthopädische Schienung wurde der Kiefer so ruhiggestellt, daß die Unterkiefermitte exakt beibehalten werden konnte.

Zwei Monate nach der Operation wurde funktionell weiterbehandelt und nach 10 Monaten ist eine völlige Vereinigung der anfangs nebeneinander liegenden Rippentransplantate festzustellen. Der Kieferwinkel ist nach 2 1/2 Jahren mehr betont (Abb. 1c).

Die Funktion des Unterkiefers ist normal. Es besteht eine kaum merkliche Abflachung der operierten rechten Gesichtshälfte (Abb. 1d). Die kieferorthopädische Behandlung mit herausnehmbarem Gerät muß selbstverständlich fortgesetzt werden. Eine Abweichung der Unterkiefermitte von 1 mm ist zur Zeit feststellbar.

Bei dem jugendlichen Patienten (Schorscher) war in Bukarest wegen eines Tumors im rechten Unterkiefer (Abb. 2a) vor 3 Jahren eine ausgedehnte Resektion vorgenommen worden.

Jetzt wurde vom rechten Beckenkamm ein Transplantat eingepflanzt (Abb. 2b) dessen Einbau nach 12 Monaten völlig erfolgt ist und auch am Ansatz an dem Gelenkhals ist eine massive Überbrückung eingetreten (K.) (Abb. 3a, b). Nach Ada-

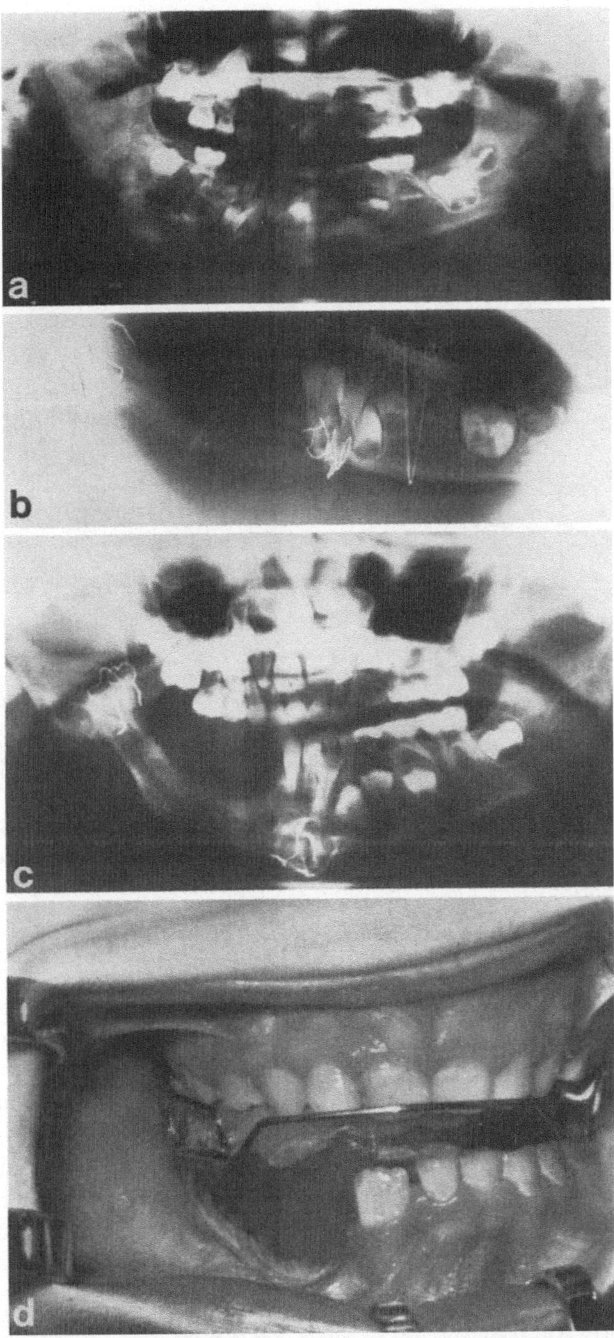

Abb. 1. a Tumor rechter Unterkiefer mit wachsender Tendenz, **b** Zustand nach Resektion des rechten horizontalen Astes des Unterkiefers. Deutlich zwei Rippentransplantate, **c** Zustand nach 2 1/2 Jahren nach Knochenplastik des Transplantates unter funktioneller Behandlung, **d** Kieferorthopädisches Gerät

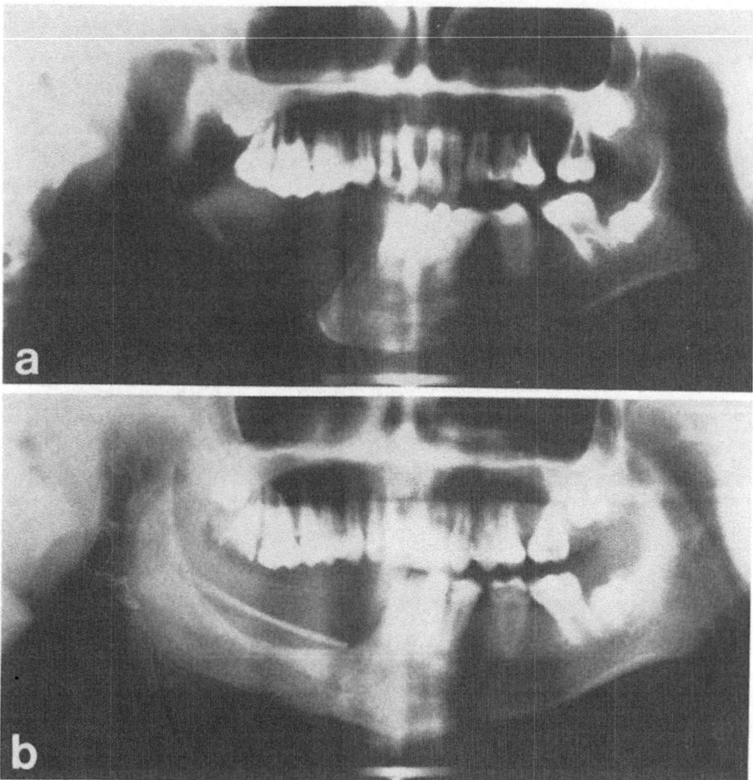

Abb. 2. a Unterkiefer alieno loco vor 3 Jahren reseziert, **b** Knochenplastik und sekundäre Plastik zur Verbesserung des Alveolarfortsatzes. Zustand 1 Jahr nach Primärplastik des Kieferkörpers

mantinomresektion und Sofortplastik einwandfreie Rekonstruktion des horizontalen Astes. Es trat auch keine wesentliche Atrophie ein da durch Prothese belastet — Ergebnis nach 3 Jahren —.

Bei einer fast 70 Jahre alten Patientin (St.) wurde nach Operation einer extrem großen Cyste eine Defektplastik vorgenommen (Abb. 4a), die zwar gut eingeheilt ist, aber doch zu einer Atrophie neigte, obwohl eine funktionelle Aktivierung durch den Kauakt erfolgte (Abb. 4b). Hier wird also die altersmäßig bedingte Reduktion des Knochenumbaues nach 5 Jahren deutlich, obwohl das Periost in diesem Fall ganz belassen werden konnte.

Der Kinnaufbau wie Lexer die nächste Operation nannte, sei an 2 Fällen demonstriert. Nach Resektion eines Carcinoms mit Weichteilplastik konnte (Kagerer) mit einem Beckenkammtransplantat als Spätplastik der Defekt überbrückt und später die Kaufunktion wieder normalisiert werden. Auffallend ist die Ausbuchtung des Knochenspans nach dem Umbau in caudaler Richtung bei einfacher Überbrückung möglicherweise durch die straffe Weichteilplastik verursacht oder zumindest begünstigt.

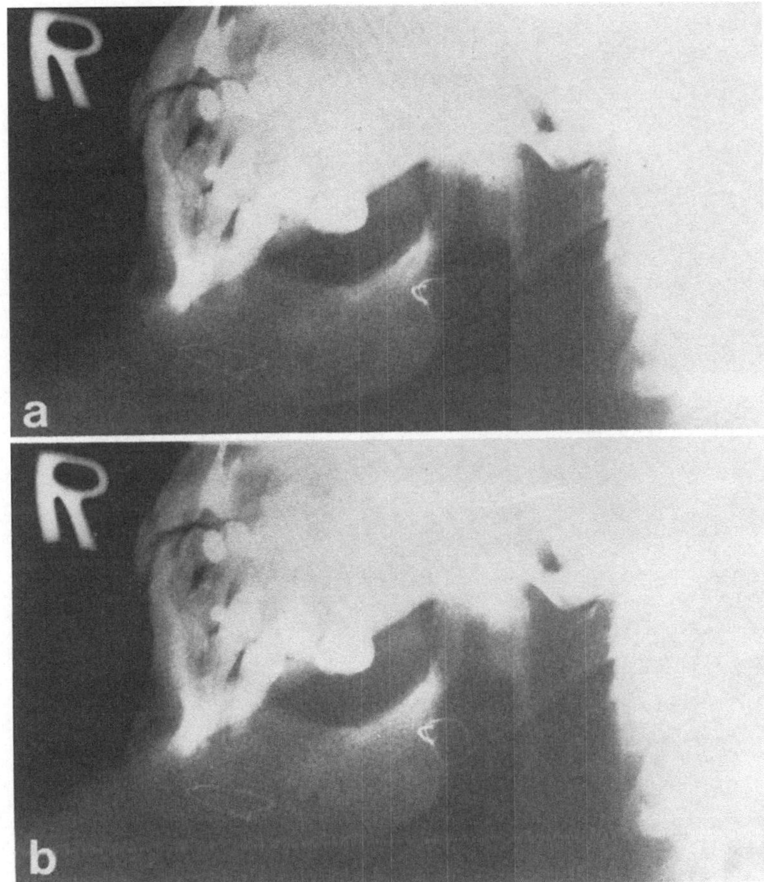

Abb. 3. a Adamantinom rechter Unterkiefer (21.10.1965), b Zustand 2 1/2 Jahre nach Resektion und Sofortplastik

Dagegen ist bei einer Kinnrekonstruktion nach einer Ameloblastomoperation mit Sofortplastik ein einwandfreier Kieferbogen erhalten geblieben (R.). Die Patientin verweigerte leider eine Röntgenuntersuchung. Klinisch ist sie beschwerdefrei. Eine Atrophie läßt sich klinisch nicht feststellen.

Zusammenfassend kann gesagt werden, daß die Spätergebnisse nach der Osteoplastik im Kiefer, bei Kindern, Jugendlichen und Erwachsenen dem für das betreffende Lebensalter zugehörigen biologischen Wert entsprechen. Unter Beachtung schonender Operationstechnik, einwandfreier Blutstillung zur Vermeidung von Hämatomen und Infektionen ist die Einheilung eines Transplantates subperiostal erfolgreicher; allerdings tritt bei älteren Erwachsenen eine erhebliche Atrophie auf, während beim wachsenden Skelet unter funktioneller Behandlung sich ein Umbau des Transplantates vollzieht der mit der funktionellen Belastung und Aktivierung im Einklang steht.

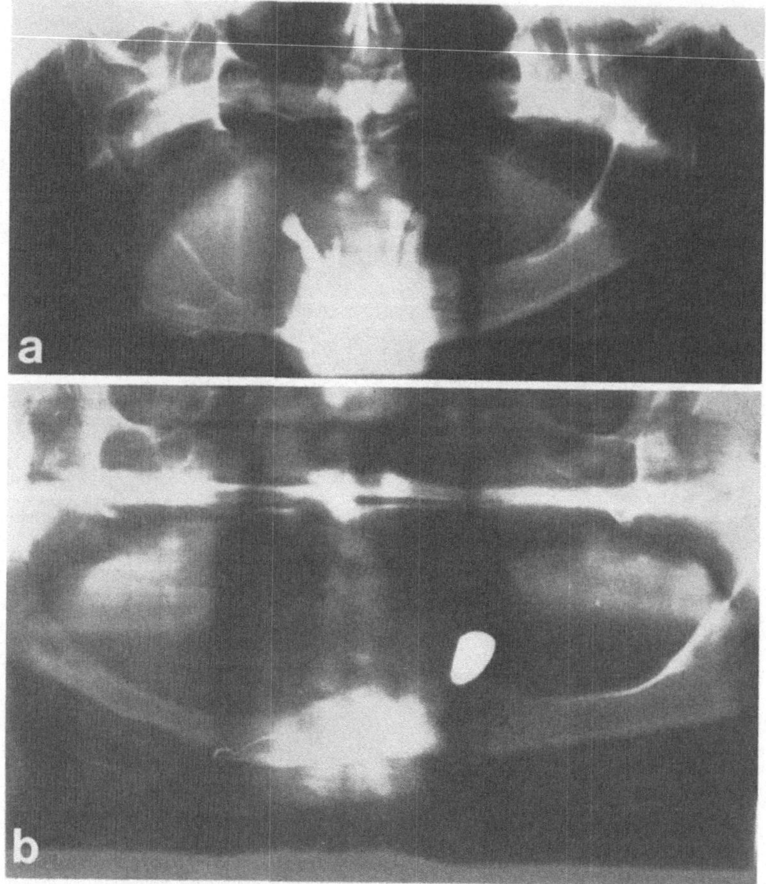

Abb. 4. a Adamantinom bei 70jähriger Patientin, **b** Zustand 5 Jahre nach Plastik, deutliche Atrophie des Transplantates

Die Sofortplastik hat vor allem unter Verwendung von Osteosyntheseplatten bei unseren Patienten bessere Ergebnisse gezeitigt, weil das Transplantat dem Resektionsdefekt genau angepaßt werden kann und das Transplantatlager bereits vorgeformt ist. Dieser Vorzug kann natürlich nur nach Resektion benigner Tumoren wahrgenommen werden.

Zusammenfassung

Die Knochentransplantation am kindlichen, jugendlichen, Erwachsenen- und am Alterskiefer verläuft bezüglich der Einheilung des Transplantates gleich. Allerdings ist eine wesentliche Verstärkung des Transplantates beim kindlichen und jugendlichen Kiefer festzustellen, während beim Alterskiefer eine Atrophie des freien Transplantates auch unter funktioneller Beanspruchung festzustellen ist.

Transplantatbett und Transplantat bei der sekundären Kieferspaltosteoplastik

F. Härle, Freiburg i. Br.

Schmid konnte 1955 über dreijährige Erfahrungen mit der Implantation von autoplastischen Beckenspänchen in die Kieferspalte bei Kleinkindern im Zusammehang mit der Lippenoperation bei Lippen-Kiefer-Gaumen-Spalten berichten. Schrudde und Stellmach referierten 1958 über dreijährige Erfahrungen mit Rippentransplantaten in die Kieferspalte bei der Lippenoperation (*primäre Osteoplastik*). Schilli hat 1969 die Osteoplastik von intraoral her vor der zweiten Dentition empfohlen (*frühe sekundäre Osteoplastik*). Nordin und Johanson teilten 1955 die Transplantation von Beckenspänen nach abgeschlossener kieferorthopädischer Behandlung im späten Jugendalter mit (*späte sekundäre Osteoplastik*).

In der vorliegenden Nachuntersuchung soll die Indikation zur Osteoplastik in der Spaltchirurgie nicht zur Diskussion stehen. Auf dem internationen Symposium über Lippen-Kiefer-Gaumen-Spalten im August 1979 in Hamburg wurde diese Frage erörtet.

In den Jahren 1966–1978 wurden in 141 ein- und doppelseitige Lippen-Kiefer-Gaumen-Spalten bei 111 Patienten autologe Beckenspäne transplantiert. Davon konnten bei 101 Patienten 130 Späne nachuntersucht werden, ob ein röntgenologischer Durchbau der Transplantate stattgefunden hat. 80,8% der Transplantate waren durchgebaut.

Bei der Kieferspaltosteoplastik besteht die Möglichkeit von intraoral her den Spaltbereich darzustellen, die nasale Schleimhaut nach oben abzuschieben und nach knöcherner Auffüllung den Kieferspalt mit einem mobilisierten Läppchen aus der Innenlippe zu decken. Die Protektion des Transplantates zum unteren Nasengang ist nur bedingt gewährleistet und es stellt sich die Frage, ob die osteogenetische Potenz des autologen Spongiosa oder Spongiosa-Kompakta-Spanes trotzdem zur Inkorporation ausreicht. Die Kieferspaltosteoplastik kann auch kombiniert von endonasal, extraoral und intraoral her unter sauberer Darstellung und Rekonstruktion von unterem Nasengang, Lippe, Vestibulum und Alveolarfortsatz durchgeführt werden. Der Entschluß diesen Zugang zu wählen fällt umso leichter, wenn die Lippe des Patienten korrekturbedürftig ist und so mitkorrigiert werden kann. Bei dieser Form der Kieferspaltosteoplastik ist eine Lappenmobilisation selten notwendig, weil es meist ortsständig aus dem Spaltbereich gelingt sowohl zur Nase als auch zum Alveolarfortsatz hin ausreichend Schleimheut zur Nasenbodenbildung und Alveolarfortsatzdeckung zu gewinnen und Stoß auf Stoß zu vereinigen. In der Tasche zwischen Nasenboden und Gaumenschleimhaut kann dann das Knochentransplantat die Kieferspalte überbrücken und mit Lippenweichteilen von vorn gedeckt werden. 88% (n = 50) der so transplantierten Späne wurden knöchern durchgebaut, in der enoral operierten Gruppe waren es 76,3% (n = 80).

Die Knochentransplantate waren in 57 Fällen reine Spongiosa und in 73 Fällen gemischte Späne, das heißt, auf einer Fläche des Knochenblocks blieb die Kompakta aus Stabilitätsgründen erhalten und wurde perforiert. Die reinen Spongiosaspäne wurden erst Mitte der 70er angewandt, nachdem Luhr 1973 zeigen konnte, daß der reine Spongiosablock eine relative Stabilität zeigt. Die reinen Spongiosaspäne wurden zu 84% durchgebaut, unabhängig davon, ob von intraoral (n = 18), oder von extraoral (n = 39) operiert wurde. Der Unterschied der Späne wurde in Abhängigkeit vom Zugang erst deutlich beim Corticalis-Spongiosa Span. Wenn die Lippe reoperiert wurde heilten die gemischten Späne (n = 11) alle ein und wurden durchgebaut während dies bei der intraoralen Methode nur bei 74,2% (n = 62) der Transplantate der Fall war.

Aus unseren Nachuntersuchungen können wir folgern:

Die Spongiosablocktransplantation mit einer perforierten Kompaktafläche unter Reoperation der Lippe und Nasenbodenbildung mit gleichzeitigem Fistelverschluß liefert die besten Resultate bei der Kieferspaltosteoplastik. Es ist in fast 100% der Fälle mit einem Ein- und Durchbau der Transplantate zu rechnen. Bei der enoralen Kieferspaltosteoplastik muß in ca. 25% mit einem Mißerfolg gerechnet werden.

Literatur

Luhr H G (1973) Moderne Verfahren bei der Behandlung der Unterkieferpseudarthrose. Act Traumatologie 3: 165
Nordin D E, Johanson B (1955) Freie Knochentransplantation bei Defekten im
Alveolarkamm nach kieferorthopädischer Einstellung der Maxilla bei Lippen-
Kiefer-Gaumen-Spalten. Fortschr Kiefer-Gesichtschir 1: 168
Schilli W (1969) The indications for a technique of secondary osteoplasty of cleft
jaw. Panminerva Med 11: 68
Schmid E (1955) Die Annäherung der Kieferstümpfe bei Lippen-Kiefer-Gaumen-
spalten, ihre schädlichen Folgen und Vermeidungen. Fortschr Kiefer-Gesichtschir 1: 37
Schrudde J, Stellmach R (1958) Die primäre Osteoplastik der Defekte des Kieferbogens bei Lippen-Kiefer-Gaumen-Spalten beim Säugling. Zbl Chir 83: 849

Voraussetzungen und Schicksal des Knochentransplantes bei Plattenosteosynthese nach Oberkiefervorverlagerung

W. Hörster, Stuttgart

Im allgemeinen ist bei der freien Verpflanzung von körpereigenem Gewebe eine allseitig sichere Weichteilbedeckung des Transplantates im Transplantatlager erforderlich (Obwegeser, 1967). In dieser Weichteilbedeckung wird die wichtigste Voraussetzung für ein komplikationsloses Einheilen ohne Infektion und Verlust des Transplantates gesehen, ebenso wie eine schnelle Inkorporation in Abhängigkeit von der Durchblutung erwartet wird. So wird das Fehlen dieser Voraussetzung heute in vielen chirurgischen Disziplinen als absolute Kontraindikation zur freien Gewebetransplantation angesehen.

In der Kiefer- und Gesichtschirurgie gilt dieser Grundsatz ebenfalls für aufbauende oder wiederherstellende Eingriffe am Unterkiefer und, allerdings mit Einschränkung, auch am Oberkiefer.

In der kieferorthopädischen Chirurgie des Oberkiefers sind diese Voraussetzungen in Hinsicht auf die Kieferhöhle in vielen Fällen nicht zu erzielen. Bei Oberkiefer-osteotomien nach Lefort I und Lefort II, die zur Beseitigung von Stellungsanomalien der Zähne und zur Verbesserung der Gesichtsproportionen erforderlich sein können (Schmid, 1955), wird in jedem Fall die Kieferhöhle eröffnet und die sehr dünne antrale Mucosa durchtrennt (Widmaier, 1960).

Diese Schleimhautdecke kann nahezu nie durch Mobilisation und Nahtverschluß auch bei nur geringen Verlagerungen der Knochenlamellen wiederhergestellt werden. Ist eine erhebliche Oberkiefervorverlagerung erforderlich, entstehen Knochenstufen von 1 bis 2 cm an den Osteotomielinien der facialen Kieferhöhlenwand. In diesen Fällen resultiert eine breite Eröffnung der Kieferhöhle, die durch Weichteile nicht abgedeckt werden kann.

Diese Dehiscenzen überbrücken wir durch Osteosyntheseplatten (Hörster, 1979). Die Stufen in der vorderen Kieferhöhlenwand füllen wir mit Beckenknochentrans-plantaten in Form von Spongiosakeilen aus (Schmid, 1961). Die Spongiosastücke werden so zwischen die Osteotomielinien eingekeilt, daß die Spitzen frei in das Kieferhöhlenlumen hineinragen. Es liegen also in allen derartigen Fällen Osteosyn-

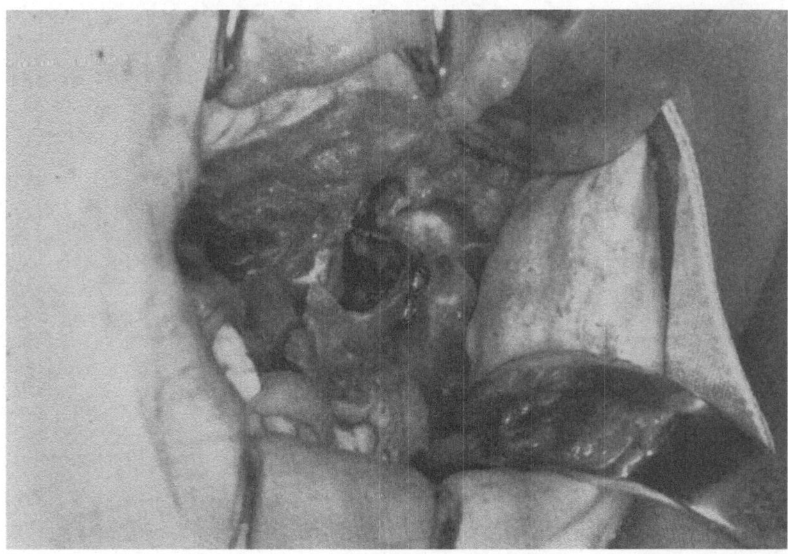

Abb. 1. Zwei cm breite Stufe im Bereich der facialen Kieferhöhlenwand links durch treppenförmige Osteosyntheseplatte überbrückt. Die Osteosyntheseschrauben ragen in das Kieferhöhlenlumen

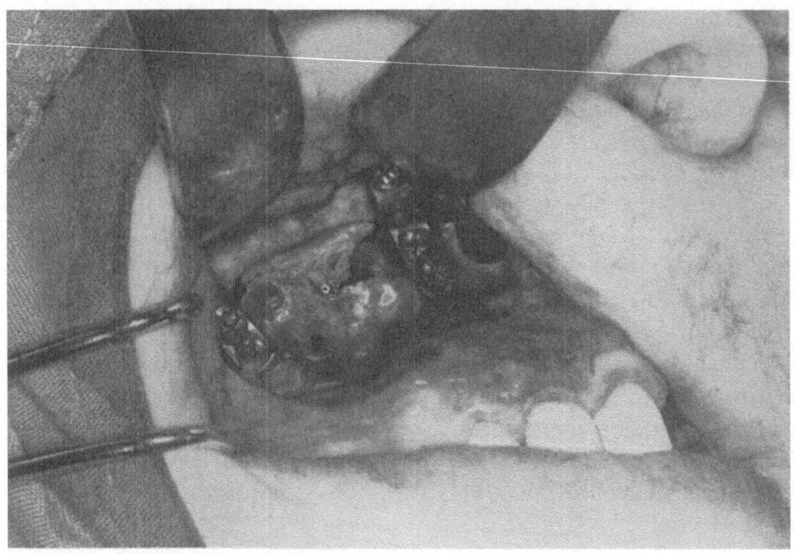

Abb. 2. Knochentransplantate ohne Weichteilbedeckung zur Kieferhöhle in situ

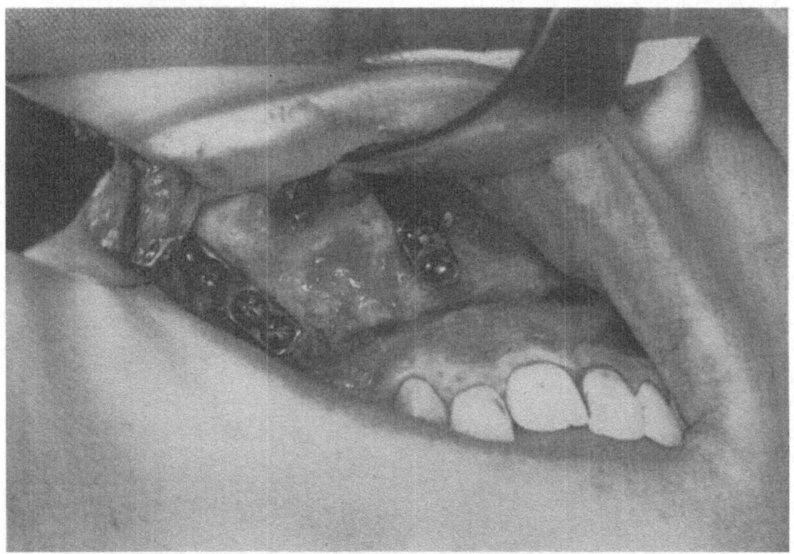

Abb. 3. Zustand 1 Jahr nach Oberkiefervorverlagerung, Plattenosteosynthese und Beckentransplantation

theseplatten und Knochentransplantate frei und ohne Weichteilbedeckung zur primär keimbesiedelten Kieferhöhle (Obwegeser, 1969).

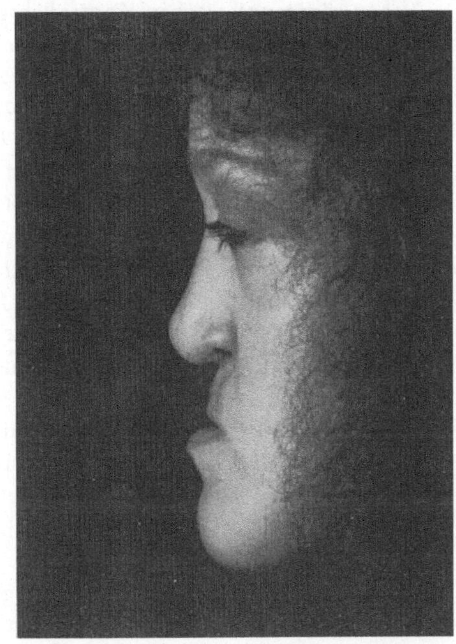

Abb. 4. Oberkieferunterentwicklung mit positiver Lippentreppe, Pseudoprogenie und hängender Nasenspitze

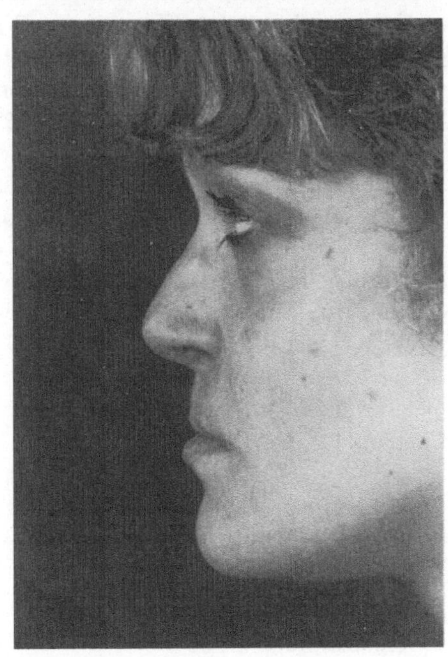

Abb. 5. Zustand nach Oberkiefervorverlagerung, Plattenosteosynthese, Beckenknochentransplantation und Winkelspanimplantation zum Nasenaufbau

Neben röntgenologischen Kontrollen erlaubt vor allen Dingen die Entfernung der Osteosyntheseplatten, die wir ca. 1 Jahr nach der Oberkiefervorverlagerung durchführen, klinische und histologische Aussagen zum Schicksal des Transplantates.

Bei der Entfernung der Platten fanden wir diese reizlos eingeheilt, bindegewebig umscheidet und die Schrauben in ca. 80% der Fälle fest im Knochen verankert. Die Osteotomielinien waren in der Art knöchern verheilt, daß die Transplantate kaum mehr als solche zu identifizieren waren. Der transplantierte Knochen war fest in Struktur und Oberfläche makroskopisch dem der facialen Kieferhöhlenwand sehr angeglichen. Bei der Implantation verursachte Stufen zwischen Osteotomielinien und Transplantat hatten sich weitgehend knöchern ausgeglichen. Im histologischen Bild eines Transplantates vom Bereich der facialen Kieferhöhlenwand fanden sich kompakte und spongiöse Knochenanteile mit herdförmig leichten Fibrosierungen, entzündliche Infiltrate waren nicht gesehen.

Unter den Platten fand sich gegen die Kieferhöhlenwand straffes Bindegewebe, transplantierter Knochen wurde hier nicht mehr gesehen. Nur in wenigen Fällen war die bindegewebige Bedeckung zur Kieferhöhle nicht vollständig, so daß die Platten mit einem kleinen Anteil frei zum Kieferhöhlenlumen lagen.

In der Mehrzahl der Fälle war auch unter den Platten spongiöser Knochen zur Überbrückung der Osteotomielinien eingebracht worden. Man kann also eine knöcherne Inkorporation nur dann erwarten, wenn dem transplantierten Knochen breitflächig der abgehobene buccale Wangenperiostlappen anliegt, wobei die Abdeckung zur Kieferhöhle nicht ins Gewicht zu fallen scheint.

Unter antibiotischer Therapie von 3 x 5 Gramm Binotal für 3 Tage mit nachfolgender Gabe von 6 Gramm oral für weitere 4 Tage haben wir trotz der zunächst als ungünstig anmutenden Voraussetzungen noch keinerlei Infektionen oder Kieferhöhlenbeschwerden gesehen (Gillies, 1957).

Es kann also davon ausgegangen werden, daß eine einschichtige gute vascularisierte Weichteilbedeckung im Mittelgesicht genügt, um transplantierten spongiösen Knochen weitgehend reaktionslos zur Einheilung bringen zu können.

Diese Folgerungen können allerdings nur für die fehlende Weichteilbedeckung zur Kieferhöhle bezogen werden, da bei fehlender oder insuffizienter Schleimhautbedeckung zur Mundhöhle auch bei Oberkieferosteotomien häufig Sequestrierungen gesehen werden.

Literatur

Gillies H, Millan R (1957) The Principles and Art of Plast Surgery, Voll II. London
Hörster W, Reychler H (1979) Correction du profil dans les séquelles de fentes labiopalatines par avancée du maxillaire superieur et rhinoplastie simultanée. Ann Chir Plast 24: 145–148
Obwegeser H (1969) Surgical corrections of small or retrodisplaced maxillae. Plast Reconstr Surg 43: 351
Obwegeser H (1967) Die Rekonstruktion von Defekten nach Oberkieferresektion. Dtsch ZZ 22: 1508
Widmaier W (1960) Die chirurgische Behandlung der postoperativen Kieferdeformierung nach Lippen-Kiefer-Gaumenspaltenoperationen. Dtsch Zahn- Mund- u Kieferheilkd 33

Schmid E (1961) Die Wiederherstellung des Kauorganes bei Spaltträgern. Dtsch ZZ
3: 271–278
Schmid E (1955) Zur Behandlung und Prophylaxe der sekundären Deformitäten nach
Lippen-Kiefer- und Gaumenspalten-Operationen. College International de Chirurgiens. International College of Surgeons

Das Mandibular-Rekonstruktions-System (MRS)
Indikation und operative Technik der Defektüberbrückung
am Unterkiefer

H.-G. Luhr, Göttingen

Die Überbrückung von Defekten des Unterkiefers nach Tumorresektionen sowie nach
Schuß- und Explosionsverletzungen ist bis heute noch problematisch, vor allem dann,
wenn es sich um ausgedehntere Defekte handelt. Die *primäre osteoplastische* Rekonstruktion ist weitgehend beschränkt auf Resektionsdefekte nach Operation *gutartiger*
Kiefertumoren sowie kleinere traumatisch bedingte Knochendefekte. Es herrscht
heute weitgehende Übereinstimmung, daß wertvolles autologes Transplantatmaterial
nach Resektion *maligner* Tumoren und nach ausgedehnten Schuß- und Explosionsverletzungen nicht primär verwandt werden sollte, da hier die Mißerfolgsquote wegen
der unsicheren intraoralen Weichteildeckung, der Problematik der Rezidive und einer
evtl. Röntgenbestrahlung zu hoch ist. Andererseits ist jedoch die Wiederherstellung
des Mandibularbogens anzustreben, um die unerwünschte narbige Weichteilschrumpfung und die Verlagerung der Resektionsstümpfe durch Narbenzug zu verhindern. Bei
der Unterkiefermittelstückresektion ist eine primäre Rekonstruktion nicht nur erwünscht, sondern eine absolute Notwendigkeit, um das Zurücksinken der Zunge mit
der daraus resultierenden Atem- und Schluckinsuffizienz zu verhindern und dem Patienten ein wochen- oder monatelanges Tracheostoma zu ersparen. Man wird daher
in diesen Fällen der alloplastischen Defektüberbrückung den Vorzug geben. Wegen
der erforderlichen Stabilität sind hierzu am ehesten Platten-Schraubenverbindungen
geeignet, wie sie unter anderem von Freeman (1948), Conley (1951), Bowerman und
Conroy (1959), Schmelzle und Schwenzer (1977), Evers und Joos (1977), Hausamen,
Scheunemann und Reuther (1977) sowie Reuther und Hausamen (1977) verwandt
wurden. Die Analyse der Anforderungen, die an ein solches System zur Defektüberbrückung zu stellen sind, haben zur Entwicklung des sogenannten *Mandibular-Rekonstruktions-Systems* oder MRS-Systems geführt (Luhr, 1976) (Abb. 1).

Es hat folgende Vorteile:

1. Stabile Überbrückung von Defekten durch einfache Platten-Schraubenverbindungen, die sich in jedem individuellen Fall leicht adaptieren und an den Resektionsstümpfen durch zahlreiche Schrauben maximal verankern lassen.

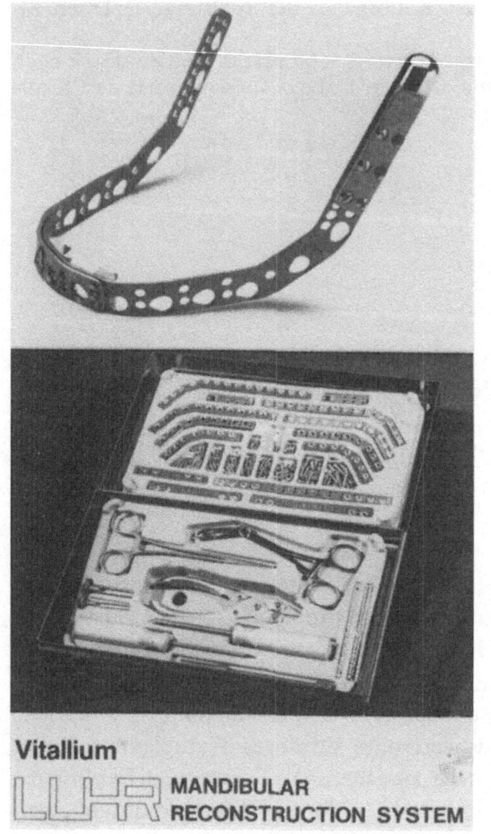

Abb. 1. Mandibular-Rekonstruktions-System (MRS). Die Implantate sind aus der hochkorrosionsbeständigen Legierung Vitallium gefertigt. Durch ein variables System verschiedener Plattentypen ist die Rekonstruktion aller anatomischer Regionen des Unterkiefers einschließlich des Gelenkersatzes möglich. *Obere Bildhälfte:* Modell eines Unterkiefers aus mehreren miteinander verschraubten Platten mit linksseitig adaptierter, höhenverstellbarer Gelenkendoprothese

2. Mit nur wenigen unterschiedlichen Plattentypen lassen sich Rekonstruktionen praktisch jeder Lokalisation und Ausdehnung, einschließlich des Kiefergelenkersatzes durchführen.
3. Durch einfache Schrauben-Kunststoffverbindungen lassen sich die verschiedenen Plattentypen miteinander verbinden, so daß *während des operativen Eingriffes* die Form und Größe des Mandibularbogens den individuellen Verhältnissen entsprechend variiert werden kann.
4. Durch Verwendung von Kompressionsgleitlöchern, nach dem von uns publizierten Verfahren der Druckschraubenplatte (Luhr, 1968) können die Platten auch zur Fixierung von Knochentransplantaten durch axiale Kompressen verwandt werden.
5. Die Implantate sind aus der hoch korrosionsbeständigen Legierung Vitallium gefertigt und können dauerhaft im Organismus verbleiben.

Die folgenden ausgewählten Beispiele sollen die klinischen Anwendungsmöglichkeiten des MRS-Systems erläutern.

1. Verwendung als Kompressions-System

Bei der primären oder sekundären Osteoplastik zur Überbrückung von resektionsbedingten Unterkieferdefekten in der Tumorchirurgie bevorzugen wir — ebenso wie bei der Therapie von Defektpseudarthrosen oder nach Resektion osteomyelitischer Knochenabschnitte — die Fixierung des Knochentransplantates durch Stabilisationsplatten mit axialer Kompression. Sämtliche MRS-Platten sind daher mit den von uns (Luhr, 1968) angegebenen Exzenter-Gleitlöchern versehen, die unter Verwendung von Schrauben mit konischem Kopf die Kompression des Knochentransplantates zwischen den Resektionsstümpfen erlauben.

Abb. 2 zeigt einen Resektionsdefekt des linken Kieferwinkels und aufsteigenden Unterkieferastes nach Entfernung eines Ameloblastoms. Die Rekonstruktion erfolgt

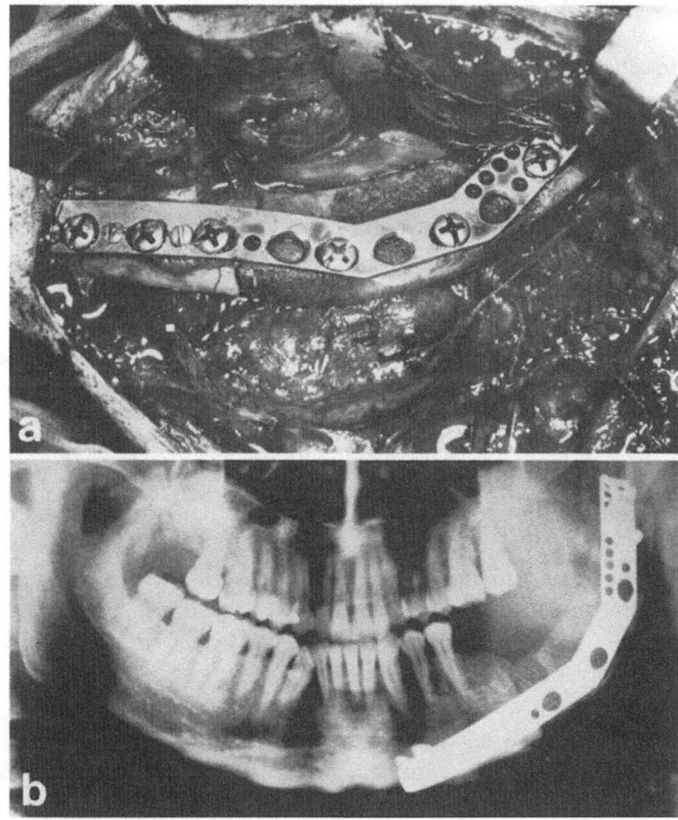

Abb. 2. Rekonstruktion des Unterkiefers nach Resektion eines Ameloblastoms im Bereich des linken Unterkiefers und aufsteigenden Astes durch ein 6 cm langes corticospongiöses Transplantat vom Beckenkamm. Fixierung des Transplantates mit MRS-Platte durch axiale Kompression zwischen den Resektionsstümpfen. Eine postoperative Ruhigstellung des Unterkiefers ist wegen der ausreichenden Stabilität der Verbindung nicht erforderlich

durch ein 6 cm langes autologes Transplantat vom Beckenkamm, das paßgenau in den Defekt eingesetzt und durch axiale Kompression zwischen den Resektionsstümpfen fixiert wurde. Die Verbindung ist so ausreichend stabil, daß die freie Bewegung des Unterkiefers nach dem Eingriff gewährleistet ist unter Verzicht auf jede weitere intermaxilläre Immobilisation. Die stabilisierende MRS-Platte wird nach etwa 4–6 Monaten entfernt, um das Transplantat in den funktionellen Kraftfluß einzuschalten und eine Strophie des transplantierten Knochens zu vermeiden.

2. Die alloplastische Defektüberbrückung

Wegen der schwierigen Weichteildeckung nach radikaler Operation maligner Tumoren bestehen hier zwei Probleme hinsichtlich des Langzeiterfolges einer solchen alloplastischen Defektüberbrückung. Häufig nämlich beobachtet man das sogenannte „Durchschneiden" der Implantate im Bereich entweder der äußeren Haut (Problemzone A) oder aber häufiger nach intraoral (Problemzone B, Abb. 3). Es hat sich daher bewährt, das Implantat in den Defekt hinzukontuieren und damit 1. die Spannung über der äußeren Haut zu vermindern und 2. den Defekt im Mundboden zu verkleinern. Erstaunlicherweise wird durch diese Maßnahme die Kinnkontur nur unwesentlich abgeflacht. Diese Technik hat schon zu einer wesentlich größeren Erfolgssicherheit geführt, konnte jedoch in einigen Fällen das „Durchtreten" der Rekonstruktionsplatte nach intraoral durch die dünne Schleimhautdecke nicht verhindern. Wir haben daher seit 2 Jahren in ausgewählten Fällen die cranial gestielte Muskelplastik des Musculus sternocleido mastoideus angewandt, um die Rekonstruktionsplatte im Defektbereich musculär einzuscheiden. Im Rahmen der Neck dissection wird der Muskel nach flächenhafter Periostumschneidung über der Clavicula mit dem Periost abgelöst, sorgfältig in seiner ganzen Ausdehnung von der Muskelfascie mit dem Skalpell befreit und in den Defekt hineinrotiert (Abb. 4).

Dieses Verfahren scheint im Hinblick auf die Radikalität der Neck dissection unbedenklich, nachdem Suarez (1968), Teatini und Zampano (1976) im Rahmen der sogenannten „funktionellen Neck dissection" die vollständige Entfernung aller Lymphbahnen mit Ablösung der Fascie auch für den Musculus sternocleido mastoideus nachgewiesen haben. Diese Ergebnisse wurden durch szintigrafische Untersuchungen von Bagni, Calearo und Caroggio (1976) bestätigt.

Abb. 5 zeigt operative Technik und Ergebnis einer alloplastischen Defektüberbrückung mit dem MRS-System nach subtotaler Unterkieferresektion wegen eines ausgedehnten Mundbodencarcinoms. Neben der sicheren Weichteildeckung der Implantate ist eine maximale Verankerung der Platten in den Resektionsstümpfen für einen Langzeiterfolg entscheidend. Abb. 5d läßt hier die Befestigung mit 8 bzw. 9 selbstschneidenden Knochenschrauben im aufsteigenden Unterkieferast beiderseits erkennen. Das Ergebnis der Rekonstruktion zeigt Abb. 5e; der Patient ist jetzt 4 Jahre rezidivfrei und voll sozial integriert.

Mit dem hier vorgestellten MRS-System ist neben der Überbrückung von Unterkieferdefekten auch der Ersatz des Kiefergelenkes durch eine adaptierbare Gelenkendoprothese möglich. Da das Kiefergelenk nicht wie andere Gelenke ein drucktragendes Gelenk ist, haben wir auf die Entwicklung einer komplizierten Pfannen-

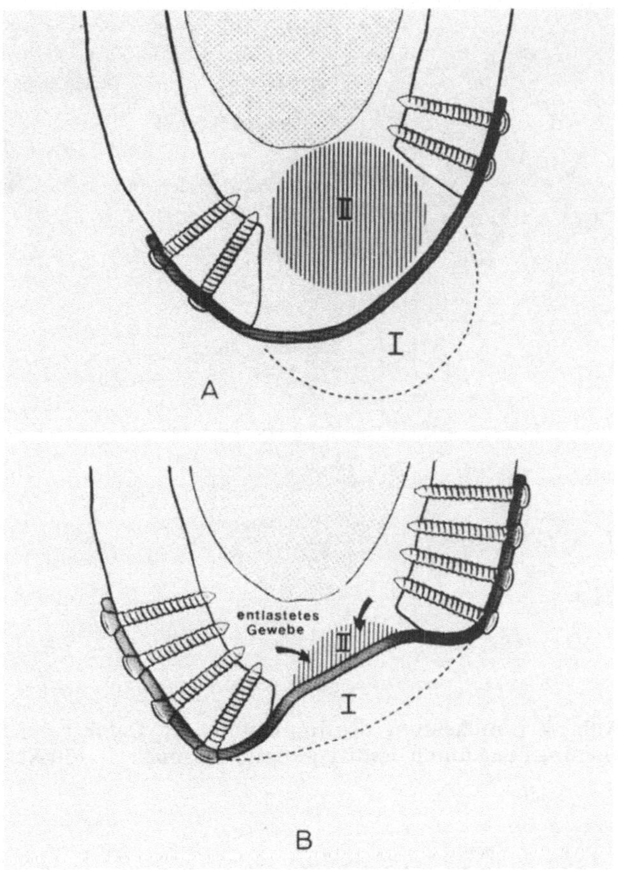

Abb. 3A, B. Formgebung des Plattenimplantates zur Vermeidung von sekundären Defekten der intra- und extraoralen Weichteile. **a** An der Außenkontur verschraubten Platte belastet die Weichteildecke der äußeren Haut (Problemzone I) und überspannt einen lingual gelegenen kastenförmigen Defekt (Problemzone II). Ungünstig ist weiterhin die Verankerung der Platte mit nur 2 Schrauben in jedem Fragment, **b** das Konturieren der Platte nach lingual entlastet die äußere Weichteildecke und verkleinert den Defekt zwischen den Resektionsstümpfen, der jetzt durch Mobilisation von Mundbodengewebe wesentlich sicherer spannungsfrei zu schließen ist. Die Fixierung mit (mindestens) 4 Schrauben in jedem Fragment ist eine wesentliche Voraussetzung für eine langdauernde Stabilität

Kopfmechanik verzichtet und uns auf eine möglichst einfache halbkugelige Gelenkkopfform beschränkt. Die bisherigen Ergebnisse bei 6 Patienten mit einer Beobachtungszeit bis zu 3 1/2 Jahren sind ermutigend. Abb. 6 zeigt den rechtsseitigen alloplastischen Unterkieferersatz nach Unterkieferresektion mit Exartikulation.

Zusammenfassend bietet das MRS-System weite Möglichkeiten in der Rehabilitation des tumorresezierten Patienten sowohl in funktioneller als auch in ästhetischer Hinsicht.

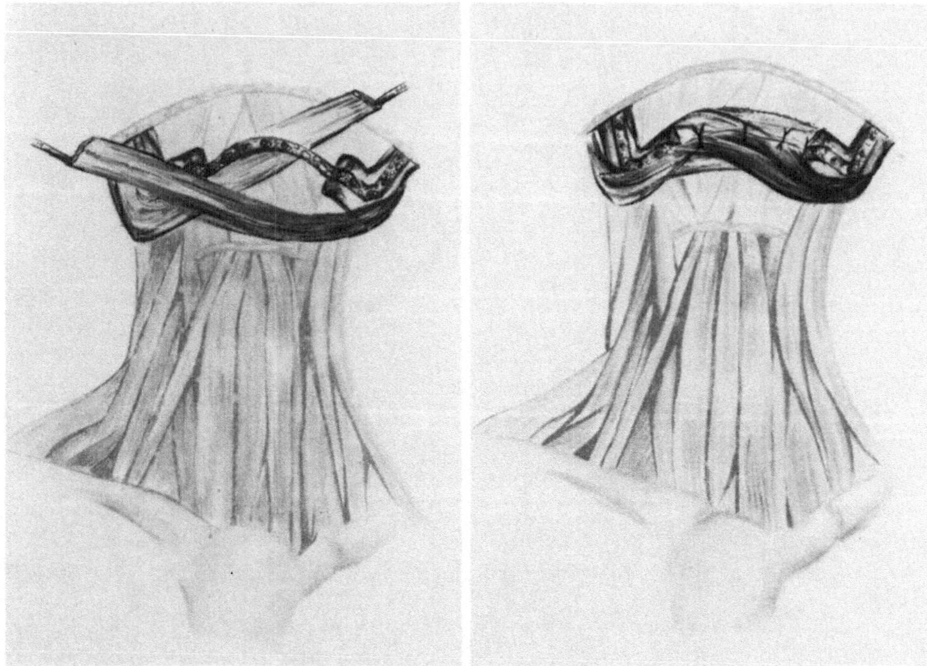

Abb. 4. Einscheidung des Implantates im Defektbereich bei alloplastischer Defektüberbrückung durch cranial gestielte Sternocleido-Muskelplastik

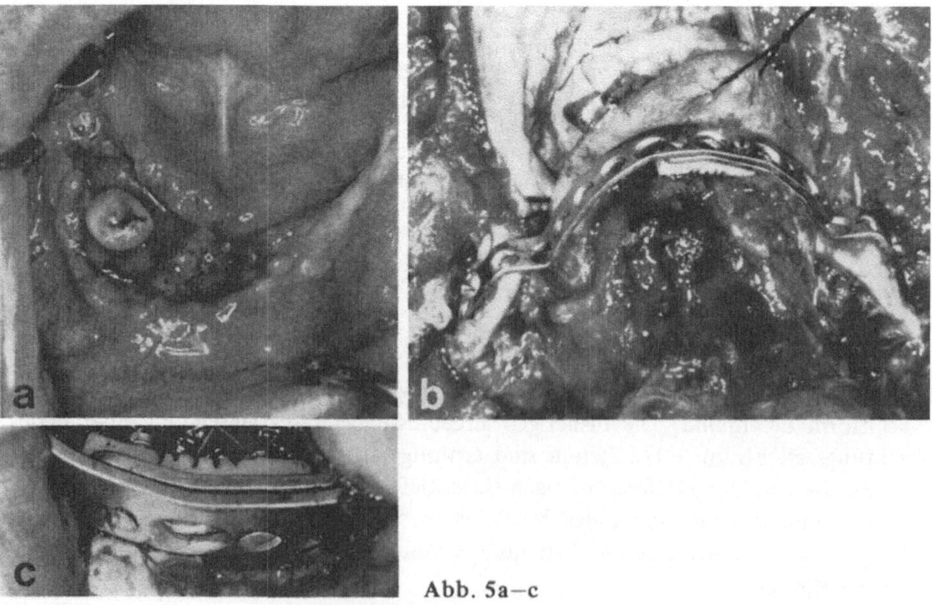

Abb. 5a—c

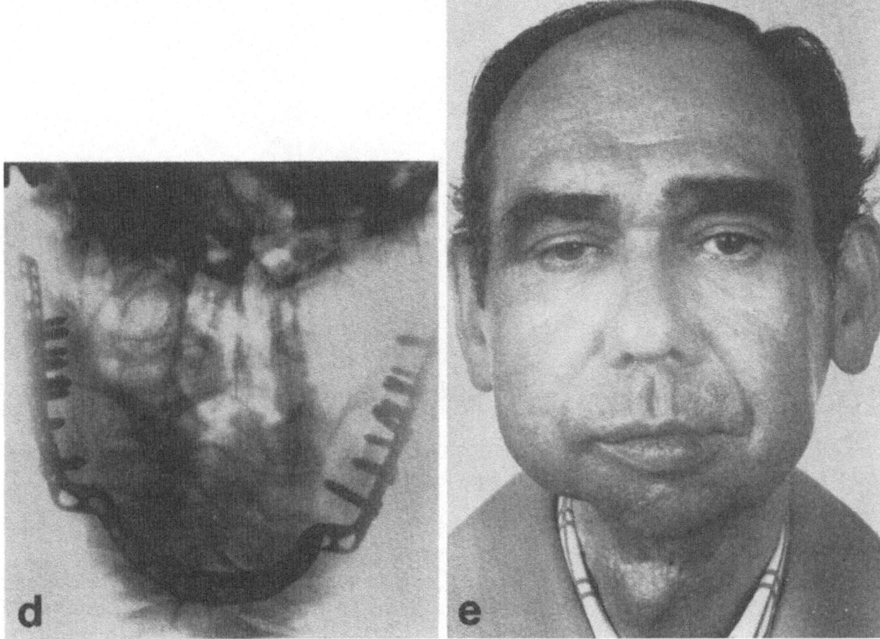

Abb. 5a–d. Alloplastische Defektüberbrückung bei subtotaler Unterkieferresektion wegen eines Mundbodencarcinoms (**a**). Wiederherstellung des Mandibularbogens nach ausgedehnter Weichteilresektion (Mundboden, obere Zungenbein- und Zungenmuskulatur, rechtsseitiger Neck dissection und linksseitiger suprahyoidaler Drüsenausräumung) (**b**). Detailaufnahme der sich im Kinnbereich überlappenden MRS-Platten, die stabil durch eine Schrauben-Polyäthylen-Verbindung gegeneinander fixiert sind (**c**). Das Röntgenbild läßt die Verankerung der Platten an den aufsteigenden Unterkieferästen mit 8 bzw. 9 selbstschneidenden Knochenschrauben erkennen (**d**). Ergebnis der alloplastischen Rekonstruktion. Der Patient ist jetzt 4 Jahre rezidivfrei (**e**)

Literatur

Bagni B, Calearo C, Caroggio A (1976) Lo Svuotamento funzionale laterozervicale IV-Verifica scintigrafica della radialita chirurgica. Nuovo Arch Ital Otol 4: 211
Bowerman J E, Conroy B (1969) A universal Kit in Titanium for immediate replacement of the resected mandible. Brit J Oral Surg 6: 223
Calearo C, Teatini G P (1976) Lo Svuotamento funzionale latero-cervicale. II-Tecnica chirurgica. Nuovo Arch Ital Otol 4: 177
Conley J J (1951) Use of vitallium protheses and implantats in reconstruction of the mandibular. Arch Plast Reconstr Surg 8: 150
Ewers R, Joos U (1977) Temporäre Defektüberbrückung bei Unterkieferresektionen mit Osteosynthesemethoden. Dtsch zahnärztl Z 32: 332
Freeman B S (1948) The Use of Vitallium Plates to maintain Function following Resection of the Mandible. Plast Reconstr Surg 2: 73

214

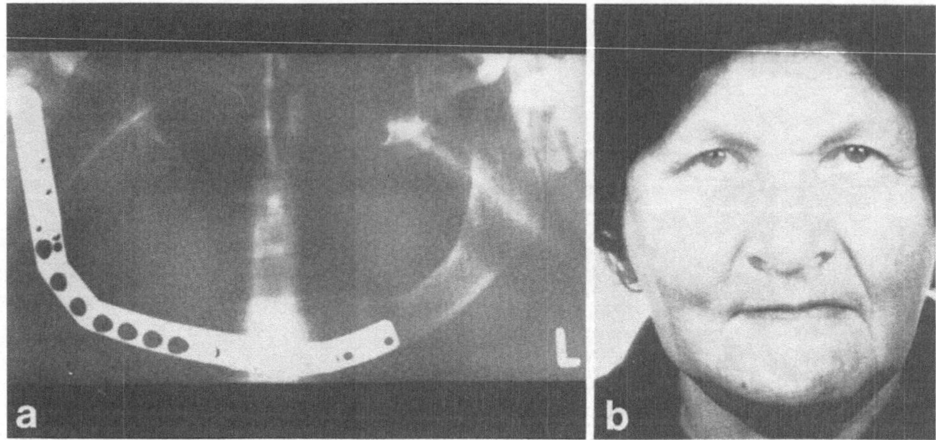

Abb. 6. Unterkieferrekonstruktion und Gelenkersatz nach rechtsseitiger Resektion und Extraarticulation mit ästhetisch befriedigendem Ergebnis

Hausamen J-E, Scheunemann H, Reuther J (1977) Temporärer Unterkieferersatz mittels funktionsstabiler Platte in Kombination mit einem Silasticinterponat. In: Schmid E, Widmaier W, Reichert H (Hrsg) Wiederherstellung von Form und Funktion organischer Einheiten der verschiedenen Körperregionen. Thieme, Stuttgart
Luhr G (1968) Zur stabilen Osteosynthese bei Unterkieferfrakturen. Dtsch zahnärztl Z 31: 747
Reuther J, Hausamen J-E (1977) System zur alloplastischen Überbrückung von Unterkieferdefekten mit Metallimplantaten. Dtsch zahnärztl Z 32: 334
Schmelzle R, Schwenzer N (1977) Die Überbrückung von Unterkieferdefekten mit Metallimplantaten. Dtsch zahnärztl Z 32: 329
Teatini G P, Zampano G (1976) Lo Svuotamento funzionale latero-cervicale. I. Busi anatomiche. Nuovo Arch Ital Otol 4: 159

Die Gefahren für das Implantatlager nach Plattenosteosynthese des Röhrenknochens im aseptischen Milieu

E. Ludolph, G. Hörster, Duisburg-Buchholz und E. Böhm, Bochum

Von der röntgenologischen Verlaufsbeobachtung nach Plattenosteosynthesen langer Röhrenknochen sind Veränderungen der Plattenlagercorticalis bekannt, die mit dem Begriff der „stress protection" umschrieben werden. Es handelt sich in erster Linie um eine Dickenabnahme sowie um eine Auflockerung — also Spongiosierung der

Knochenrinde auf der Plattenseite, die insbesondere nach Metallentfernung eine geringere Strahlendichte als die Gegenseite aufweist.

Wir haben anläßlich der Metallentfernung bei einer Serie von 6 Erwachsenen 7mal Corticalisproben von je 5 mm Durchmesser mit dem Hohlbohrer aus dem Plattenlager und der Nachbarcorticalis entnommen — und zwar je eine Probe proximal und distal der ehemaligen Fraktur bzw. Osteotomiestelle. Es handelte sich um primär mit AO-Platten versorgte Oberschenkelschaft- und Schienbeinschaftbrüche sowie um zwei Korrekturosteotomien. Der Heilverlauf war jeweils störungsfrei. Das Durchschnittsalter der Patienten betrug 31 Jahre. Das Metall lag im Schnitt 2,1 Jahre. Wegen wechselnd ausgeprägten Hitzenekrosen wurde nur das Zentrum der Corticaliszylinder aufgearbeitet.

Die histologische Untersuchung der entnommenen Schaftproben ergab ein recht einheitliches Bild. Es fand sich vitales, überwiegend lamelliertes Knochengewebe, wobei die Corticalis aus dem Plattenlager jeweils eine deutliche, die Corticalis neben dem Plattenlager nur eine geringe Auflockerung zeigte (Abb. 1 und 2). In zwei der insgesamt 14 Proben aus dem Plattenbett war diese deutliche Auflockerung nicht nachweisbar. Hier reichte die Platte jedoch bis in den metaphysären Bereich mit seiner gegenüber dem Schaft schon normalerweise veränderten Knochenstruktur — insofern kein aus dem Rahmen fallender Befund.

Die Ergebnisse decken sich mit den Erkenntnissen, die in Tierversuchen mit standardisierten Techniken sowohl am intakten als auch am osteotomierten Knochen

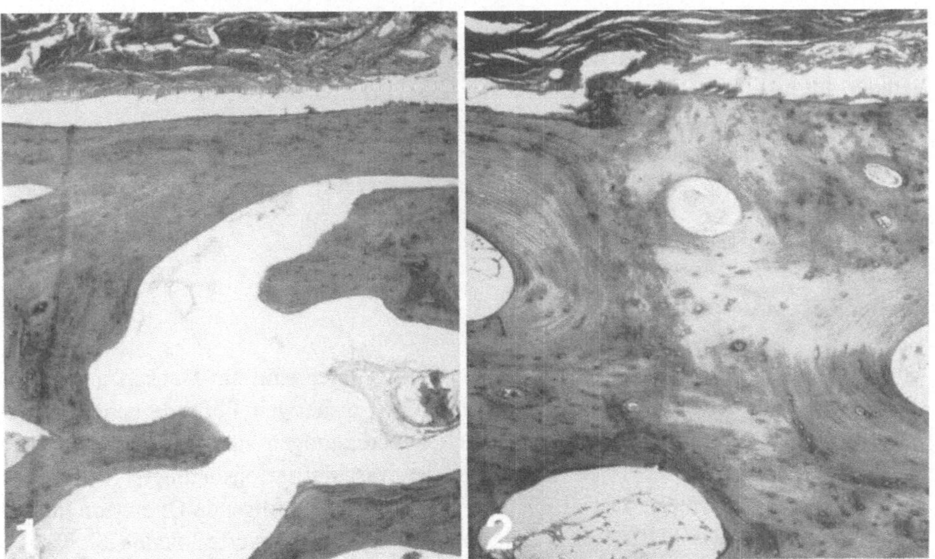

Abb. 1. Stark aufgelockertes, vitales, kompaktes Knochengewebe aus dem Plattenlager (Acan, 120 x)
Abb. 2. Wenig aufgelockertes, vitales Knochengewebe neben dem Plattenlager (Acan, 150 x)

gewonnen wurden, wobei sowohl die reine Querkompression — z.B. mittels Ein-
lochplatte — als auch eine reine Fremdkörperwirkung als Ursachen ausgeschlossen
werden konnten. Erklärt werden diese Umbauvorgänge durch die veränderte dyna-
mische Belastung des Knochens, der durch die Platte asymmetrisch versteift wird.
Die einwirkenden Kräfte werden teilweise von der Platte übernommen, so daß der
Reiz zur Bildung und Erhaltung normaler Compactastruktur abschnittweise ausge-
schaltet ist. Entsprechend der reduzierten Gesamtbelastung wandelt sich der be-
troffene Knochenanteil nach dem Wolffschen Gesetz durch Rarefizierung um. Die
Folge sind mechanische Qualitätsverluste, d.h. eine Herabsetzung der Knochenfestig-
keit und des Elastizitätsmoduls, die nach der Metallentfernung berücksichtigt werden
müssen, um Frakturen zu vermeiden.

Aufgrund tierexperimenteller Untersuchungen haben Wilde und Stürmer vor
kurzem die Hypothese aufgestellt, daß es sich bei diesen Strukturveränderungen der
Plattenlagercorticalis nicht um ein *biomechanisches* sondern um ein *biologisches*
Phänomen handelt. Bei jungen Schafen fanden sie bei *epi*periostaler Plattenlage bis
zu 8 Monate postoperativ eine unveränderte, homogene Compactastruktur, während
bei *sub*periostaler Plattenlage die Compacta des Lagers histologisch das Bild wie bei
der „stress protection" beschrieben zeigte. Im Mikroangiogramm wies die Compacta
ausgedehnte avasculäre Zonen mit großen Resorptionshöhlen auf — ihrer Meinung
nach Folge der durch Deperiostierung bedingten Gefäßverletzungen.

Wir fanden makroskopisch bei unseren Metallentfernungen im aseptischen Bereich
das Plattenlager jeweils gut durchblutet und die Corticalis nicht abgeblaßt im Sinne
einer Eburnierung. Makroskopisch somit keine Hinweise auf eine avasculäre Corticalis-
teilnekrose.

An einem Amputationspräparat konnten wir bei Zustand nach früher durchgeführter
Schienbeinschaftplattenosteosynthese die Gefäßsituation angiografisch im Platten-
bereich untersuchen. Hierzu führten wir eine arterielle Kontrastmitteldarstellung
durch und fertigten etwa 5 mm dicke Querschnitte. Die Querschnittangiogramme ergaben neben dem periostalen ein ausgeprägtes medulläres Gefäßnetz mit zarten aber
gut zu verfolgenden Ausläufern in die Plattenlagercorticalis ohne avasculäre Zonen
(Abb. 3a, b).

Zusammenfassung

Untersuchungen des Plattenlagers im aseptischen Bereich sind am Menschen aus ver-
ständlichen Gründen nur bedingt möglich. Unsere bisherigen Befunde geben keine
Hinweise dafür, daß unter stabilen, aseptischen Bedingungen auch bei subperiostaler
Plattenlage, die ja in der Praxis die Regel ist, vascularisationsbedingte Störungen
durch das Metall auftreten. Der durch die Fraktur und nachfolgende Operation durch
Deperiostierung sowie Platten- und Schraubenapplikation gesetzte lokale Gefäßscha-
den wird offenbar rasch behoben, wobei insbesondere die *Markraumgefäße* einwandfrei wiederhergestellt werden. Biologisch fanden sich somit keine Nachteile durch die
Plattenapplikation, während die veränderte Biomechanik zu Qualitätsverlusten führt,
die bei der Beanspruchung des Knochens nach der Metallentfernung berücksichtigt
werden müssen.

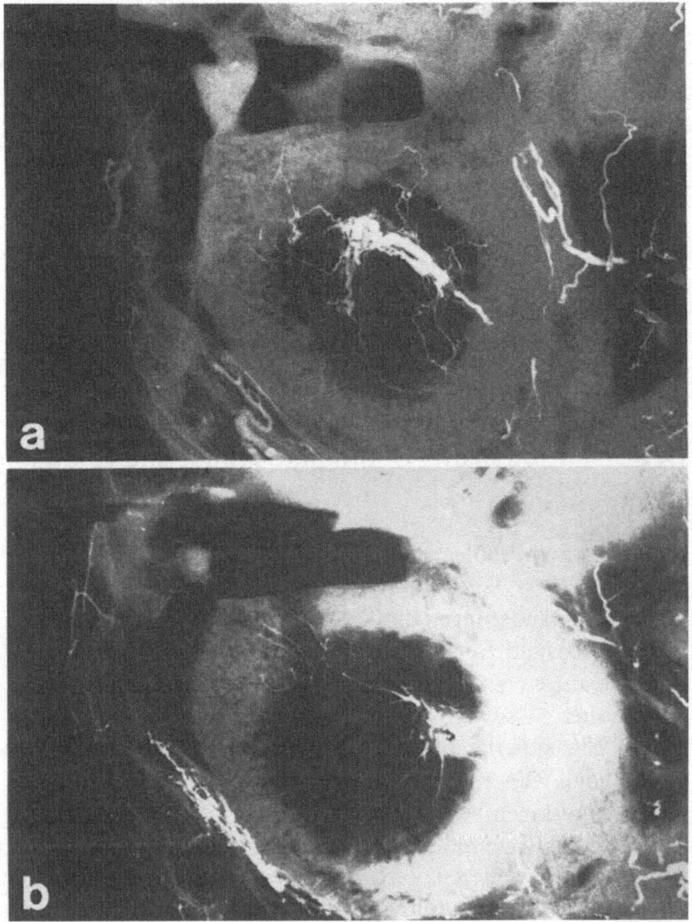

Abb. 3a, b. Querschnittangiogramm aus dem Plattenlagerbereich. Ausgeprägte Markraumgefäße mit guter Gefäßversorgung der Plattencorticalis (oben links)

Literatur

Coutts R C, Weinberg E H, Harris W H (1972) The effect of compression and distraction on bone formation and resorption. J Bone Joint Surg 54-A: 1125
Kinzl L, Perren St, Burri C (1974) Veränderungen mechanischer Qualität der unter Druckplatten liegenden Knochencorticalis (Stress protection). Langenbecks Arch Chir Supll Chir Forum
Müller M E, Allgöwer M, Schneider R, Willenegger H (1977) Manual der Osteosynthese. Springer, Berlin Heidelberg New York·
Matter P, Brennwald J, Perren S M (1974) Biologische Reaktion des Knochens auf Osteosyntheseplatten. Helv Chir Acta Suppl 12
Perren S M, Ganz R, Rüter A (1975) Oberflächliche Knochenresorption um Implantate. Med Orthop Tech 95: 6

Schweiberer L, Dambe L T, Eitel F, Klapp F (1974) Revascularisation der Tibia nach konservativer und operativer Frakturbehandlung. Hefte Unfallheilkd 119: 17
Wilde Ch-D, Stürmer K-M (1979) Einfluß der Plattenosteosynthese auf Längenwachstum, Knochenstruktur und Blutversorgung jugendlicher Röhrenknochen im Tierversuch (im Druck)
Wolff J (1892) Gesetze der Transformation der Knochen. Verlag August Hirschwald, Berlin

Die Gefahren für das Implantatlager nach Plattenosteosynthese des Röhrenknochens im septischen Milieu

G. Hörster, Duisburg, E. Böhm, Bochum und E. Ludolph, Duisburg

Einleitung und Problemstellung

Während Veränderungen der Knochenstruktur qualitativer und quantitativer Art nach Plattenosteosynthese im aseptischen Milieu bereits mehrfach Gegenstand von Nachuntersuchungen waren (Literatur siehe Beitrag Ludolph), ist das infizierte Plattenlager bisher — soweit bekannt — nicht Gegenstand derartiger Untersuchungen gewesen. Die experimentellen Untersuchungen zur Osteosynthese im Infekt, welche insbesondere von Rittmann und Perren sowie Friedrich durchgeführt wurden, haben spezielle Aussagen zur Schädigung der Corticalis durch das liegende Metall nicht gemacht [1, 2]. Es wurde lediglich die Bedeutung der Stabilisierung der infizierten Fragmente für den weiteren Verlauf der Knochenheilung hervorgehoben und der Schluß gezogen, daß ein Plattenimplantat auch bei eingetretener Infektion bis zur knöchernen Heilung belassen bleiben solle, solange Stabilität gewährleistet ist.

Die Klinik der posttraumatischen Osteomyelitis zeigt jedoch eindeutig eine besondere Gefährdung des corticalen Knochens im Bereich des Plattenlagers durch gehäuftes Auftreten nekrotischer und sequestrierter Corticalisanteile. Aufgrund der klinischen Erfahrungen muß der Verdacht geäußert werden, daß trotz der nicht zu leugnenden Stabilitätsvorteile die Gefahr der Minderdurchblutung der Plattenlagercorticalis gegeben ist, wenn bei einem bestehenden Infekt die Platte belassen bleibt.

Im Folgenden soll versucht werden, einen Beitrag zur Situation des Plattenlagers im septischen Milieu zu geben.

Methodik

In Zusammenarbeit mit dem Pathologischen Institut der Berufsgenossenschaftlichen Krankenanstalten „Bergmannsheil" — Universitätsklinik-Bochum haben wir uns in den vergangenen Monaten der Frage der Gefäßversorgung des osteomyelitischen Knochens besonders gewidmet. Im Rahmen dieser Untersuchungen soll hier über angiographische und histologische Untersuchungsergebnisse anhand eines Unterschenkelamputationspräparates berichtet werden.

Es handelt sich um das Präparat eines 66jährigen Patienten, welcher mit einer Unterschenkelosteomyelitis nach Plattenosteosynthese in unsere Behandlung kam. Die Platte war aus Stabilitätsgründen bisher belassen worden, wobei es zu einer fistelnden infizierten Pseudarthrose des Unterschenkels gekommen war. Wir entfernten zunächst operativ das Metall und fanden eine weitgehende Avascularität des Plattenbettes proximal und distal der Pseudarthrose bei klinisch guten Durchblutungsverhältnissen der knöchernen Umgebung (Abb. 1). Neben der Plattenentfernung wurden eine Teilentfernung des nekrotischen Corticalismaterials sowie eine Revision der Markhöhle durchgeführt; die Pseudarthrose wurde mittels Fixateur externe stabilisiert. Postoperativ kam es bei dem 66jährigen Diabetiker zu einer ausgeprägten nekrotisierenden Infektion im infizierten Knochenbereich, so daß wir gezwungen waren aus vitaler Indikation eine Oberschenkelamputation durchzuführen.

Direkt nach der Amputation wurde eine Mikroangiographie des Präparates mit zunächst 50 ml Tusche und sodann ca. 500 ml Kontrastmittelmischung aus Conray 60 und Mikropaque vorgenommen. Das Präparat wurde in Formalin fixiert und nach entsprechender Vorbereitung fotografisch, radiologisch und histologisch untersucht.

Ergebnisse

Eine Gegenüberstellung der fotografischen und radiologischen Ergebnisse der Knochenquerschnitte ließ erkennen, daß eine unterschiedliche Füllung der Gefäße durch Tusche bzw. Kontrastmittel eingetreten war. Offensichtlich waren die feineren Gefäße

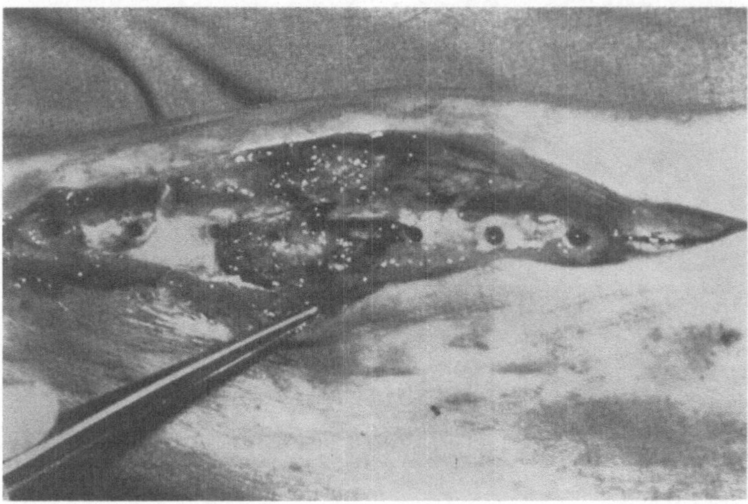

Abb. 1. Weitgehende Nekrose des Plattenlagers

überwiegend mit der zunächst injizierten Tusche gefüllt. Erst die Summation von Foto und Röntgenbild ergab die Gesamtdurchblutung eines jeweiligen Gewebsabschnittes wobei deutlich wurde, daß die mikroangiographische Kontrastmitteldarstellung allein nur ein unvollkommenes Bild des Gefäßmusters zu geben imstande war.

Als wesentliches Untersuchungsergebnis ist zunächst festzustellen, daß im gesamten Tibiaschaftbereich eine *zentrale* Markraumdurchblutung fehlte (Abb. 2). Angesichts des geschilderten klinischen Zustandsbildes zum Zeitpunkt der Amputation mit phlegmonöser Beteiligung des Markraumes ist dieses Untersuchungsergebnis verständlich. Während die *zentrale* Markraumdurchblutung generell fehlte, waren jedoch inselförmige endostale reich durchblutete Bezirke mit frischen Knochenauflagerungen in der Markhöhle zu sehen. In gleicher Weise waren frisch durchblutete Knochenauflagerungen auch periostal außerhalb des Plattenlagers entstanden, so daß also hier offensichtlich vom Organismus der Versuch unternommen wurde die geschädigte Tibiacorticalis durch frische Knochenauflagerungen zu neutralisieren (Abb. 3). Die Gefäßversorgung sowohl der periostalen als auch der endostalen stark durchbluteten Knochenneubildungsherde erfolgte eindeutig von periostal her, wobei zum Teil breite kontrastmittel- bzw. tuschegefüllte Verbindungsgefäße sich darstellten (Abb. 4). Die Corticalis war — ausgenommen im Bereich der klinisch avasculären Anteile des Plattenlagers — von Gefäßen durchzogen, welche offensichtlich bei fehlender zentraler Markraumdurchblutung ebenfalls von periostal her gespeist wurden. Im Bereich der klinisch avasculären Plattenlagercorticalis waren weder endostale noch periostale Knochenneubildungsherde erkennbar. An mehreren Stellen waren von seitlich her in das Plattenlager vom bereits durchbluteten Knochen her einspoßende Gefäße sichtbar. Offensichtlich wurde von hier aus die Plattenlagercorticalis beginnend wieder an die Durchblutung angeschlossen (Abb. 5).

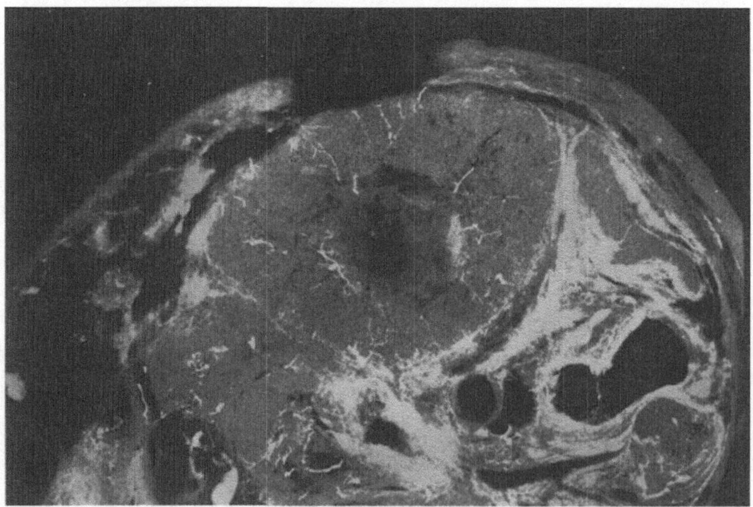

Abb. 2. Gute Durchblutung der Corticalis trotz fehlender *zentraler* Markraumdurchblutung

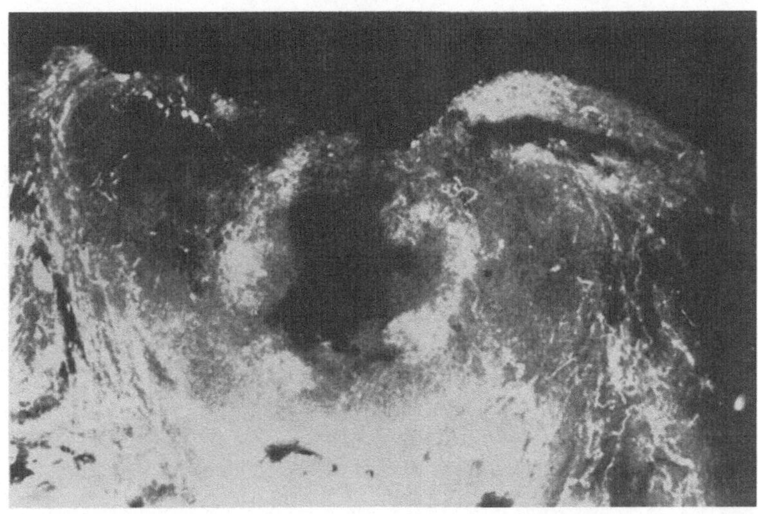

Abb. 3. Gut durchblutete Knochenauflagerungen periostal und besonders endostal (kein *zentrales* Gefäß)

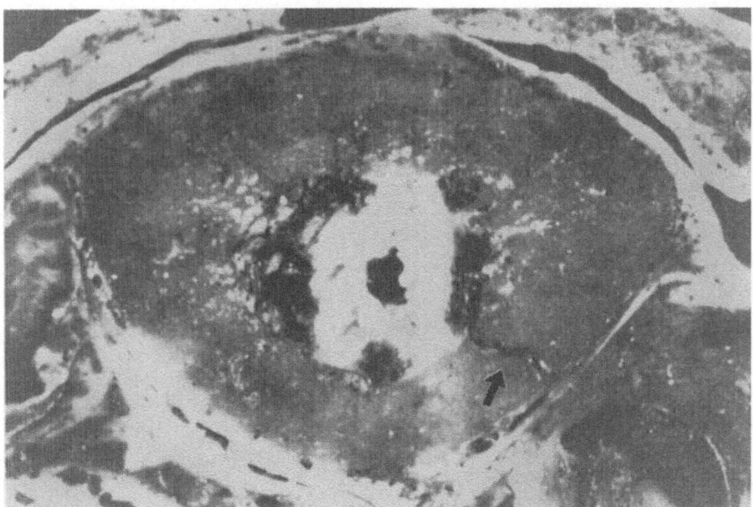

Abb. 4. Tuschedarstellung einer breiten Verbindung von periostaler Arterie zum endostalen Gefäßnetz

Histologisch war die Plattenlagercorticalis nekrotisch und ohne Umbauvorgänge. Die dem Plattenlager gegenüberliegende Corticalis war dem gegenüber überwiegend vital oder aber im Umbau begriffen (Abb. 6 und 7). Im gesamten Markraum waren ausgeprägte Entzündungserscheinungen zu erkennen.

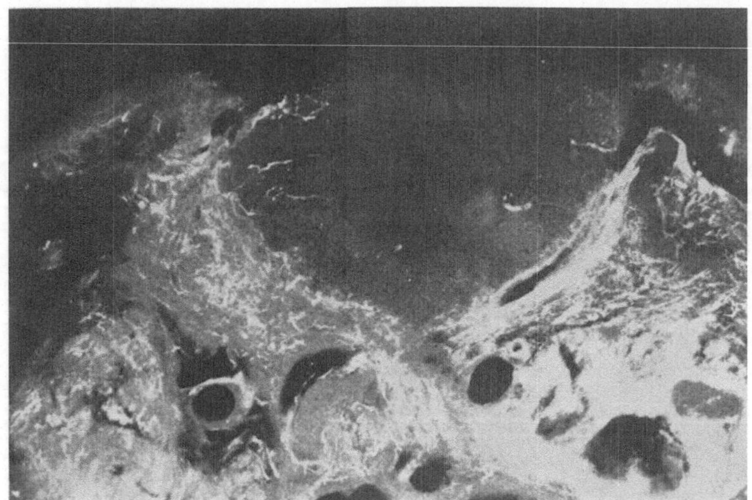

Abb. 5. Zentrale Plattenlagernekrose bei beginnender Revascularisierung von seitlich periostal

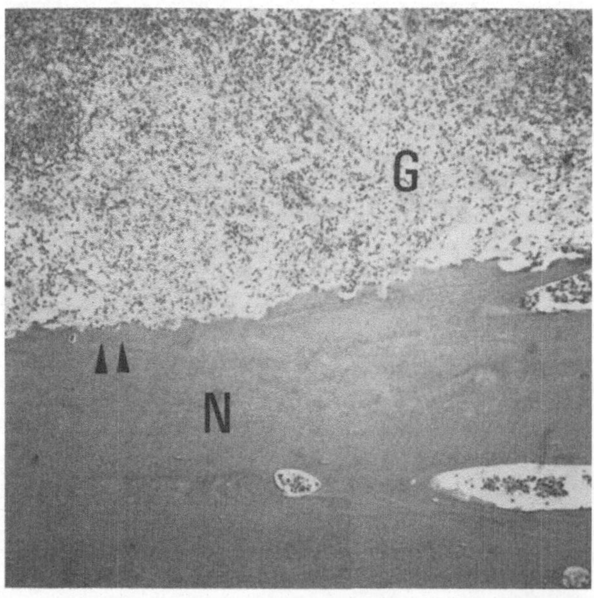

Abb. 6. Histologisches Bild der nekrotischen Plattenlagercorticalis (*N* = Corticalis-nekrose, *G* = eitriges Granulationsgewebe, ▲▲ = Knochenabbau)

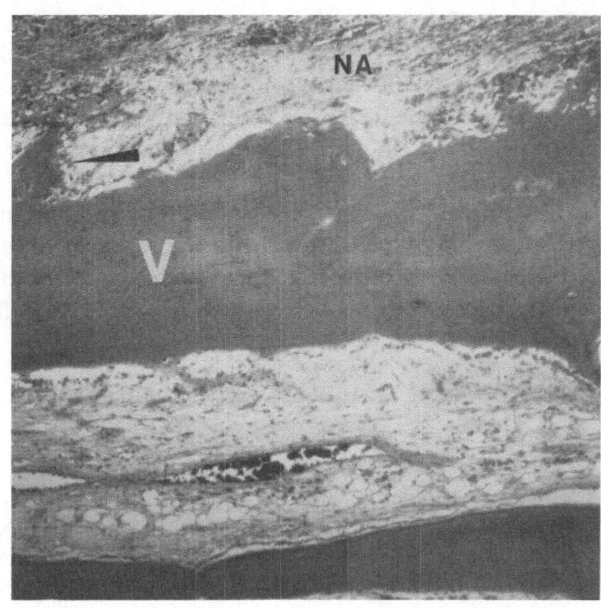

Abb. 7. Histologisches Bild der v...ien Gegencorticalis (V = vitale Corticalis, NA = Narbengewebe, ▲ = Knochenanbau)

Diskussion und Zusammenfassung

In der Behandlung der posttraumatischen Osteomyelitis steht die Stabilisierung des infizierten Knochenbezirkes im Zentrum der therapeutischen Bemühungen. Unter Berücksichtigung der experimentellen Untersuchungsergebnisse von Rittmann und Perren sowie Friedrich ist es heute therapeutischer Standard, eine stabile Platte auch nach eingetretener Infektion zu belassen, um die knöcherne Regeneration im Frakturbereich zu fördern. Die zweifellos berechtigten Bemühungen um Stabilität durch eine einmal eingebrachte Platte stehen im Gegensatz zur klinischen Erfahrung, daß nach Entfernen der Platte das Plattenlager häufig schwer geschädigt ist und großflächig avasculäre Bezirke aufweist bis hin zur vollständigen Sequestrierung. Unsere experimentellen Untersuchungen haben gezeigt, daß bei der posttraumatischen Osteomyelitis mit Beteiligung des Markraumes eine *zentrale* Markraumdurchblutung fehlt, was zu einer ausgedehnten Avascularität der Röhrenknochencorticalis führt. Offensichtlich ist die periostale Zirkulation im weiteren Verlauf unter Zuhilfenahme der Haverschen Gefäße in der Lage eine Revascularisierung der Corticalis zu ermöglichen bis hin zu endostalen inselförmigen Knochenneubildungen. Die liegende Platte läßt im Bereich des Plattenlagers nur sehr bedingt diese periostale Revascularisierung zu, wodurch diese Knochenabschnitte einer starken Nekrosegefahr unterliegen. Belegt wird diese Tatsache durch histologische Untersuchungen, welche im Plattenlager überwiegend reaktionslosen avitalen corticalen Knochen zeigen, während die umgebenden Corticalisanteile vitalen oder zumindest im Umbau befindlichen corticalen Knochen erkennen lassen.

Zusammenfassend kann gesagt werden, daß bei Fehlen der *zentralen* Markraumdurchblutung der Organismus in der Lage ist die corticale Durchblutung von periostal her bis hin zu einem endostalen Gefäßnetzaufbau zu ersetzen und daß eine liegende Platte diese Revascularisation verhindern oder zumindest stark verzögern kann. Das klinische Korrelat ist die zum Zeitpunkt der Plattenentfernung häufig sichtbare Corticalisnekrose.

Da wir bisher erst über Einzelbeobachtungen verfügen, lassen sich klinische Schlußfolgerungen noch nicht ziehen. Sollten sich jedoch die hier dargestellten ersten experimentellen Untersuchungsergebnisse bestätigen, wäre die Forderung nach einer frühzeitigen Plattenentfernung mit Übergang auf andere Stabilisierungsverfahren naheliegend.

Literatur

1 Friedrich B (1975) Biomechanische Stabilität und posttraumatische Osteitis. Hefte Unfallheilkd 122. Springer, Berlin Heidelberg New York
2 Rittmann W W, Perren S M (1974) Corticale Knochenheilung nach Osteosynthese und Infektion. Springer, Berlin Heidelberg New York

Autologe Spongiosa im infizierten Knochendefekt — Tierexperimentelle Untersuchungen über den Zusammenhang zwischen Stabilität und Einheilung

S. Decker und K.H. Müller, Bochum

Im Verlauf einer posttraumatischen Osteomyelitits kommt es nicht selten durch Sequestrierung oder eine zur Herdsanierung erforderliche Kontinuitätsresektion zu ausgedehnten Knochendefekten, zu deren Überbrückung heute nahezu ausschließlich autologe Spongiosa verwendet wird, da aufgrund klinischer Erfahrungen bekannt ist, daß ein autologes Spongiosatransplantat selbst unter septischen Bedingungen störungsfrei einheilen kann, wenn ausreichende Durchblutungsverhältnisse im Transplantatlager vorliegen, und wenn die unbedingt erforderliche mechanische Ruhe durch eine stabile Osteosynthese gewährleistet wird.

Bei den vorliegenden Versuchen kam es darauf an, einen Knochendefekt der Ulna beim Hund durch eine Plattenosteosynthese im Sinne der inneren Schienung so zu stabilisieren, daß die erforderliche mechanische Ruhe für die Einheilung eines autologen Spongiosatransplantates gewährleistet war. Da es dabei in 8 von 43 Fällen postoperativ zu einer lokalen Infektion mit Absceßbildungen und Fisteleiterungen kam, lag es nahe, die Einheilung eines autologen Spongiosatransplantates bei komplikationslosem Verlauf und bei postoperativer Infektion vergleichend morphologisch zu untersuchen. Die Wundabstrichuntersuchungen ergaben ausnahmslos Staphylococcus aureus. Bei einem Tier waren haemolysierende Streptokokken und bei einem anderen Pneumokokken als Begleiterreger hinzugekommen. Die Entnahme der Transplantate erfolge zwischen 2 Tagen und 8 Wochen nach der Implantation unter Mitnahme des angrenzenden Lagerknochens.

Die lichtmikroskopische Untersuchung der autologen Spongiosatransplantate ohne Infektion ergab, daß es im Verlauf von 4 bis 5 Tagen zu einer erheblichen Vermehrung überlebender osteogenetischer Stammzellen kommt, aus denen durch mitotische Teilungen zahlreiche Osteoblasten hervorgehen, die bereits nach einer Woche das histologische Bild beherrschen und die sofort mit der Produktion neuer Knochengrundsubstanz beginnen (Decker et al., 1979). Neben dieser Knochenneubildung durch die von zahlreichen Gefäßen begleiteten Osteoblasten findet auch schon frühzeitig ein Abbau nicht nur der verpflanzten avitalen Hartsubstanz sondern auch neugebildeter Knochenbälkchen durch typische Osteoclasten statt. Schon nach 2 Wochen läßt die Grenzzone zwischen Transplantat und Lagercorticalis eine durchgehende querorientierte Lamellenknochenschicht erkennen, die wie bei der primären angiogenen Knochenbruchheilung etwa ab der 4. postoperativen Woche durch axial orientierte Osteone ersetzt wird. Nach 8 Wochen ist das gesamte Transplantat vollständig ein- bzw. umgebaut.

Die Versuchstiere, bei denen es postoperativ zu einer Infektion kam, lassen sich in 2 Gruppen einteilen: In der Hälfte der Fälle blieb die zur Defektüberbrückung vorgenommene Plattenosteosynthese trotz des lokalen Infektes stabil, und es fanden sich röntgenologisch ebenso wie unter aseptischen Bedingungen keine externen Callusbildungen. Demgegenüber führte die Infektion bei dem anderen Teil der Fälle zu einer Lockerung des Osteosynthesematerials, und es waren bei den röntgenologischen Verlaufskontrollen schon frühzeitig externe Callusbildungen nachweisbar.

Die histologische Untersuchung der autologen Spongiosa eine Woche sowie zwei und vier Wochen nach der Implantation ergab bei erhaltener Stabilität der Osteosynthese trotz des lokalen Infektes die gleichen Bilder, die auch nach den entsprechenden Zeiten bei komplikationslosem Verlauf zu beobachten waren (Abb. 1). Solange die mechanische Ruhe im Transplantatlager durch die Osteosynthese gewährleistet war, zeigten auch die von den infizierten Transplantaten angefertigten Semidünnschnitte die gleiche lebhafte Osteoblastenaktivität und reiche Vascularität zwischen den transplantierten Spongiosabälkchen (Abb. 1). Diese Befunde lassen den Schluß zu, daß ein autologes Spongiostransplantat trotz einer postoperativ auftretenden lokalen Infektion störungsfrei einheilen kann, wenn die zur Defektüberbrückung vorgenommene Osteosynthese hinreichend stabil bleibt.

Kommt es dagegen bei bestehender Infektion gleichzeitig zu einer Lockerung der metallischen Implantate, so scheint aus der Instabilität eine Mangeldurchblutung zu resultieren, die nicht nur zu einer vollständigen Nekrose des Transplantates sondern auch zusätzlich zu einer Sequestrierung der benachbarten Corticalis führen kann. In anderen Fällen beobachteten wir bei lokalem Infekt und gleichzeitiger Instabilität ausgedehnte Bindegewebs- und Knorpelbildungen im Bereich des mit autologer Spongiosa aufgefüllten Knochendefektes (Abb. 2 und 3). Die Semidünnschnitte der zwischen 2 und 6 Wochen im Lager belassenen Transplantate zeigen weiterhin, daß es während dieser Zeitspanne an einigen Stellen auch zu einem Ersatz des Knorpels

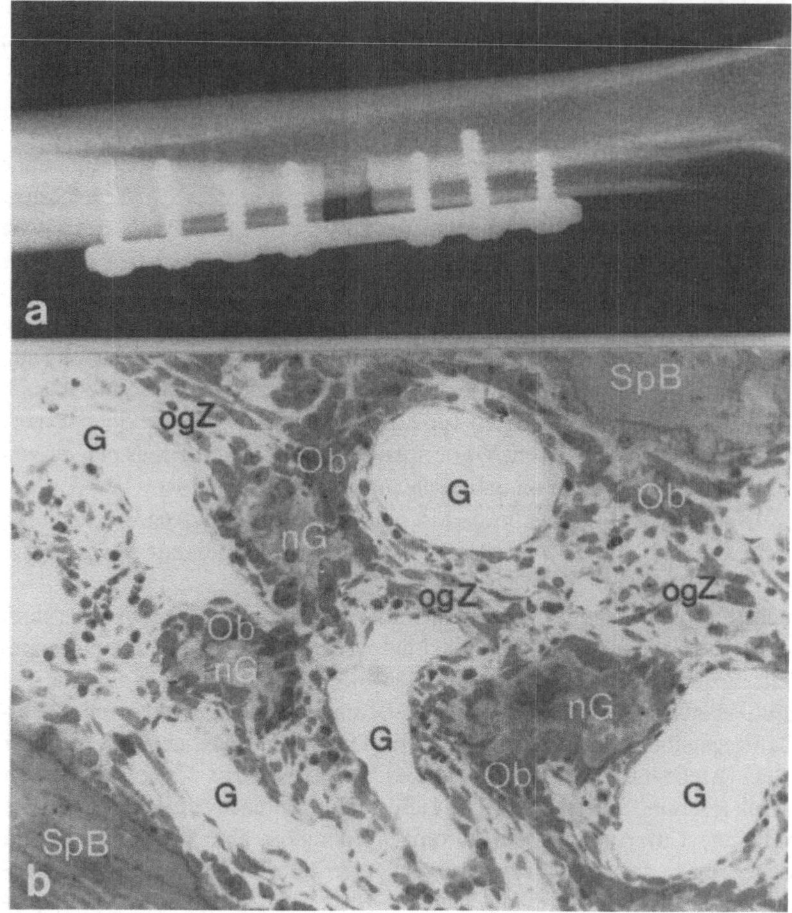

Abb. 1a, b. 1 Woche nach der Implantation autologer Spongiosa in einen Defekt der
Ulna des Hundes finden sich bei erhaltener Stabilität der Osteosynthese (a) trotz
einer postoperativ aufgetretenen lokalen Infektion lichtmikroskopisch die gleichen
Bilder wie nach komplikationslosem Verlauf (b). Lebhafte Osteoblastenaktivität (*Ob*)
mit Knochenneubildung (*nG*); reiche Vascularisation (*G*); zahlreiche osteogenetische
Zellen (*ogZ*); transplantierte Spongiosabälkchen (*SpB*). (Vergrößerung b 320fach)

durch neugebildetes Knochengewebe kommt. Osteoblasten schieben sich zwischen
untergehende Knorpelzellen vor und formen neue Knochenbälkchen (Abb. 3).
Während sich im Gefolge der knochenbildenden Zellen immer einige Gefäße finden,
ist die Umgebung des Knorpels gefäßfrei.

Die Entstehung von Knorpelzellen aus den osteogenetischen Zellen des Periostes
ist im Frakturcallus bei einer sekundären Knochenbruchheilung ein normaler Vor-
gang, der immer an den Stellen zu beobachten ist, wo die Gefäßversorgung unzu-
reichend ist (Ham, Harris, 1971). Da die Knorpelzellen und die dazugehörige Inter-
cellulärsubstanz hervorragend für eine Ernährung per diffusionem geeignet und nicht

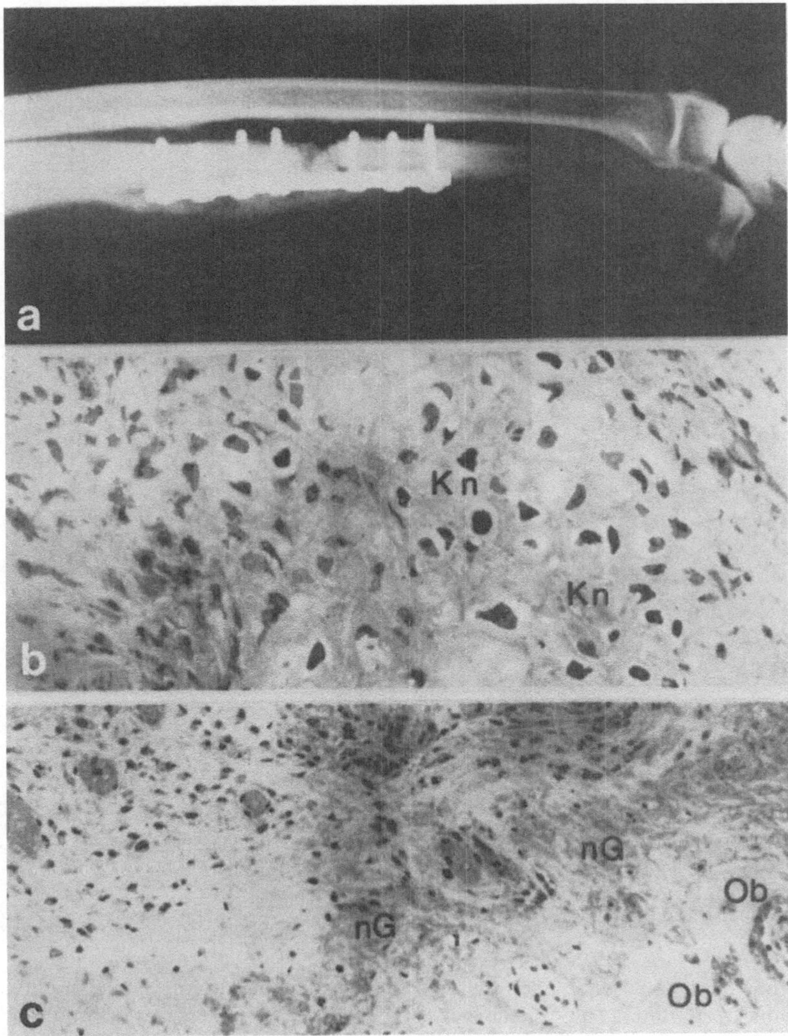

Abb. 2a–c. Kommt es neben einer postoperativen lokalen Infektion gleichzeitig auch zu einer Lockerung des Osteosynthesematerials (a), so sind 2 Wochen nach der Implantation autologer Spongiosa in einen Defekt der Ulna des Hundes ausgedehnte Knorpelbildungen im Bereich des Transplantates nachzuweisen (b). Die Gefäßversorgung ist nur spärlich ausgebildet, und die Knochenneubildung ist auf kleine Areale beschränkt (c). Knorpel (*Kn*); Osteoblastenareale (*Ob*); neugebildete Knochensubstanz (*nG*). (Vergrößerung b 320fach; c 200fach)

wie die Osteoblasten auf eine reichliche Gefäßversorgung angewiesen sind, kann davon ausgegangen werden, daß die Blutversorgung von entscheidender Bedeutung dafür ist, ob in einem Frakturcallus Knochen oder zunächst Knorpel gebildet wird, der dann erst sekundär durch Knochengewebe ersetzt werden muß. Der histologische Nachweis von Knorpelgewebe im autologen Spongiosatransplantat bei instabiler

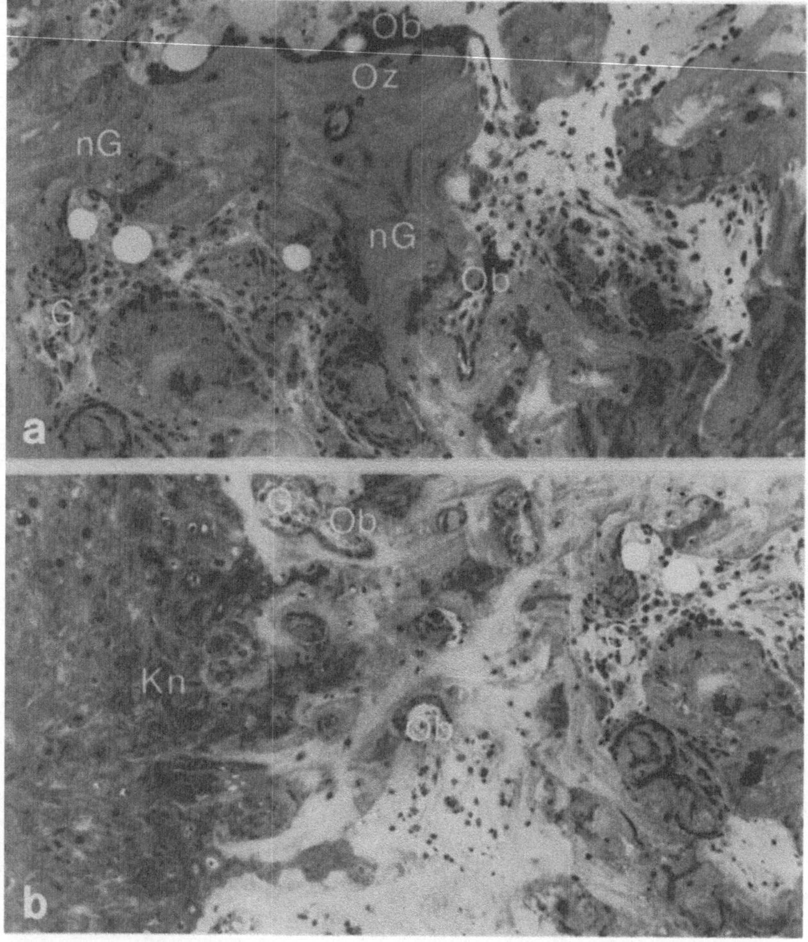

Abb. 3a, b. 4 Wochen nach der Implantation autologer Spongiosa in einen Defekt der Ulna des Hundes finden sich bei fortbestehender lokaler Infektion und gleichzeitiger Lockerung der metallischen Implantate neben den ausgedehnten Knorpelbildungen auch umfangreiche Knochenneubildungen im Bereich des Transplantates. Osteoblastenareale (*Ob*); Gefäße (*G*); neugebildete Knochensubstanz (*nG*); Knorpel (*Kn*); Osteocyten (*Oz*). Die beiden Abbildungen gehen teilweise ineinander über. (Vergrößerung a 220fach; b 200fach)

Osteosynthese läßt daher darauf schließen, daß die Durchblutungsverhältnisse des Transplantates durch die fehlende mechanische Ruhe im Lager so nachhaltig beeinträchtigt werden, daß die transplantierten osteogenetischen Zellen zunächst zu Chondroblasten und Chondrocyten statt zu Osteoblasten differenzieren. Offensichtlich wird die von Rhinelander (1972) mikroangiographisch und histologisch nachgewiesene, normalerweise sehr rasche Vascularisation eines autologen Spongiosatransplantates durch die Unruhe im Transplantatlager verhindert. Dabei kann für das unterschiedliche Verhalten der osteogenetischen Zellen im Transplantat ein gleichzeitig vorliegender lokaler Infekt zumindest nicht von vorrangiger Bedeutung sein, da die Transplantate mit stabiler Osteosynthese trotz einer Infektion rasch vascularisiert wurden und eine lebhafte Osteoblastenaktivität aufwiesen.

Literatur

1 Decker S, Müller-Färber J, Decker B (1979) Die Knochenneubildung im autologen Spongiosatransplantat – morphologisch –. Z Plast Chir 3: 159
2 Ham A W, Harris W R (1971) Repair and transplantation of bone. In: Bourne G H (Ed) The biochemistry and physiology of bone. Vol III, p 338. Acad Press, New York London
3 Rhinelander F W (1972) Circulation of bone. In: Bourne G H (Ed) The biochemistry and physiology of bone, p 2. Acad Press, New York London

IV. Implantate in der Plastischen und Wiederherstellungschirurgie

Klinische Beobachtungen beim Gelenkersatz durch Aluminium-Oxyd-Keramik

G. Friedebold und I. Winter, Berlin

Die Erkenntnis, daß ein wesentlicher Teil der durch Endoprothesenlockerung zu verzeichnenden Mißerfolge der Alloarthroplastik durch die mit der Einbringung von Knochenzementen verbundenen biomechanischen Probleme zustande kommt, hat zum Studium und zur Entwicklung zementfreier Implantationsmöglichkeiten Anlaß gegeben. Das Problem wurde bereits frühzeitig erkannt. Manche Autoren – wie Ring, Siwash u.a. – haben von vornherein auf Zement verzichtet. Der endoprothetische Hüftgelenkersatz durch das von R. Judet angegebene Verfahren weist gewisse Parallelen zur Siwash-Prothese auf; es scheint zunehmend Anhänger zu gewinnen. Die Anzahl zementfrei implantierter Judet-Totalprothesen dürfte beim Konstrukteur inzwischen die 2000 erreicht haben. Der Gelenkersatz mit isoelastischem Material befindet sich bereits im Stadium klinischer Anwendung; die Verwendung von Kohlefaserverbundwerkstoff ist noch in der experimentellen Erprobung.

Als ein Material mit vorzüglichen Eigenschaften sowohl im Hinblick auf Bio-Kompatibilität als auch in mechanischer, d.h. tribologischer Hinsicht, hatte sich im Experiment die Aluminium-Oxyd-Keramik erwiesen, als vor ca. 5 Jahren in Deutschland zwei Modelle für die klinische Anwendung entwickelt wurden, deren Unterschied in einigen Details gelegen ist: Das Modell „Lindenhof" der Mannheimer Arbeitsgruppe und die Mittelmeier-Prothese (Abb. 1 und 2).

Letztere gelangt im eigenen Krankengut seit Ende 1975 zur klinischen Anwendung (Tabelle 1). Der Erfahrungszeitraum erstreckt sich somit auf *vier* Jahre. Die gewon-

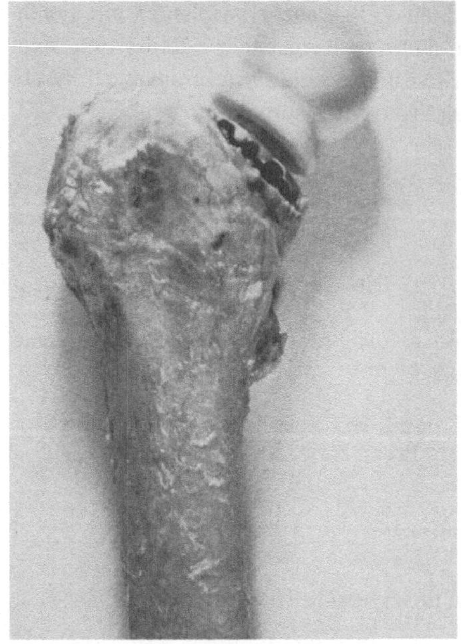

Abb. 1. Zementfrei stabilisierter Trag-
rippenschaft mit Aluminium-Oxyd-Ke-
ramik-Kopf (mittlere Halslänge)

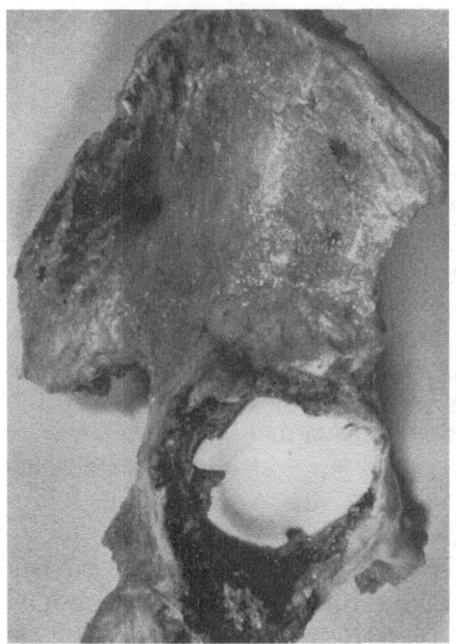

Abb. 2. Mit Schraubengewinde zementfrei im Becken stabilisierte Aluminium-
Oxyd-Karamik-Pfanne

nenen Erkenntnisse sind als Ausdruck von Frühergebnissen zu betrachten. Einen
Vergleich mit den auf den gleichen Zeitraum ausgerichteten Frühergebnissen bei
konventionellen Alloarthroplastiken der Hüfte halten sie in jedem Fall aus: Im Aus-

Tabelle 1. Untersuchungszeitraum (2.12.75 – 23.10.79)

Gesamtzahl:	158
Doppelseitig:	13
Durchschnittsalter:	47.7
Jüngster Patient:	19
Ältester Patient:	80
Zementfreie Implantation:	137
Implantation mit Zement:	21
Schaft:	20
Pfanne:	1

maß noch möglicher Beschwerden, in der Beweglichkeit sowie in der erreichten Stabilität gibt es keinen erkennbaren Unterschied.

Zementfreie Implantation setzt im Gegensatz zur konventionellen Endoprothetik neben zuverlässiger mechanischer Verankerung ein höheres Maß an biologischer Stabilisierung durch Knochenneubildung voraus. Der osteoporotische Knochen alter Menschen, die den Hauptanteil chronischer Gelenkschäden stellen, ist daher für die Verwendung ungeeignet und muß der Einzementierung vorbehalten bleiben. Aus diesem Grunde wird die Indikation zunächst kalendarisch gestellt: Besteht die Notwendigkeit zur Herstellung eines schmerzfreien, stabilen und beweglichen Hüftgelenkes bei Personen, die das 55. Lebensjahr noch nicht überschritten haben, so wird der zementfreien Implantation einer Aluminium-Oxyd-Keramik-Prothese gegenüber anderen Verfahren im allgemeinen der Vorzug gegeben. Der Eindruck der zuverlässigen Verankerung der Pfanne auch im Knochen alter Menschen hat dazu geführt, im Übergangsalter bei noch nicht eingetretener Involutionsosteoporose das Keramikmodell unter Einzementierung des Schaftes zu verwenden. Als Standardergebnis (Abb. 3–6) seien die Funktionsaufnahmen einer doppelseitigen Implantation herausgestellt!

Einen Überblick über die bestehenden Grunderkrankungen gibt die angeführte Tabelle. Der Ausschluß osteoporotischer Gelenkkörper aus dem Indikationsbereich (Tabelle 2) für die Keramikprothese schränkt auch ihre Verwendung bei *rheumatischen* Hüften ein. Hier wurden nur jene Fälle ausgewählt, bei denen die röntgenologische Struktur des Knochens auf genügende Festigkeit schließen und der Verlauf der Grunderkrankung eine wesentliche Progredienz nicht mehr erwarten ließ. Die Spätverläufe müssen hier mit besonderer Aufmerksamkeit verfolgt werden.

Anders liegt die Situation offenbar beim *M. Bechterew*. Zwar erwies sich die erste dieser Hüften in ihrem Erfolg als zweifelhaft, nachdem die zunächst erzielte gute Beweglichkeit im Laufe weniger Wochen bei bestehender Schmerzfreiheit wieder verloren ging, jedoch zeichneten sich die übrigen Fälle durch besonders rasche Knochenentwicklung im Bereich der Pfannengewinde aus, so daß frühzeitig knöcherne Stabilität angenommen werden kann. Technische Probleme ergeben sich bei der *Dysplasiehüfte* (Abb. 7 und 8): Ein extrem flacher Pfannenboden kann in stärkerem Maße als bei der konventionellen einzementierten Kunststoffpfanne für die Gewindezüge der Keramikpfanne ein unzulängliches Lager darstellen. Ein zu

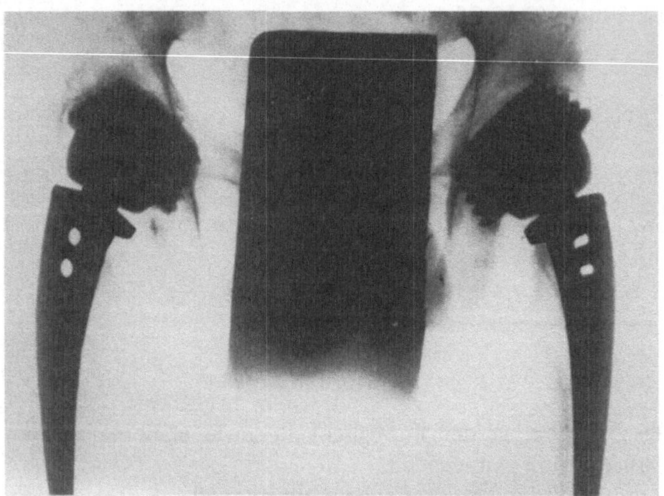

Abb. 3. Doppelseitiger Hüftgelenkersatz mit Aluminium-Oxyd-Keramik-Prothesen

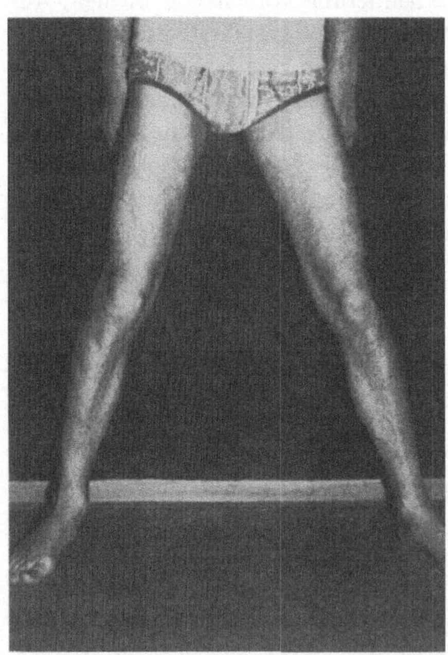

Abb. 4. Klinikfoto: derselbe Patient in Abduktion

klein gewähltes Pfannenmodell führte zu einer Protusion. Auswechselung gegen eine größere Pfanne und Einbringung cortico-spongiöser Späne zur Unterfütterung erwies sich jedoch als möglich. Erschwerend ist naturgemäß auch die Achsenabweichung des coxalen Femurabschnitts nach vorangegangener intertrochanterer Osteotomie. Die Markhöhle, die hier nicht von ihren spongiösen Anteilen befreit werden darf, muß

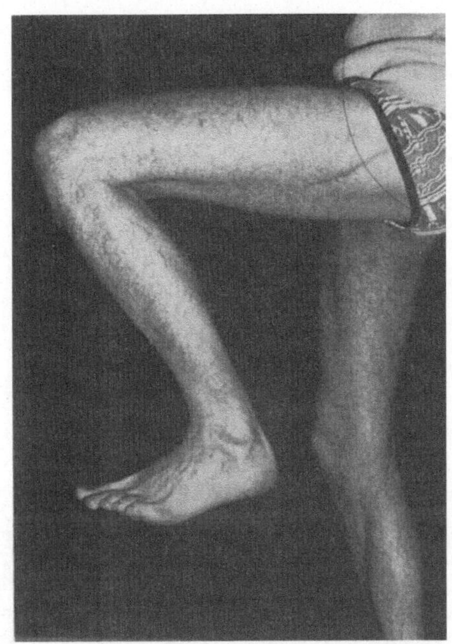

Abb. 5. Derselbe Patient bei recht-
winkeliger Hüftbeugung links

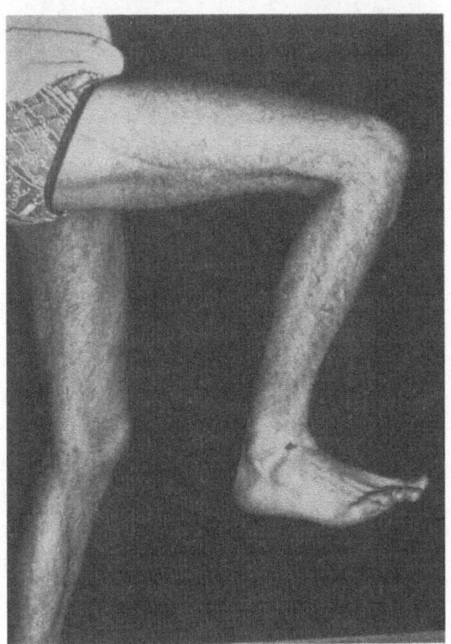

Abb. 6. Derselbe Patient bei recht-
winkeliger Hüftbeugung rechts

sparsam und dem gewählten Prothesenstiel angepaßt ausgemeißelt werden. Sprengung des Schaftes, dessen Dimension der Markhöhle möglichst exakt entsprechen soll, ist hier am ehesten zu fürchten (Abb. 9 und 10). Dieses Ereignis, das im übrigen auch

234

Tabelle 2. Grunderkrankungen

Coxarthrosen — Gesamt —	119
o. nähere Angabe:	41
Bei Dysplasie:	35
Bei M. Bechterew:	12
Bei PCP:	14
Bei Psoriasis:	2
Posttraumatisch:	15
Kopfnekrosen:	27
Schenkelhalspseudarthrose:	8
Osteomyelitis:	1
Aseptische Standard-prothesenlockerung:	3

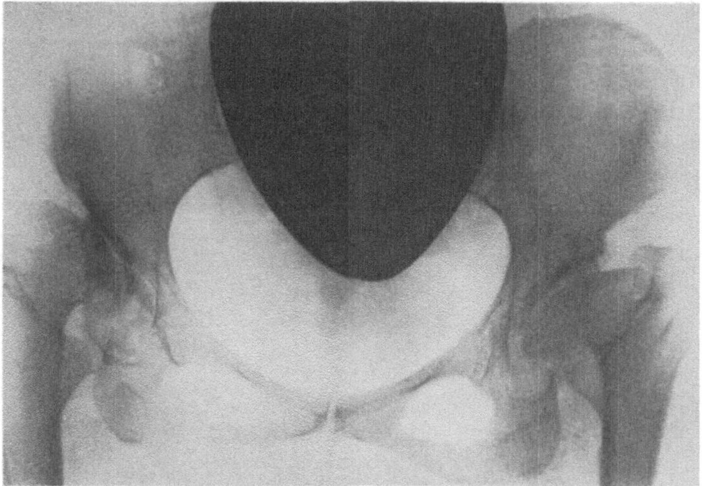

Abb. 7. Hochgradige Dysplasiehüften beiderseits

bei konventioneller Prothesenimplantation gelegentlich eintritt, stellt das Haupt-kontingent an intraoperativen Komplikationen (Tabelle 3), während das Ausbrechen der Pfanne aus dem Acetabulum nur einmal gesehen wurde. Die sofortige Versorgung der Femurschaftfraktur mit einigen Cerclagen erwies sich in allen Fällen als ausreichend. Bei verzögerter Aufnahme krankengymnastischer Übungen verlängerte sich die Zeit bis zur Aufnahme von Belastungen nicht. Diese beträgt bei zementfreier Implantation von Pfanne und Schaft *vier Monate*, bei Einzementierung des Schaftes dagegen nur *acht Wochen*.

Dieser im Gegensatz zur üblichen Endoprothetik außerordentlich lange Spielraum belastet naturgemäß die Gesamtbehandlung; er scheint mir jedoch für die so notwendige biologische Stabilisierung durch genügend Knochenentwicklung von entscheidender Bedeutung zu sein und die Erklärung dafür, daß das gefürchtete Ereignis der Lockerung bisher verhältnismäßig selten zur Beobachtung gelangte. Es nimmt

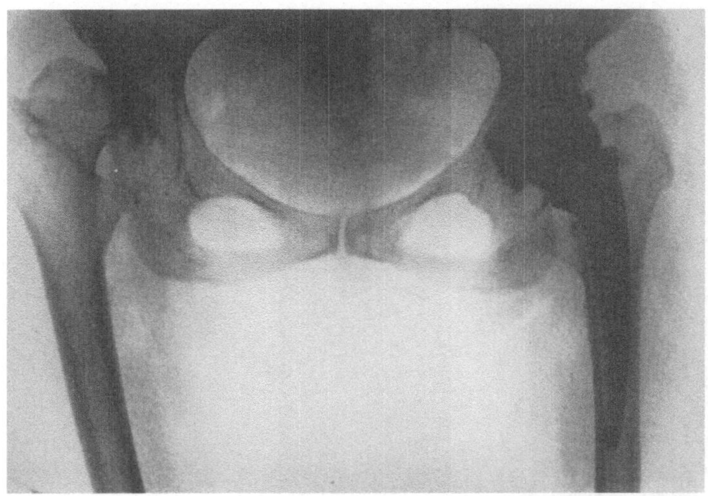

Abb. 8. Derselbe Patient: Alloplastischer Gelenkersatz links mit Aluminium-Oxyd-Keramik-Prothese

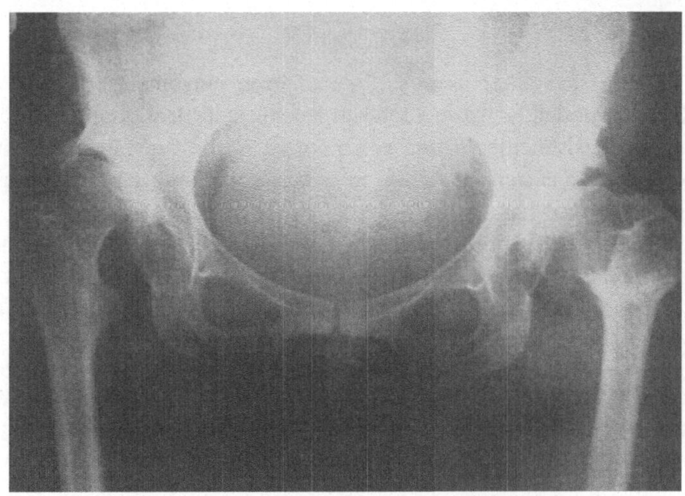

Abb. 9. Dysplasie-Coxarthrose bei Zustand nach Varisierungsosteotomie

unter den sog. Spätkomplikationen (Tabelle 4). noch keinen besonderen Rang ein, und ist durch Einzementieren eines neuen Schaftes leicht zu beheben. Wenn als entscheidender Vorteil der mancherorts heute so beliebten Doppelschalenprothese die Tatsache herausgestellt wird, daß bei einem notwendigen Austausch das schwierige Entfernen des alten Zementes aus der Markhöhle des Femur entfällt, so kann dieser Gesichtspunkt hier erst recht ins Feld geführt werden.

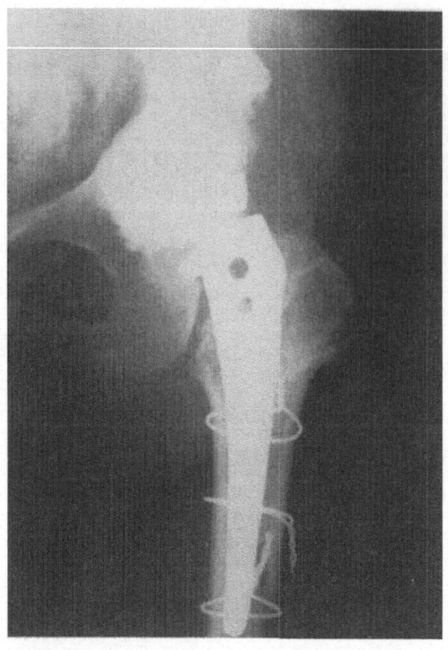

Abb. 10. Derselbe Patient: Alloplastischer Gelenkersatz links mit Aluminium-Oxyd-Keramik-Prothese, Cerclagen zur Fixation der intraoperativ entstandenen langen Schrägfraktur

Der Ersatz einer aseptisch gelockerten einzementierten Totalprothese durch ein Keramikmodell — wie er auch von Rossak und Brinkmann empfohlen wird — gestattet es, auf die Neueinbringung von Zement in die verbrauchte Pfanne zu verzichten, ein Vorgehen, das sich in Fällen, in denen noch genügend tragfähiger Pfannenboden besteht, bewährt hat.

Periarticuläre Verknöcherungen wurden nur zweimal in einem Ausmaß beobachtet, daß ihre Entfernung notwendig war. Eine *tiefe Infektion,* die zur Pfannenlockerung geführt hatte, ließ sich durch Débridement und Ersatz der Pfanne durch ein größeres Modell beherrschen. Eine zu steil implantierte (Abb. 11 und 12) Pfanne hat eine *Luxation* (Abb. 13) zur Folge. Auch hier war die Neuimplantation erforderlich (Abb. 14). Beide Situationen machen deutlich, daß auch ein Wechsel der Keramikpfanne selbst unter ungünstigen Bedingungen grundsätzlich möglich ist.

Tabelle 3. Intraoperative Komplikationen

Frakturen des coxalen Femurendes:	6
Fissur des coxalen Femurendes:	1
Femurschaftperforation durch die Prothesenschaftspitze:	1
Ausbrechen der Pfanne aus dem Acetabulum:	1
Gesamtzahl:	9

Tabelle 4. Spätkomplikationen

Luxationen:	2
Pfannenlockerung:	1
Pfannenprotrusion:	1
Schaftlockerungen:	2
Femurschaftdurchwanderung durch die Prothesenspitze:	1
Weichteilinfekt:	1
Tiefer Infekt:	1
Ischiasteilschädigung:	1
Periarticuläre Verknöcherungen:	2
Gesamtzahl:	12

Alle angeführten Komplikationen waren im Beobachtungszeitraum durch Eingriffe beherrscht worden, die in der vorliegenden Tabelle zusammengestellt sind (Tabelle 5). Wenngleich bis zum gegenwärtigen Zeitpunkt noch keine Spätergebnisse vorgestellt werden können, so dürfen die bisher gemachten Erfahrungen, besonders die relativ problemlose Beherrschung der hier dargestellten Komplikationen, als ermutigend angesehen werden.

Zusammenfassung

Die Auswertung eines Vierjahreskollektivs von 158 Alloarthroplastiken der Hüfte mit der Aluminium-Oxyd-Prothese von H. Mittelmeier wurde im Sinne einer Analyse der

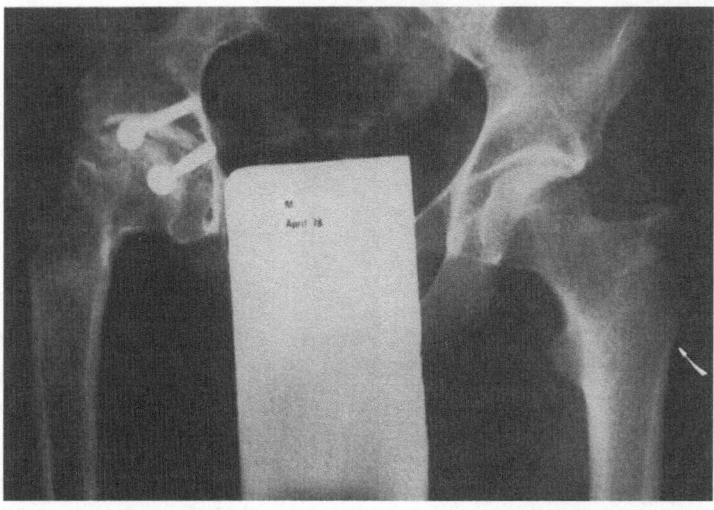

Abb. 11. Posttraumatische Coxarthrose nach alter operativ versorgter Pfannenfraktur

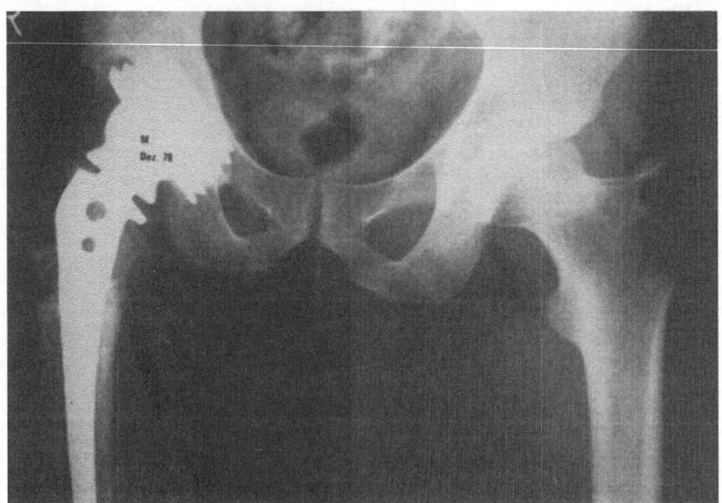

Abb. 12. Derselbe Patient: Alloplastischer Gelenkersatz mit Alumunium-Oxyd-Keramik-Prothese

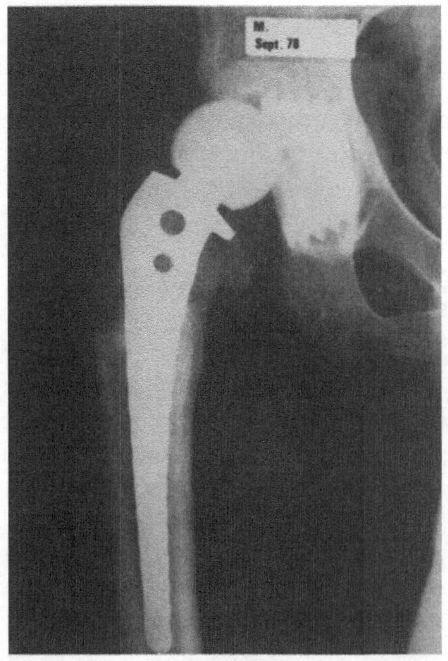

Abb. 13. Zu steil implantierte Pfanne führt zur Luxation

Indikation der Ergebnisse sowie der intraoperativen sowie der späten Komplikationen vorgenommen. Dabei wurden die Besonderheiten der zementfreien Verankerung herausgestellt. Die erzielten Frühergebnisse gestatten es, die Methode unter kritischer

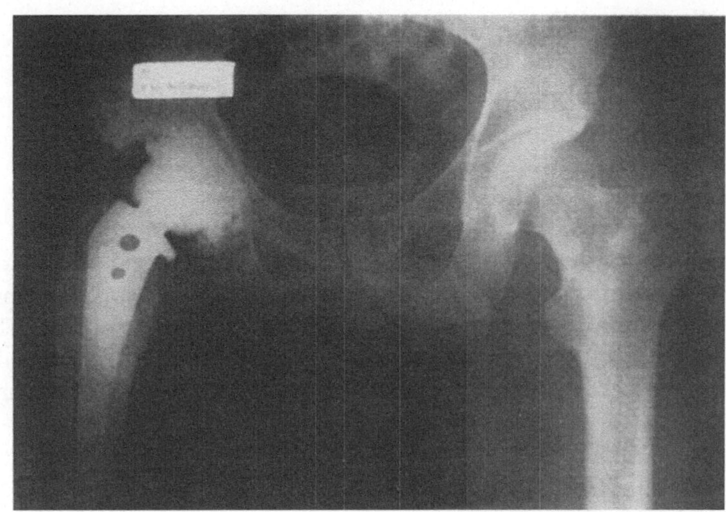

Abb. 14. Derselbe Patient: Korrektur des Pfannensitzes durch Ausmeißeln der alten Pfannenprothese, Spongiosa-Unterfütterung und zementfreie Neuimplantation eines größeren Modells

Tabelle 5. Nachoperationen

Wechsel der Pfanne:		4
Bei Lockerung:	2	
Protrusion:	1	
Infekt:	1	
Wechsel des Schaftes:		3
Bei Lockerung:	2	
Perforation:	1	
Entfernung von periarticulären		
Verknöcherungen:		2
Infektbehandlung:		2
Gesamtzahl:		11

Beschränkung auf Fälle, die zur Zeit keine besseren Alternativlösungen zulassen, mit vorsichtigem Optimismus zu empfehlen.

Clinical and Experimental Study of Ceramic Implants

T. Suka, S. Suzuki, Y. Ooi, K. Mikanagi, Tochigi-Ken

Introduction

Ceramic has been noted for its biocompatibility and stability in living bodies and has been recently introduced in orthopaedic surgery as a surgical implant. We also have been clinically using an oxidized alumina ceramic since 1976. The purpose of this presentation is to discuss our clinical experience and the mechanical characteristics and biocompatibility of the materials widely used in surgical implants.

Materials und Methods

For basic research, femurs of 10-day-old chick embryos were cultured by Rose's continuous irrigation method. Right femurs were used as the control group and left femurs as the experimental group. In the experimental group, embryo femurs were cultured with 10 mg ceramic powder or with cobalt-chromium (Vitallium) powder. The diameter of ceramic powder was about 3 μm and that of cobalt-chromium was about 30 μm. The growth rate of the femur was evaluated each day and histological examinations were performed.

For experimental implantation surgery, single crystal alumina screws were inserted into the femurs of matured rabbits. The screw holes were examined histologically after the animals were sacrificed 3 months later.

For clinical application of ceramic, 22 patients have undergone implant surgery. Screws, bones and joint replacement devices were used.

Results

In the tissue culture experiment, we found no statistically significant difference between the growth rate of the ceramic group and that of the control group (Table 1). However, the cobalt-chromium group did show definitely retarded growth and delayed endochondral ossification, and the proliferation of fibrous tissues in the cobalt-chromium group was much more than in the other two groups (Table 1).

Figure 1a shows histologically prepared femur from 10-day-old chick embryo. Perichondrial ossification in diaphysis has already started. Figure 1b shows a control group after 10 days' culture. Chondric ossification has progressed. Figure 1c shows a ceramic group and Figure 1d shows a cobalt-chromium group. Endochondral ossification did not progress and thick fibrous tissue proliferated around the femur.

In experimental implant surgery, stability of screws in bone seemed to be very satisfactory, and fixation was really strong. Very little fibrous tissue adjacent to the screw holes was seen (Fig. 2a).

Table 1

(1) Comparison of the growth rate between control group and vitallium group
U^2 = unbiased variance estimate

(2) Comparison of the growth rate between control group and ceramic group
U^2 = unbiased variance estimate

Experiment 1	Control 5 femurs / Vitallium 6 femurs			2 Control 10 femurs / Vitallium 11 femurs		
Days	$\overline{\chi}$	$\pm\ \sigma\,(\%)$	U^2	$\overline{\chi}$	$\pm\ \sigma\,(\%)$	U^2
2 Cont.	2.6	± 1.3	1.70	5.01	± 1.62	2.65
2 Vit.	1.56	± 0.97	0.96	3.00	± 1.05	1.13
4 Cont.	4.26	± 1.75	3.07	6.23	± 1.74	3.07
4 Vit.	1.96	± 1.24	1.57	4.00	± 1.65	2.75
6 Cont.	6.58	± 1.78	3.18	6.76	± 1.93	3.77
6 Vit.	3.20	± 1.54	2.37	4.71	± 2.06	4.29
8 Cont.	8.22	± 1.79	3.23	7.03	± 2.16	4.69
8 Vit.	4.21	± 1.77	3.16	4.89	± 2.29	5.29
10 Cont.	9.7	± 1.32	1.75	7.56	± 2.09	4.39
10 Vit.	4.81	± 2.17	4.75	5.11	± 2.39	5.79
		t = 0.05			t = 0.05	

Experiment 1	Control 11 femurs / Ceramics 12 femurs		
Days	$\overline{\chi}$	$\pm\ \sigma\,(\%)$	U^2
2 Cont.			
2 Cera.			
4 Cont.	9.25	± 2.67	7.26
4 Cera.	8.5	± 2.75	7.60
6 Cont.	10.3	± 2.79	8.44
6 Cera.	9.24	± 3.22	10.39
88 Cont.	11.19	± 2.93	8.60
88 Cera.	9.85	± 3.38	11.43
10 Cont.	11.29	± 3.24	10.53
10 Cera.	9.95	± 3.60	12.96

Figure 2b shows the same result obtained in a clinical case. In clinical application of ceramic, ceramic implants were used in 22 cases. Screws were used mainly for internal fixation. Others were designed for individual cases. Although almost all fixations were strong and satisfactory, screws became loose and spontaneously came

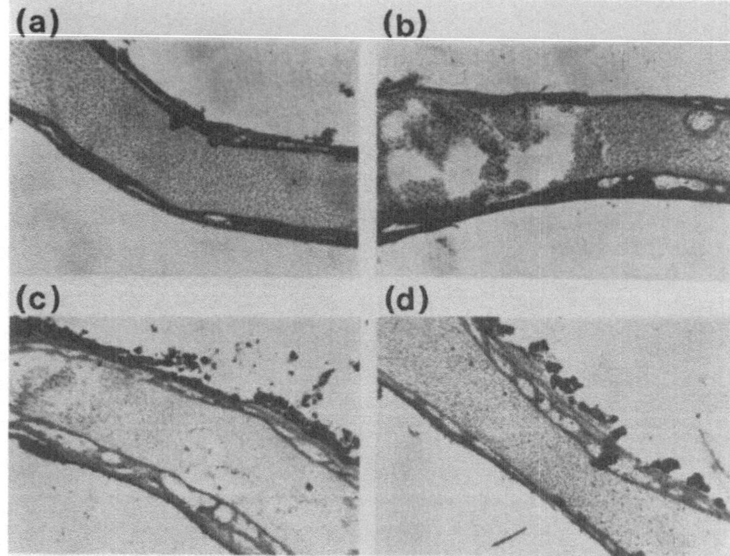

Fig. 1

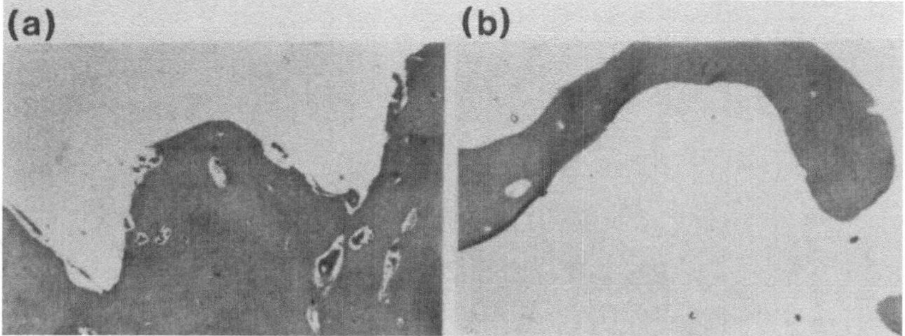

Fig. 2

out in some cases, especially in the ankles and knees. We will show two cases as example.

In the first case a 19-year-old male, the clinical diagnosis was comminuted and open fracture of the left elbow associated with radial nerve palsy. Riordan's tendon transfer was performed 4 months after injury, and 6 months after injury, the patient was fitted with an artificial elbow joint. The upper component of the device was made with single crystal alumina, and the lower was made with high-density polyethylene. An X-ray taken after surgery is shown (Fig. 3a).

The second case involved a 29-year-old female, in whom the clinical diagnosis is giant cell tumor of the right distal femur. Figure 3b shows an X-ray taken just after surgery. The upper screw was broken at surgery. The screws became losse and came out spontaneously in a year. But implant is fixed to the femur strongly without a screw. Figure 3c is an X-ray taken 3 years after surgery.

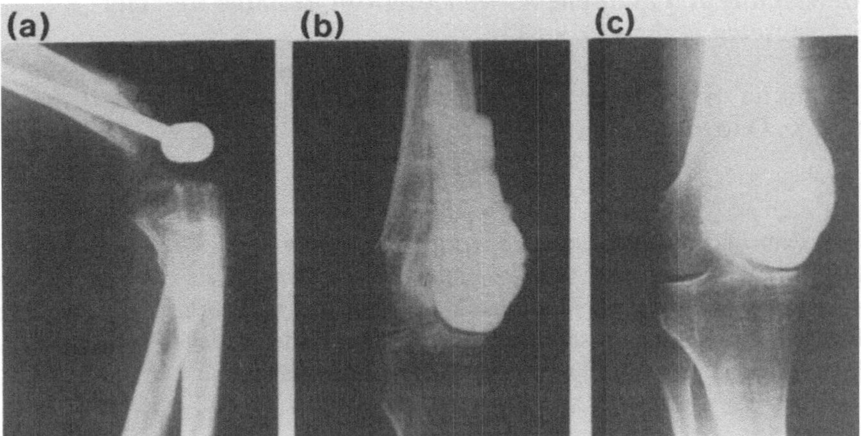

Fig. 3

Discussion

Ceramic seemed to be more suitable for surgery compared with other materials. Although it alsow has low viscoelastisity compared with living bone itself, i.e. is too hard, as far as biocompatibility is concerned, we believe it is definitely superior to cobalt-chromium and other matellic materials in our clinical experience as well as in experimental research.

Summary and Conclusion

1. Bioceram did not have any inhibitory influence on growth and ossification of 10-day-chick embryo femurs.
2. Screws could be fixed strongly enough to the femur of the mature rabbit and very little fibrous tissue proliferation was observed in the interface.
3. Clinical material also showed that Bioceram currently seems to be the most suitable material for implant because of its characteristics such as biocompatibility and stability in living bodies.

Herstellung und klinische Anwendung von Alumina-Keramik-Implantaten in der Orthopädie

T. Shikita, H. Oonishi, T. Hamaguchi, N. Nasu, K. Shi, S. Saito
und K. Ono, Osaka

Seit zehn Jahren haben sich die künstlichen Gelenke in der Orthopädie klinisch gut bewährt. Wir haben seit 1976 mehrere orthopädische Implantate aus Keramik erprobt. Besonders haben Alumina-Keramik-Implantate gute Ergebnisse gezeigt. Wir berichten über unsere wissenschaftlichen und klinischen Arbeiten in bezug auf monokristalline und polykristalline Alumina-Keramik-Implantate.

1. Keramik-Femurkugel aus polykristalliner oder monokristalliner Alumina-Keramik und mit COP-Metall verbundenes künstliches Hüftgelenk

Unser letztes Ziel ist die Herstellung von nur aus Alumina-Keramik bestehenden künstlichen Gelenken. Dieses Dia zeigt unsere künstliche Femurprothese aus monokristalliner Alumina-Keramik, d.h. ganz künstlicher Saphir.

Wie Sie wissen, müssen Hüft-Totalendoprothesen zwei Funktionen erfüllen, d.h. Gleitung und Verbindung mit dem Knochen. Ferner ist es sehr wichtig, daß eine Prothese gute Resistenz gegen Ermüdungsbrüche besitzt. Wenn dieses Problem gelöst wird, kann eine weiterhin verbesserte Hüft-Totalendoprothese sogar bei jüngeren Menschen angewandt werden, bei denen z. Zt. Hüftendoprothese nicht anwendbar ist.

Weil Keramik im allgemeinen brüchig ist und zwar im Vergleich zu Metall weniger Resistenz gegen Biege- und Zugkraft besitzt, wird vorwiegend Metall benutzt, obgleich Keramik eine stärkere Festigkeit gegen Kompression aufweist. Hier sind die Resultate unserer Arbeit in bezug auf Vergleiche der mechanischen und chemischen Festigkeiten zwischen Metallen und Keramiken.

Mit dem Friktionszylinder unserer Abnutzungsprüfmaschine Typ IS haben wir Abnutzungsprüfungen von rostfreiem Stahl 316 L und polykristallinen Alumina-Keramiken gegen RCH 1000 Polyäthylenen durchgeführt.

In dieser Prüfung wurde festgestellt, daß die Reduzierung der Dicke von Polyäthylen-Platten im Verhältnis zur Verminderung der Rauhigkeit der Friktionsoberfläche niedriger geworden ist. Als die Oberfläche rauher war, wurde die Polyäthylendicke am Anfang zweifelsohne stärker reduziert, und zwar war der Friktionskoeffizient und auch die Temperatur der Friktionsoberfläche höher. Aus diesen Resultaten kann man schließen, daß Alumina-Keramik mit einer Oberflächenrauhheit von unter $0,2 \mu$m der beste Gleitungskomponent in bezug auf Resistenz gegen Abnutzung und Friktionskoeffizient sein würde, wenn sie als Gleitungsfläche der künstlichen Gelenke angewandt würde.

Nun möchte ich über qualitative Unterschiede zwischen polykristalliner Alumina-Keramik und monokristalliner Alumina-Keramik in bezug auf mechano-chemische Charakteristik sprechen.

Die Herstellung von monokristallinen Alumina-Keramik-Implantaten ist nicht so leicht wie von polykristallinen Alumina-Keramik-Implantaten. Die ersteren, d.h. monokristallinen Alumina-Keramik-Implantate müssen nach einer bestimmten Schnittmethode der Diamanten geformt und danach poliert werden. Die vergleichenden Angaben betreffend Korrosionsresistenz und Resistenz gegen Kompression weisen keinen entscheidenden Unterschied zwischen beiden auf. Aber die Biegefestigkeit der polykristallinen Alumina-Keramik beträgt nur ein Fünftel verglichen zu derjenigen der monokristallinen Alumina-Keramik, die stärker als Metall ist. Deswegen wird polykristalline Alumina-Keramik nur für den Kopf der Femurprothese gebraucht. Dagegen wird der Femurschaft noch immer aus Metall konstruiert.

Es konnte aus beiden Resultaten kein deutlicher Unterschied festgestellt werden, aber monokristalline Alumina-Keramik scheint eine bessere Fähigkeit zu besitzen als polykristalline Alumina-Keramik.

Abb. 1 zeigt unseren standardisierten und speziellen Typ einer Total-Hüftendoprothese.

2. Monokristalline Alumina-Keramik-Schrauben

Als neues Material für periphere Osteosynthesen haben wir monokristalline Alumina-Keramik-Schrauben unter Berücksichtigung der Eigenschaften der Alumina-Keramik hergestellt, tierexperimentell getestet und klinisch angewandt.

Unser Versuch zeigte, daß die Biegefestigkeit der Saphirschrauben 1,2–1,5mal größer als die der Metallschrauben ist.

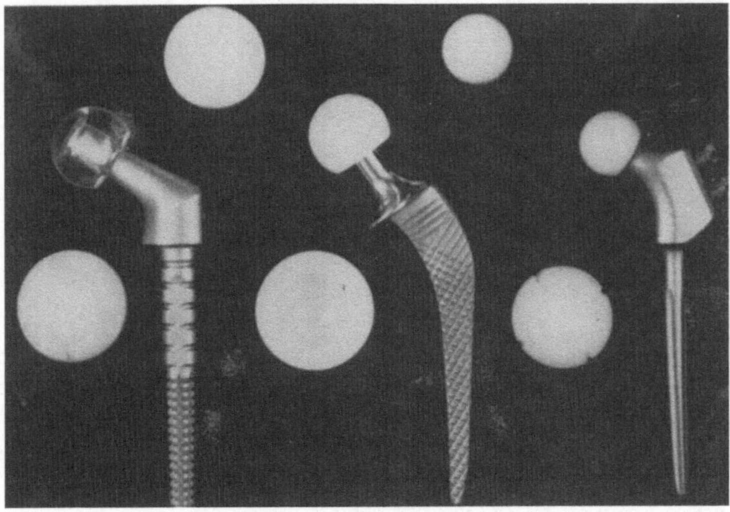

Abb. 1. Unsere Total-Hüftprothesen, s. Text

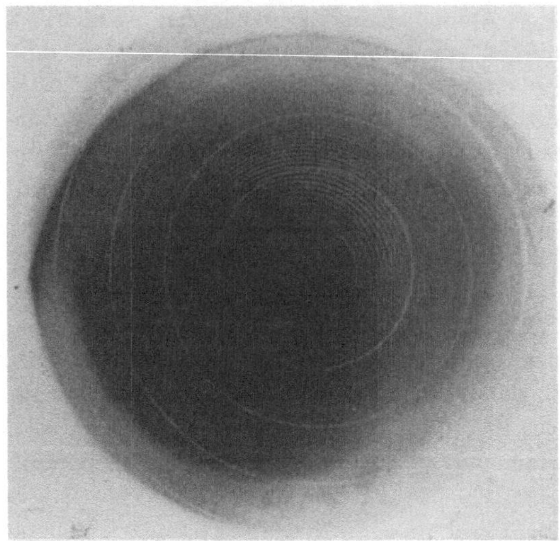

Abb. 2. Interferenzmikrophotograph der Oberfläche unserer Alumina-Keramikkugel

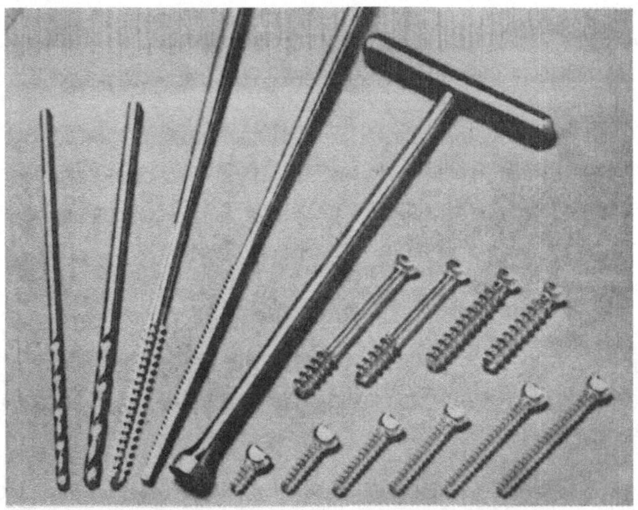

Abb. 3. Unsere monokristalline Alumina-Keramikschrauben und ihre Instrumente, s. Text

Unsere Saphirplatten und -schrauben wurden ein Jahr lang im Knochen erwachsener Kaninchen implantiert. Es fand sich keine Bindegewebeschicht an den Kontaktflächen mit den Schrauben und Platten.

In einem Fall wurde bei einem Menschen eine Saphirschraube ein Jahr lang gleichzeitig mit Metallnaht eingesetzt. Der direkte Kontakt zwischen Knochengewebe und Schraube blieb unverändert.

Seit Juni 1976 haben wir Saphirschrauben in 46 Fällen angewandt.

Dieser Fall ist eine Humeruskopf-Fraktur.

Dieser Fall ist eine mediale malleolare Fraktur der Tibia.

Dieser Fall ist eine mit Lambotte-Drähten behandelte Patella-Fraktur. Diese Fälle sind Arthrodesen von Fuß-MP-Gelenken und einem Sprunggelenk.

Unsere Saphirschrauben wurden auch als Anker von Knochenzement gebraucht, d.h. beim totalen Hüftgelenkersatz und bei Knochenspanfixierung in einer chronischen Femurosteomyelitits und einer Femurkopfnekrose.

Am häufigsten wurden die Saphirschrauben bei Fixierung von gemeißeltem Trochanter major bei Chiarischen Beckenosteotomien gebraucht.

Bei diesen Saphirschrauben ist keine sekundäre Entfernung erforderlich.

3. Die weiteren Alumina-Keramik-Implantate

Nun werde ich Ihnen unsere weiteren Alumina-Keramik-Implantate zeigen. Abb. 4 zeigt von links einen künstlichen Knochen für Tibia Defekt; erster Typ und zweiter Typ. Diese zwei künstlichen Knochen sind ein Kombinationstyp von mono- und polykristalliner Alumina-Keramik. Femurprothese und Radiusprothese.

Dieser künstliche Tibia-Knochen wurde bei Fällen gebraucht, bei denen die Amputation des Unterschenkels wegen chronischer Osteomyelitis indiziert wurde.

Dieser künstliche Knochen wurde im Fall einer Tibia-Metastase des Lungenkrebses gebraucht.

Beide Femur- und Radiusprothesen wurden als künstliche Knochen nach der Exstirpation der Knochenmetastase des Thyroidkrebses und des Multipelmyelomas

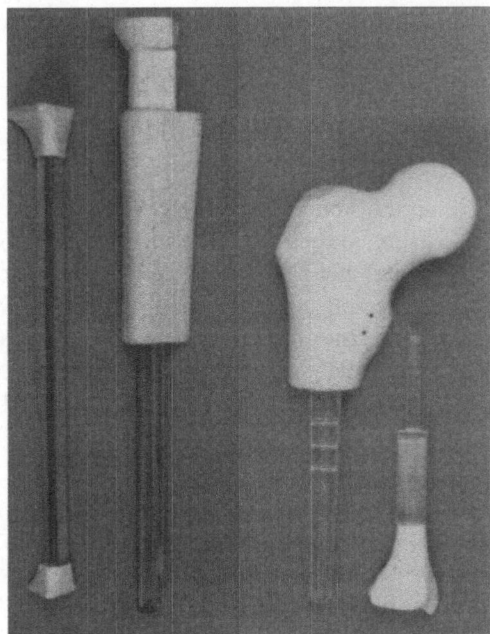

Abb. 4. Unsere Alumina-Keramik-Implantate, s. Text

benutzt. Alle diese künstlichen Knochen sind ein Kombinationstyp von mono- und polykristalliner Alumina-Keramik.

Polykristalline Alumina-Keramik-Stäbchen wurden für claviculare und fibulare Frakturen gebraucht.

Keramik und Humankleber beim Aufbau der Tympanoplastik

S.R. Wullstein, Würzburg

Zusammenfassung

Gleich bei welchem operativen Zugangsweg und welcher Art der Aufdeckung der entzündlichen Herde im Schläfenbereich haben wir sehr häufig den Wunsch und den Bedarf, Teile der Mittelohrstrukturen zu ergänzen, Kontinuitäten sicher aneinander zu fixieren — Ossicula, Trommelfellabschnitte und -schichten, auch Hohlräume (z.B. große Radikalhöhlen) zu verkleinern oder besser sie zu rekonstruieren, an die Belüftung anzuschließen und dadurch nahezu normale Funktionen wieder zu erzielen. Für diese Aufgabenstellung entwickelten wir eine Technik der kombinierten Anwendung zweier neuer Stoffe, einerseits des biologisch, d.h. des humangenetischen Fibrinklebers (Fa. Immuno, Wien, Heidelberg) und andererseits eines anorganischen, doch bioaktiven und biokompatibilen Werkstoffes auf der Basis der Calciumphosphat Keramik (Battelle Institut, Frankfurt).

Summary

In temporal bone surgery and tympanoplasty after uncovering and cleaning the inflammatory foci of the middle ear we have to reconstruct the ossicular chain, the ear drum, to rebuild the airfilled middle ear spaces or to obliterate large radical cavities. For this reason a new method was developed using the combination of two new materials, on the one hand the human biological tissue adhesive (Fibrinkleber Immuno, Wien and Heidelberg) and on the other hand ceramics (calcium tri- and tetraphosphate, Battelle Institute, Frankfurt). Their combined applications will be discussed.

Einleitung

Seit unserem Bericht über die Anwendung des humanbiologischen Klebers (Fibrinkleber Human Immuno) in der HNO-Heilkunde zur plastisch-korrektiven Operation der Nase, der Ohrmuschel, der Oto- und Rhinobasis, zur Modellierung an Ohren-,

Nasen- und Gesichtskonturen, in der Transplantatchirurgie (autogene, allogene), bei allen Typen und Techniken der Tympanoplastik sind eine ganze Reihe ähnlicher Berichte erschienen. Es ist anzunehmen, daß es heute keine chirurgische Fachsdisziplin gibt, die den Fibrinkleber nicht in ihrem Programm hätte. Deswegen ist es nicht notwendig, in die Einzelheiten einzugehen und die Eigenschaften und das Verhalten des Fibrinklebers nicht zu wiederholen.

Parallel zu diesen Berichten wurden immer häufiger die Mitteilungen über die verschiedenen biokeramischen Werkstoffe, die z.Z. vorwiegend als Endoprothesen zum Knochen- und Gelenkersatz in der Orthopädie oder als Zahnersatz verwendet werden.

Das Ausgangsmaterial für unsere Arbeit, das aus der Kombination von Fibrinkleber und Keramik besteht, bereiteten wir jeweils selbst vor, wozu die Fa. Immuno, Heidelberg den Fibrinkleber und die Mitarbeiter des Battelle Institutes in Frankfurt ihre Produkte zur Verfügung stellten. Mit Letzteren führten wir einige Tierexperimente durch um festzustellen, wie sich beide Materialien — ein biologisches und anderes anorganisches — gemeinsam im lebenden Gewebe des Tieres verhalten.

Material

Dem Battelle Institut war es gelungen, keramische Werkstoffe herzustellen, die dem zu 50% im natürlichen Knochen befindlichen Calciumphosphat Hydroxylapatit sehr verwandt sind, d.h. solche aus Calciumoxid (CaO) und Diphosphor-pentoxid (P205). Diese wurden unter verschiedenartigen Verhältnissen geprüft, in der Oxidformel ausgedrückt als Mono-, Di- und Tetracalciumphosphat, und dann bei hohen Temperaturen im Brennofen zusammen gesintert.

Im Tierexperiment zeigten die beste Gewebsverträglichkeit (keine ausgeprägte Fremdkörperreaktionen, sondern nur vereinzelt an der Implantatoberfläche und im neugebildeten Knochen, keine Material bedingte Osteoclastentätigkeit außer im Rahmen des physiologischen Knochenumbau des Callusgewebes) diejenigen Werkstoffe, die ein Verhältnis CaO : P205 zwischen 3 : 1 oder 4 : 1 hatten. Beide waren auch, was die Langzeitversuche und die Belastbarkeit betrifft, die besten. Unterhalb dieses Verhältnisses liegende Calciumphosphatkeramiken reagierten im Gewebe sauer, oberhalb davon wiederum alkalisch. Die neutralsten sind demnach die am besten bioverträglichen, die Tricalcium- und Tetracalciumphosphate. Mehr Druck vertrugen die letzteren, sie sind aber langsamer in ihrer Resorption.

Die Mitarbeiter des Battelle Institutes implantierten dazu in einer Serie eigener Tierexperimente bei Hunden an die Stelle einer herausgesägten Knochenscheibe der Tibia eine Segmentscheibe 7 mm dick ihres keramischen Werkstoffes auf der Basis vom Tri- und Tetracalciumphosphat, dessen Substanz von durchgehenden offenen Rohrenporen bis zu 45% seines Volumens durchsetzt war, und fixierten sie mit dynamischen Kompressionsplatten. Das Glied des Versuchtieres wurde belastet und in verschieden langen zeitlichen Intervallen röntgenologisch kontrolliert. Nach Tötung des Tieres wurden ausführliche histomorphologische Untersuchungen durchgeführt. Sie konnten eine kontinuierliche Resorption und ein kontinuierliches Nachwachsen neuen Knochengewebes beobachten, welches innerhalb von 6 Monaten die Keramik völlig ersetzte. Die Porenstruktur erleichterte die Bildung eines innigen Knochen-

Keramik-Verbundes und aktivierte an der Grenze Keramik – Knochen das Knochenwachstum. Ein offenbar direkter Stoffwechsel, eine biochemische Verbundbildung fand statt. Der neugebildete Knochen an Stelle der Keramik war mineralisiert und lamellär strukturiert, d.h. in physiologischer Weise belastbar.

Das Knochenwachstum erfolgte direkt an der Kontaktstelle Keramik und Knochenwunde. Durch diesen engen und bindegewebsfreien Verbund erwiesen sich diese Calciumphosphatkeramiken als bestverträgliche „bioaktive" alloplastische Knochenersatzmaterialien. Sie lösten sich im Knochen auf und machten sozusagen Platz für das neugewachsene Knochengewebe, ohne in der Umgebung Gewebsunruhe zu stiften, d.h die Resorption der Keramik verlief zeitlich parallel mit dem Nachwachsen des Knochens.

Die Resorptionsgeschwindigkeit der Calciumkeramik war abhängig von der Druckbelastung. Je größer der Druck, desto schneller die Resorption. Beim Tricalciumphosphat zeigte sich ein ausgewogeneres Verhältnis zwischen der Geschwindkeit der Resorption und der Neuentstehung vom Knochengewebe, möglicherweise weil hier die Verbindung des Calciums jener im normalen, derartig belasteten Knochengewebe am nächsten steht. Im Gegensatz zu solchen belasteten Implantaten, die innerhalb von 6 Monaten völlig resorbiert und durch neugebildeten Knochen ersetzt wurden, waren derartige unbelastete Implantate nach der längsten Beobachtungszeit von 9 Monaten noch gut erhalten. Das Tetracalciumphosphat war dagegen nur an der Oberfläche aufgelöst. Es ist die Frage, ob es überhaupt ganz resorbiert wird.

Die Ergebnisse zeigten eindeutig, daß die resorbierbare Tri- und Tetracalciumkeramik mit einer Porosität bis zu 45% des Volumens nach einer vorübergehenden Fixierungsperiode des Implantates von nur 8–10 Wochen dem Druck und den Scherkräften der Belastung durch das Glied des Tieres trotz ihrer relativ geringen Eigenfestigkeit standhielt. Die große Belastbarkeit wurde gerade durch die besondere Art der Porosität und durch die gute Gewebsverträglichkeit des Materials leicht erklärbar.

Die Beobachtungen – laufende Röntgenkontrollen, histomorphologische Untersuchungen mittels Lichtmikroskop und Elektronenmikroskop – erlaubten die Schlußfolgerung, daß diese Keramiken z.T. aufgelöst, z.T. abtransportiert werden. Die aufgelösten Partikel wurden in der Implantatumgebung wieder gefunden, teilweise in Riesenzellen, teilweise extracellulär gelagert. Ein cellulärer Abtransport fand über die Lymphknoten statt. Die Untersuchungen über den Verbleib dieser Partikel sowie den örtlichen Stoffwechsel, insbesondere die Bestimmung der alkalischen Phosphatase und der Calciumein- und ausstromrate sind noch nicht abgeschlossen.

Methodik

Die drei guten Eigenschaften der Calciumphosphatkeramik – gute Resorbierbarkeit, Bioaktivität und Biokompabilität – veranlaßte uns, dieses organische Material und zwar gemeinsam mit dem Fibrinkleber anzuwenden.

Aus dem unterschiedlichen Verhalten der Werkstoffe hinsichtlich der mechanischen Festigkeit und der Geschwindigkeit der Resorption ergab sich eine breite Anwendungs- und Anpassungmöglichkeit in der plastisch-rekonstruktiven Chirurgie unseres Faches.

In der Mittelohrchirurgie nehmen sie u.E. ihren festen Platz ein. Kombiniert mit dem humanbiologischen Fibrinkleber wurde ihre Anwendungsmöglichkeit noch breiter.

Der Fibrinkleber wirkt hier nicht nur als Klebemittel, vielmehr als eine echte biologische Beschichtung eines anorganischen Materials oder als Grundsubstanz, um die pulverisierte Form des Calciumphosphat in eine Plastelinmasse zu verwandeln und der Form der auszufüllenden Stelle anzupassen, wo sie resorbiert und durch ein neugebildetes Gewebe ersetzt wird. Nicht nur eine präzise Lagerung, sondern auch die exakte Fixierung wird durch den Fibrinkleber auf dem bestmöglichen biologischen Wege erzielt.

Als Blockimplantat läßt sich diese Calciumkeramik leicht verschieden klein und groß in Platten und Scheiben schneiden und in andere Formen schleifen. Außerdem steht sie uns als Pulver und Granulat verschiedenster Größe zur Verfügung.

In der Tympanoplastik benützten wir die Calciumkeramik zusammen mit dem Fibrinkleber
a) als Ersatz der Gehörknöchelchen (Abb. 5),
b) zur Rekonstruktion der knöchernen Wandungen des Mittelohres, darunter der lateralen Kuppelraumwand, der hinteren Gehörgangswand (Abb. 3 und 4),
c) zum Ausfugen der Trepanationslinie beim osteoplastischen Vorgehen, vor allem dann, wenn eine Lateral-Verlagerung der knöchernen Wand des Epitympanums zur Erweiterung des lufthaltigen Paukenvolumens notwendig erschien (Abb. 6),
d) zur Verkleinerung alter Radikalhöhlen (Abb. 1 und 2),
e) bei Atresieoperationen.

Es beeindruckte uns, wie ruhig und reaktionslos die frei transplantierte Haut beim Verkleinern der alten Radikalhöhlen über dem schichtweise und abwechselnd aufgetragenen Calciumphosphatpulver und Fibrinkleber eingeheilt ist. Die Kombination dieser beiden Materialien schützt das Vollhauttransplantat in der ersten Einheilungsphase — der plasmatischen Imbition — vor einer allzu starken Quellung, weil es möglicherweise zu einer nicht zu großen Verschiebung im Verhältnis des Natrium und Kalium kommt. Andererseits wird auch eine schnellere Einsprossung der Gefäße aus der Umgebung durch den Fibrinkleber wie über eine Leitschiene bewirkt, weil die Fibroblastentätigkeit nachweislich stimuliert wird und zu schnellerer Wundheilung führt. Der Gehalt von Proteinaseinhibitoren im Kleber mildert den lytischen Effekt im Wundgebiet und macht ihn ähnlich störungsfrei und reibungslos wie beim Kleben von Vollhauttransplantaten auf dem Empfängerbett, wo kein Calciumpulver aufgetragen wurde und kein freier Knochen als Unterlage dient.

Cavitäten werden zuerst mit beiden Anteilen des Fibrinklebers genau ausgestrichen, dann mit einer dünnen Schicht Calciumphosphat-Pulver bedeckt, darauf wiederum mit Kleber und mit Pulver, so daß das Pulver ganz durchtränkt ist. Diese Plombe ist fugenlos mit der Umgebung verbunden und frei von feinsten Spalten. Darüber kann das Gewebe vernäht werden, doch auch z.B. mit Vollhaut genau passend klebend abgedeckt werden. Aus Calciumphosphatpulver mit Fibrinkleber kann man auch eine Masse mischen, die sich im richtigen Augenblick plastisch kneten läßt. Damit können Defekte ausgefüllt werden, die zur Ergänzung von knöchernen Wänden eingefügt oder evtl. angesetzt dort ebenfalls wieder geklebt werden. Bei inneren Wänden vermag die Oberfläche zu epithelisieren.

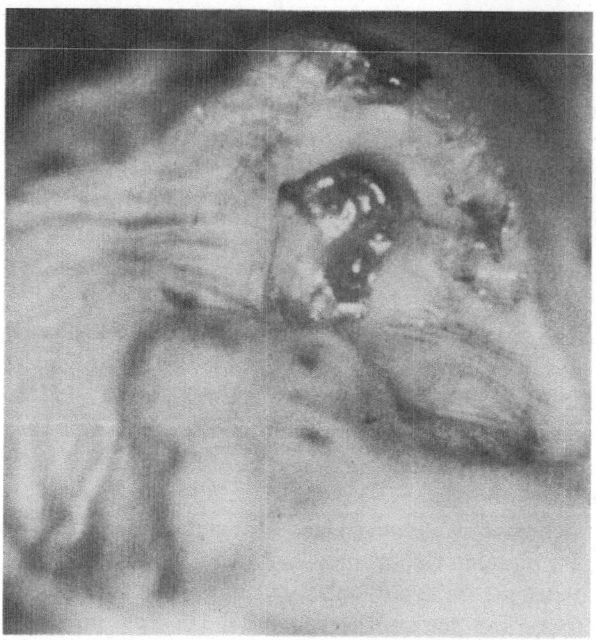

Abb. 1. Alte und granulierende Radikalhöhle vor der operativen Sanierung mit Verkleinerung

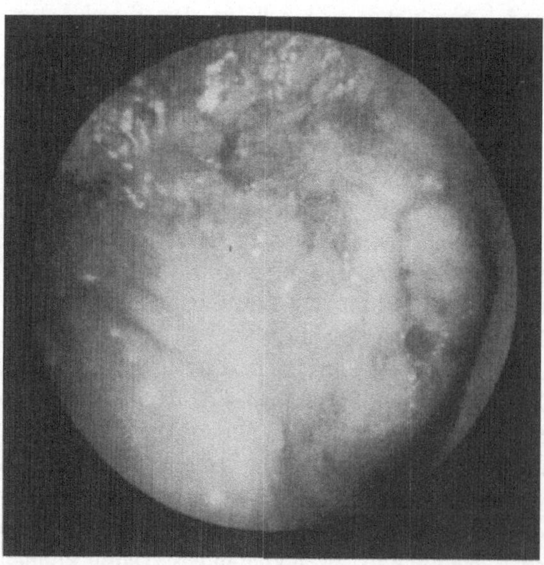

Abb. 2. Gleiches Ohr wie in Abb. 1 sechs Wochen nach der Operation. Verkleinerung der Höhle mit schichtweise und abwechselnd aufgetragenem Calciumphosphatpulver und Fibrinkleber

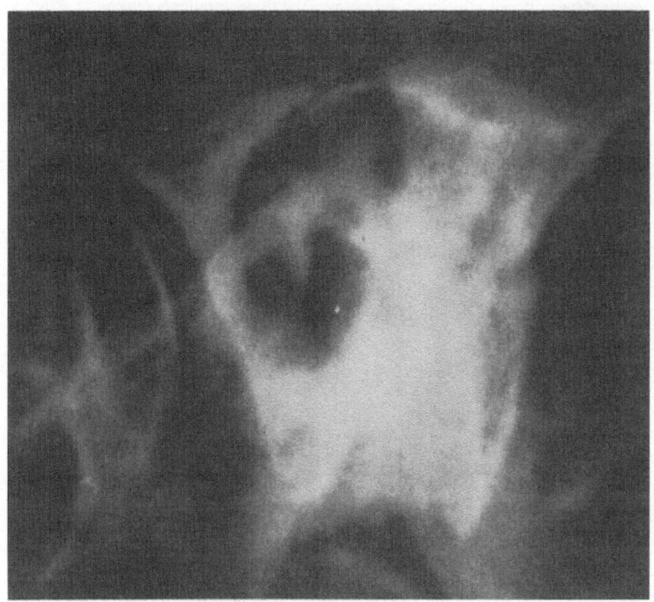

Abb. 3. Rö-Schüllerbild eines linken Ohres mit Radikalhöhle vor der Verkleinerung mit Wiederherstellung der lufthaltigen Räume

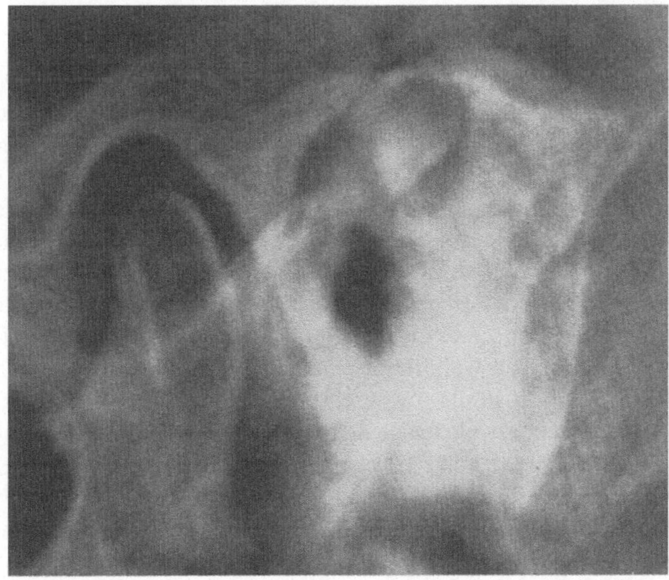

Abb. 4. Rö-Schüllerbild gleichen Ohres 6 Monate nach der Implantation der Calcium-phosphatkeramik

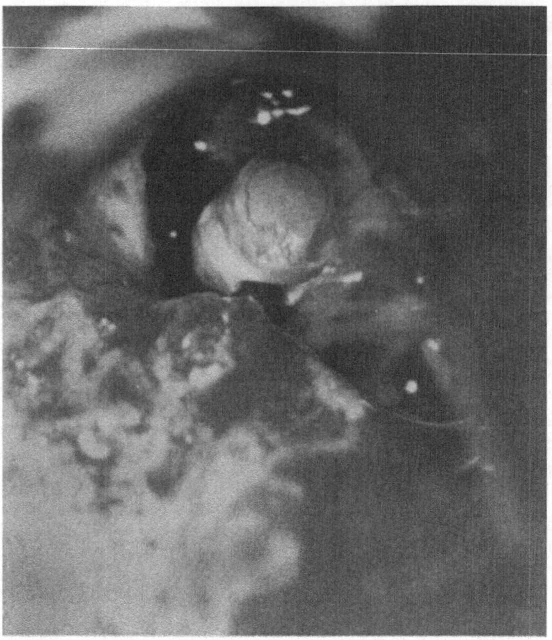

Abb. 5. Tympanoplastik Typ III mit osteoplastischer Epitympanotomie. Aus Tricalciumphosphat geformte und mit Fibrinkleber geschichtete Erhöhung wurde am Steigbügelkopf mit Kleber punktförmig geschweißt

Die Füllmasse aus Keramik und Fibrinkleber schließt die Poren und Spalten dicht. Bakterielle Infektionen und ihre proteolytische Wirkung werden gehemmt. Falls kleine Bezirke von Vollhauttransplantaten über dem Calcium und Fibrinkleber absterben, handelt es sich um eine trockene Nekrose ohne Kolliquation und Infektion. Von den Rändern der gesunden Haut wächst rasch neue kräftige Hautdecke über die Defektstelle. Alle Höhlen sind dann schon trocken und ausgeheilt.

Kleine Stücke von Calciumphosphat werden ganz durchzogen von Fibrinkleber, große dagegen zuerst von wässrigen Gewebenährlösungen getränkt, damit sie keinesfalls trocken sind, was die Einheilung und das Einsprossen von Fibroblasten verhindert.

Als Ersatz für Gehörknöchelchen oder als ergänzendes Zwischenglied läßt sich die Keramik leicht in die gewünschte Form und Größe schleifen. Als bestes Material für Ossicularekonstruktionen halten wir nach wie vor das allogenetische Material aus unserer Knochenbank. Es ergeben sich jedoch nicht selten Situationen, wo ein aus Calciumkeramik zurechtgeschliffenes Ossiculum außen mit Fibrinkleber beschichtet in die Paukenhöhle placiert störungsfrei und voll funktionsfähig einheilt. Bei der Herstellung und Anwendung derartiger Ersatzglieder ist darauf zu achten, daß sie für ihre Aufgabe, in unserem Falle also sehr oft im spezifischen Gewicht, der Masse und der Eigenfrequenz, bei anderer Gelegenheit der Festigkeit und Formbarkeit ihrer vorgesetzten Aufgabe entsprechen.

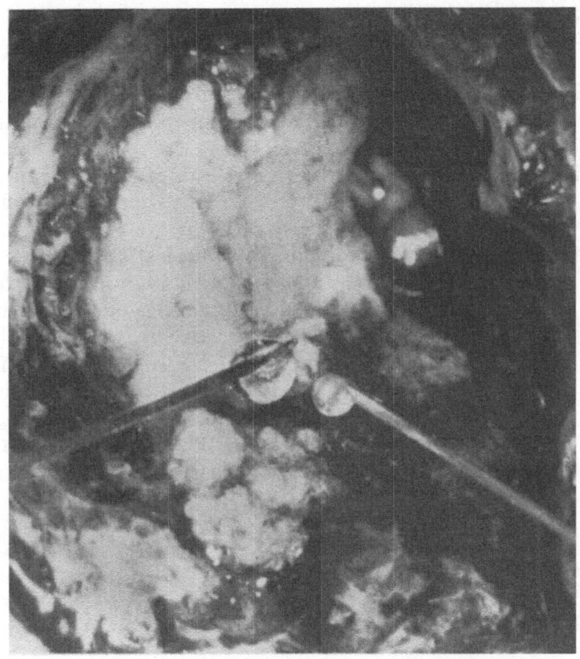

Abb. 6. Osteoplastische Epitympanotomie. Der wiedereingefügte Knochendeckel
wurde lateralwärts verlagert und mit Kittmasse aus Calciumphosphatpulver und
Fibrinkleber in seiner neuen Stelle fixiert zur Erweiterung der Region des Diaphragma
tympani und der lateralen epitympanalen Kissen

Schlußfolgerung

Weitere experimentelle Untersuchungen von unserer Seite sind im Gange. Sie betreffen
insbesondere das Auswachsen vom Gewebe über Biokeramik, nicht nur das Sprossen
von Fibroblasten, sondern das Fortschreiten von Epithelien und vom Mucoperiost
unserer Hohlräume. Andererseits interessiert uns das Verhalten dieser Biokeramiken
in verschiedenen infizierten Nährböden, darunter solche Blöcke und Granulate, die
mit dem humangenetischen Fibrinkleber inhibiert wurden. Darüber wird schon bald
berichtet werden können.

Literatur

Matras H, Dinges H P, Lassmann H, Mamoli B (1972) Zur nahtlosen interfaszikulären
    Nerventransplantation im Tierexperiment. Wien Med Wschr 122: 517–523
Spängler H P, Holle J, Braun F (1973) Gewebeklebung mit Fibrin. (Eine experimen-
    telle Studie an der Rattenhaut.) Wien klin Wschr 85: 827–829
Duispiva W, Blümel G, Haas-Denk S, Wriet-Lübbe I (1977) Eine neue Methode der
    Anastomisierung durchtrennter peripherer Nerven. Langenbecks Arch Chir Suppl,
    S 100–104. Springer, Berlin Heidelber New York

256

Staindl O (1977) Gewebeklebung mit hochkonzentriertem humanen Fibrinogen am Beispiel der freien, autologen Hauttransplantation. Arch f Ohren- Nasen- und Kehlkopfheilkd 217: 219–228
Köster K, Karbe E, Kramer H, Heide H, König R (1976) Experimenteller Knochenersatz durch resorbierbare Calciumphosphat-Keramik. Langenbecks Arch Chir 341: 77–86
Köster K, Ehard H, Kubicek J, Heide H (1979) Experimentelle Anwendung von Kalziumphosphatgranulat zur Substitution von konventionellen Knochentransplantaten. Z Orthop 118: 398–403
Wullstein S R (1979) Die Septumplastik bzw. submuköse Septumresektion ohne postoperative Nasentamponade. Schonung der Schleimhäute der oberen Luftwege durch die Anwendung des humanbiologischen Gewebeklebers. Vortrag gehalten anläßlich der 61. Jahrestagung der Nordwestdeutschen Vereinigung der Hals-Nasen-Ohren-Ärzte in Göttingen. 13.–15.10.1978. Erschienen im HNO 27: 3
Wullstein H L, Wullstein S R et al.: Human Biological Tissue Adhesive and Ceramics in Surgical Reconstructions in Otorhinolaryngology. Presented at the Third International Symposium for Facial Plastic and Reconstructive Surgery, Head and Neck Surgery, New Orleans, May 3, 1979. In press

Schlüsselwörter:

Biokeramik, Fibrinkleber, Tympanoplastik

Key-words:

Bioceramic, Human biological tissue adhesive, Tympanoplasty

Anwendungsmöglichkeiten bioaktiver Glaskeramik in der Nasenchirurgie – Eine tierexperimentelle Studie*

R. Reck, Mainz, H. Brömer und K. Deutscher, Wetzlar

Bioaktive Glaskeramik wurde erstmals 1971 von Hench als alloplastisches Implantatmaterial empfohlen. Mit dem knöchernen Lagergewebe geht die bioaktive Glaskeramik einen festen, reizlosen physiko-chemischen Verbund ein [3]. An der Weiterentwicklung der von Hench vorgeschlagenen Biokeramik und deren klinischen Anwendungsmöglichkeiten waren in hohem Maße Blencke, Bunte, Brömer, Deutscher, Gross und Strunz beteiligt [1, 2]. In unserer Klinik findet die von Blencke 1975 vorgestellte Biokeramik Ceravital[1] seit 1 1/2 Jahren in der rekonstruktiven Mittelohrchirurgie

---

* Die Untersuchungen werden von der Deutschen Forschungsgesellschaft unterstützt.
1 Fa. Ernst Leitz GmbH, D-6330 Wetzlar

Anwendung. Klinische und histologische Ergebnisse wurden mitgeteilt [4]. Unsere guten tierexperimentellen und klinischen Erfahrungen mit der Biokeramik in der rekonstruktiven Mittelohrchirurgie veranlaßten uns, deren Anwendungsmöglichkeit in der Nasen- und Septumchirurgie zu prüfen.

Die ersten tierexperimentellen Ergebnisse sollen in der vorliegenden Arbeit vorgestellt werden.

Bei 38 Kaninchen wurden Glaskeramikimplantate zur Rekonstruktion von knöchernen Defekten am Nasenrücken und knorpeligen Septum verwendet. In einer Zeitspanne von 15 Monaten wurden 26 Tiere nachuntersucht. Zur Deckung der Nasenrückendefekte fanden 0,2–0,5 cm dicke, trapezförmige Implantate von ca. 1,5 cm Länge Verwendung. Bei einigen Tieren wurde das Periost des Nasenrückens entfernt. Defekte im knorpeligen Nasenseptum wurden durch 7 x 7 x 1 cm große Glaskeramikimplantate gefüllt. Das Mucoperichondrium einer oder beider Septumseiten wurde entfernt, so daß gelegentlich vor der Septumrekonstruktion eine Septumperforation bestand. Postoperativ gaben wir keinen antibiotischen Schutz. Zur exakten Bestimmung des einsetzenden Knochenwachstums wurden die Tiere während der Nachbehandlung mit Fluorochromen markiert. Bei keinem Tier wurden postoperativ Wundheilungsstörungen, Abszeßbildungen oder Abstoßung der Implantate beobachtet. In jedem Fall war das Implantat reizlos eingeheilt.

Histologie

Septumschleimhautdefekte von 1 x 1 cm Größe schließen sich über Glaskeramikimplantaten. Die Schleimhaut trägt Flimmerepithel über einer zellarmen, faserreichen Bindegewebsschicht (Abb. 1). Zwischen Glaskeramikimplantat und Faser-

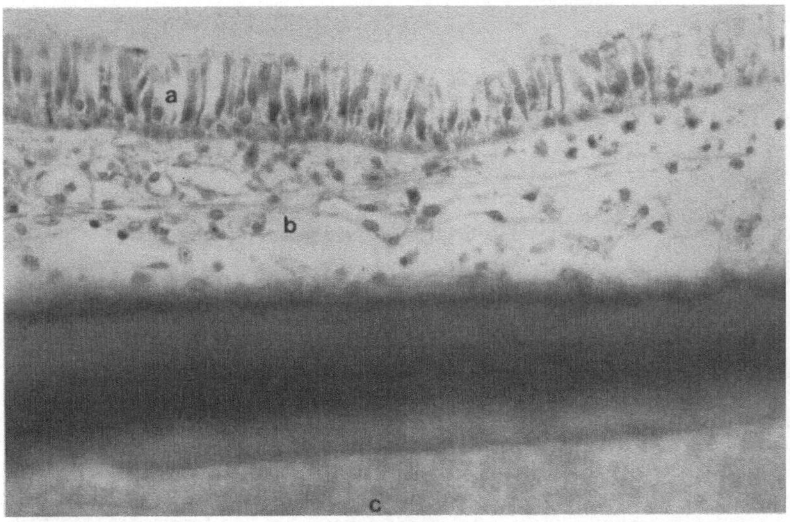

Abb. 1. Bindegewebe über Implantat (Giemsa, 200 x, 35 μ), *a* Flimmerepithel, *b* Bindegewebsschicht, *c* Implantat

258

schicht wird gelegentlich neues Knochenwachstum beobachtet. Dieses knöcherne Wachstum geht aus von angrenzenden vitalen Knochenstrukturen und überzieht das Implantat (Abb. 2). Nasenrückenimplantate werden von Knochen eingefaßt. Lateral und ventral bildet sich zunächst neuer Geflechtknochen, der später zum lamellären Knochen umgebaut wird.

Die Bildung von neuem Knochen zwischen Septumschleimhaut und Implantat war auch bei solchen Defekten zu beobachten, bei denen zwischen Implantat und ortsständigem Wirtsknochen kein direkter Kontakt bestand. Die Vermutung, daß Glaskeramikimplantate in Verbindung mit autologem Periost und Perichondrium zur Knochenneubildung führen, ohne daß ortsständiger Knochen auf sie einwirkt, stellt die nächste Versuchsanordnung.

Bei 11 Tieren wurden Glaskeramikimplantate, eingeschlagen in autologes Periost, intramusculär in den Oberschenkel implantiert. Bei 5 Tieren waren neue knöcherne Strukturen — gebildet zwischen der 3. und 11. Woche post operationem —, an der Implantatoberfläche zu erkennen. Um das subperichondrale Anwachsverhalten zu überprüfen, implantierten wir bei 9 Kaninchen Glaskeramikimplantate in die Ohrmuschel. Auch hier konnte eine Knochenneubildung am Implantat beobachtet werden, die im 5. Monat post operationem eingesetzt hat.

Zusammenfassend können wir mitteilen, daß im subperiostalen und subperichondralen Raum an bioaktiven Glaskeramikimplantaten Knochenneubildung möglich ist. Nasenseptumschleimhaut vermag Implantate von 7 x 7 mm Größe zu überziehen, im knöchernen Nasenrücken der Kaninchen werden die Implantate reizlos eingebaut. Die hier vorgestellten tierexperimentellen Befunde sowie unsere 1 1/2jährigen günstigen klinischen Ergebnisse in der rekonstruktiven Mittelohrchirurgie lassen vermuten, daß

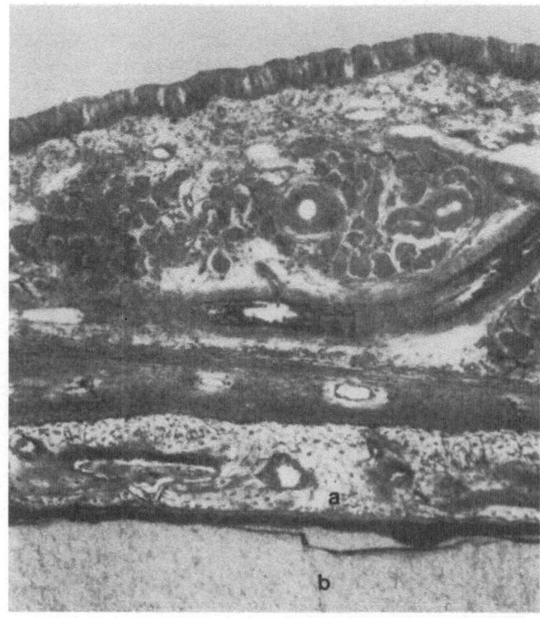

Abb. 2. Knochenstruktur über Implantat (Methylenblau-Fuchsin, 63 x 45 μ), *a* Knochenschicht, *b* Implantat

sich für die Implantation bioaktiver Glaskeramik im Nasenbereich in der Zukunft Indikationen stellen könnten.

Literatur

1 Blencke B-A, Brömer H, Deutscher K (1975) Glaskeramik – ein neuer, bioaktiver Implantatwerkstoff. Med-orthop Technik 95: 144–148
2 Bunte M, Strunz V, Gross U M, Brömer H, Deutscher K (1977) Vergleichende Untersuchungen über die Haftung verschiedener Implantatmaterialien im Knochen. Dtsch zahnärztl Z 32: 825–828
3 Hench L L, Splinter R J, Greenlee T K, Allen W C (1971) Bonding mechanisms at the interface of ceramic prosthetic materials. J biomed Mater Res Symp 2 (Part 1): 117–141
4 Reck R (1979) Erste tierexperimentelle und klinische Erfahrungen mit bioaktiver Glaskeramik in der rekonstruktiven Mittelohrchirurgie. Arch Ohr-Nas u Kehlkhkd: 223: 369–373

Implantate und Transplantate als Gerüstsubstanz bei der Nasenrekonstruktion

G. Pfeifer und C.U. Fritzemeier, Hamburg

In der kontinuierlich seit 150 Jahren beschriebenen Nasendefektchirurgie dominiert die Darstellung und Diskussion von weit über 100 Methoden des Weichteilersatzes (Dieffenbach, Joseph, Schuchardt, Haas und Meyer, Converse, McDowell). Seit 75 Jahren wird erfolgreich autologer Knorpel als Füll- und Stützmaterial transplantiert (König, Lexer, Gibson und Davis, Schmid). Erst in den letzten 30 Jahren ist außer körpereigenem Gewebe auch häufiger homo- hetero- und alloplastisches Material als Gerüstsubstanz verwendet worden (Link, Zühlke, Schmid, Schuchardt, Pirsig, Schwenzer und Schmelzle, Kapovits), begünstigt durch die Fortschritte der Kunststoffchemie, der Hartgewebskonservierung und des antibiotischen Heilungsschutzes.

Da in der Nasendefektchirurgie nicht alle publizierten Methoden zweckmäßig und Mitteilungen über schlechte Erfahrungen selten sind, ziehen wir wenige Konzepte bewährter Prinzipien mit großer Anwendungsbreite vor (Pfeifer, 1978). Dabei stützen wir uns auf die von Schuchardt aus dem 2. Weltkrieg mitgebrachten und in den folgenden 35 Jahren in der Nordwestdeutschen Kieferklinik Hamburg gesammelten Erfahrungen und berichten über die Ergänzung und den Aufbau des Nasengerüstes bei subcutanen und durchgehenden Defekten.

260

Subcutane Defekte

Im Hinblick auf Form und Funktion ist zwischen partiellen Defekten im knorpeligen und/oder knöchernen Nasenrücken mit ungestörter Atmung (ästhetische Indikation) und ausgedehnten Sattelnasen von der Spitze bis zur Wurzel mit Funktionsstörung zu unterscheiden (funktionelle/ästhetische Indikation). Bei der ersten Gruppe — den partiellen Sattelnasen — genügt die subcutane Ergänzung des Nasenrückens; bei der zweiten Gruppe ist eine Hebung, Abstützung und gegebenenfalls Streckung der gesamten Nasenpyramide erforderlich, oft auch im Zusammenhang mit Korrekturen des Septums und der Nasenstegbasis (Walter, Masing, Pirsig) (Abb. 1).

Bei zweifelhaftem Befund der Nasenform sind Hinweise aus der Anamnese nützlich, ob die Auffälligkeit schon vor bzw. während der pubertären Umwandlung der Kindernase in eine Erwachsenennase bestanden hat und eine Kombination mit einem Wachstumsschaden vorliegt, oder ob erst die bereits ausgewachsene Nase betroffen wurde. Weitere Anhaltspunkte ergeben sich aus familiären Hinweisen.

Zur Ausschöpfung aller Möglichkeiten der Nasendefektchirurgie ist über die Beachtung anamnestischer und familienmorphologischer Eigenarten hinaus eine sorgfältige präoperative Planung notwendig. Dazu gehören die Funktionsprüfung der Nasenatmung (Naumann) sowie Röntgenbilder (halbaxile Aufnahme zum Ausschluß

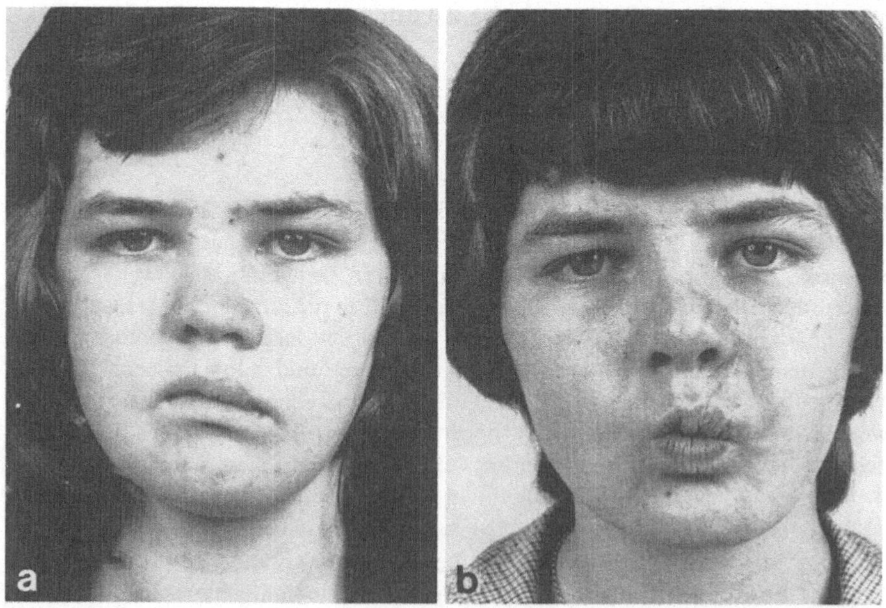

Abb. 1a, b. Traumatische Sattelnase. **a** 17 Jahre alte Patientin mit dislocierten Mittelgesichts- und Unterkieferfrakturen sowie narbiger Wangen- und Lippenverziehung nach schwerem Autounfall als siebenjähriges Kind, **b** Zustand zwei Jahre mit aufgerichteter Nase und unbehinderter Lippenfunktion nach Osteotomien und Spätreposition der Gesichtsschädelknochen, temporärer Einlagerung eines Paladurwinkelspanes und Austausch gegen einen autologen Rippenknorpel-Winkelspan

einer Sinusitis und einer Septumdeviation; Fernröntgenprofilbild mit Darstellung der Oberflächenkontur (Abb. 3) zur absoluten und relativen metrischen Auswertung nach kieferorthopädischen Maßstäben (Hausser, Pfeifer, 1958, 1979). Weiterhin wird die Profilkorrektur anhand von Fotographien konstruiert, besprochen und dokumentiert (schriftliche Einverständniserklärung!). Aus der Gesichtsschädelanalyse wird sich schließlich auch ergeben, ob eine Dysgnathie im Zusammenhang mit der Nasenplastik sowie die Lage der Oberlippe und ihr Winkel mit dem Nasensteg zu berücksichtigen sind.

Bei partiellen, nach Wachstumsabschluß entstandenen Sattelnasen wird präoperativ eine sterilisierbare Schablone aus Kunststoff angefertigt, direkt freihändig oder auch indirekt nach Wachsmodell von der Nase bzw. von der Gipsmaske. Diese Schablone erleichtert während der Operation als Vorlage die Wahl der Entnahmestelle und die Formung des Transplantates. In Ausnahmefällen kann auch eine heiß polymerisierte (indirekt hergestellte) Schablone als Implantat in Betracht kommen.

Das zuverlässigste Behandlungsverfahren bei partiellen Defekten ist aber ihre Auffüllung mit autologem Knorpel. Für kleine Sättel eignet sich retroauriculär entnommener Ohrmuschelknorpel. Das Transplantat wird je nach Lage des Defektes entweder von vorhandenen Narben aus oder aber vom Nasensteg bzw. Nasenflügelrand her in den Defekt geschoben und gegebenenfalls mit Percutannähten zur Lagesicherung fixiert. Bei tieferen Sätteln kann die Implantation von zwei übereinander zusammengenähten Knorpelstücken zweckmäßig sein. Für größere Subcutandefekte wird anstelle von Ohrknorpel Rippenknorpel verwendet. Nur ausnahmsweise kommen Implantationen von der Nasenwurzel oder vom Mundvorhof aus in Betracht.

Bei bestimmten Sattelformen haben wir in den letzten vier Jahren mehrfach nicht mehr erhaltungswürdige autologe obere Frontzähne implantiert (Pfeifer, 1978). Diese Zähne wurden von Parodontalfasern und Pulpa befreit und entsprechend zurecht geschliffen und ausgekehlt. Obere Frontzähne haben die für den Nasenrücken ideale Rundung. Falls sich die Gelegenheit bietet, erfüllen sie deshalb als körpereigenes Gewebe mindestens ebenso gut den Zweck einer temporären Ergänzung wie alloplastisches Material. Ob sie sich auch als Dauerersatz eignen, läßt sich erst nach längerer Beobachtungzeit beurteilen. Bis jetzt sind noch keine Resorptionserscheinungen festgestellt worden.

Im Wachstumsalter wird temporär als Füllmittel homologer Knorpel (Krüger) oder alloplastisches Material eingelagert (Pirsig), gegebenenfalls ausgewechselt und nach Abschluß des Wachstums und Erfüllung seiner Aufgabe zur Hebung und Dehnung der Haut durch autologen Knorpel ersetzt. Mit Ausnahme dieser wachstumsbedingten Indikation haben wir für die Dauer weder homologe noch alloplastische Implantate, sondern nur körpereigenes Gewebe verwendet. Komplikationen waren deshalb sehr selten (Luhr und Lentrodt).

Winkelspäne als Nasengerüst

Bei ausgedehnten Sattelnasen im Erwachsenenalter mit Funktionseinschränkung muß zunächst die gesamte Nase gehoben werden. Die Ergänzung des Nasenrückendefektes allein genügt nicht, zumal oft Deformitäten bestehen (Breit-, Platt-, Schiefnase, abgesunkene Nasenspitze, Septumverdickung bzw. -deviation). Gegebenenfalls sind Voroperationen erforderlich (Abb. 1—3).

Die Hebung erfolgt nach ausgedehnter Mobilisierung der häufig vernarbten Nasenhaut mit einem Winkelspan. Bei der einzeitigen Implantation eines körpereigenen Winkelspanes aus Rippenknorpel kann die materialbedingte Verbiegungstendenz durch entsprechende Präparation aufgefangen werden (Gibson und Davis, Schmid). Trotzdem ist die Eigenelastizität nicht immer kalkulierbar (Roscic, Fries und Platz). Begünstigt wird eine Verbiegung bei stärkerem Druck einer vernarbten oder geschrumpften Nasenhaut auf einen Winkelspan. Zur Abwendung dieser Tendenz können Winkelspäne auch aus zwei Teilen zusammengesetzt und unterhalb der Nasenspitze fixiert werden.

Knorpelstücke für zusammengesetzte Winkelspäne sind zwar einfacher zu entnehmen, besser zu bearbeiten und leichter einzulagern. Auch bei ihnen kommt man jedoch wie bei der Implantation von soliden Winkelspänen kaum ohne Feinkorrektur ein Jahr später aus. Denn für eine Nasenhebung muß der Nasenstegschenkel zunächst stabil und deshalb kompakt sein. Aus funktionellen und ästhetischen Gründen hingegen ist als Endzustand eine septumähnliche Lamellenform ohne Verbreiterung des Nasensteges zweckmäßig.

Zur Hebung von ausgeprägten Sattelnasen verwenden wir deshalb schon über 20 Jahre primär als Vorläufer und Platzhalter für den autologen Knorpel Kunststoffwinkelspäne aus Paladur (Abb. 2). Dieser temporäre Ersatz wird individuell auf Transparentpapier über einem Fernröntgenprofilbild konstruiert, in Wachs modelliert und in unserem zahntechnischen Laboratorium aus heiß polymerisiertem Kunststoff angefertigt und poliert. Handelsübliche vorgefertige Gerüstmaterialien genügen auch nach Bearbeitung nur selten den individuellen Anforderungen an Winkelform und Paßgenauigkeit.

Der Vordehnungsspan soll die Nasenrückenhaut wie ein Biwakzelt halten. Der von uns am meisten verwendete Spantyp besteht aus einer Nasenrückenschale mit flachem Auslauf in die Nasenwurzel, einer gerundeten Nasenspitzenauflage und einem schmalen Schenkel für den Nasensteg. Die Gestaltung der Auflage im Bereich der Spina nasalis anterior (gabelförmig oder gerade) hängt davon ab, ob der vordere Nasenstachel fehlt bzw. erhalten, gekürzt oder reseziert werden soll.

Während der Einheilung bildet sich um den glatt polierten Kunststoffwinkelspan ein Narbenschlauch als Futteral für das spätere autologe Implantat. Die Narbenwand bietet auch Gewähr, daß ein zusammengesetzter Winkelspan an Ort und Stelle bleibt. Sollte trotz entsprechender Präparation noch die Befürchtung einer unerwünschten Knorpelkrümmung bestehen, kann der Nasenrückenteil mit einer Tantalnadel armiert werden (Kapovits). Winkelspäne werden entweder vom Mundvorhof, vom Nasensteg oder von korrekturbedürftigen Narben aus eingeschoben (Abb. 3).

Nasenrekonstruktion bei Weichteil- und Hartgewebsdefekten

Bei durchgehenden partiellen oder subtotalen Nasengerüstdefekten muß zunächst ein Transplantatlager gebildet werden. Die Innenauskleidung erfolgt in den meisten Fällen mit Defektrandlappen aus Nasenhaut. Die äußere Oberfläche wird durch

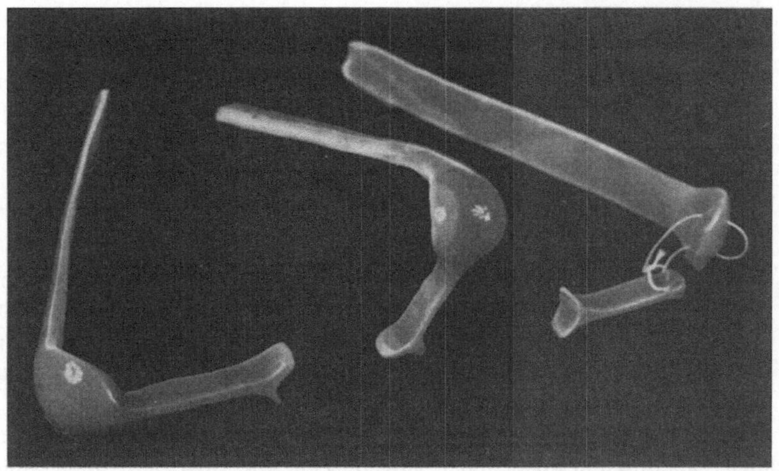

Abb. 2. Typische Paladurwinkelspäne mit gerundetem langen und lamellenartigen kurzen Schenkel sowie halbkugeliger Nasenspitzenkuppe. Zusammengesetzter Winkelspan re. mit Fixierung durch Naht

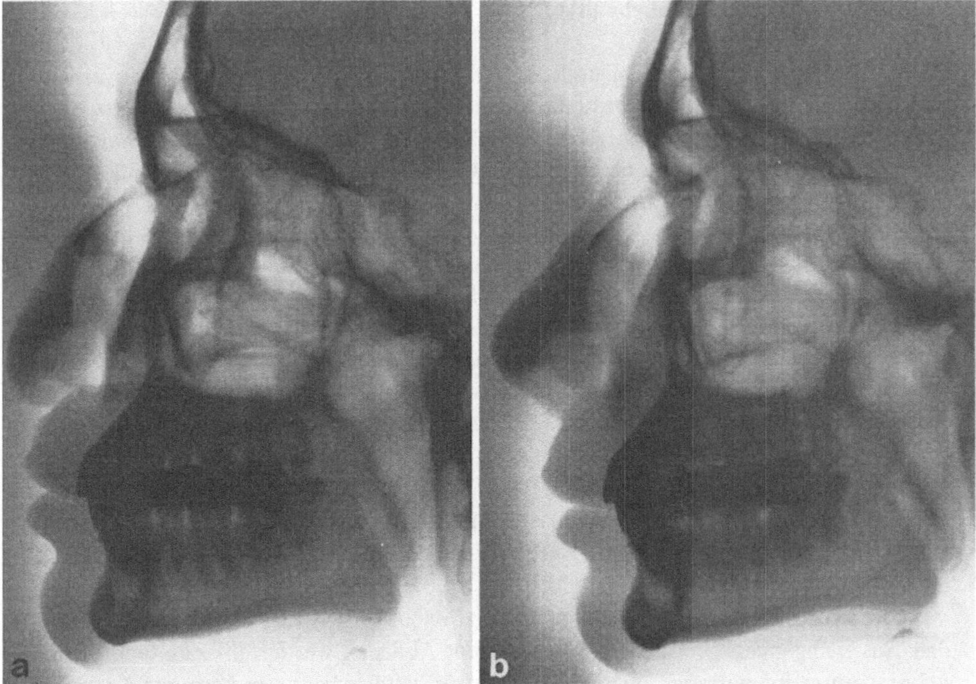

Abb. 3a, b. Plattnase bei fehlendem Nasensteg (Fernröntgenprofilbilder). a 24 Jahre alte Patientin mit narbig fixierter Nasenspitze und wulstiger Oberlippe, b Zustand zehn Tage nach der Nasenhebung mit Paladurwinkelspan und Nasenstegersatz aus der Oberlippe

einen paramedianen Stirnlappen mit tiefem schmalem Stiel ersetzt (Pfeifer, 1978). Diese rationelle Modifikation der uralten sogenannten indischen Methode mit großer Anwendungsbreite und zuverlässiger Blutversorgung durch die A. und V. supratrochleares als Zentralgefäße (Mangold, Lierse und Pfeifer) wurde in den letzten 10 Jahren bei 50 Patienten ohne Komplikationen und ohne Heilungsstörungen angewendet.

Im Zusammenhang mit dem Aufbau des Nasengerüstes können mit einem paramedianen Stirnlappen nicht nur Flügelanteile, sondern gegebenenfalls auch der Nasensteg ersetzt werden (Abb. 4). Die Entnahmestelle an der Stirn wird später zu einer feinen Narbe. Die Einlagerung des Stützgerüstes erfolgt im Prinzip wie bei der Hebung von Sattelnasen. Primär wird ein Kunststoffwinkelspan verwendet und ein Jahr später gegen autologen Knorpel ausgewechselt, da die neue Nasenhaut ohnehin nachgespannt werden sollte. Knorpelreste werden gegebenenfalls zur Stützung und Anhebung der Nasenflügel oder der Nasenstegbasis verwendet. Offenbar werden aber auch Paladurwinkelspäne über längere Zeit gut vertragen, denn einige schon seit Jahren für eine Knorpelplastik vorgesehene Patienten haben einen Ersatz durch Knorpel noch nicht im Sinn.

Verbandstechnik und Nachbehandlung

Für die Dauer hat nur die chirurgisch erreichte Nasenform Bestand. Nasenverband und Nachbehandlung können bestenfalls das operativ erreichte Ergebnis sichern, nicht aber zusätzliche Korrekturaufgaben erfüllen. Alle mobilisierten Nasenweichteile haben die Tendenz, ihre präoperative Lage wieder einzunehmen. Deshalb sind innerer und/oder äußerer Verband aufeinander abzustimmen.

Im Anschluß an eine Nasenhebung werden symmetrisch angeordnet kurze luftdurchgängige Doppeldrains in die Naseneingänge eingepaßt und darüber beide Nasendome ohne Druck ausgestopft. Nach Maßnahmen am Septum wird der untere dickere Drain zur Adaptation des mobilisierten Mucoperichondriums länger belassen.

Äußerlich wird durch einen Klebeverband die Nasenspitze zusammengehalten und der Rückenspan durch zwei parallele Klebestreifen gesichert, damit der anschließend aufgesetzte dachförmige Schutzverband aus Gips, Blei oder Kunststoff etwas hohl liegt und den Span nicht von oben drückt, sondern von den Seiten stützt.

Chirurgischen Maßnahmen an den Naseneingängen über einen Viertelkreis hinaus folgt meistens eine zirkuläre Narbenschrumpfung. Deshalb werden nach einer partiellen oder totalen Trichterplastik (Pfeifer, 1976) die Doppeldrains bald durch eine individuelle Doppelpelotte ersetzt (Abb. 5).

Dazu wird mit gummielastischem Material nach Abdichtung ein Abdruck von beiden Naseneingängen genommen. Nach diesem Abdruck werden im zahntechnischen Laboratorium in mehreren Arbeitsgängen zwei luftdurchgängige Kunststoffpelotten innerhalb eines Tages angefertigt, mit einem Drahtsteg verbunden und eingesetzt. Da auch die Nasendome ausgeformt werden, hält die Doppelpelotte gut und sichert Lage und Umfang der Naseneingänge. Wenn Nasendome und Spitze zu rekonstruieren sind, wird eine Doppelpelotte bereits präoperativ angefertigt, steril als Auflage und

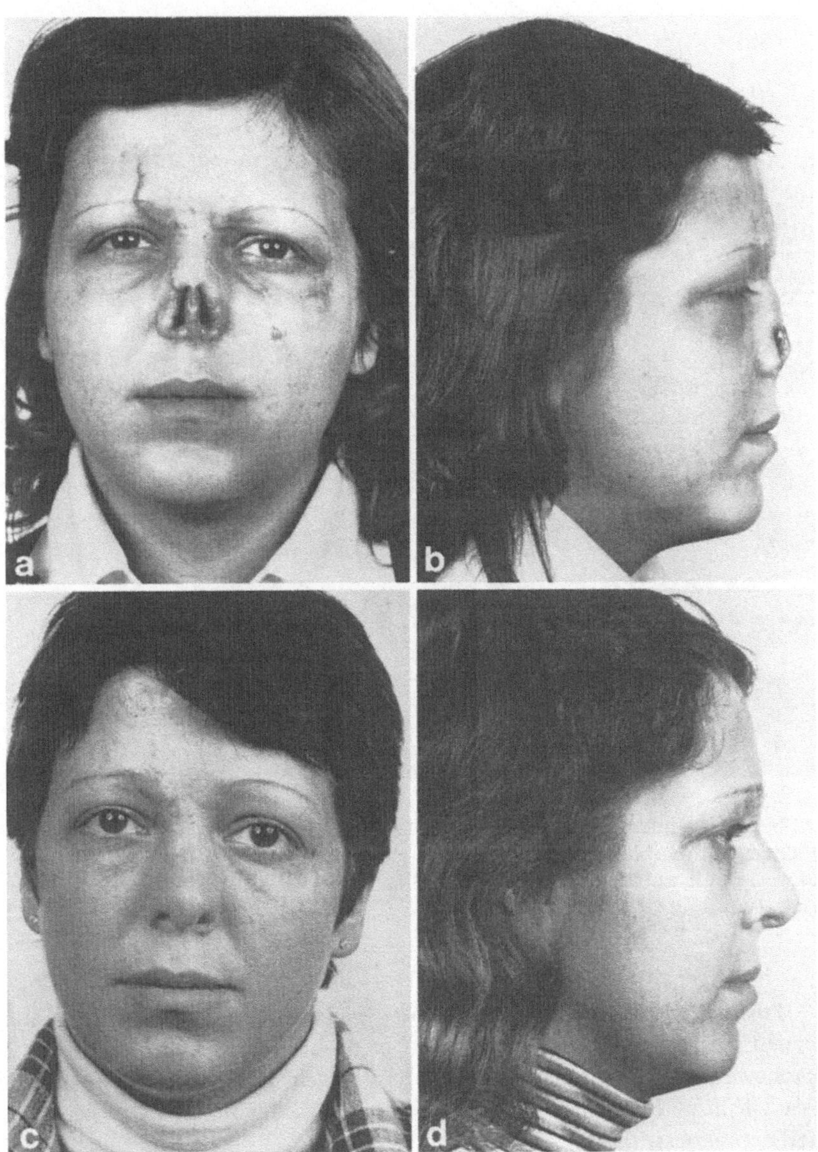

Abb. 4a–d. Nasenrekonstruktion bei subtotalem Nasendefekt. **a, b** Frontal- und Profilansicht einer 21 Jahre alten Patientin, drei Monate nach schwerem Autounfall, mit Gesichtsnarben und Schrumpfung der Nasenwundränder, **c, d** Zustand drei Jahre später nach Weichteilersatz der Nase (Innenauskleidung mit Defektrandlappen, Oberflächenersatz mit paramedianem Stirnlappen), temporärer Stützung mit Paladur-Winkelspan und definitivem Gerüst aus autologem Rippenknorpel

Formhalter während der Operation eingesetzt und im Anschluß an die Nasenspitzenplastik in die Nachbehandlung übernommen.

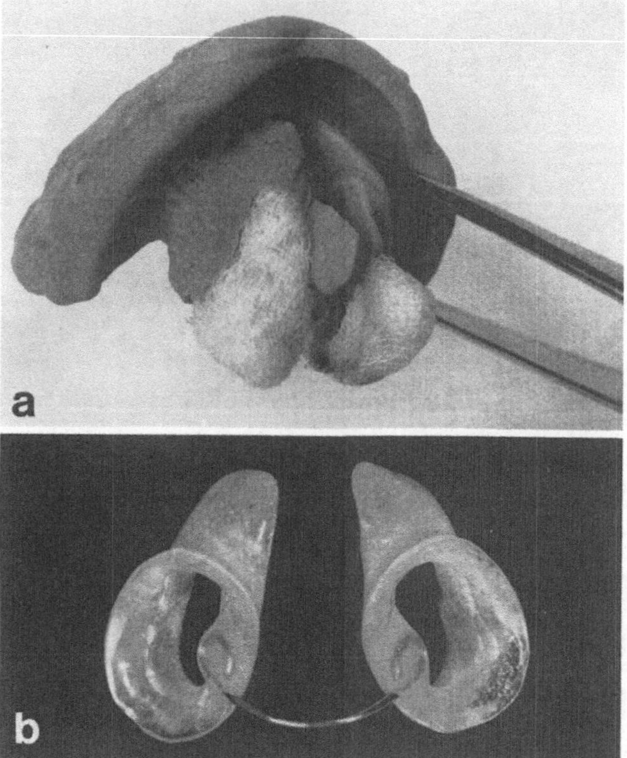

Abb. 5a, b. Individuelle Anfertigungen einer Nasendoppelpelotte zur postoperativen Sicherung der Naseneingangsform. **a** Naseneingangsabdruck aus gummielastischem Material mit anhängenden Tupfern zur Abstopfung der Nasengänge, **b** Nasendoppelpelotte mit Drahtstegverbindung

Postoperativ wird die Doppelpelotte während der kritischen Vernarbungszeit im ersten Monat immer, im zweiten Monat nachts getragen und im dritten Monat nur probeweise eingesetzt. Druckstellen sind wegen der individuellen Anfertigung nach Maß nicht zu befürchten. Die sorgfältige Nachbehandlung ist ein wichtiger Bestandteil der rekonstruktiven Nasenchirurgie.

Zusammenfassung

Subcutane Defekte des Nasenrückens werden mit autologem Ohrmuschel- oder Rippenknorpel gefüllt. Im Wachstumsalter kommen temporär auswechselbare Kunststoffimplantate in Betracht.

Bei durchgehenden Defekten werden die Nasenweichteile mit ortständigem Gewebe und paramedianem Stirnlappen rekonstruiert. Als Gerüstsubstanz wird — wie auch bei ausgedehnten Sattelnasen — zunächst Kunststoff und in dessen Narbenfutteral später Rippenknorpel in Form von Winkelspänen implantiert. Ihre individuelle Anfertigung erfolgt nach Gesichtsschädelanalyse und Fotomontage.

Die zuverlässige Einheilung und Formbeständigkeit hängt von der Qualität des Lagergewebes, der rutschfesten Anlagerung an Glabella und Nasenstachel sowie von der Vorsorge gegen Bruch oder Verbiegung ab. In der Nachbehandlung wird die chirurgisch errreichte Form der Naseneingänge durch eine individuell angefertigte Doppelpelotte gesichert.

Literatur

Converse J M (1977) Corrective and Reconstructive Surgery of the Nose. In: Converse, J M (Ed) Reconstructive Plastic Surgery, Bd II, p 1209—1287. W B Saunders, Philadelphia London Toronto

Dieffenbach J F (1845) Die Nasenbildung. In: Die operative Chirurgie, Bd I. F A Brockhaus, Leipzig, S 326

McDowell F (1978) History of Rhinoplasty. Aesthetic Plastic Surgery 1: 321—348

Gibson T, Davis W B (1958) The Distortion of autogenous Cartilage Grafts: Its cause and prevention. Brit J Plast Surg 10: 257

Haas E, Meyer R (1973) Konstruktive und Rekonstruktive Chirurgie der Nase. In: Gohrbandt, E, Gabka J, Berndorfer A (Hrsg) Handbuch der Plastischen Chirurgie, Bd II, 2. Teil, Beitrag 33. Walter de Gruyter, Berlin New York

Hausser E (1955) Weichteilprofil und knöchernes Profil bei anatomisch korrekter Okklusion. Fortschr d Kieferorthop 16: 1

Joseph J (1931) Nasenplastik und sonstige Gesichtsplastik nebst einem Anhang über Mammaplastik. Verl Curt Kabitzsch, Leipzig

Kapovits M (1976) Die temporäre Anwendung eines Kunststoffwinkelspans bei der Nasenplastik mit einem Knorpelwinkelspan und Tantalnadeln. In: Schuchardt K, Scheunemann H (Hrsg) Fortschritte der Kiefer- und Gesichtschirurgie, Bd XX, Thieme, Stuttgart, S 68

König F (1914) Über Nasenplastik. Bruns Beiträge klin Chir 94: 515

Krüger E (1976) Homologe Knorpeltransplantate als Platzhalter im Wachstumsalter. In: Schuchardt K, Scheunemann H (Hrsg) Jahrb Fortschritte der Kiefer- und Gesichtschirurgie, Bd XX, Thieme, Stuttgart, S 52—54

Lexer E (1933) Rhinoplastik. In: Bier, Braun, Kümmell (Hrsg) Chirurgische Operationslehre 6. Aufl, Bd 1, J A Barth, Leipzig, S 417

Linck R (1951) Zur Plastik des knorpeligen Nasengerüstes. Z Laryng Rhinol 36: 215

Luhr H G, Lentrodt J (1979) Zur chirurgischen Korrektur typischer posttraumatischer Profilstörungen durch autologe Knorpeltransplantation. In: Schuchardt K, Schwenzer N (Hrsg) Jahrb Fortschritte der Kiefer- und Gesichtschirurgie, Bd XXIV, Thieme, Stuttgart, S 72—75

Mangold U, Lierse W, Pfeifer G (1980) Die Arterien der Stirn als Grundlage des Nasenersatzes mit Stirnlappen. Acta Anatomica 107: 18—25

Masing H (1977) Korrigierende Chirurgie der Nase und der Nasenscheidewand. In: Berendes J, Link R, Zöllner F (Hrsg) Hals- Nasen-Ohrenheilkunde in Praxis und Klinik, Bd 2: 26, Thieme, Stuttgart

Naumann H H (1973) Rhinologische Grundlagen und Indikationen für korrigierende plastische Eingriffe im Nasenbereich. In: Gohrbandt E, Gabka J, Berndorfer A (Hrsg), Handbuch der Plastischen Chirurgie. Bd II, 2. Teil, Beitrag 32, Walter de Gruyter, Berlin New York

Pfeifer G (1958) Die relativen Maßverhältnisse des wachsenden Gesichtes im Hinblick auf die zeitliche Indikation zur operativen Eingriffen. In: Jahrb Fortschritte der Kiefer- und Gesichtschirurgie, Bd IV, Thieme, Stuttgart, S 67—81

Pfeifer G (1976) Die operative Primär- und Sekundärbehandlung von Patienten mit Lippen-Kiefer-Gaumenspaltformen. In: Z für Kinderchirurgie, Suppl zu Bd 19: Lippen-Kiefer-Gaumenspalten. Hippokrates Verlag, Stuttgart
Pfeifer G (1978) Wiederherstellung der Nasenform bei partiellen und totalen Defekten. In: Schuchardt K, Schilli W (Hrsg) Jahrb Fortschritte der Kiefer- und Gesichtschirurgie, Bd XXIII, Thieme, Stuttgart, S 125–129
Pfeifer G (1979) Prinzipien der operativen Wiederherstellung der Mund-Kiefer-Gesichtsform. In: Schuchardt K, Schwenzer N (Hrsg) Jahrb Fortschritte der Kiefer- und Gesichtschirurgie, Bd XXIV, Thieme, Stuttgart, S 8–12
Pirsig W (1977) Operative Eingriffe an der kindlichen Nase. In: Berendes J, Link R, Zöllner F (Hrsg) Hals-Nasen-Ohren-Heilkunde in Praxis und Klinik, Bd 2, 28: 1–39, Thieme, Stuttgart
Roscic Z, Fries R, Platz H (1979) Erfahrungen mit der Knorpelimplantation bei der Korrektur von Sattelnasen. In: Schuchardt K, Schwenzer N (Hrsg) Jahrb Fortschritte der Kiefer- und Gesichtschirurgie, Bd XXIV, Thieme, Stuttgart, S 131–134
Schmid E (1961) Partielle und totale Nasenplatik. In: Fortschritte der Kiefer- und Gesichtschirurgie, Bd VII, Thieme, Stuttgart, S 80–88
Schuchardt K (1954) Operationen im Gesicht und im Kieferbereich. In: Bier, Braun, Kümmell (Hrsg) Chirurgische Operationslehre, Bd II, 7. Aufl, A Barth, Leipzig
Schwenzer N, Schmelzle R (1976) Die Anwendung der konservierten Knorpel- und Knorpel-Knochentransplantate zur Konturverbesserung des Gesichtes. In: Schuchardt K, Scheunemann H (Hrsg) Jahrb Fortschritte der Kiefer- und Gesichtschirurgie, Bd XX, Thieme, Stuttgart, S 54–58
Walter C (1977) Plastische Chirurgie im Bereich des Gesichtes und des Halses (mit Ausnahme der Lippen-Kiefer-Gaumenspalten). In: Berendes J, Link R, Zöllner F (Hrsg) Hals-Nasen-Ohrenheilkunde in Praxis und Klinik, Bd 2, 25: 1–46, Thieme, Stuttgart
Zühlke D (1959) Zur Korrektur von Sattelnasen mit Winkelspänen aus weichbleibenden Kunststoffen. HNO (Berlin) 8: 88

Kollagenvlies zur Verwendung als Biomaterial in der maxillofacialen Chirurgie

U. Joos, Freiburg i. Br.

Einleitung

Die Behandlung von Knochendefekten im Kiefer-Gesichtsbereich ist mitunter schwierig. Zahlreiche Materialien und Methoden wurden zur Versorgung solcher Defekte angegeben. Abgesehen von der Verwendung autologer Transplantate konnte sich keines dieser Verfahren in der Praxis durchsetzen. Aufgrund unserer guten tierexperimentellen Ergebnisse und unserer ausgezeichneten klinischen Erfahrungen versuchten wir anhand einer größeren klinischen Studie, die Verwendbarkeit von heterologem Kollagen zum Auffüllen von Knochendefekten zu erproben.

Material und Methode

Das von uns verwendete Kollagenvlies (Kollagenvlies, Pentapharm AG, CH-4002 Basel) wird aus den Häuten junger Schweine extrahiert und enzymatisch behandelt, weiter gereinigt, lyophilisiert und strahlensterilisiert. Durch diese Behandlung erhält das Kollagen eine geeignete, schwammartige Struktur. Eine Vernetzung mit Aldehyden wird nicht vorgenommen. Des weiteren wurde auf den Zusatz eines Desinfizienz oder Antibioticums verzichtet.

Dieses Kollagenvlies implantierten wir bei 50 Patienten mit großen Knochendefekten im Ober- und Unterkiefer mit einem Lumen von über 20 mm Durchmesser. Im Oberkiefer jedoch nur dann, wenn eine knöcherne Begrenzung zur Kieferhöhle und zur Nase bestand. Die Incision wurde so gelegt, daß die Naht anschließend möglichst auf Knochen zu liegen kam. Nach Abklappen des Mucoperiostlappens wurde die Cyste in typischer Weise exkochleiert. In den so entstandenen Hohlraum wurde das Kollagenvlies eintamponiert und dieser wieder dicht vernäht. War keine knöcherne Unterlage für die Naht vorhanden, so wurden Rückstichnähte verwendet. Als Nahtmaterial wählten wir Supramid 000 mit atraumatischer Nadel. Perioperativ führten wir für 4 Tage eine parenterale Antibioticaprophylaxe mit Ampicilin 3 x 1 g pro die durch. Bei Verdacht auf eine Penicillinallergie wichen wir auf Tetracyclin-Präparate aus. Zur Kontrolle führten wir post operativ nach 8 Tagen, 2, 4, 6, 12 und 24 Monate klinische und röntgenologische Kontrollen durch.

Ergebnisse

Wundheilungsstörungen konnten in der post operativen Phase nicht beobachtet werden. Alle mit Kollagenvlies versorgten Hohlräume waren primär abgeheilt. Lediglich bei einer Oberkiefercyste trat am 5. post operativen Tag eine Nahtdehiscenz auf. Aus der Cyste entleerte sich gelbliches Sekret, das als steriles Kollagen identifiziert werden konnte. In den ersten zwei post operativen Tagen konnte eine etwas stärkere Schwellung als normal beobachtet werden. Nach 4, 6, 12 und 24 Monaten waren die Verhältnisse im Bereich der ehemaligen Cyste völlig reizlos. Palpatorisch waren keine Höhlräume zu tasten. Die Patienten gaben subjektiv keinerlei Druckdolenzen oder sonstige Schmerzsensationen an. Röntgenologisch zeigte sich nach 8 Wochen eine diffuse Verschattung der ehemaligen Cyste mit bereits erkennbaren, knöchernen Strukturen. Diese nahmen im Laufe der Zeit zu und nach 1/2 Jahr waren die Hohlräume knöchern ausgeheilt.

Diskussion

Unsere Ergebnisse zeigen, daß heterologes Kollagenvlies reizlos in große knöcherne Hohlräume einheilt. Bis auf einen Fall mit einer Nahtdehiscenz konnte in allen übrigen Fällen ein primäre Weichteilheilung erzielt werden. Des weiteren zeigte sich, daß mit Hilfe des implantierten Kollagenvlieses eine schnellere knöcherne Regeneration erreicht werden kann. In unseren Fällen waren selbst große cystische Hohlräume nach 6 bis 7 Monaten knöchern ausgeheilt. Dies stellt eine wesentliche Beschleunigung der normalen Heilungsvorgänge dar, da nach Schulte (1965) Hohlräume von diesem Ausmaß auch bei jugendlichen Patienten eine Regenerationsphase von mindestens 2 Jahren benötigen. Die beschleunigte Knochenheilung nach Implantation von heterologem Kollagenvlies führen wir auf zwei Eigenschaften des Kollagens zurück, und zwar:

1. auf eine direkte Mineralanlagerung an das implantierte Kollagen,
2. auf einen stimulierenden Effekt des implantatierten Kollagens auf das Lagergewebe (Joos und Ochs, 1979).

Im Tierexperiment ließ sich zeigen, daß das heterologe Kollagenvlies nach einer Umorientierung der Faser in den ersten 2–3 Tagen direkt und ohne Umbauvorgänge in den Organismus einheilt, wie es auch bei autologer Spongiosa der Fall ist. Hinzu kommt, daß wir weder in unseren Tierexperimenten noch in der klinischen Anwendung Fremdkörperreaktionen feststellen konnten. Dies beruht auf der Tatsache, auf die Kuehn (1971) hinwies, daß hochgereinigtes Kollagen keine oder nur ganz geringe antigene Eigenschaften besitzt.

Autologe Spongiosa ist nach wie vor unübertroffen zum Auffüllen von Knochendefekten. Die Vorteile der Spongiosatransplantation liegen in dem schnellen und direkten Einbau in das Transplantatlager ohne Umbauvorgänge (Matti, 1932). Deshalb können mit Spongiosa sowohl im ersatzschwachen als auch im infektgefährdeten Lager sehr gute Erfolge erzielt werden. Zur Gewinnung ausreichender Mengen Spongiosa ist jedoch ein zweiter, den Patienten belastender Eingriff notwendig. Diese zusätzliche Operation ist zumindest für kleinere Defekte dem Patienten nicht zumutbar, zumal dann häufig die Spanentnahme den wesentlich größeren Eingriff darstellt, als die eigentliche Operation. Springorum u. Mitarb. (1977) zeigten in ihren Untersuchungen, daß im Heilungsverlauf von standardisierten Tibiadefekten kein Unterschied zwischen autologer Spongiosa und heterologem Kollagenvlies nachweisbar war. Bei unseren klinischen und tierexperimentellen Untersuchungen konnten wir feststellen, daß implantiertes, heterologes Kollagenvlies ähnlich wie autologe Spongiosa in das Transplantatlager einheilt. Es erfolgt ebenfalls ein schneller und direkter Einbau des Kollagenvlieses ohne Umbauvorgänge. Deshalb kann Kollagenvlies auch bei ersatzschwachen und infektgefährdeten Lagern eingesetzt werden. Aufgrund der von uns erhobenen Befunde erscheint uns die Anwendung von heterologem Kollagenvlies zum Auffüllen von ein-, zwei- und dreiwandigen Hohlräumen als Alternative zur Spongiosatransplantation gerechtfertigt zu sein.

Zusammenfassung

Anhand einer klinische Studie konnte gezeigt werden, daß sich heterologes Kollagenvlies zum Auffüllen von ein-, zwei- und dreiwandigen Knochendefekten eignet. Große Kontinuitätsunterbrechungen können damit nicht überbrückt werden.

Literatur

Joos U, Ochs G : Heterologes Kollagen als Kistallisationskeim für die Knochen-
mineralisation. Deutsch zahnärztl Z (im Druck) (Vortrag Deutsche Gesellschaft
für ZMK 1979, Bad Homburg)
Kuehn K (1971) Antigenicity of Collagen. J Med Sci 7: 445
Matti H (1932) Über freie Transplantation von Knochenspongiosa. Arch Klin Chir
168: 236
Schulte W (1965) Die Knochenregeneration nach Ausheilung großer Kieferzysten
und ihre Konsequenz für die Operationstechnik. Dtsch Zahn-Mund u Kieferheilkd
45: 5–8
Springorum H W et al (1977) Tierexperimentelle Untersuchung der Knochenregeneration am standardisierten Tibiadefekt des Kaninchens nach Implantation von
Kollagenvlies im Vergleich zur autologen und homologen Spongiosaplastik. Z
Orthop 115: 686–693

Fixation des Fascientransplantates bei fronto- und laterobasalen Duraverletzungen mit Human-Fibrinkleber

D. Adler und H.-G. Boenninghaus, Heidelberg

Die schweren Kopftraumen mit fronto- und laterobasalen Durazerreißungen haben
in den letzten Jahren weiter zugenommen. Ein Verschluß von Duradefekten unter
Anwendung künstlicher Gewebekleber auf Cyanacrylat-Basis wurde häufiger durch entzündliche Gewebereaktionen kompliziert. Wir verwenden daher zur Fixation des ab-
dichtenden Transplantates an der Schädelbasis seit etwa einem Jahr den Fibrinkleber
Human Immuno. Ziel unserer Untersuchungen war es, tierexperimentell die neue
Klebetechnik an der Schädelbasis zu überprüfen und mögliche Komplikationen zu
erkennen.

Material und Methodik

Bei 8 männlichen Katzen wurde in Rompun-Ketanest-Narkose die Stirnhöhlenhinter-
wand beiderseits entfernt und unter dem Operationsmikroskop die Dura geschlitzt.
Der künstliche Duradefekt wurde mit autologer Temporalisfascie abgedeckt, die
rechts mit dem Fibrinkleber an Dura und Knochen, links nur an der Dura fixiert
wurde. Am 4., 7., 14. und 28. postoperativen Tag wurde die Frontobasis histologisch untersucht. Parallel zur Schädelbasis gelegte Paraffin-Schnitte wurden mit
Hämatoxylin-Eosin gefärbt, der Fibrin-Nachweis erfolgte nach der Methode von
Mallory bzw. Weigert.

Ergebnisse

Die transplantierte Temporalisfascie füllte die Knochenlücke an der Stirnhöhlen-
hinterwand aus und lag der Dura teilweise, dem Knochen jedoch fest an. Verwachsungen zwischen Fascie und Hirngewebe oder eine Absceßbildung im Frontalhirn,
wie von Frühwald und Dinges (1979) beschrieben, kamen nicht vor. Eine granulocytäre Infiltration von Fascie und angrenzender Stirnhöhlenschleimhaut war 7 Tage
nach der Duraplastik am stärksten, zu diesem Zeitpunkt waren noch blaugefärbte
Fibrinreste nachweisbar. Nach 2 bzw. 4 Wochen ging die Zellzahl im Granulationsgewebe zurück, das Bindegewebe proliferierte. Der Knochendefekt war durch eine
stabile fibröse Membran aus Fascie und Dura überbrückt.

Diskussion

Eine entzündungshemmende Wirkung des Fibrinklebers konnten wir bei unseren
Versuchen nicht feststellen. Aufgrund der entzündlichen Infiltration von Fascie,
Dura und angrenzender Stirnhöhlenschleimhaut scheint es uns empfehlenswert,
dem Fibrinkleber lokal Antibiotica zuzusetzen bzw. das Operationsgebiet anti-
biotisch auszuspülen. Der bei unseren Tierversuchen nachgewiesene besonders gute
Klebeeffekt zwischen Fascie und Knochen ist bei der klinischen Anwendung des
Klebers beim Menschen vorteilhaft, da an topographisch engen Stellen wie im Bereich
der Lamina cribrosa, am hinteren Siebbein- und Paukenhöhlendach meist große
Schwierigkeiten bestehen, die Fascie zur Fixierung unter die Knochenränder zu schieben, um so die Defekte zu verschließen. Mit der neuen Klebetechnik genügt es, das
Transplantat mit dem Kleber ca. 2 min fest an den Knochen um die Liquorfistel zu
pressen. Um einen sicheren Klebeeffekt bei großen Transplantaten zu erreichen,
empfiehlt es sich, die Klebung sukzessive vorzunehmen, die Fascie zusätzlich mit lyophilisierter Dura zu überkleben und mit einer Tamponade für 8 Tage abzustützen.
Nach unseren klinischen Erfahrungen ist mit dem Fibrinkleber Human Immuno ein
liquordichter Verschluß der Duradefekte auch bei starkem Liquorfluß möglich.

Literatur

Frühwald H, Dinges H P (1979) Zum liquordichten Verschluß von Duradefekten
    mittels Klebetechnik. Eine vergleichende experimentelle Studie. Laryng Rhinol
    58: 404–412

Brustplastik mit Silastic-Implantaten

F. Kubli, U. Lorenz und F. Schneider-Affeld, Heidelberg

Für die heterologe Augmentation der Brust werden 2 Typen von Silastic-Implantaten verwendet:
1. Kompakte gelgefüllte Silastic-Prothesen und 2. auffüllbare Prothesen, bestehend aus einer Silastic-Hülle, die mit einer nicht silastic-haltigen Flüssigkeit, in der Regel Macrodex, auf das gewünschte Volumen aufgefüllt wird. Die Prothesen werden entweder präpectoral, d.h. zwischen großem Brustmuskel und — soweit vorhanden — Brustgewebe, sonst dem Hautfettmantel, oder subpectoral unter den großen Brustmuskel eingelegt.

Es gibt 4 Gruppen von Indikationen zur Brustaufbauplastik:
1. Die einfache Brustvergrößerung aus kosmetischen Gründen bei Hypoplasie der Mammae,
2. Die Korrektur krankhafter und in ihrem Ausmaß störender Asymmetrien,
3. Den Wiederaufbau bei subcutaner Mastektomie aus medizinischer Indikation, d.h. der präventiven Entfernung des Drüsenkörpers bei nachgewiesener Präcancerose oder anderer Risikosituation,
4. Die Wiederaufbauplastik nach Brustamputation bei Carcinom.

Je nach Indikation und damit Ausgangssituation sind Technik, Komplikationen und Ergebnisse unterschiedlich. Für die *einfache Augmentation* gibt es verschiedene Zugänge, nämlich den Inframammärschnitt, den Periareolärschnitt, einen seitlichen Schnitt in der vorderen Axillarlinie und — die kosmetisch günstigste Schnittführung — in der Axilla. Die Operation ist relativ einfach und wird höchstens durch die Schnittführung in der Axilla etwas kompliziert. Komplikationen sind relativ selten, die Ergebnisse können sehr gut sein (Abb. 1a, b).

Unter 62 von uns operierten und nach mehr als 6 Monaten nachkontrollierten Patienten waren bei 75%—85% der Patientinnen die Resultate subjektiv und objektiv gut (Tabelle 1).

Die *subcutane Mastektomie*, meist gleichzeitig mit Hautreduktion, d.h. Verkleinerung des Hautsackes durchgeführt, ist eine schwierige plastische Operation (Abb. 2a, b). Komplikationen — Haematome, Infektionen, Haut-, Areola- und Mammillennekrosen, die in der Regel zur Entfernung des Implantates zwingen — sind relativ häufig. Bei 25% unserer Patientinnen wurden 2 Operationen notwendig. Andererseits fanden wir in 10% unseres 200 Fälle umfassenden Materials vorher nicht bekannte invasive Mamma-Carcinome. Die Operation hat demnach eine echte präventive Funktion in der Behandlung des Mamma-Carcinoms; dennoch muß die Indikation streng gestellt werden.

Die *Aufbauplastik nach zu einem früheren Zeitpunkt durchgeführten Brustamputation* ist ebenfalls komplizierter und komplikationsreicher, da in der Regel eine Hautfettlappenverschiebung vom Bauch her durchgeführt werden muß, bei Gelingen des in der Regel zweizeitigen Eingriffes jedoch eine äußerst dankbare Operation. Ein typisches Beispiel zeigt Abb. 3a, b.

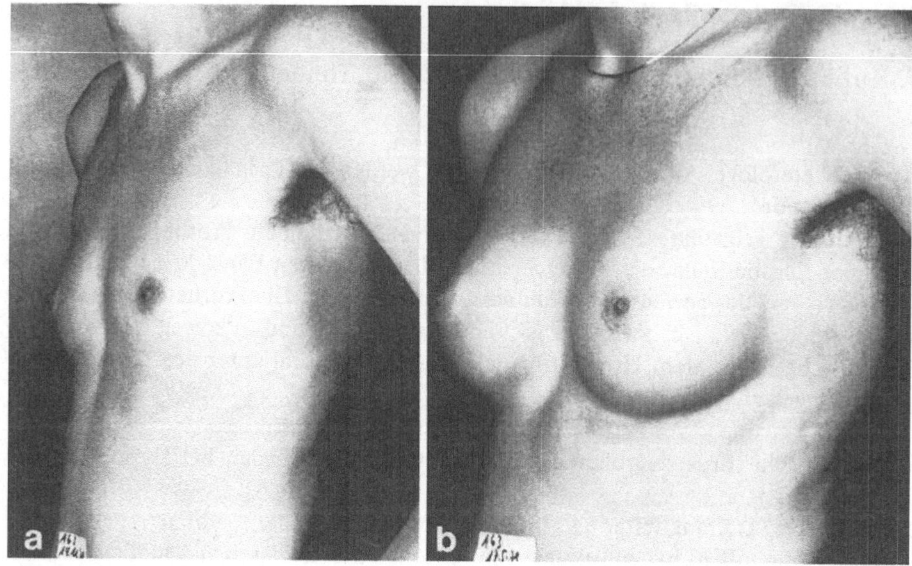

Abb. 1. a Hypoplasie der Brüste, **b** Zustand nach subpectoraler Einlage von makrodex-gefüllten Silasticprothesen. Transaxillärer Zugang. 6 Monate post operationem

Das Hauptproblem der Verwendung von Silastic-Implantaten in der Brustchirurgie ist die sog. Kapselkontraktur. Man versteht darunter die fibrotische Kontraktur der um jede Prothese gebildeten Bindegewebshülle. Es kommt zu einer — unter Umständen auch schmerzhaften — Verhärtung der Brust und im Extremfall zu außerordentlich unschöner sphärischer Kugelform (Abb. 4). Kapselkontrakturen geringeren Ausmaßes finden sich in mehr als der Hälfte der Fälle; sie sind die wichtigste Ursache für die Beeinträchtigung des endgültigen Ergebnisses.

Die Ursachen der Kapselkontraktur sind noch nicht vollständig geklärt. Sicher ist, daß Frühkomplikationen, v.a. Haematome, das Auftreten einer Kapselkontraktur begünstigen und die Intensität, mit der sich die Kapselfibrose unangenehm bemerkbar macht, wesentlich von der Menge und Art des Gewebes abhängt, das zwischen Prothese und Hautmantel interponiert werden kann. Ob Silastic-Kristalle als Abrieb von

Tabelle 1. Spätergebnisse nach einfacher Augmentationsplastik (n = 62 Patientinnen). Beurteilung durch die Patientin und zwei unabhängige Untersucher (> 6 Monate post operationem)

Subjektiv			Objektiv		
Gut	Befriedigend	Schlecht	Gut	Befriedigend	Schlecht
54	6	2	48	12	2
87%		3%	77%		3%

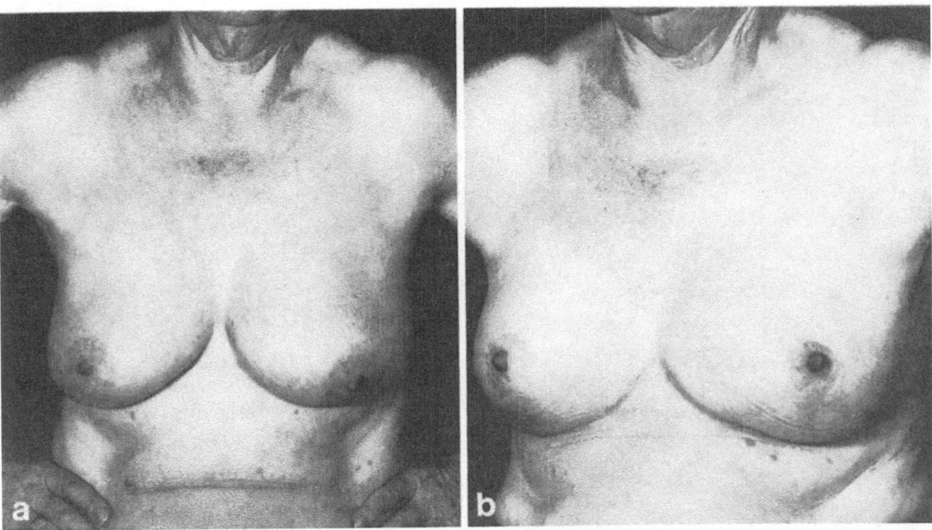

Abb. 2. a Präoperativ, **b** Zustand nach subcutaner Mastektomie mit Hautreduktion und präpectoraler Einlage von macrodex-gefüllten Silasticprothesen. 1 Jahr post operationem

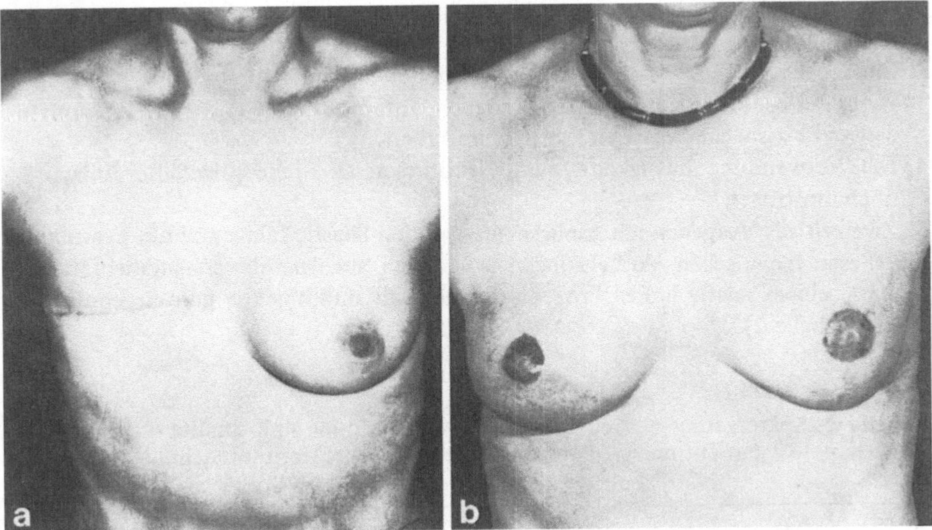

Abb. 3. a Zustand nach Ablatio mammae rechts, **b** Endzustand nach subpectoraler Augmentation und Rekonstruktion von Mamille und Areola durch Sharing der Gegenseite

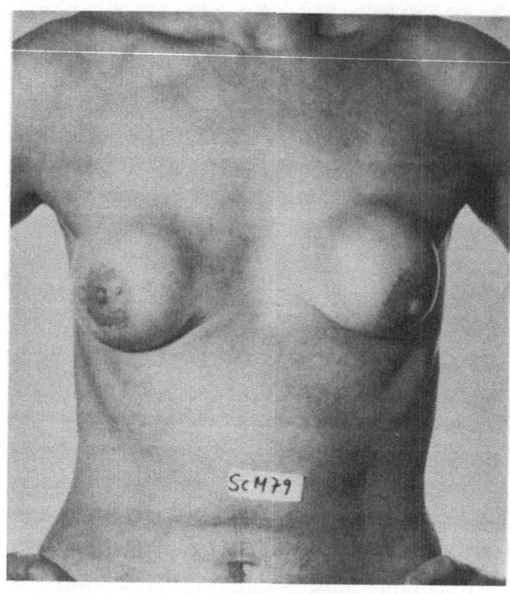

Abb. 4. Kapselkontraktur nach subcutaner Mastektomie ohne Hautreduktion von Inframammärschnitt aus. Präpectorale Einlage einer gelgefüllten Silasticprothese, tropfenförmig. Postop. Hämatom (re.). Zustand 1 Jahr nach der Operation

der Prothese in die Kapsel inkorporiert werden und dort eine chronische produktive Entzündung auslösen können, ist noch umstritten.

Die operationstaktischen präventiven Maßnahmen sind daher auch begrenzt:

1. Möglichste Vermeidung von Frühkomplikationen insbesondere durch peinliche Blutstillung,
2. Einlage der Prothese, wenn immer möglich, in den Subpectoralraum,
3. Wenn subpectorale Einlage nicht möglich, Interposition von sämtlichem vorhandenem Fettgewebe zwischen Prothese und Haut.
4. Die Verwendung flüssigkeitsgefüllter Prothesen an Stelle gelgefüllter Inlays ist noch umstritten.
5. Zweizeitiges Vorgehen mit Einlage eines soliden Silastic-Inlays steht in Erprobung.

Mit diesen technischen Vorkehrungen lassen sich auch bei der subcutanen Mastektomie in einem relativ hohen Prozentsatz subjektiv und objektiv gute Ergebnisse erzielen (Tabelle 2).

Tabelle 2. Spätergebnisse nach subcutaner Mastektomie und simultaner Augmentation (n = 132 Patientinnen). Beurteilung durch Patientin und nachuntersuchenden Arzt

Beurteilung durch Patientinnen				Beurteilung durch nachuntersuchenden Arzt			
Sehr gut	Gut	Befriedigend	Schlecht	Sehr gut	Gut	Befriedigend	Schlecht
44	50	25	13	31	54	34	13
71,2%			9,8%	64,4%			9,8%

Silikon als Grenzmembran nach Brückencallusresektion am Unterarm

H. Zilch, Berlin

Der Brückencallus als schwere Komplikation nach Unterarmbruch führt zu einer völligen Aufhebung der Drehbeweglichkeit. Seine Häufigkeit wird bei konservativer Behandlung in 2%–6% der Fälle gesehen (Literaturzusammenstellung bei Zilch), besonders bei mehrfach reponierten Brüchen mit gleicher Bruchhöhe von Elle und Speiche.

Die Häufigkeit von radio-ulnaren Synostosen nach operativer Versorgung ist offenbar abhängig vom Operationsverfahren selbst. So fanden Patrick (1946) und Monticelli (1965) bei nicht übungsstabilen Osteosynthesen in 5%–10% diese Komplikation, während bei Druckplattenosteosynthesen in 2%–3% ein Brückencallus auftritt (Schöttle, Jungbluth u. Mitarb., 1978).

Die Membrana interossea stellt ein besonders gutes Lagergewebe für Knochenneubildung dar, da sie entwicklungsgeschichtlich gleichen Ursprungs ist wie das Periost (Ferrand u. Mitarb., 1967). Es ist bei operativer Versorgung daher streng darauf zu achten, daß kein Bohrmehl oder bei Transplantation keine Spongiosa in den Bereich der Membrana interossea zu liegen kommt (Schöttle u. Mitarb., 1978).

Wegen der hohen Rezidivgefahr ist die alleinige Resektion des Brückencallus nicht erfolgsversprechend. Deshalb wurden bereits früh Interpositionsplastiken von Fascia lata oder Fettgewebe angegeben, in den letzten Jahren auch von Cutisstreifen (Schöttle u. Mitarb., 1976 und 1978) oder von lyophilisierter Dura (Weigand und Ritter, 1978). Die Ergebnisberichte befassen sich jedoch nur mit geringen Fallzahlen.

Wir überblicken ein größeres Krankengut, bei dem nach Resektion des Brückencallus zur Rezidivverhütung eine Silastikmembran unterschiedlicher Dicke interponiert worden war.

Krankengut

Neun Patienten mit einem Brückencallus umfassen nur das männliche Geschlecht im arbeitsfähigen Alter. Die erworbene Synostose lag 7mal im mittleren und je einmal im proximalen und distalen Drittel. Damit überwiegt der mittlere Anteil eindeutig, während Weigand und Ritter den proximalen und distalen Schaftbereich wegen der engen Nachbarschaft beider Knochen als bevorzugte Lokalisation angeben. Die Primärbehandlung der Unterarmbrüche erfolgte 3mal konservativ, sonst operativ wobei 2mal eine Rushpin-Osteosynthese und 4mal eine Druckplattenosteosynthese zur Anwendung kam. Die ersten nach diesem Verfahren behandelten Patienten wurden im Krankenhaus Goslar (Chefarzt Dr. W. Klengel) operiert, jedoch erfolgte die Primärbehandlung nicht ausschließlich in beiden Kliniken.

Operationstechnik

Obwohl das Operationsverfahren technisch nicht schwierig erscheint und die Silastikmembran als solche für den neu sich bildenden Knochen sicher ein absolutes Hindernis darstellt, müssen nachfolgende Gesichtspunkte beachtet werden, um auch bei
dieser Methode ein Rezidiv zu vermeiden.

1. Die Silastikmembran soll wegen der relativen Ruhe bei Drehbewegungen um die
   Ulna gelegt werden. Deshalb wird der Zugang zum Brückencallus von einem Längs-
   schnitt an der Ellenkante des Unterarmes gewählt, auch bei dessen Lage im proximalen Drittel.
2. Die Silastikmembran überragt den resezierten Brückencallus nach proximal und
   distal um mindestens 2 cm.
3. Die Silastikmembran umscheidet die Elle mindestens bis zur halben Circumferenz.
4. Teilfixation mit Dexonfäden ist erforderlich, ebenso eine intraoperative Kontrolle,
   ob sich die Membran bei Drehbewegungen nicht verzieht oder gar verlagert.
5. Eine Resektion, zumindest aber eine ausgiebige Incision der Membrana interossea
   gehört zum operativen Vorgehen. Öfters wurde erst nach diesem Eingriff eine
   deutliche interaoperative Verbesserung der Drehbewegungen gesehen. Dies ist
   nicht verwunderlich, stellt doch der Brückencallus nur die röntgenologisch sichtbare Veränderung der Membrana interossea dar.

Ergebnisse

Die Ergebnisse sind in Tabelle 1 und 2 zusammengestellt. Tabelle 1 zeigt die erreichte
Unterarmdrehbewegung, Tabelle 2 diese im Verhältnis zur vorher bestandenen Versteifung und die Nachuntersuchungszeit.

Die Nachuntersuchung, durchschnittlich 26 Monate (maximal 56 und minimal
7 Monate) nach der Operation, erbrachte in allen Fällen, daß ein Rezidiv vehindert
werden konnte. Die zurückgewonnene Beweglichkeit lag zwischen 100° bis 140° Ge-

Tabelle 1. Postoperative Drehbeweglichkeit des Unterarmes

	Patient	Pronation	Supination	Insgesamt
1	H.J. Sch.	50°	80°	130°
2	K.H. T.	70°	30°	100°
3	S.W.	40°	70°	110°
4	E.B.	60°	60°	120°
5	M.W.	50°	80°	130°
6	A.G.	60°	80°	140°
7	M. Sch.	40°	85°	125°
8	H.P. G.	90°	10°	100°
9	A. L.	45°	60°	105°
				∅ 120°

Tabelle 2. Postoperatives Bewegungsausmaß im Verhältnis zur vorher bestandenen Versteifung

Pat.	Präop. fixierte Stellung	Erreichtes Bewegungsausm. Pronation/Supination	Zeit postop. Monate
1	10^{0} Sup.	50/0/80	54
2	0^{0}	70/0/30	43
3	20^{0} Sup.	40/0/70	33
4	20^{0} Sup.	60/0/60	29
5	10^{0} Sup.	50/0/80	20
6	10^{0} Pro.	60/0/80	23
7	20^{0} Pro.	40/0/85	13
8	30^{0} Pro.	90/0/10	8
9	0^{0}	45/0/60	7
		Ø	26

samtbewegung, im Mittel bei 120^{0}. Eine weitere Verbesserung der Drehbewegung ist bei den primär konservativ behandelten Fällen wahrscheinlich nur durch eine gleichzeitige Korrekturosteotomie der Speiche zu erreichen, die in diesen Fällen ihre Krümmung verloren hatte.

Falldemonstration

Pat. Nr. 8, H.-P. G.: Motorradunfall am 19.09.1977 mit schwerem Schädelhirntrauma, auswärts mehrere Wochen maschinell beatmet. Deshalb erfolgte keine Versorgung des Unterarmbruches mit Stückbruch des Radius.

Übernahme in unsere Behandlung im Januar 1978 mit dem in Abb. 1 dargestellten Röntgenbefund: schwerste Fehlstellung beider Unterarmknochen mit Stückbruch des Radius mit bereits bestehendem Brückencallus. Korrekturosteotomie beider Unterarmknochen am 12.01.1978 mit Resektion der Synostose aber ohne Silastikmembraneinlage (Abb. 2). Ein Jahr später Rezidiv des Brückencallus (Abb. 3), deshalb am 16.02.1979 Resektion der Synostose und Interposition einer Silastikmembran nach Metallentfernung 13 Monate nach Korrekturoperation (Abb. 4–6). Drei Monate später Refraktur der Speiche (Abb. 7). Diese erfolgte sicher wegen der vorzeitigen Plattenentfernung, da wir dem Patienten eine weitere Operation mit Metallentfernung ersparen wollten. Erneute Osteosynthese mit Anlagerung eines corticospongiösen Spanes im Mai 1979. Im Oktober 1979 Röntgenbild (Abb. 8) mit Einbau des Spanes und Durchschimmern der Silastikmembran. Die postoperative Beweglichkeit nach diesem langen Krankheitsverlauf ist in Abb. 9 und 10 festgehalten.

Die Dokumentation der Verläufe von Pat. Nr. 1, 2 und 5 ist bei [8] erfolgt.

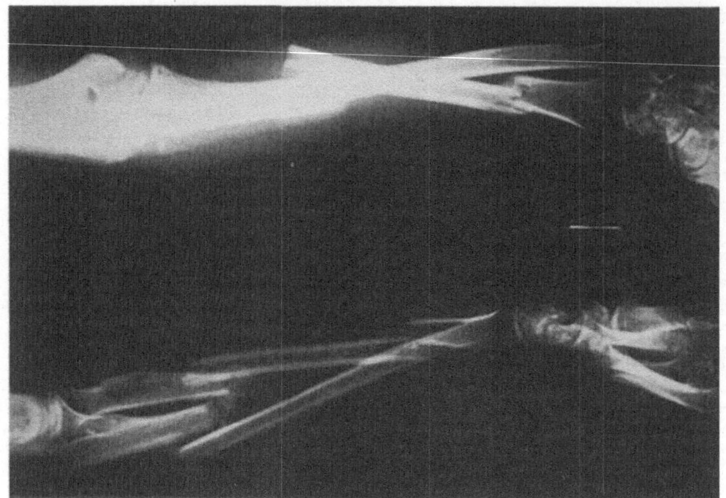

Abb. 1. Siehe Text, S. 279

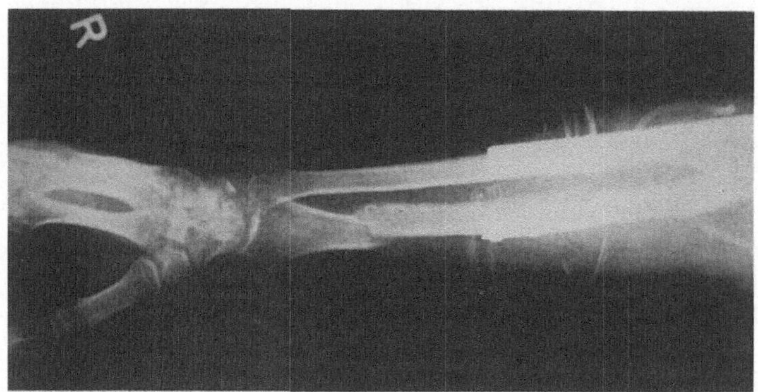

Abb. 2. Siehe Text, S. 279

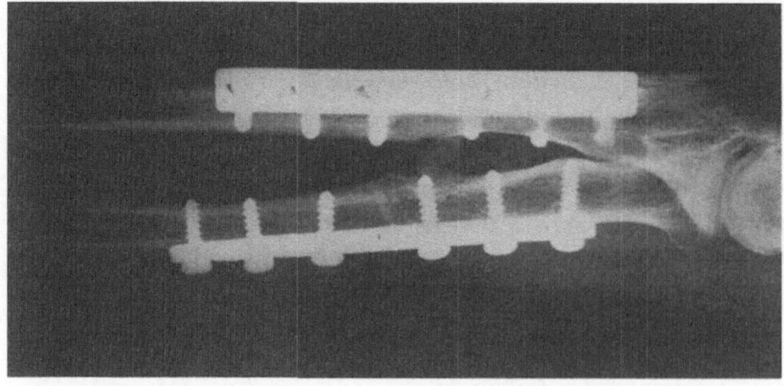

Abb. 3. Siehe Text, S. 279

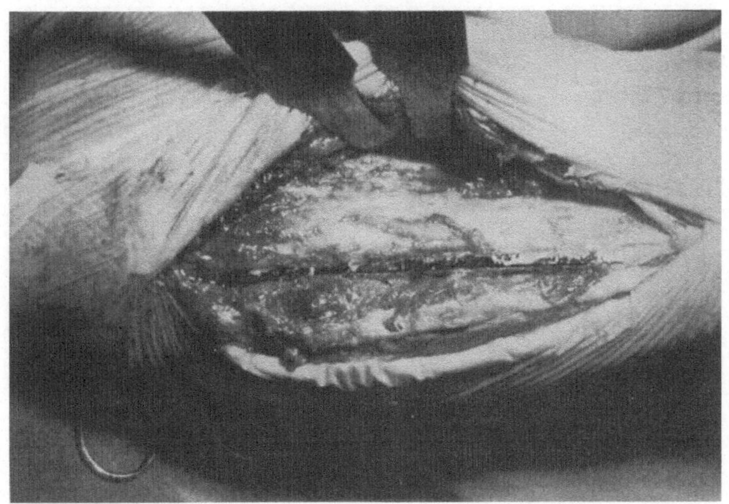

Abb. 4. Siehe Text, S. 279

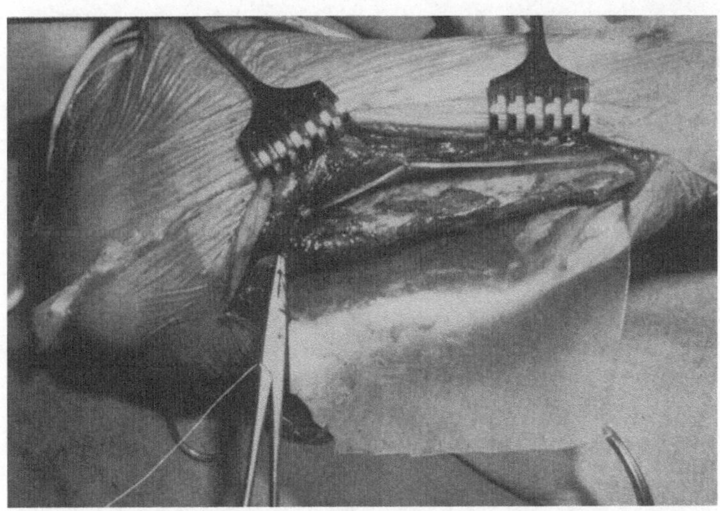

Abb. 5. Siehe Text, S. 279

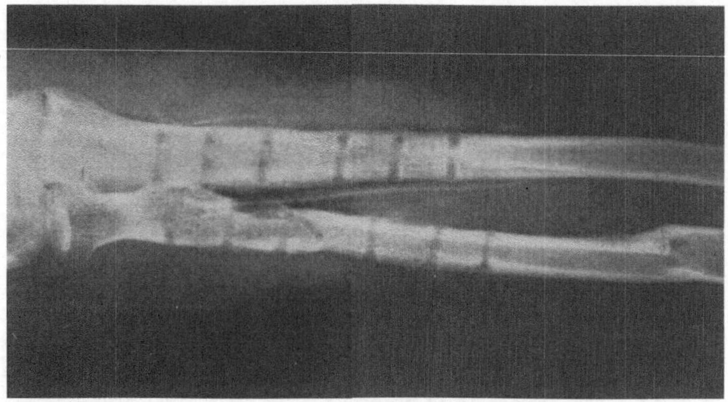

Abb. 6. Siehe Text, S. 279

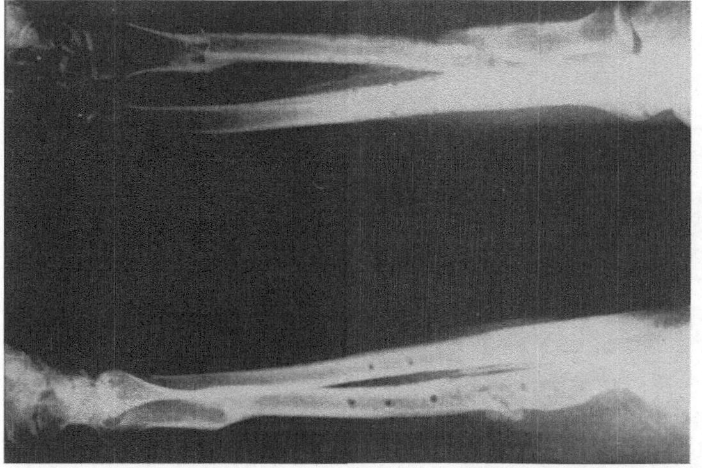

Abb. 7. Siehe Text, S. 279

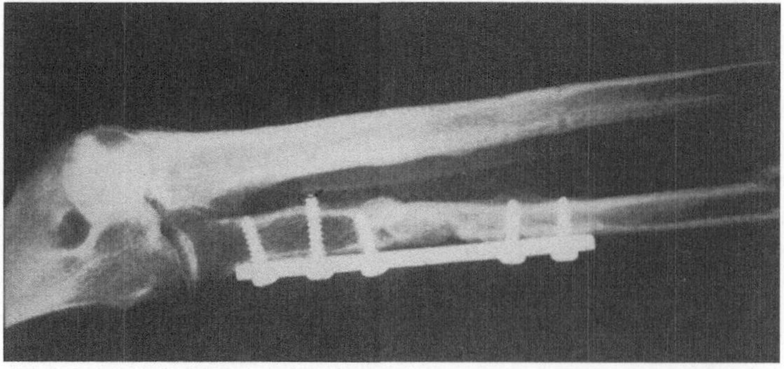

Abb. 8. Siehe Text, S. 279

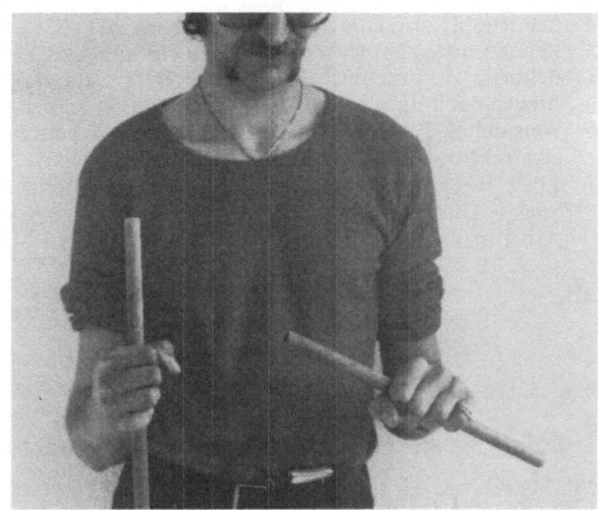

Abb. 9. Siehe Text, S. 279

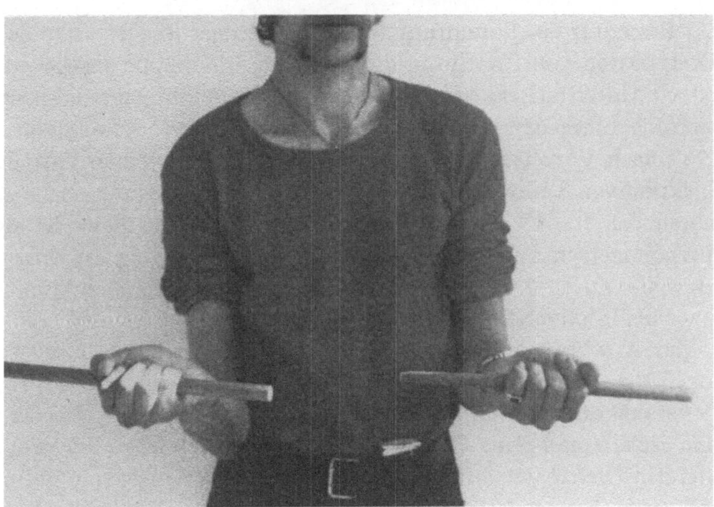

Abb. 10. Siehe Text, S. 279

Literatur

1 Ferrand J, Chitour S, Zidance Ch, Hamladji O (1967) Les synostoses radio-cubitales posttraumatiques. J Chir (Paris) 94: 365
2 Monticelli (1965) Le Fracture Recenti dell'Antibraccio. Kongreß der ital. Gesellschaft f Chirurgie, Rom 1965, zitiert nach Schöttle, 1976
3 Patrick J (1946) A study of supination and pronation with especial reference to the treatment of forearm fractures. J Bone Joint Surg 28: 737
4 Schöttle H, Jungbluth K H, Dölle H (1976) Brückenkallus nach Plattenosteosynthese bei Unterarmfrakturen. Hefte Unfallheilkd 126: 372

5 Schöttle H, Jungbluth K H, Schöntag H (1978) Posttraumatische Weichteilver-
   knöcherungen am Unterarm. Hefte Unfallheilkd 132: 436
6 Schöttle H, Jungbluth K H, Sauer H D, Schöntag H (1978) Weichteilverknöche-
   rungen nach stabilen Osteosynthesen durch Knochenbohrmehl. Chirurg 49: 49
7 Weigand H, Ritter G (1978) Die operative Behandlung von Synostosen nach Unter-
   armfraktur. Hefte Unfallheilkd 132: 439
8 Zilch H (1979) Ergebnisse zur operativen Behandlung des Brückencallus durch
   Silastik-Interposition. Vortrag auf dem 18. Symposium der Deutschsprachigen
   Arbeitsgemeinschaft f Handchirurgie, Erlangen 1977, Handchirurgie 11: 209

Intralaryngeale Tefloninjektion bei Beeinträchtigung der Stimmfunktion

Chl. Beck, Freiburg i. Br.

Zur Besserung der Stimmfunktion bei einseitiger Recurrensparese hat Brünings 1911 die Injektion von Paraffin in die gelähmte Stimmlippe angegeben. Bald zeigten sich jedoch Unverträglichkeitsreaktionen mit Fremdkörpergranulomen. Daneben wurde auch die Frage der Malignomentstehung diskutiert. Aus diesem Grund hat Arnold 1962 nach Vorversuchen mit Knochen- und Tantalpuder anstelle von Paraffin die Injektion von Teflon empfohlen. Seitdem beschrieben zahlreiche Autoren dieses Verfahren, das jetzt 17 Jahre angewendet wird. Wir haben diese Methode im Januar 1973 übernommen und injizieren seit dieser Zeit mit Erfolg bei einseitigen Recurrensparesen, bei Zustand nach Chordektomie oder postoperativen Stimmbandvernarbungen sowie bei Internusschwäche.

Zur Anwendung kommt in Glycerin gelöste Teflonpaste mit einer Teilchengröße von 50 μ–100 μ. Die Injektion erfolgt mittels einer von uns (Beck und Pedersen, 1974) umkonstruierten Brüningsspritze in Injektnarkose. Narkose und Spritze lassen eine gezielte und feine Dosierung zu. Wir applizieren pro Injektionsort 7 mm^3 an der lateralen Grenze der Stimmlippe und setzen — abhängig vom Befund — zwischen drei und sechs Depots. Zu beachten ist dabei, daß eine Resorption des Glycerins sechs bis 10 Wochen nach der Injektion eintritt, so daß eine Nachinjektion, frühestens nach sechs Monaten, notwendig werden kann. Wir haben bislang bei 77 Patienten diese Methode angewendet. Die erzielten funktionellen Resultate sind gut.

Welche Reaktionen sind nun am Kehlkopf nach einer Teflon-Injektion zu beobachten und wie verhalten sich Fremdkörper und Gewebe zueinander? Als Frühreaktion ist in seltenen Fällen eine ödematöse Schwellung im Bereich der injizierten Stimmlippe zu beobachten. Die Schwellung ist jedoch so gering, daß eine Tracheotomie weder bei unseren Patienten noch nach den Angaben in der Literatur jemals nötig wurde.

Die Patienten können am nächsten Tag die Klinik verlassen. Von einer ambulanten Behandlung haben wir wegen der möglichen Gefahr einer Atemnot als Folge einer ödematösen Schwellung abgesehen.

Über Spätreaktionen ist bis zum heutigen Tage nichts bekannt. Wir selbst konnten bei allen unseren Patienten, die regelmäßig nachkontrolliert werden, keinerlei Veränderungen im Bereich der injizierten Stimmlippe feststellen. Die morphologische Untersuchung des Larynx eines 25 Monate nach Injektion verstorbenen Patienten (Harris und Hawk, 1969), bisher die längste Beobachtungszeit, zeigte eine völlig reizlose Schleimhaut ohne Ulceration und ohne Fremdkörperreaktion.

Histologische Untersuchungen sowohl im Tierexperiment (Neiger, 1975) als auch beim Menschen (Lewy und Millet, 1978) geben über das Verhalten des Teflons im Gewebe Auskunft. Als erste Reaktion entsteht eine akute Entzündung, der eine granulomatöse Fremdkörperreaktion folgt. In dieser Phase wird das Glycerin, in dem die Teflonpartikel emulgiert sind, resorbiert. Die Teflonpartikel selbst bleiben im Gewebe relativ reizlos liegen. Nach etwa drei bis vier Monaten ist das injizierte Teflon von einer fibrösen Kapsel umgeben (Abb. 1). Zeichen von Entzündung finden sich dann nicht mehr. Zu betonen ist, daß ein Abwandern von Teflonpartikeln in Blut- oder Lymphgefäße, das anfänglich befürchtet wurde, in keinem Fall nachgewiesen werden konnte (Harris und Hawk, 1969; Neiger, 1975).

Abschließend ist zu sagen, daß die Injektion von Teflon hinter die Stimmlippen zur Besserung der Stimmfunktion ein bewährtes und empfehlenswertes Verfahren ist. Die Teflonpaste stellt ein optimales Depotmaterial dar, das reaktionsarm vom Gewebe toleriert wird, ortsfest am Instillationsort verbleibt und ausgeprägt formkonstant und resorptionsfest ist.

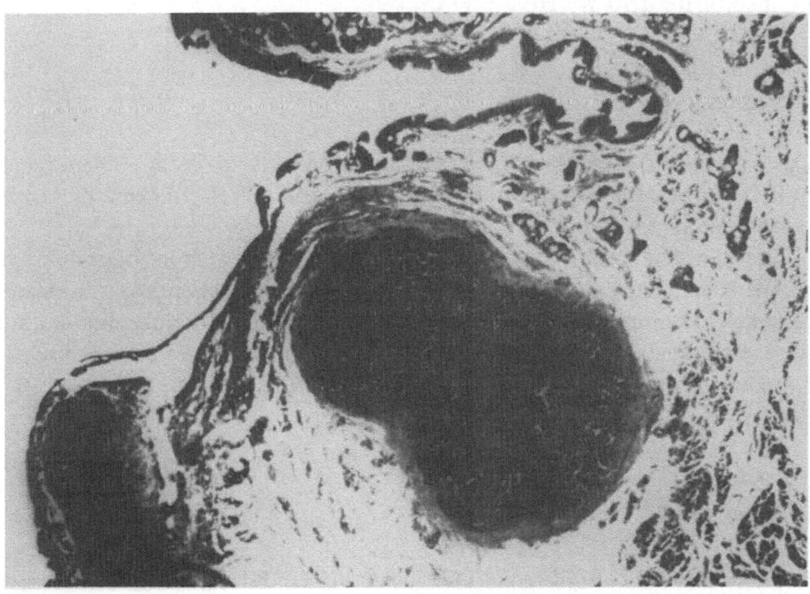

Abb. 1. Teflondepot 6 Monate in situ, von bindegewebiger Kapsel umgeben, beim Lamm. (Nach Neiger, 1975)

Literatur

Arnold G (1962) Vocal rehabilitation of paralytic dysphonia. IX. Technique of intra-cordal injection. Arch Otolaryng 76: 358

Beck C, Pedersen P (1974) Verbesserte Brünings-Spritze zur Injektion von Teflon-paste. Laryng Rhinol 53: 577

Brünings W (1911) Über eine neue Behandlungsmethode der Recurrenslähmung. Int Zbl Laryng 27: 371

Harris H E jr, Hawk W (1969) Laryngeal injection of Teflon paste. Arch Otolaryng 90: 194

Lewy R, Millet D (1978) Immediate local tissue reactions to Teflon vocal cord implants. Laryngoscope 88: 1339

Neiger M, Baumann R (1975) Experimental studies on the treatment of unilateral vocal cord paralysis. Acta otolaryngol 80: 150

V. Knorpeltransplantation

Grundlagen der Knorpeltransplantation

H. Tscherne und W. Hesse, Hannover

Einleitung

Das Prinzip der Gelenkknorpeltransplantation besteht darin, Gelenkflächendefekte in Belastungszonen durch hyalinen Gelenkknorpel zu verschließen. Ziel ist die Wiederherstellung und Erhaltung der Gelenkfunktion.

Die klinische Bedeutung der Transplantation zeigt sich in folgendem Beispiel: Bei einem 20jährigen Patienten ist seit 5 Jahren eine Osteochondrosis dissecans des Kniegelenkes bekannt. Zwei Voroperationen bringen keinen Erfolg. Bei der 3. Operation wird ein ausgedehnter Knorpelknochendefekt am medialen Femurcondylus gefunden. Der Defekt wird mit einem frischen homologen Transplantat gedeckt. Die Integrität des Gelenkes ist zunächst wiederhergestellt.

Fragestellung

Es stellt sich eine grundlegende Frage, die in der Literatur von zahlreichen Autoren wie Riess (1956), Ehalt (1962), Pap u. Kompecher (1961), Hellinger u. Mitarb. (1974) und Wagner (1975) immer wieder diskutiert und unterschiedlich beantwortet wurde: Wird der transplantierte Gelenkknorpel zu einem knorpelähnlichen Ersatzgewebe umgebaut, oder heilt er als vitaler hyaliner Gelenkknorpel folgenlos ein?

Experimentelle Grundlagen

Unsere eigenen experimentellen Ergebnisse beruhen auf 220 Knorpeltransplantationen an Schafen und Kaninchen im Kniegelenksbereich.

Es wurden 50 autologe, 70 frische und 100 konservierte homologe Transplantate eingesetzt.

Die Transplantate hatten verschiedene Formen. Bei 180 Tieren waren es osteochondrale Stücktransplantate, die keiner besonderen Fixation bedurften. Ganze Femurcondylen wurden 27mal transplantiert. Rein chondrale Kappen als dritte Form kamen 13mal als frisches homologes Transplantat zur Anwendung. Sie wurden mit Fibrinkleber und randständigen Nähten fixiert.

Bei allen *konservierten Transplantaten* waren die Condrocyten nekrotisch. Im Transmissionselektronenmikroskop fanden wir ausschließlich elektronendichte Massen ohne geordnete Strukturen. Zellorganellen waren nicht mehr differenzierbar. Die Matrix und damit die Schichthöhe waren nur vorübergehend erhalten im Sinne einer Platzhalterfunktion. Das weitere Schicksal dieser Transplantate war durch Umbauvorgänge gekennzeichnet. Bestenfalls entstand ein zweischichtiges Ersatzgewebe.

Alle *frischen homologen* osteochondralen Stücktransplantate mit postoperativer Entlastung hatten noch nach 2 Jahren makroskopisch ein normales Aussehen. Lichtmikroskopisch zeigten diese Transplantate eine unveränderte Schichthöhe und die typische Dreischichtung. Lymphocyten, Plasmazellen und Makrophagen als Hinweis auf immunologische Vorgänge waren nicht zu sehen. Die Oberfläche wies die für hyalinen Gelenkknorpel charakteristischen Ultrastrukturen auf. Zellorganellen und Matrix waren identisch mit denen vitaler Chondrocyten mit normaler Syntheseleistung.

Diese experimentellen Befunde lassen den Schluß zu, daß frische homologe Knorpelknochentransplantate unter optimalen Bedingungen folgenlos als vitaler hyaliner Gelenkknorpel einheilen.

Was verstehen wir unter optimalen Bedingungen? Die Vitalität wurde bereits erwähnt. Auch die Fixation hat eine entscheidende Bedeutung für das Ergebnis der Transplantation. Bei den osteochondralen Stücktransplantaten war die Fixation problemlos.

Die *reinen Knorpeltransplantate* jedoch zeigten in der Mehrzahl eine Fältelung des Transplantats als Ausdruck mangelhafter Fixation. Dadurch wurde der Weg frei für das Eindringen eines pannusartigen Gewebes mit Rundzellinfiltraten als Zeichen immunologischer Prozesse. Elektronenmikroskopisch waren in den Knorpelzellen zahlreiche Lysosomen nachweisbar.

Nur bei drei Tieren kam es zu einer raschen Fusion zwischen dem rein chondralen Transplantat und dem knöchernen Lager. Diese Transplantate waren folgenlos eingeheilt.

Bei den *homologen Transplantaten ganzer Femurcondylen* war der Erfolg unterschiedlich. Subchondrale Nekrosen führten in einzelnen Arealen zu einer Destruktion des Knorpels. Aus den tierexperimentellen Daten (Hesse u. Hesse, 1978 u. 1979, Hesse u. Mitarb., 1979a, b) leiten sich folgende Prinzipien für die Knorpeltransplantation ab:

288

1. Erhaltung der Vitalität
2. Schutz vor immunologischen Reaktionen
3. Optimale Fixation
4. Rasche Fusion von Transplantat und Lager
5. Begrenzung des knöchernen Anteils
6. Wiederherstellung der Kongruenz
7. Identität des Spaltlinienmusters
8. Postoperative Entlastung und Mobilisation.

Klinische Anwendung

Die experimentellen Grundlagen stecken den Rahmen für die klinische Anwendung
ab. Eine Sonderform der autologen Transplantation stellt die Reimplantation dar.
Eine *Indikation* ist immer dann gegeben, wenn der Knorpel nicht vorgeschädigt ist. Je
größer die Reimplantate sind und je mehr sie aus das Hauptbelastungszone stammen,
desto zwingender ist die Indikation zur Reimplantation.

Eine Indikation zur autologen und frischen homologen Knorpeltransplantation besteht bei ausgedehnten, aber noch lokal begrenzten Knorpeldefekten im Bereich der
Belastungszonen großer Gelenke im jungen Lebensalter. Bevorzugte Lokalisationen
sind die Belastungszonen der Femurcondylen. Die autologe Transplantation ist nur
möglich, wenn der Durchmesser des Defektes als Richtmaß nicht mehr als 2 cm beträgt. Ein weiterer Nachteil der autologen Transplantation ist durch die unterschiedlichen Krümmungsradien und Spaltlinienmuster von Transplantat und Lager gegeben.

Zu den *Kontraindikationen* der Gelenkknorpeltransplantation zählen die PCP,
pyogene Gelenkinfektionen und eine generalisierte Arthrose. Als relative Kontraindikationen sind Gelenkinstabilitäten, Achsenfehlstellungen und schwere Synovitiden
zu nennen. Eine Beseitigung dieser Störfaktoren hebt die Kontraindikation auf.

Die *Auswahl des Spenders* wird limitiert durch die Notwendigkeit, für die Transplantation biologisch hochwertigen Gelenkknorpel zu verwenden. Als Spender
kommen deshalb meist Unfallverletzte ohne Gelenkschaden bis zu einem Alter von
30, maximal 40 Jahren in Betracht.

Die *Gewebeentnahme* sollte 30 min nach Kreislaufstillstand abgeschlossen sein.
Für die osteochondrale Transplantation wird der entsprechende ganze Femurcondylus entnommen und mehrmals gespült. Anschließend wird das Gewebe in einem
Behälter mit Ringerlactatlösung steril verpackt und bei plus 4° C im Kühlschrank gelagert. Spätestens nach 48 Std erfolgt die Transplantation.

Zur Vorbereitung auf die *Transplantation* wird der Knorpelherd mit einer Stanze
markiert. Innerhalb dieser Zone wird das Transplantatlager so präpariert, daß die
Wände zueinander parallel sind, und der Boden dazu senkrecht verläuft und eben ist.

Entsprechend der Form, dem Durchmesser und der Tiefe des Defektes wird ein
exakt passendes Transplantat präpariert und spaltliniengetreu eingesetzt. Die Fixation mit 2 Bohrdrähten ist in der Regel ausreichend. Rein chondrale Transplantate
werden mit Fibrinkleber fixiert.

Für das Schicksal der Transplantate ist eine sorgfältige *Nachbehandlung* von Bedeutung. Bereits am 1. postoperativen Tag werden isometrische Muskelübungen

technik zurückzuführen. So kann eine mangelhafte Fixation eine Transplantatlockerung hervorrufen. Wenn die Metallimplantate nicht unter die Knorpelfläche versenkt sind oder nachträglich herauswandern, treten Schleifdefekte an der gegenüberliegenden Gelenkfläche auf. Sitzt das Transplantat nicht schlüssig im Transplantatlager, sind Kippbewegungen möglich, die eine Arthrose verursachen.

An unserer Klinik wurden von 1971–1978 38 Gelenkknorpeltransplantationen an den Femurcondylen durchgeführt. Es handelte sich vorwiegend um jüngere Patienten zwischen 16 und 40 Jahren. Die Bewertung der klinischen Ergebnisse wurde nach folgenden Kriterien vorgenommen:

1 – keine Beschwerden, freie Funktion

2 – leichte Beschwerden, freie Funktion

3 – leichte Beschwerden, leichte Funktionseinschränkung

4 – starke Beschwerden, erheblicher Funktionsverlust

5 – Reoperation erforderlich

Die Resultate der *autologen* Knorpeltransplantation (Tabelle 1) sind im Durchschnitt gut. Die Arbeitsfähigkeit im erlernten Beruf war bis auf einen Patient mit generalisierter Arthrose bei allen wiederhergestellt. Die Ergebnisse der *autologen Reimplantate* (Tabelle 2) sind zwar befriedigend, jedoch schlechter als die der autologen und frischen homologen Transplantate. Morphologische Untersuchungen haben gezeigt, daß reimplantierte Dissekate oft erheblich vorgeschädigt sind.

Frische homologe Transplantate (Tabelle 3) werden bei uns erst seit 1976 verwendet als Konsequenz auf die experimentellen Befunde. Da der postoperative Zeitraum noch relativ kurz ist, sind die guten Resultate dieser Gruppe unter Vorbehalt zu betrachten.

Die schlechtesten Ergebnisse wurden bei den *konservierten* Transplantaten (Tabelle 4) erzielt.

Einige Fallbeispiele sollen unser Vorgehen demonstrieren. Bei einer 40jährigen Patientin wurde am medialen Femurcondylus des linken Kniegelenkes eine autologe Knorpelknochentransplantation durchgeführt. Der intraoperative Befund zum Zeitpunkt der Schraubenentfernung zeigt ein gut eingeheiltes Transplantat. Die Patientin ist nach 5 Jahren weiterhin beschwerdefrei bei uneingeschränkter Gelenkfunktion.

Tabelle 1. Autologe Transplantate (11)

Lfd. Nr.	Geb. Datum	Geschl.	Op. Datum	Ergebnis
1	22.02.50	W	13.08.71	3
2	26.07.47	W	26.10.72	2
3	27.09.35	M	17.04.73	3
4	02.05.62	W	31.07.73	1
5	18.05.34	W	19.04.74	2
6	10.12.27	M	05.09.74	4
7	25.02.50	W	04.02.75	2
8	13.01.59	W	15.07.75	1
9	25.02.50	M	04.05.77	2
10	17.04.58	M	01.06.78	2
11	12.10.61	W	30.08.78	3

Tabelle 2. Autologe Reimplantate (10)

Lfd. Nr.	Geb. Datum	Geschl.	Op. Datum	Ergebnis
1	03.09.40	W	16.01.73	2
2	16.01.43	M	03.10.73	2
3	07.10.43	W	10.12.74	2
4	27.09.60	M	18.05.76	2
5	10.04.62	W	17.03.77	2
6	05.04.63	W	30.03.77	5
7	05.07.36	M	05.05.77	3
8	08.11.58	M	07.03.78	3
9	26.02.59	M	03.01.78	3
10	16.01.61	M	27.04.78	3

Tabelle 3. Frische homologe Transplantate (9)

Lfd. Nr.	Geb. Datum	Geschl.	Op. Datum	Ergebnis
1	27.08.56	W	18.03.76	1
2	31.03.49	M	13.05.76	4
3	07.09.60	W	17.01.78	1
4	06.12.57	M	18.01.78	2
5	30.12.60	M	07.03.78	1
6	18.08.60	M	06.07.78	2
7	15.05.53	M	07.07.78	1
8	14.08.51	M	07.07.78	1
9	28.10.52	W	06.12.78	1

Tabelle 4. Konservierte homologe Transplantate (8)

Lfd. Nr.	Geb. Datum	Geschl.	Op. Datum	Kons.	Erg.
1	26.09.34	W	15.07.73	C	5
2	03.08.11	M	03.05.74	C	4
3	09.03.53	W	20.08.74	N	3
4	11.04.51	M	10.04.75	N	3
5	01.07.22	W	04.05.75	C	5
6	18.08.60	M	12.12.75	N	5
7	04.01.41	W	04.02.76	N	3
8	12.02.57	M	23.06.76	N	2

Bei einer 20jährigen Patientin mit einer 4jährigen Anamnese befindet sich am medialen Femurcondylus eine ausgedehnter Knorpelknochendefekt, der mit einem frischen homologen osteochondralen Transplantat von einem Durchmesser von 23 mm verschlossen wird. 114 Wochen nach Transplantation ist der röntgenologische Gelenkbefund regelhaft. Auch heute nach 3,5 Jahren ist die Patientin beschwerdefrei und besitzt ein voll funktionsfähiges Kniegelenk.

In den lateralen Femurcondylus eines 16jährigen Patienten wird ein in flüssigem Stickstoff konserviertes homologes Transplantat eingesetzt. Nach einem Jahr klagt der Patient erneut über eine schmerzhafte Einschränkung der Beweglichkeit und Belastbarkeit mit rezidivierenden Ergüssen. Das Röntgenbild läßt Defektbildungen im ehemaligen Transplantatbereich und seiner Umgebung erkennen. Es wird nun ein frisches homologes Knorpelknochentransplantat von einer Länge von 45 mm und einer Breite von 25 mm eingesetzt. Nach 12 Wochen ist das Transplantat knöchern fest eingebaut. Resorptive Veränderungen oder Konturunregelmäßigkeiten sind im Röntgenbild nicht zu erkennen. Jetzt nach 1,5 Jahren ist der Patient beschwerdefrei und erstmals berufstätig.

Schlußfolgerung und Zusammenfassung

Frische homologe osteochondrale Stücktransplantate haben die besten Chancen, folgenlos als vitaler hyaliner Gelenkknorpel einzuheilen. Diese Methode kann dem jüngeren Patienten bei entsprechender Indikation mit gutem Gewissen angeboten werden.

Literatur

1 Ehalt W (1962) Gelenk-Knorpelplastik. Langenbecks Arch Chirurgie 299: 768–774
2 Hellinger J, Siegling C W, Brauckhoff K F, Schrmm G (1974) Vitale und homologe Halbgelenktransplantation im Tierexperiment. Beitr Orthop u Traumatol 21: 617–624
3 Hesse W, Hesse I (1978) Der Einfluß biomechanischer Faktoren auf die Gelenkknorpeltransplantation. Verh Anat Gesellsch 72: 153–156
4 Hesse W, Tscherne H, Hesse I (1979) Über die Einheilung nicht konservierter homologer Gelenkknorpeltransplantate im Experiment. Langenbecks Arch Chir, Suppl Chir Forum '79: 193–197
5 Hesse W, Hesse I (1979) Die Knorpeltransplantation am Kniegelenk. Experiment – Klinik – Technik. Zentralbl f Chir 104: 1269–1279
6 Hesse W, Tscherne H, Paccola C A J, Villas Boas M, Hesse I: Neue Erkenntnisse in der experimentellen Gelenkknorpeltransplantation. Hefte Unfallheilkd (im Druck)
7 Pap K, Krompecher S (1961) Arthroplasty of the knee, experimental and clinical experiences. J Bone Joint Surg 43A: 523
8 Riess J (1956) Homooplastische Transplantation von kältekonservierten Gelenkknorpeln im Tierexperiment. Arch Orthop u Unfallchir 48: 279–287
9 Wagner H (1975) Die Klinik der Knorpeltransplantation bei der Osteochondrosis dissecans. Hefte Unfallheilkd 127: 118–125

Die Knorpel-Knochentransplantation zur Behandlung drohender Durchspießung am Amputationsstumpf

E. Marquardt und W. Puhl, Heidelberg

Die Zuspitzung des knöchernen Stumpfendes (Abb. 1a) infolge von distalem callusähnlichen Knochenanbau (G.T. Aitken, 1969) und infolge von seitlichen, distalwärts progredienten Abbauvorgängen führt zusammen mit der Aktivität der für das Längenwachstum entscheidenden Epiphysenfugen unbehandelt zur Durchspießung der Weichteile und zur Infektion.

Die Therapie dieser für das Wachstumsalter typischen Komplikationen von traumatischen und angeborenen Oberarm- und Unterschenkelstümpfen bestand bis vor wenigen Jahren in der Nachamputation. Mehrfache Kürzungen des knöchernen Stumpfes während des Wachstums waren nicht selten. Ganz abgesehen von der psychischen Belastung des Kindes (Schmerz, angstvolles Erwarten der nächsten Amputation) wurde der Stumpf immer kürzer und für das Tragen und den aktiven Gebrauch einer Prothese zunehmend in seinem Wert gemindert.

Die drohende Durchspießung sollte daher rechtzeitig erkannt werden, um Nachamputationen zu vermeiden.

Bei langen Oberarm- und Unterschenkelstümpfen hat sich die zunächst zur Erhöhung der Effektivität der Oberarmprothese geschaffene Winkelosteotomie bewährt (E. Marquardt, 1972).

Für kurze Oberarm- und Unterschenkelstümpfe jedoch ist aus prothesentechnischen Gründen und wegen der zusätzlichen Verkürzung die Winkelosteotomie nicht sinnvoll.

Als Therapie der drohenden Durchspießung von kurzen Oberarm- und kurzen Unterschenkelstümpfen hat E. Marquardt (1974) in Anlehnung an A.B. Swanson (1972) und O.A. Buchtiarow (1973) die Stumpfkappenplastik mit autologem und homologem Knorpel-Knochen-Transplantat entwickelt.

Die Methode sei hier kurz vorgestellt: besteht am Stumpfende noch keine Narbe, wird der Hautschnitt proximal davon gelegt, um die Haut endständig unversehrt zu erhalten. Die in den Schleimbeutel hineinragende Knochenspitze wird reseziert. Es werden 2–3 Periostmuskellappen gebildet und mit Haltefäden angeschlungen. Danach wird der Knochen mit der oscillierenden Säge und mit dem Meißel in proximaler Richtung längs gespalten. Zugleich wird ein Beckenspan, beim kurzen Unterschenkelstumpf das Fibulaköpfchen oder bei Mehrfach-Gliedmaßenfehlbildungen aus einem funktionell unwichtigen Abschnitt (z.B. bei einer funktionell notwendigen Arthrodese) das erforderliche Knorpel-Knochenmaterial entnommen (Abb. 1b). Das möglichst einer Halbkugel entsprechende oder pilzförmige Knorpel-Knochen-Transplantat (Abb. 1c) wird in die durch die Längsspaltung geschaffenen Knochenpfeiler eingestemmt und hier mit einer Schraube (Abb. 2) oder mit Kirschner-Drähten fixiert. Zwischen beide Branchen wird reichlich autologe Spongiosa eingefügt (Abb. 3); dieses Vorgehen ist besonders bei der Verwendung eines endständigen homologen Knorpel-Knochentransplantates wichtig.

Nun werden die Periost-Muskellappen am Transplantat fixiert (Abb. 4), der Schleimbeutel, dessen Flüssigkeit uns für die Ernährung des Knorpels wichtig erscheint, wird nicht reseziert, sondern über dem Transplantat verschlossen.

Darüber folgen sorgsame Subcutan- und Hautnähte. Die Einheilung autologer Transplantate ist im allgemeinen nach acht Wochen abgeschlossen. Wir können dann das Osteosynthese-Material entfernen, mit der Prothesenversorgung und mit einem systematischen Belastungstraining beginnen. Stumpfkappenplastik, Endbelastungstraining und der regelmäßige Gebrauch einer den Stumpf aktivierenden Prothese bilden ein zusammengehörendes Behandlungskonzept.

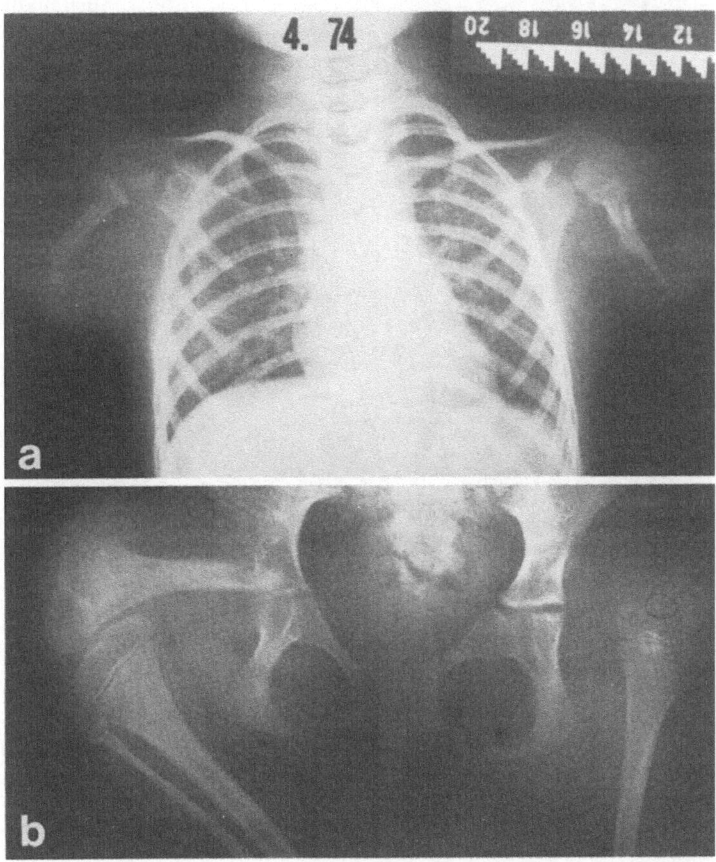

Abb. 1. a Drohende Durchspießung beider Humerusstümpfe bei einem 4jährigen Mädchen (Marita M., geb. 25.09.1969, Kr. Bl. Nr. 2/10 238) mit einem hohen Schweregrad des Fibula-Femur-Ulnasyndroms von W. Lenz (Literatur siehe unter Kühne D, Lenz W, et al.), b Beispiele für die Entnahme von autologem Knorpel-Knochenmaterial bei dem gleichen Mädchen wie Abb. 1a: linksseitig Transplantatentnahme aus einer mit dem Tibiakopf verschmolzenen Femurkappe, ohne die Höhe dieser Kappe oder die Wachstumsfuge zu verletzen. Rechtsseitig wäre die Entnahme eines oder mehrerer Knorpel-Knochensegmente aus den Femurcondylen möglich, falls aus funktionellen Gründen eine Kniearthrodese erfolgen soll

294

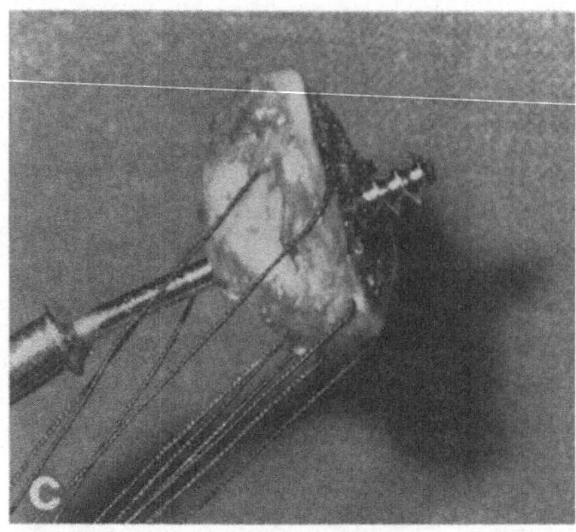

Abb. 1. c Das der linken Femurkappe entnommene Knorpel-Knochentransplantat
vor seiner Verschraubung mit dem Humerusstumpf. Die Fäden sollen der Fixierung
der Periost-Muskellappen am Transplantat dienen (M.M. Kr. Bl. Nr. 2/10 238)

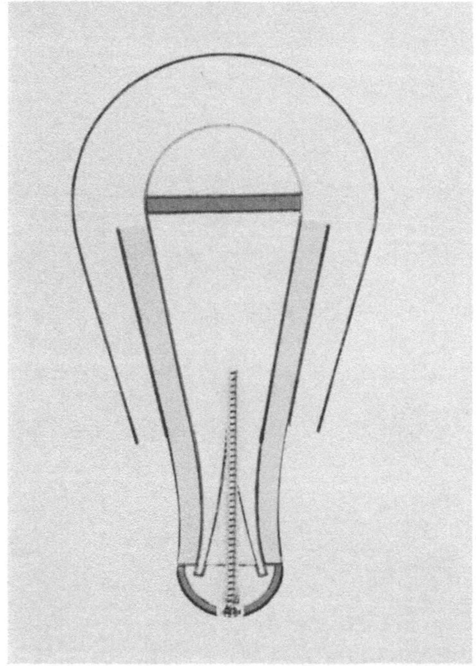

Abb. 2. Schema der Stumpfkappenplastik. Einzelheiten im Text. (Abb.
ohne Schraube aus: Z Orthop 117:
622–631 (1979)

Der Wert der Stumpfkappenplastik mit autologem Knorpel-Knochen-Transplantat zeigt sich besonders bei Kindern mit beidseitigen Oberarmstümpfen. Dem Kinde
Marita M. (Krbl. Nr. 2/10 238) hätten die distal spitz auslaufenden und schmerzhaften Humerusstümpfe etwa bis zur Höhe der Achselhöhle hinauf reseziert werden
müssen (vgl. Abb. 1a).

Durch autologe Stumpfkappenplastiken (links am 23.4.1974 und rechts am
24.5.1974, vgl. Abb. 1b und c, sowie Abb. 4) und nachfolgend durch Endbelastungstraining, sowie durch den täglichen Gebrauch von aktiven Prothesen wurde von 1974

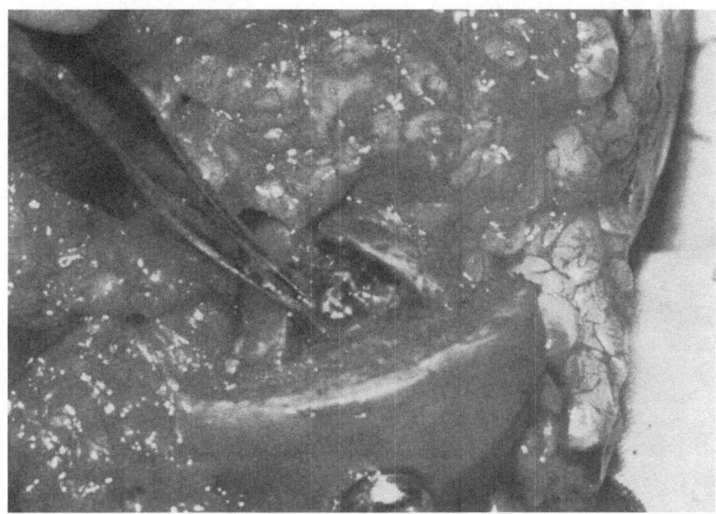

Abb. 3. Beispiel eines homologen Transplantates. Zwischen die beiden Branchen des knöchernen Stumpfes wird autologe Spongiosa gefügt (S.N., geb. 12.7.1965, Kr. Bl. Nr. 0/71 705; Operation am 7.7.1976, bis heute keine Durchspießungsgefahr) (Aus: Atlas of Limb Prosthetics: Surgical and Prosthetic Principles, C.V. Mosby, 1981)

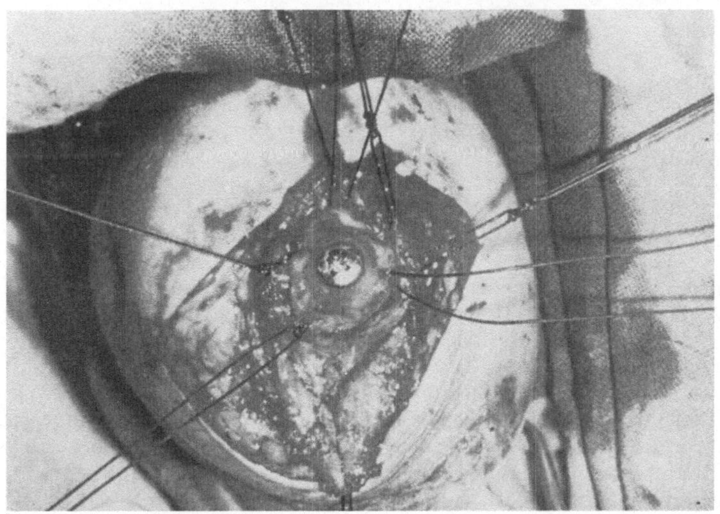

Abb. 4. Das autologe Transplantat des Kindes Marita M. (Kr. Bl. Nr. 2/10 238) ist mittels einer Navicularschraube mit dem Humerusstumpf fest verbunden. Die Periostmuskellappen sind z.T. noch mit Haltefäden angeschlungen, z.T. sind sie bereits mit dem Rand des Transplantates vernäht

bis 1979 ein Wachstum beider Oberarmstümpfe um 7,5 cm erreicht (vgl. Abb. 1a mit Abb. 5a). Die Stumpflänge betrug im April 1974 vor der Stumpfkappenplastik rechts

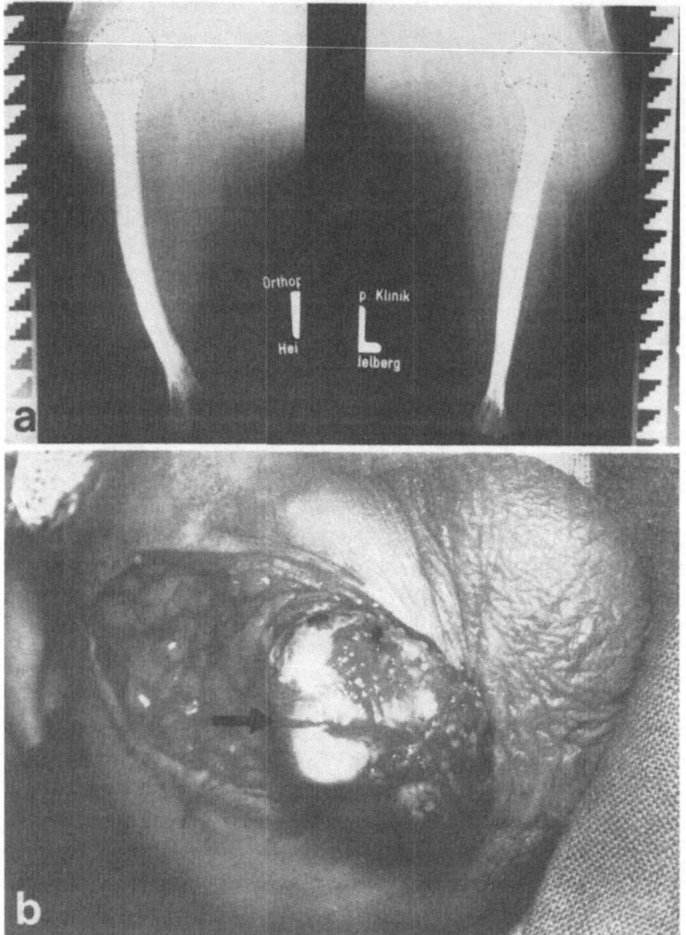

Abb. 5. a Röntgenaufnahme beider Oberarmstümpfe des Kindes M.M. (Kr. Bl. Nr. 2/10 238) 5 1/2 Jahre nach den autologen Stumpfkappenplastiken. Der Längengewinn beträgt beiderseits 7,5 cm (vgl. Abb. 1a). Das beidseitig kolbenförmige Stumpfende dehnt die Haut, durchspießt sie jedoch nicht, **b** Operationssitus beim gleichen Kind während einer Stumpfrevision 4 Jahre nach der autologen Knorpel-Knochentransplantation (siehe Text). Der Pfeil zeigt auf die Entnahmestelle des Materials für die histologische Untersuchung. Der Hautschnitt erfolgte lateral, das knorpelige Stumpfende wurde aus seinem Weichteilmantel herausgestülpt, die belastungsgewohnte Haut liegt jetzt medial davon (rechts oben im Bild)

6,5 cm und links 5,8 cm. Am 2.11.1979 betrug die Stumpflänge rechts 14,0 cm und links 13,3 cm, wobei die Länge von der Höhe des Oberarmkopfes bis zum knöchernen Stumpfende röntgenologisch mit Hilfe eines Meßstabes festgehalten wurde (Abb. 5a).

Das Kind kann seit kurzer Zeit beide Stümpfe vor der Brust zusammenführen. Die Stümpfe werden im alltäglichen Leben direkt eingesetzt und sind ohne Schwierigkeit in der Lage, aktive Greifarme zu führen. Der Vorteil gegenüber der Situation eines beiderseits Schulterexartikulierten ist offensichtlich. Die Stumpfendbelastung wird vor dem Anlegen und nach dem Ablegen der Prothese täglich mit vollem Körpergewicht (jetzt 20,5 kg), zeitweise auch mit zusätzlich angelegten Orthoprothesen der unteren Extremitäten ohne Schmerz ausgeführt, wobei jeder Stumpf die Hälfte dieses Gewichtes aufnimmt. Die Haut weist am Stumpfende eine Beschaffenheit auf, wie wir sie sonst über dem Olecranon antreffen.

Mitte Mai 1978 kam es durch einen Sturz auf den rechten Stumpf zu einer Blutung in den Schleimhautbeutel hinein mit einer prall elastischen Schwellung des Stumpfendes. Bei der etwa 2 Monate nach dem Unfallereignis und 4 Jahre nach den autologen Transplantationen erfolgten rechtsseitigen Stumpfrevision fand sich die pilzförmige Stumpfkuppe zum größten Teil von Pannus bedeckt. Das Pannusgewebe wurde entfernt und zur histologischen Untersuchung gegeben. Danach lag die Knorpeloberfläche weitgehend unversehrt frei (Abb. 5b). Aus dem lateralen Bereich der 4 Jahre zuvor transplantierten Stumpfkuppe wurde ein längsverlaufendes, an der Basis etwa 2 mm breites Knorpel-Knochenstück zur histologischen Untersuchung entnommen (siehe Markierung der Abb. 5b); der Defekt wurde mit Kollagenvlies ausgefüllt und ist auf der Röntgenaufnahme vom 3.11.1979 nicht mehr zu erkennen. Die von W. Puhl durchgeführten histologischen Untersuchungen zeigen lateral Faserknorpel und darüber blutreiches Pannusgewebe, zur Mitte hin jedoch hyalinen Knorpel (Abb. 6a und b). Der Schleimbeutel hat sich in die Strukturen einer Gelenkkapsel umgewandelt.

Beurteilung

Die beiden gezeigten Präparate (Abb. 6a und b) stammen aus einem autologen Knorpelknochentransplantat, das als freies Transplantat verwendet wurde. Der Gewebeblock verblieb vor der hier vorliegenden histologischen Untersuchung über 4 Jahre im stets belasteten Stumpfendbereich. Die histologische Untersuchung kann zeigen, daß es nach dem genannten Zeitraum nicht zu einer Degeneration oder einem Abbau transplantierten Hyalinknorpels kommen muß, sondern daß im Gegenteil vitale Gewebsverbände verbleiben können. Unabdingbare Voraussetzungen für einen solchen Transplantationserfolg sind:

1. *Eine ausreichend schnell aufgebaute trophische Basis, wofür Gefäßanschluß, aber auch eine gelenkähnliche Struktur von Bedeutung sind.*
Im vorliegenden Fall war die über das Transplantat geschlagene Bursa, der eine Gelenkkapselfunktion zugesprochen werden muß, sicher von ausschlaggebender Bedeutung. Breitflächiges Überdecken eines Knorpelknochentransplantates mit einer frischen Wundfläche wird insbesondere dann, wenn keine Verschiebung zwischen den Gewebsverbänden erfolgt, sehr bald zu einer breitflächigen, narbigen Verwachsung und einem Aufbrauch des transplantierten Knorpels führen.
2. *Eine nach Einheilen des Transplantates hinreichende und regelmäßige Stumpfendbelastung.* So differenzieren sich Bindegewebsverbände, insbesondere der Gelenkknorpel, ihrer Belastung entsprechend, worauf W. Puhl in früheren Untersuchungen hinweisen konnte. Die Aufrechterhaltung eines hochdifferenzierten Bindegewebsverbandes, wie es beim Hyalinknorpel vorliegt, erfordert eine adäquate Belastung.

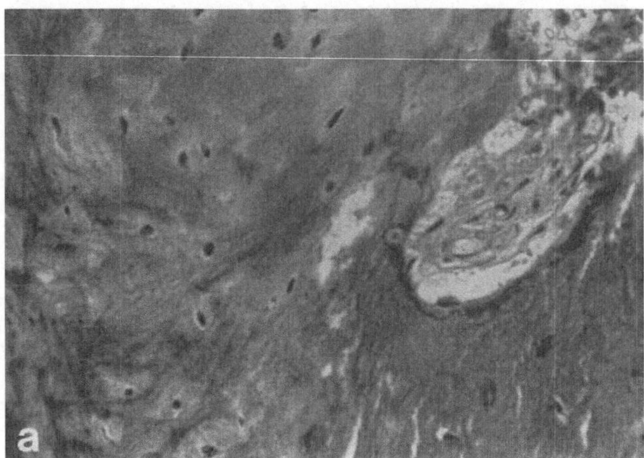

Abb. 6. a Histologischer Schnitt aus der Randzone des autologen Knochentransplantats, Transplantation vor 4 Jahren. Dargestellt ist die Übergangszone des Umbaues von hyalinem- zu Faserknorpel. Im rechten unteren Bild narbiges Bindegewebe, zellarm und kollagenfaserreich. Darüber Gefäßschnitt. Im linken unteren Bildbereich deutliches Vorherrschen von Faserstrukturen, dazwischen jedoch abgerundete Zellen mit deutlichem Hof, damit insgesamt das Bild von Faserknorpel. Lediglich im oberen Bildbereich Mitte sind noch Chondrone erkennbar, die am ehesten als Hyalinknorpel anzusprechen sind

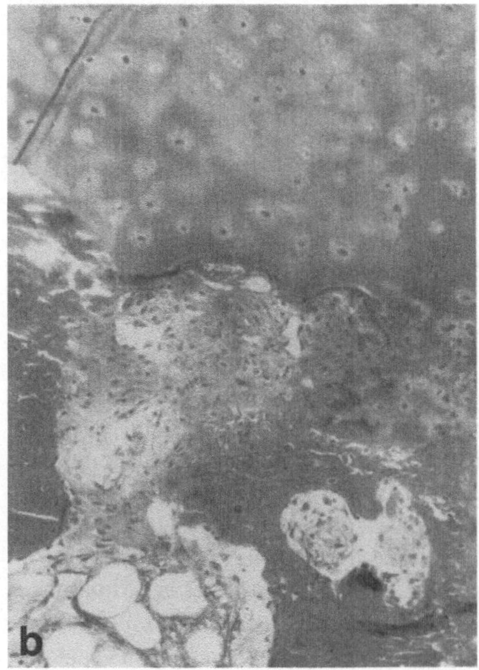

Abb. 6. b Histologischer Schnitt Knorpelknochentransplantat 4 Jahre nach Implantation. Im oberen Bilddrittel typische homogene Intercellularsubstanz ohne Demaskierung von Kollagenfibrillen. Die abgerundeten, von einem deutlichen Hof umgebenen Zellen sind als typische Chondrone hyalinen Knorpels anzusprechen. Das Gewebe ist frei von Clusterbildungen und frei von grösseren zellarmen Bereichen. In der Färbung kommt ein wesentlicher MPS-Verlust nicht zur Darstellung. Dem hyalinen Knorpel fehlen damit die Merkmale des Arthroseknorpels. Das genannte Gewebe ist scharf gegen eine bindegewebige, narbige Platte abgegrenzt, die Gefäße und Fettzellen enthält

Im vorliegenden Fall war eine solche Belastung durch regelmäßiges Stumpfbelastungstraining gegeben. Es muß davon ausgegangen werden, daß der vital erhaltene Gelenkknorpel seine typische Struktur nur durch diese dauernde Beanspruchung behalten konnte.

Die in Abb. 6a und b gezeigten bindegewebigen Narben sind entweder Folge einer in diesem Areal nicht hinreichend hohen Wechseldruckbelastung oder Folge von Verwachsungen zwischen Transplantat und überdeckender Bursa bzw. Folge von Verwachsungen und Zerstörungen des Gewebes durch Pannus.

Durch die autologen Stumpfkappenplastiken wurde der Amputationsstumpf in eine Art von Exarticulationsstumpf umgewandelt. Damit wird es für dieses Mädchen die Komplikation einer drohenden Knochendurchspießung nicht mehr geben, denn Durchspießungen gibt es bei Exarticulationen mit erhaltenem Knorpel nicht. Wir möchten aus diesem Grunde nochmals dringend dazu raten, bei Amputationen im Kindesalter, insbesondere in Höhe des Oberarmes und des Unterschenkels, dem amputierten Gliedabschnitt entnommenes Knorpel-Knochenmaterial unter den knöchernen Stumpf zu transplantieren (E. Marquardt, 1974; E. Marquardt und A.K. Martini, 1978).

Dabei wird der etwa 3 mm hohe knöcherne Anteil des Transplantates in eine ortsständige Periost-Muskelmanschette eingefügt. Die Bildung der oben beschriebenen Knochenpfeiler ist bei einer derartigen primären Transplantation nicht notwendig.

Die Ergebnisse der von E. Marquardt bis 1977 durchgeführten und damit auswertbaren 9 autologen Stumpfkappenplastiken sind an 8 Stümpfen sehr gut. An einem Stumpf (G.F. Krbl. Nr. 2/29433) kam es drei Jahre nach einer ausschließlichen Knorpel-Transplantation bei der Endbelastung erneut zu Schmerzen. Hier war eine Branche des längsgespaltenen Humerus am Knorpel vorbeigewachsen. Um die Endbelastungsfähigkeit wieder herzustellen, habe ich bei gerade ausreichender Stumpflänge eine Winkelostcotomic durchgeführt. Dieser Winkel wird sich im Laufe des Wachstums mit etwa 1,3° bis 1,5° pro Monat wieder ausgleichen, bei konsequent durchgeführtem Endbelastungstraining besteht aber die Chance, daß sich bis dahin ein kräftiger, nicht mehr zur Durchspießung neigender Humerusstumpf entwickelt. Andernfalls ist die Wiederholung der Stumpfkappenplastik oder der Winkelosteotomie sicher besser als eine Nachamputation. Die beiden weiteren Knorpeltransplantationen zeigen ein sehr gutes Ergebnis. Homologe Stumpfkappenplastiken erfüllen ihren Zweck dann am besten, wenn der Knorpel und eine dünne Spongiosaschicht praktisch als Matrix dienen und Eigenspongiosa — fest eingefügt — zwischen die Branchen des distal gespaltenen Humerusstumpfes — die Verbreiterung des knöchernen Stumpfendes und die dauerhafte Endbelastungsfähigkeit bewirkt. Neun der vierzehn homologen Transplantate, bei denen noch keine Eigenspongiosa verwendet wurde, haben ihren Zweck nicht erfüllt.

Über die genauen Nachuntersuchungen soll an anderer Stelle noch ausführlich berichtet werden.

300

Zusammenfassung

Die Zuspitzung des knöchernen Stumpfendes infolge von distalwärts gerichtetem Wachstum und seitlichen Abbauvorgängen ist die häufigste Komplikation an Oberarm- und Unterschenkelstümpfen des Kindes. Nachamputationen führen zu kürzeren und weniger leistungsfähigen Stümpfen und sollten nur noch ausgeführt werden, wenn der Knochen die Haut bereits perforiert hat, jedoch als Vorbereitung späterer plastischer Operationen. Die Umwandlung eines Oberarmkurzstumpfes in einen Schulterexarticulationsstumpf bedeutet für einen beiderseits Oberarmamputierten eine Katastrophe; der Stumpf kann die Prothesen nicht mehr im Raum bewegen; komplizierte, schwere und trotz allen Aufwandes weniger leistungsfähige Prothesen sowie ein größeres Maß an Abhängigkeit von anderen Menschen bestimmen das weitere Leben. Bei langen Oberarm- und Unterschenkelstümpfen hat sich als chirurgischer Eingriff die Winkelosteotomie bewährt. Für Oberarmkurzstümpfe hat E. Marquardt in Anlehnung an Swanson (USA 1972) und Buchtiarow (UdSSR 1973) die Stumpfkappenplastik mit autologen und homologen Knorpel-Knochen-Transplantaten entwickelt. Wenn irgend möglich, sollte das autoplastische Transplantat dem zu amputierenden Gliedabschnitt entnommen werden. Bei Gliedmaßenfehlbildungen, z.B. beim zusätzlichen subtotalen Femurdefekt (PFFD, Typ D) können Transplantate aus dem Bereich der Femurcondylen entnommen werden. Sonst ist das Darmbein der wichtigste Entnahmebereich. Homoplastische Transplantate haben sich nur dann bewährt, wenn sie zusammen mit autologer Spongiosa verwendet wurden. Die Amputationstechnik wird in ihren Einzelheiten dargestellt. Über die bisherigen Ergebnisse wird berichtet.

Literatur

Aitken G T (1969) Osseus Overgrowth in Amputation in Children. In: Limb Development and Deformity: Problems of Evaluation and Rehabilitation. Chester A. Swinyard (Ed). Thomas, Springfield

Buchtiarow O A (1973) Rekonstruktionsplastische Operationen an den Extremitätenstümpfen mit der Verwendung der knochen-knorpeligen Homo- und Heterotransplantate in Verbindung mit der Prothetik. 1. Internat Kongreß für Prothesentechnik und funktionelle Rehabilitation. Wien, Österreich. Proceedings Bd I: 45—46

Kühne D, Lenz W, et al (1967) Defekt von Femur und Fibula mit Amelie-Peromelie oder ulnaren Strahldefekten der Arme — Ein Syndrom. Humangenetik 3: 244—263

Marquardt E (1972) Steigerung der Effektivität von Oberarmprothesen durch Winkelosteotomie. Rehabilitation 11: 244

Marquardt E (1975) Osteotomia Katowa Kikuta Ramienia. Protezowanie Typu Czynnego po Amputacjach w Obrebie Konczyn Gornych. Poznan, S 37—50

Marquardt E(1974) Derzeitiger Stand der prothetischen Versorgung von Gliedmaßenverlusten. Unfallmedizinische Tagung des Landesverbandes Hessen-Mittelrhein der gewerblichen Berufsgenossenschaften in Mainz am 9./10.11.1974, veröffentlicht in Heft 23 der Schriftenreihe „Unfallmedizinische Tagungen der Landesverbände der gewerblichen Berufsgenossenschaften", herausgegeben vom Hauptverband der gewerblichen Berufsgenossenschaften e V, Bonn

Marquardt E (1976) Plastische Operationen bei drohender Knochendurchspießung am kindlichen Oberarmstumpf. Z Orthop 114: 711—714

Marquardt E, Martini A K (1979) Gesichtspunkte der Amputations-Chirurgie der oberen Extremitäten. Z Orthop 117: 622–631

Marquardt E, Neff G (1974) The Angulation Osteotomy of Above-elbow Stumps. Clin Orthop 104: 232

Neff G, Marquardt E (1977) Erworbene Amputationen, spezieller Teil, Oberarm. In: Baumgartner R (Hrsg) Amputation und Prothesenversorgung beim Kind. Enke Verlag, Stuttgart, S 23–26

Puhl W (1972) Die Mikromorphologie der Gelenkknorpeloberfläche. Habil-Schrift

Puhl W (1974) Die Mikromorphologie gesunder Gelenkknorpeloberflächen. Z Orthop 112: 262

Puhl W (1980) Morphologische Grundlagen der Belastbarkeit von Knorpelgewebe. In: Cotta H, Krahl H, Steinbrück K (Hrsg) Die Belastungstoleranz des Bewegungsapparates. Thieme, Stuttgart New York

Swanson A B (1972) Silicone-Rubber Implants to Control the Overgrowth Phenomenon in the Juvenile Amputee. Inter-Clinic Inform Bull 11: 5

Ohrmuschelrekonstruktion aus körpereigenem Rippenknorpel – Unser operatives Vorgehen: Bei angeborener Mikrotie zum Ohrmuschelaufbau

M. Hiramoto, N. Tamura und Y. Nishimura, Kurashiki

Ein totaler Ohrmuschelaufbau zählt mit zu den schwierigsten Aufgaben der Wiederherstellungschirurgie. Dabei muß unterschieden werden, ob die Mikrotie sich nach einem Trauma oder aus einer angeborenen Mißbildung ergibt.

Liegt eine einseitige Mikrotie mit Gehörgangsatresie und Mißbildung des Mittelohrapparates vor, so kann der Ohrmuschelrekonstruktion vor der Tympanoplastik der Vorzug gegeben werden, da aufgrund des normal hörenden, kontralateralen Ohres der Spracherwerb unbehindert ist. Bei der beiderseitigen Mikrotie wird natürlich als erstes grundsätzlich die gehörverbessernde Operation durchgeführt.

Der beste Zeitpunkt für die Ohrmuschelplastik liegt zwischen dem 7. und dem 10. Lebensjahr. Zuweilen führen wir aus psychosomatischen Gründen die Operation im Vorschulalter aus.

Wir haben zur Korrektur der Mikrotie eine plastische Operation meistens in 3 oder 4 Schritten durchgeführt.

Operation

Ein 7jähriger Junge hat eine angeborene Mikrotie rechts (Abb. 1). Befund: Annähernd normales Ohrläppchen. Kein Cavum conchae. Der obere Anteil der Ohrmuschel ist rudimentär, besitzt eine Wulstform und enthält nur noch Knorpelreste.

1. Schritt: Schaffung des Stützskelets der Ohrmuschel und Einlagern der Knorpelrahmens. Durch Auflagerung einer Röntgenfolie wird der mit Methylenblau gezeich-

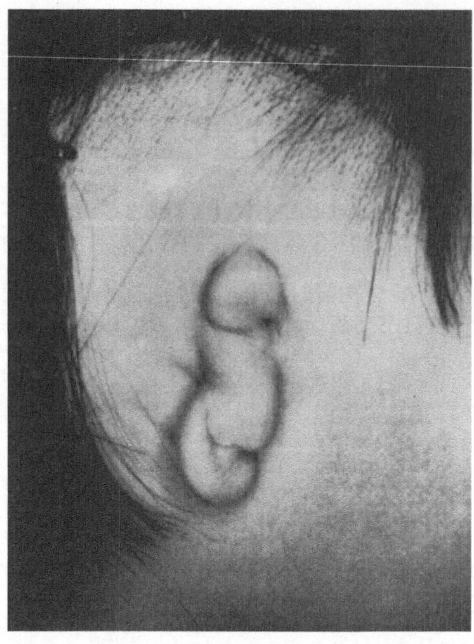

Abb. 1. Ein 7jähriger Junge hat eine Mikrotie rechts

nete Helixrand entsprechend der normal konfigurierten kontralateralen Ohrmuschel auf die andere mißgebildete Seite übertragen. Wir legen die Incision ebenfalls ähnlich der von Tanzer, um gleichzeitig das Ohrläppchen in seine natürliche Position zu bringen. Das Ohrmuschelrudiment wird nämlich nach rückwärts verschoben entsprechend der sogenannten „Switch-back" Methode.

Bei der Bildung einer Tasche durch Unterminierung ist es wichtig, daß die Haut über der Tasche ausgedünnt wird! Dadurch kommt es zu einer besseren Konturierung!

Die Entnahme von Knorpel der 7., 8. und 9. Rippe erfolgt auf derselben Seite des Thorax. Mit dem Knorpel der 7. und 8. Rippe wird der Hauptteil der Helix und Anthelix gebildet, mit der 9. Rippe wird der Helixrand und der vordere Schenkel der Anthelix gebildet, verstärkt und geglättet. Die Knorpelteile werden durch Nylonfäden oder Stahldraht verbunden.

Die Implantation des so vorbereiteten Knorpelgerüstes erfolgt durch eine Incision über dem planum mastoideum, wodurch mittels „Switch-back" gleichzeitig das zu weit ventral liegende Ohrläppchenrudiment in seine natürliche Position gebracht wird (Abb. 2).

Das Knorpeltransplantat wird durch Streifen von Vaselingaze oder Tulle-gras und Matratzennähten in seiner neuen Position fixiert.

2. Schritt: Die Anhebung der Ohrmuschel. Drei oder vier Monate nach der Implantation des knorpeligen Stützgerüstes kann die teilrekonstruierte Ohrmuschel vom Kopf abgehoben werden. Hierbei wird nach Möglichkeit ca. 0,5 cm außerhalb des Knorpeltransplantates die Haut incidiert und die Ohrmuschel abgehoben (Abb. 3). Die angehobene Rückfläche der Ohrmuschel und die Temporalregion kann mit einem Vollhautstück epithelisiert werden.

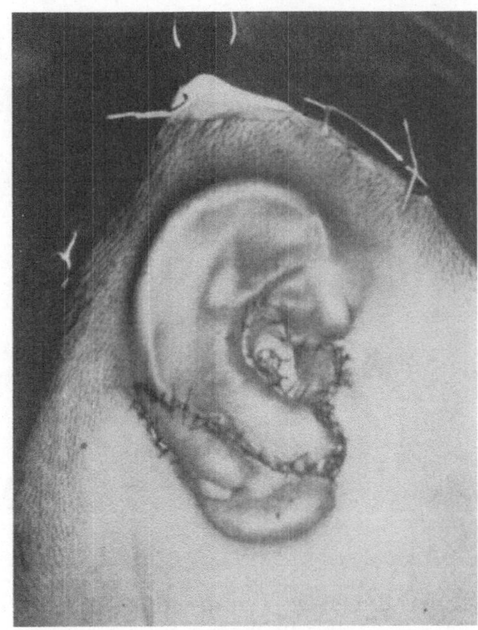

Abb. 2. Unmittelbar nach der ersten
Operation

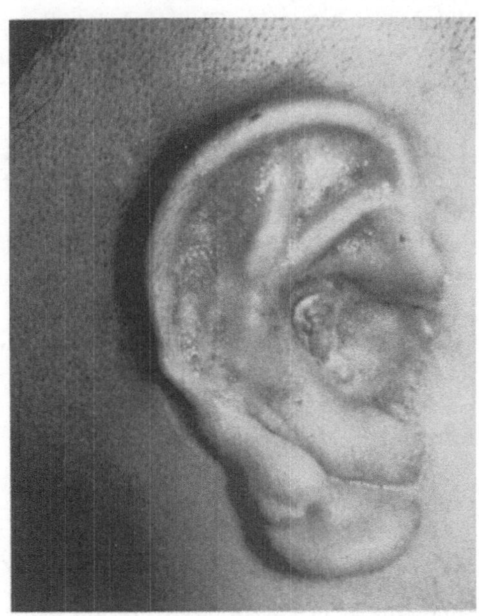

Abb. 3. 6 Monate nach dem ersten
Schritt vor der zweiten Operation

3. bis 4. Schritt: Die weitere Verbesserung. Für die weitere Verbesserung haben wir
die Bildung des Tragus und die Vertiefung des Cavum conchae durchgeführt. Um die
neuaufgebaute Ohrmuschel mehr dreidimensional gestalten zu können, müssen ein
prominenter Tragus und eine tiefe Concha erreicht werden. In der Regel läßt sich der

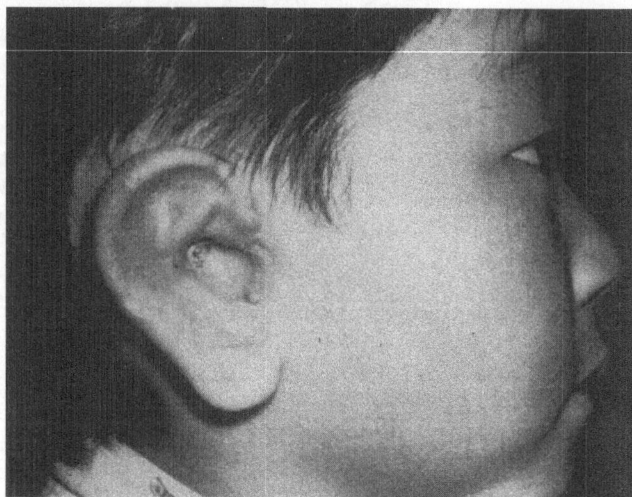

Abb. 4. 10 Monate nach der ersten Operation

Tragus durch die Transposition des mißgebildeten oberen Ohrmuschelrudiments an seiner normalen Stelle gestalten.

Die Schaffung der Conchaform ist zusammen mit dem Helix-Anthelix-Bereich im Rahmen einer totalen Ohrmuschel-Aufbauplastik der wichtigste Rekonstruktionsbereich. Wir excidieren in dem geplanten Conchabereich das subcutane Gewebe bis auf das Periost des Mastoids und decken diesen Bezirk in der ersten operativen Sitzung mit einem freien Vollhauttranasplantat.

Eine bewährte Methode für die Gewinnung der Tiefe der Concha ist die nach Converse, wobei die Haut der rekonstruierten flachen Ohrconcha incidiert wird und nach dem Anheben von der Unterlage des Kopfes nach unten geschlagen wird. Auf die danach entstehende desepithelisierte Hautfläche wird ein freies Composite graft von der intakten Ohrconcha der Gegenseite in entsprechender Größe transplantiert und fixiert.

Die Nachbesserung der Narbe ist auch wichtig und notwendig (Abb. 4).

Literatur

Converse J M (1968) Construction of the auricle in unilateral congenital microtia. Trans Am Acad Ophth & Otol 72: 995–1013

Fukuda O (1974) The microtic ear: Survey of 180 cases in 10 years. Plast Reconstr Surg 53: 458–463

Hiramoto M (1978) Rekonstruktion der gesamten Ohrmuschel – Unser operatives Vorgehen: Bei angeborener Mikrotie zum Ohrmuschelaufbau. Jahresbericht des Kurashiki-Zentralhospitals 47: 47–54

Ogino Y (1973) Construction of the auricle and the external auditory canal. Plastic Surgery of the Face. Morimoto (Ed). Igaku-Shoin Ltd, Tokyo

Tanzer R C (1971) Total reconstruction of the auricle – The evolution of a plan of treatment. Plast Reconstr Surg 47: 523–533

Heterologe Trachealtransplantationen im Tierexperiment.
Eine lichtmikroskopische, raster- und transmissionselektronenmikroskopische Untersuchung*

O. Staindl und A. Lemetschwandtner**, Salzburg

Einleitung

Zur Rekonstruktion subglottischer Trachealdefekte stehen heute im wesentlichen
drei Verfahren zur Verfügung. Es sind dies 1. Die Querresektion der Trachea mit End-
zu-End-Anastomose, 2. die Längsspaltung der Trachea und Tracheopexie (Verfahren
nach Rethie) und 3. die Transplantation von äußerer Haut und Knorpel in Form eines
Composite-graft (Zehm, 1977). Da bei diesen Verfahren Mängel nicht immer ausgeschlossen werden können, ist es verständlich, daß in tierexperimentellen Studien der
Versuch unternommen wurde, der Lösung des Problemes eines Defektersatzes der
Trachea mittels *Transplantation* näherzukommen. Die Ergebnisse dieser Arbeiten
waren bisher wenig ermutigend. Ilberg und Mitarbeiter (1977) berichten dann erstmals über die erfolgreiche Einheilung von homoiotransplantierten, Cialit-fixierten
Trachealsegmenten bei Hunden.

In unseren Untersuchungen haben wir uns die Aufgabe gestellt zu prüfen, ob
Cialit-fixierte, heterologe (humane) Trachealanteile in die Schweinetrachea einheilen. Darüber hinaus standen drei Fragestellungen im Mittelpunkt unseres Interesses:
1. Wie verhält sich das Epithel des Transplantates?
2. Was geschieht mit dem Knorpelanteil des Transplantates?
3. Bis zu welcher Größe kann ein Trachealdefekt durch ein Cilalit-fixiertes heterologes Transplantat ohne schwere Anzeichen einer respiratorischen Insuffizienz
   überbrückt werden?

Material und Methoden

Die Transplantationen wurden an zwölf 3-Monate alten Ferkeln (Sus domestica)
(Körpergewicht: 19–23 kg) in Intubationsnarkose durchgeführt. Im einzelnen
wurde experimentell ein fensterförmiger Trachealdefekt gesetzt, der in der Folge
durch ein genau eingepaßtes, Cialit-fixiertes humanes Trachealstück samt Knorpel behoben wurde. Die Tiere erhielten in den ersten drei Tagen p.o. Vibravenöse
intravenös injiziert und wurden dann unter den üblichen Bedingungen der Schweine-
zucht auf einem Bauerhof gehalten.

Nach 72–120 Tagen (Gruppe I) und 228–269 Tagen (Gruppe II) wurden die
Tiere getötet, die Tracheen entnommen und für die makroskopische, mikroskopische, raster- und transmissionselektronenmikroskopische Befundung vorbereitet.

* Diese Arbeit wurde durch den Fond zur Förderung der wissenschaftlichen Forschung unterstützt.
** Die Autoren danken Frau S. Tholo sehr herzlich für die ausgezeichnete Assistenz
   und Herrn A. Laminger für die fotografische Dokumentation.

306

Ergebnisse

Die gesunde Schweinetrachea

Die normale Schweinetrachea ist aus 32–36 Knorpelringen aufgebaut. Die wesentlichsten Unterschiede gegenüber der menschlichen Trachea sind 1. die dorsale Überlappung der Trachealknorpel (bis zu einem Siebentel der Circumferenz), 2. das dadurch bedingte Fehlen einer Pars membranacea und 3. die intratracheale Lage des Musculus transversus. Der histologische Aufbau der normalen Schweinetrachea ist in Abb. 1 ersichtlich. Das respiratorische Epithel ist durch ein Vorherrschen cilientragender Epithelzellen charakterisiert. Das Verhältnis von cilientragenden zu mikrovillitragenden Epithelzellen variiert dabei lokal sehr stark. Lamina propria, Submucosa mit sero-mucösen Drüsen, Fettgewebe, Knorpel- und Bindegewebe schließen sich an. Das rasterelektronenmikroskopische Bild (Abb. 2) bestätigt das Dominieren der cilierten Epithelzellen im respiratorischen Epithel. Der feinstrukturelle Aufbau des respiratorischen Epithels der Schweinetrachea ist in Abb. 3 wiedergegeben.

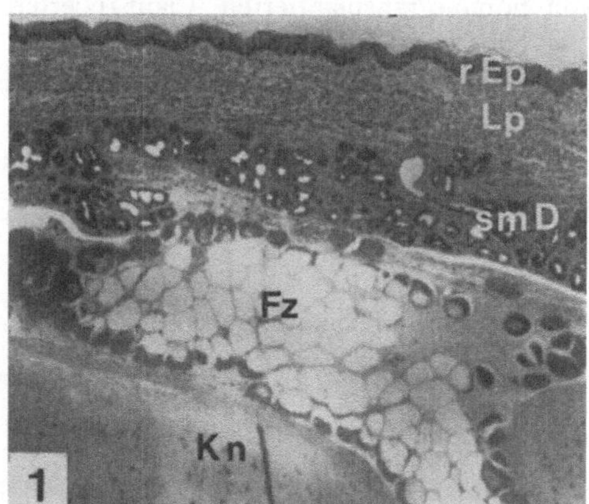

Abb. 1. Histologischer Aufbau der Schweinetrachea. Kontrollbereich unterhalb des Transplantates. rEp respiratorisches Epithel, Lp Lamina propria, smD sero-mucöse Drüsen der Submucosa, Fz Fettzellen, Kn Trachealknorpel. Semidünnschnitt (1 μm), Methylenblau-Azur II. x 640

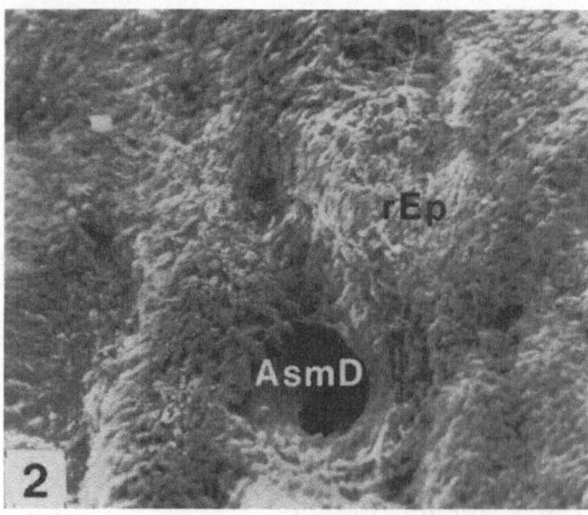

Abb. 2. Respiratorisches Epithel des Kontrollbereiches mit Ausführungsgang (AsmD) der sero-mucösen Drüsen. Rasterelektronenmikroskopische Aufnahme. x 240

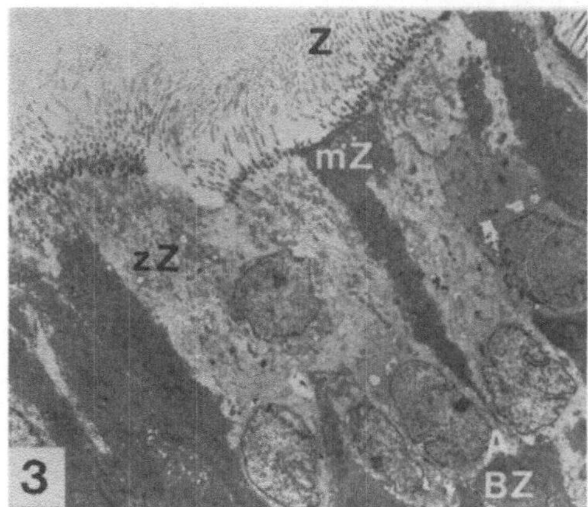

Abb. 3. Feinstruktur des respiratorischen Epithels des Kontrollbereiches mit hellen cilientragenden (zZ), dunklen mikrovillitragenden (mZ) Zellen und keilförmigen, dunklen Basalzellen (BZ). x 1650

Das Transplantat

Zur Frage des Epithels: Im Transplantat war eine vollständige Epithelisierung vorhanden, die sich makroskopisch nicht von der der Wirtstrachea unterscheiden ließ. Der histologische Befund zeigte jedoch, daß der normale, mehrreihige Aufbau des Trachealepithels gestört ist und zunehmend ein mehrschichtiges Epithel mit nur wenigen cilientragenden Epithelzellen anzutreffen ist (Abb. 4). Der Rückgang der cilientragenden Epithelzellen im Transplantat wird besonders im rasterelektronenmikroskopischen Bild deutlich (Abb. 5). Das feinstrukturelle Bild verdeutlicht diese Befunde (Abb. 6).

Zur Frage des Knorpels

Nach dreimonatiger Beobachtungszeit wurden als erste Anzeichen eines beginnenden Knorpelabbaues ein verstärktes Einsprossen von Blutgefäßen und eine Vergrößerung

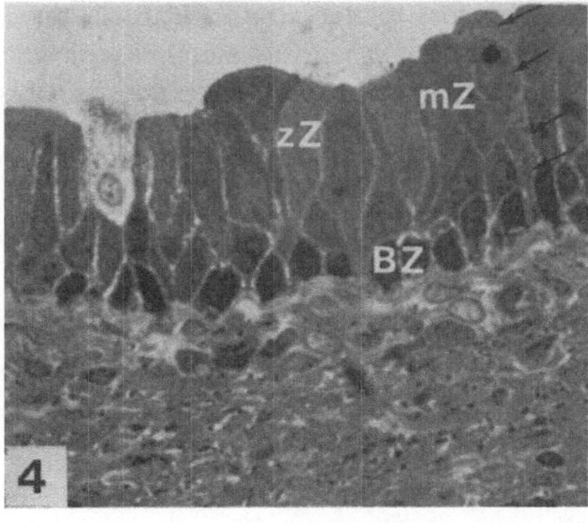

Abb. 4. Histologischer Aufbau des Epithels des Transplantates mit vorherrschenden mikrovillitragenden Zellen (mZ) und nur wenigen cilientragenden Epithelzellen (zZ). Beachten Sie, daß an verschiedenen Stellen bereits Ansätze eines mehrschichtigen Aufbaues des Trachealepithels zu beobachten sind (Pfeile). BZ Basalzellen. Semidünnschnitt (1 μm). Methylenblau-Azur II. x 620

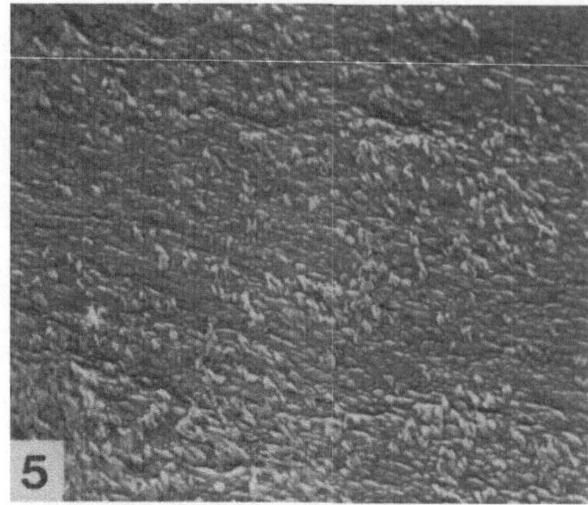

Abb. 5. Epithel des Transplantates mit vorherrschenden, mikrovillitragenden Zellen. Rasterelektronenmikroskopische Aufnahme. x 140

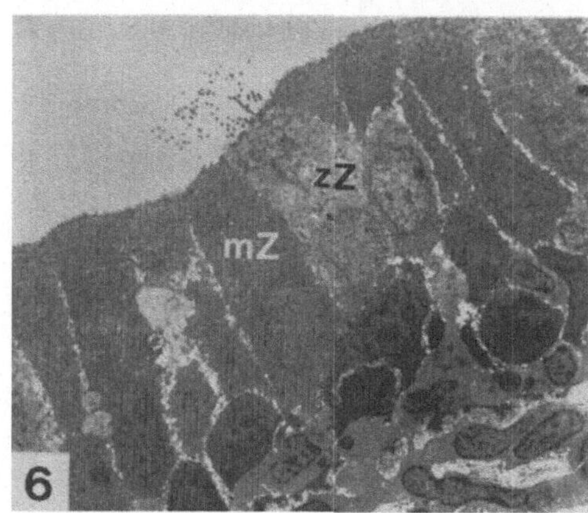

Abb. 6. Feinstruktur des Epithels des Transplantates. zZ cilientragende Zellen, mZ mikrovillitragende Zellen. x 1280

der sie umgebenden Resorptionshöfe beobachtet. In allen Fällen konnten jedoch Reste erhaltenen Knorpels nachgewiesen werden.

Nach neunmonatiger Beobachtungszeit waren keine Knorpelreste mehr vorhanden. Der Knorpel war in straffes Narben- und Bindegewebe umgewandelt worden, das aber für eine ausreichende Stabilität des Trachealrohres sorgte.

Eine Submucosa mit seromucösen Drüsen und ihren Ausfuhrgängen fehlte im Transplantat erwartungsgemäß.

Zur Frage der maximalen Größe eines mit Cialit-fixierten, heterologen Transplantat behebbaren Trachealdefektes

Bei zwei Ferkeln versuchten wir, die volle Circumferenz der Trachea durch ein Cialit-fixiertes, humanes Trachealsegment zu ersetzen. Diese Versuche sind mißlungen. Die Tiere mußten am dritten Tag p.o. mit Anzeichen schwerer respiratorischer Insuffizienz getötet werden. Das transplantierte Segment wurde zu groß gewählt, sodaß die Stabilität des Trachealrohres nicht mehr gewährleistet war und es zu einem Trachealkollaps kam. Wir leiten daraus ab, daß die Größe transplantierbarer, Cialit-fixiertes heterologer Trachealanteile im Tierversuch mit 6–7 cm^2 zu limitieren ist.

Schlußfolgerungen

1. Heterologe, Cialit-fixierte Trachealanteile (humane) heilen in die Schweinetrachea ein.
2. Das von der Wirtstrachea gebildete und das Transplantat deckende Epithel ist mehrschichtig, wobei mikrovillitragende Zellen vorherrschen.
3. Die Knorpelsubstanz des Transplantates wird mit zunehmender Verweildauer abgebaut und durch straffes Narben- und Bindegewebe ersetzt.
4. Solange die so entstandene narbige Bindegewebsplatte die Stabilität der Trachea gewährleistet, ist die Behebung eines Trachealdefektes durch ein heterologes, Cialit-fixiertes Transplantat im Tierversuch funktionell als gelungen zu bezeichnen.
6. Die Größe transplantierbarer heterologer Trachealanteile war im vorliegenden Tierexperiment mit 6–7 cm^2 zu limitieren.

Literatur

1 Ilberg C von, Kitano S, Schmidt A (1972) Das Cialit-konservierte Trachealtransplantat. Laryngol Rhinol Otol (Stuttg) 56: 814–823
2 Staindl O, Lametschwandtner A, Zimmermann G, Adam H (1979) Ergebnisse heterologer Trachealtransplantationen im Tierexperiment. II. Licht-, raster- und transmissionselektronenmikroskopische Befunde am Trachealtransplantat. HNO 27: 211–226
3 Staindl O, Lametschwandtner A (1979) Ergebnisse heterologer Trachealtransplantationen im Tierexperiment. I. Operationstechnik und erste licht- und rasterelektronenmikroskopische Befunde am Trachealepithel. HNO 27: 7–13
4 Zehm S (1977) The use of composite-grafts for reconstruction of the trachea and subglottic airways. Trans Am Acad Ophthalmol Otolaryngol 84: 934

Untersuchungen zum Trachealersatz durch homologe Segmentimplantate

K. Foet, Würzburg

Die Frage nach dem geeigneten Trachealersatz in der Chirurgie der Trachea ist noch nicht gelöst. Tierexperimentelle Untersuchungen mit homologen, in Cialit konservierten Knorpelteilen zum Wiederaufbau von Vorderwanddefekten der Trachea wurden von Weidauer, Illberg und Herberhold durchgeführt.

In der vorliegenden Studie sollen unsere Ergebnisse zum Trachealersatz durch homologe Segmentimplantate mitgeteilt werden. Referenztier war die adulte Albinoratte, Typ Wistar. Jeweils drei zusammenhängende homologe Trachealsegmente von Spendertieren wurden nach Konservierung in Cialit, einer organischen Quecksilberverbindung vor der eigentlichen Implantation in die Trachea des Empfängertieres für fünf Wochen in das paratracheale Gewebe vorimplantiert. Hierdurch sollte eine allseitige Umscheidung der Segmente mit Bindegewebe erreicht werden. Um eine unkontrollierte bindegewebige Proliferation in das Lumen der Segmente zu verhindern, wurde ein ausreichend weites Silikonröhrchen eingelegt, das lediglich eine feine filmartige bindegewebige Proliferation als Lager für die spätere Epithelregeneration ermöglichen sollte. Nach 5 Wochen wurde das Trachealsegment aus seinem paratrachealen Implantatlager entnommen und unter mikrochirurgischen Bedingungen nach Resektion von drei Trachealsegmenten in die Trachea durch End-zu-End-Anastomose mit Chromat 6/0 implantiert. Die Tötung der Tiere erfolgte zeitlich gestaffelt bis drei Monate nach Implantation. Insgesamt gingen 20 Tiere in die Auswertung ein.

In der Auswertung wurden das biologische Verhalten des implantierten homologen Segmentknorpels im Empfängertier, die Schleimhautregeneration sowie die Frage nach möglichen Stenosierungen des Tracheallumens untersucht.

Als Untersuchungsverfahren dienten histologische, fluorescenzmikroskopische sowie Vitalfarbstoffuntersuchungen. Die fluorescenzmikroskopischen Untersuchungen wurden als Vitalfluorchromierung mit dem Farbstoff Acridinorange durchgeführt. Die Vitalfärbung erfolgte mit Neutralrot, das durch Pinocytose in das Cytoplasma der lebenden Zelle aufgenommen wird (Winkler).

Ergebnisse

Alle operierten Tiere wiesen nach Implantation eine stridoröse Atmung auf, die sich zum Teil nach wenigen Tagen, bei einigen Tieren aber erst nach 4 Wochen vollständig legte. Nach Tötung der Tiere zeigten sich reizlose Implantatlager. Die Implantate waren von feinen Gefäßen umgeben, gut adaptiert und fügten sich in die Kontinuität der Trachea ein (Abb. 1). Makroskopisch war neben einer meist geringen Stenosebildung (Abb. 2) eine deutliche Knorpelsequestrierung sowie eine Verhärtung festzustellen. Die bei allen Tieren vorhandene Stenose verlegte das Lumen zum Teil nur geringfügig, zum Teil bis auf 2/3 des Querschnittes.

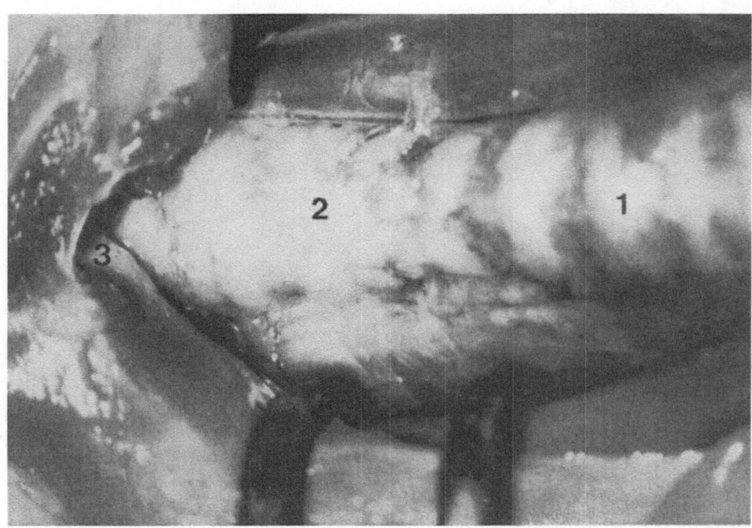

Abb. 1. Trachealsegmentimplantate 5 Wochen nach Implantation (*1* = cervicale Trachea, *2* = Segmentimplantat, *3* = Sternum)

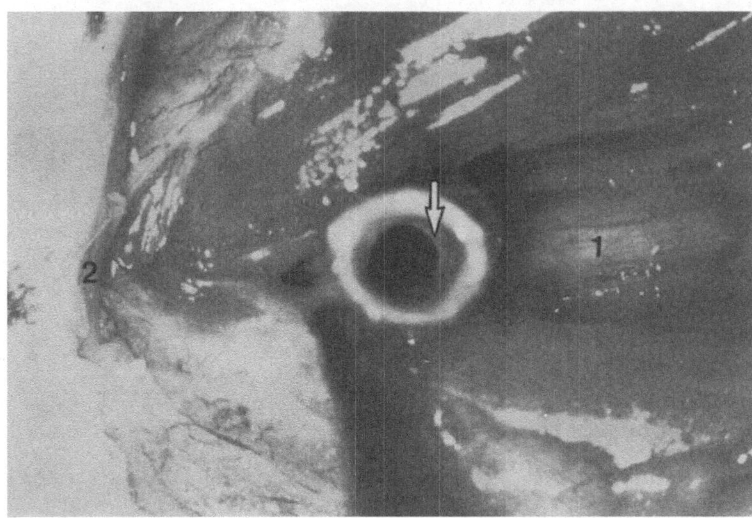

Abb. 2. Stenose (←) des Tracheallumens im Segmentimplantat (*1* = Oesophagus, *2* = Sternum)

Mikroskopisch fanden sich keine Rundzelleninfiltrationen. Alle Knorpelsegmentimplantate wiesen einen, zum Teil jedoch mehrere Knorpelsequester auf (Abb. 3). An diesen Spalten waren Fibrocytenansammlungen und lockeres Bindegewebe sichtbar (Abb. 4); in die Einbruchzone waren Gefäße eingewachsen. Insbesondere im Anasto-

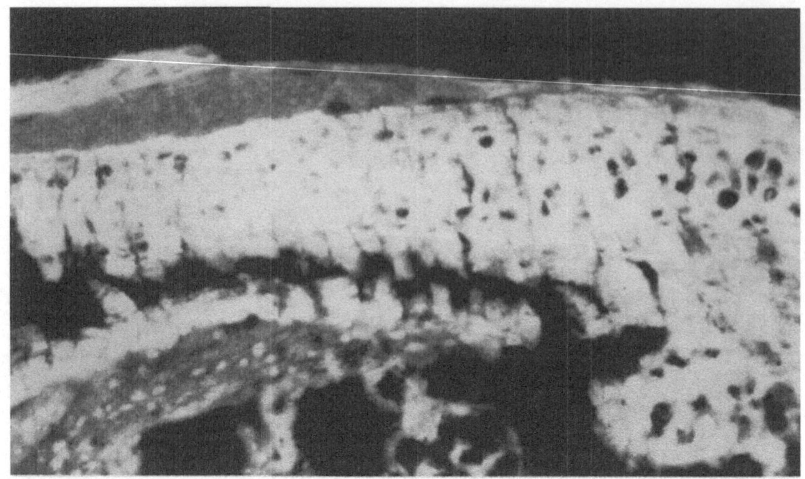

Abb. 3. Knorpelsequestrierung im Segmentimplantat; Fluorescenz; 40fach

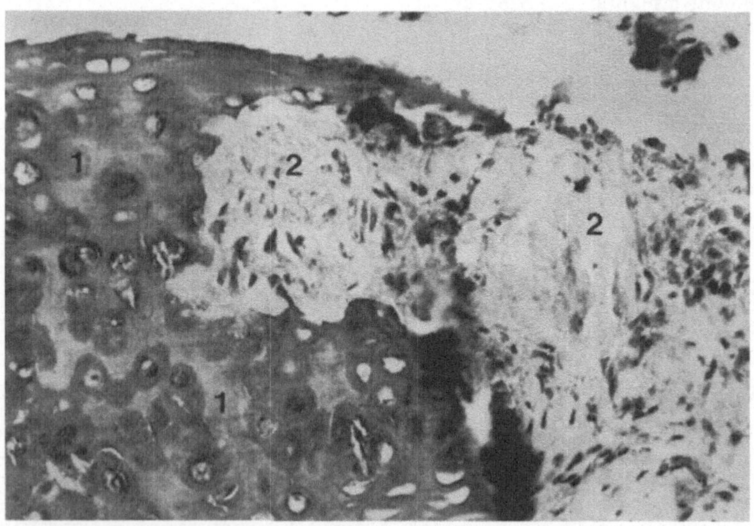

Abb. 4. Bindegewebige Proliferation in die Bruchspalten (*1* = Segmentknorpel, *2* = Bindegewebe); Tri − PAS; 80fach

mosenbereich war auch körpereigener Knorpel resorbiert und bindegewebig substituiert. Appositionelles Wachstum im Anastomosenbereich war vereinzelt nachweisbar (Abb. 5) wobei der neugebildete Knorpel zapfenförmig in Resorptionszonen des Implantates vorwuchs. In den Segmentimplantaten selbst ließ sich gleichmäßig verteilt Kalk nachweisen, teils punktförmig intracellulär, teils großflächig ganze Chondrome überdeckend (Abb. 6).

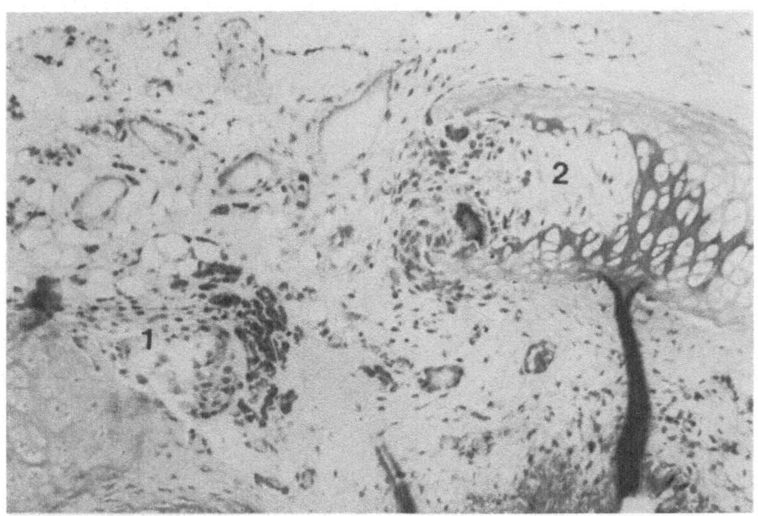

Abb. 5. Appositionelles Wachstum (*1*) vom Perichondrium; Resorptionszone (*2*); Tri – PAS; 50fach

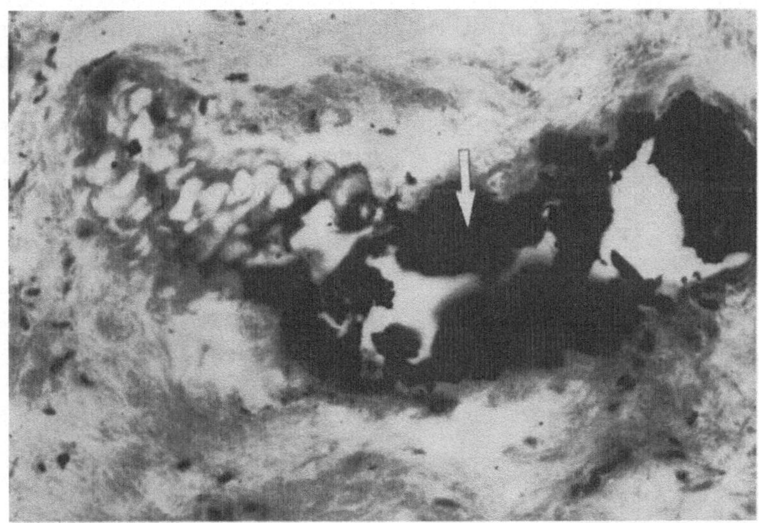

Abb. 6. Kalkeinlagerung im sequestrierten Segmentknorpel (←——→); Kossa, 100fach

Eine deutliche Schleimhautproliferation war bereits drei Tage nach Implantation sichtbar (Foet), ausgehend vom Anastomosenbereich. Nach vier Tagen fand sich eine feinschichtige, aus cubischen Zellen aufgebaute Ersatzschleimhaut. Nach 10 Tagen war bereits ein Ring vollständig von neuer Schleimhaut bedeckt (Abb. 7). Parallel ging jedoch auch eine bindegewebige Proliferation von der Lamina propria und vom

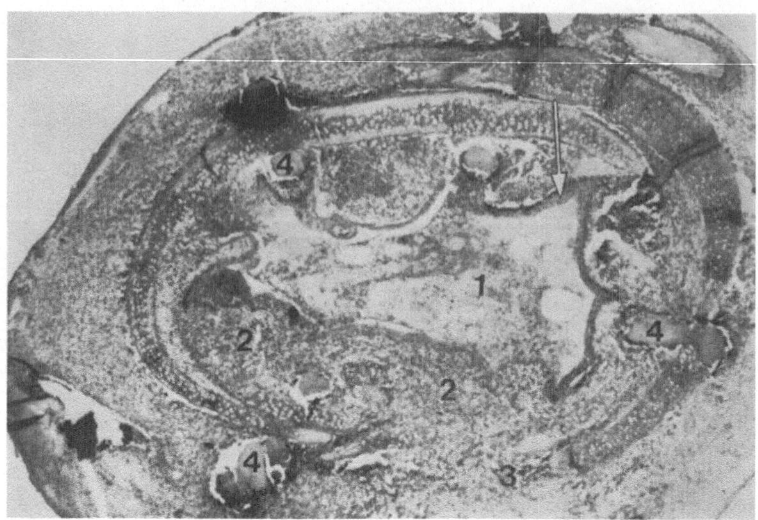

Abb. 7. Epithelregeneration (←——) 10 Tage nach Implantation (*1* = Tracheallumen; *2* = bindegewebige Proliferation, *3* = Paries membranaceus, *4* Anatomosennaht); Tri — PAS

Paries membranaceus aus, die letztlich zu den Stenosierungen des Lumens in Segmentimplantatmitte führte. Nach einem Monat war das gesamte Implantat von regenerierter Schleimhaut bedeckt.

Vitale Knorpelzellen waren im Segmentimplantat nicht nachweisbar (Abb. 8a, b).

Zusammenfassend kann gesagt werden, daß in der vorliegenden Studie nach paratrachealer Vorimplantation eine reizlose Einheilung der Trachealsegmentimplantate stattfindet.

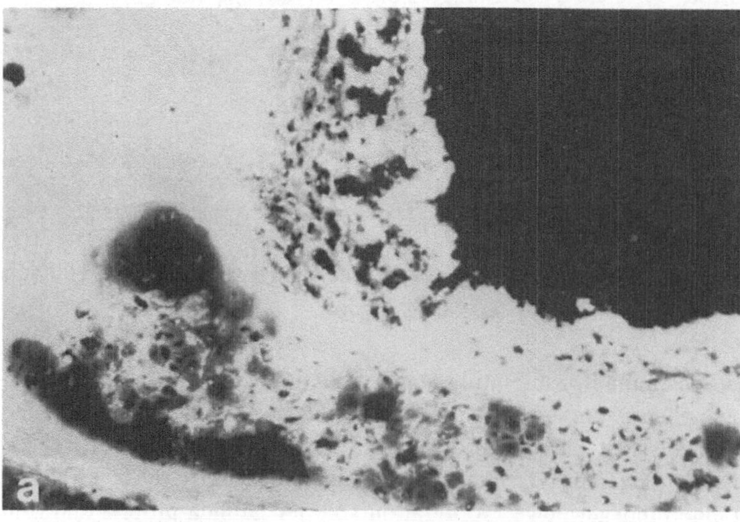

Abb. 8a

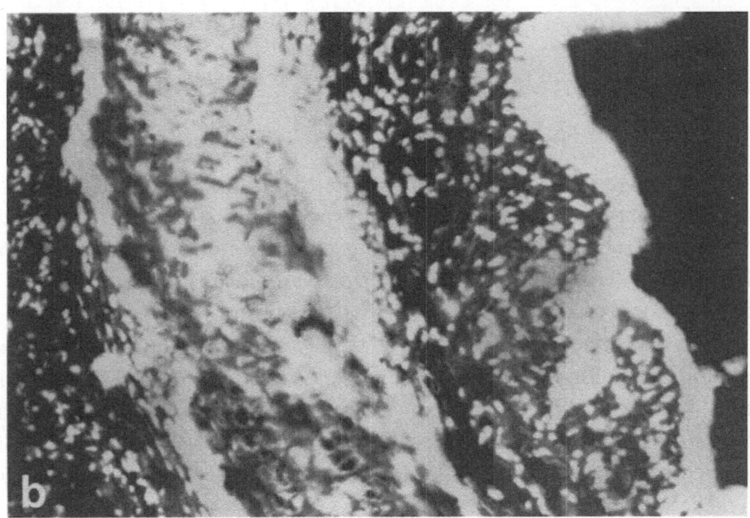

Abb. 8. a Avitaler Segmentknorpel; Fluorescenz mit Acridinorange; 30fach, **b** Vitaler Trachealknorpel zum Vergleich; Fluorescenz mit Acridinorange; 30fach

Eine Revitalisierung von Teilen des homologen Segmentimplantates kommt nicht zur Beobachtung. Das Segmentimplantat bleibt durch die diffuse Kalkeinlagerung stabil und scheint daher als Trachealersatz geeignet. Da letztlich jedoch die bindegewebige Proliferation in der Dauer die epitheliale Regeneration überflügelt, was sich morphologisch als Stenose manifestiert, ist in dieser Hinsicht die Limitierung in der klinischen Anwendbarkeit gesetzt.

Literatur

1 Foet K (1979) Autoradiographische Untersuchungen zur Regeneration der wachsenden Trachea nach Proliferationsreiz. Arch Oto-Rhino-Laryng 223: 2−4, 272
2 Herberhold C (1977) Konservierte homologe Trachealsegmente zur Deckung von Luftröhrendefekten im Tierexperiment. Arch Oto-Rhino-Laryng 216
3 Illberg C von (1977) Das Cialit-konservierte Homoiotransplantat der Trachea. Arch Oto-Rhino-Laryng 216
4 Weidauer H (1977) Untersuchungen zum Verhalten von Cialit-konservierten Trachealtransplantaten. Arch Oto-Rhino-Laryng 216
5 Winkler J (1973) Vitalfärbung von Lysosomen und anderen Zellorganellen der Ratte mit Neutralrot. Habilitationsschrift, Würzburg

316

Das Cialit-konservierte Trachealtransplantat im Tierversuch

H. Weidauer, Heidelberg

Durch Langzeitintubation und Langzeitbeatmung polytraumatisierter Patienten ist die Zahl narbiger Trachealstenosen sprunghaft angestiegen. Überschreiten sie eine Länge von über 5 cm, ist eine Langzeitbehandlung von über 6 Monaten durch Anlegen einer Trachealrinne nach Rethi, Narbenexcision, Schleimhauttransplantation, Seitenwandverstärkung der Trachea selten zu umgehen.

Ein zeitsparender Trachealersatz durch ein Cialit-konserviertes Trachealtransplantat nach Resektion der Narbenstenose war im Tierversuch durch die stete Zug- und Torsionskraft bei Kopfbewegungen und Kopfdrehungen, durch lange Umbauzeiten und Infektion nicht erfolgreich (Weidauer/Arnold), wenngleich Cialit-konservierte Trachealteilsegmente im Tierversuch (v. Ilberg) und in der menschlichen Trachea (Herberhold) einheilten.

Zusammen mit Arnold haben wir 1977 tierexperimentell das Cialit-konservierte Trachealtransplantat unter Vermeidung von Infektionen, Zug- und Torsionskraft zur Revascularisierung vorübergehend in das paratracheale Bindegewebslager implantiert, histologische Ab- und Umbauvorgänge sind jedoch nach 10 Wochen noch nicht abgeschlossen.

Wesentlich raschere Umbauvorgänge an dem Cialit-konservierten Trachealtransplantat sind aufgrund besserer Durchblutungsverhältnisse bei Verwendung eines Muskellagers zu erwarten. Sehr geeignet ist hierfür der Musculus sternoicleidomastoideus (Abb. 1), dessen Pars clavicularis durchtrennt, lumenfüllend in das Tracheal-

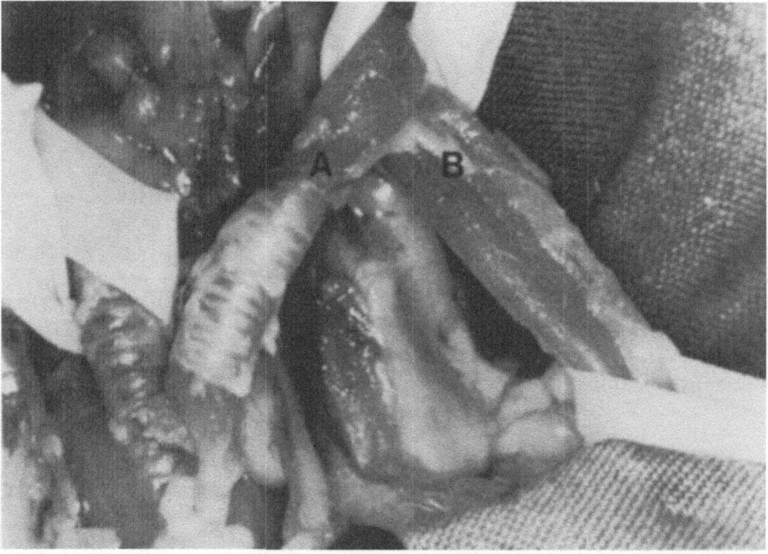

Abb. 1. Cialitkonserviertes Trachealtransplantat mit Pars clavicularis (*A*) und Pars sternalis (*B*)

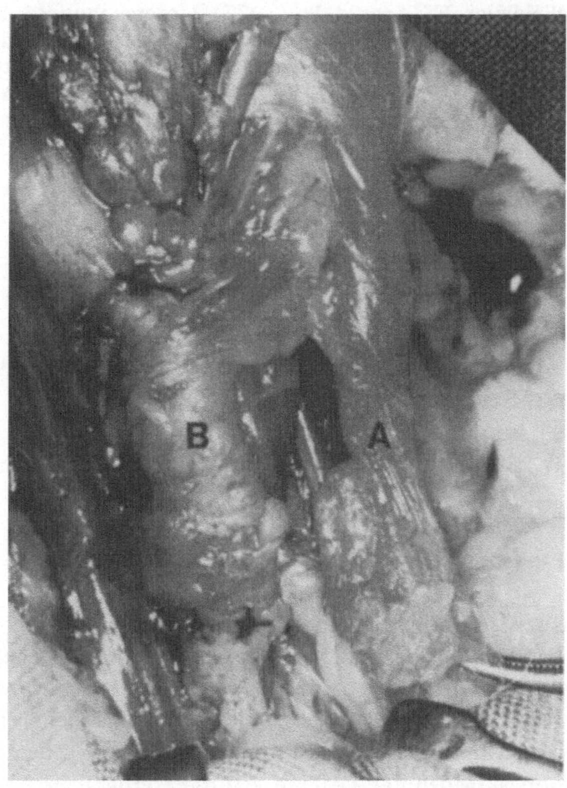

Abb. 2. Anastomose von Cialit- und Wirtstrachea unter Erhaltung der umhüllenden Pars sternalis

transplantat eingebracht und refixiert wird, während die Pars sternalis das Trachealtransplantat umscheidet. Bekannte histologische Umbauvorgänge an Bindegewebe, Perichondrium und Knorpel sowie eine Revascularisation werden hierdurch wesentlich verkürzt und sind nach 8 Wochen weitgehend abgeschlossen. Die Vascularisation des Transplantates ist nach Entfernung der Pars clavicularis aus dem Lumen nicht gefährdet, die Pars sternalis wird mit dem Trachealtransplantat in den gesetzten Trachealdefekt rotiert und End-zu-End-anastomosiert (Abb. 2).

Histologisch konnte nachgewiesen werden, daß dieses Transplantat einheilt, in der Folgezeit durch sekretstasebedingte Infektion beginnend von der Oberfläche des Tracheallumens zerstört wird. Unter Wechsel des Versuchstieres ist eine Schleimhauttransplantation zur Innenauskleidung der Trachea vor der Anastomosierung vorgesehen.

Literatur

Ilberg C v, Kitano S, Schmidt A (1977) Das cialitkonservierte Trachealtransplantat. Laryng Rhinol 56: 814–823
Weidauer H, Arnold W (1978) Cialitkonservierte Trachealtransplantate – eine Möglichkeit bei Trachealstenosen? Vortrag 49. Jahresversammlung der Deutschen Gesellschaft für Hals-Nasen-Ohren-Heilkunde, Kopf- und Halschirurgie

Weidauer H, Arnold W (1977) Untersuchungen zum Verhalten von cialitkonservierten Trachealtransplantaten. 48. Jahresversammlung der Deutschen Gesellschaft für Hals-Nasen-Ohren-Heilkunde, Kopf- und Hals-Chirurgie
Herberhold C, Franz (1979) Deckung offener Rinne mit cialitkonservierten homologen Trachealteilen. 62. Jahrestagung der Nordwestdeutschen Vereinigung der Hals-Nasen-Ohrenärzte Braunlage

Konservierter Knorpel in geformten Bindegewebsknorpel-Implantaten zur Stirnaufbauplastik

W. Bremer, W. Kley und U. Markmiller, Würzburg

Einleitung

Zur Defektheilung im Stirnbeinbereich können geformte Knorpelbindegewebs-Implantate verwendet werden, die in subcutan gelegenen dem Defekt angepaßten Kunststoff-Formen dadurch entstehen, daß einsprossendes Bindegewebe zuvor eingebrachte Knorpelstücke zu einer festen Einheit vernetzt (Peer, 1954; Nagel, 1973). Die Entnahme sehr großer Mengen körpereigenen Rippenknorpels zur Rekonstruktion ausgedehnter Defekte erfordert erheblichen operativen Aufwand, belastet den Patienten und ist gelegentlich mit Komplikationen verbunden. Wir haben daher im Tierexperiment untersucht, ob die Verwendung von homologem Cialit-konserviertem Knorpel in Kunststoff-Formen zu ausreichend festen geformten Implantaten führt und wie sich der konservierte Knorpel auf längere Dauer in seinem Implantationsbett im Stirnbereich verhält.

Material und Methoden (Schema)

Verwendet wurden 20 Albino-Kaninchen, welche zu je einem Spender-Empfänger-Paar zusammengefaßt waren. Nach einer Moulage wurden Wachsformstücke angefertigt, welche in Gipsküvetten nach der Aushärtung Hohlräume hinterließen, in denen die heißpolymerisierten Kunststoffschalen aus Paladon entstanden. Nach Politur und Perforation wurden die Schalen gassterilisiert und mit Ciliat-konserviertem perichondriumfreien gewässerten 1–3 mm großen Knorpelfragmenten gefüllt (Naujoks, 1978). Unter sterilen Bedingungen wurden sie dann in Hexobarbital-Narkose subcutan im Hüftbereich implantiert. Auf die Gabe von Antibiotica wurde verzichtet. Nach 4–8 Monaten Verweildauer wurden die Kunststoff-Formen entnommen und das discusförmige Knorpel-Bindegewebsstück geteilt. Der eine Teil wurde im Stirnbereich reimplantiert und dort 20–24 Monate belassen, der andere Teil histologisch untersucht. Im einzelnen wurden durchgeführt: HE-, van Gieson-

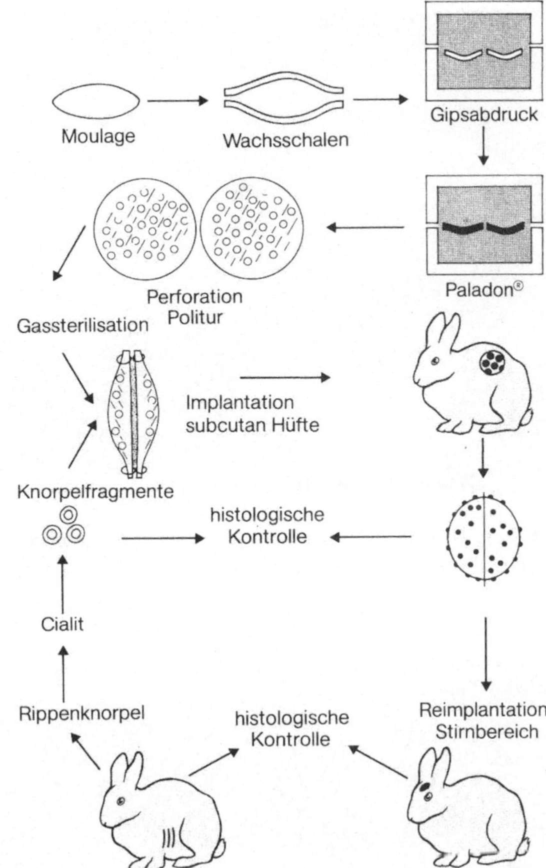

Schema: Versuchsanordnung

und Mason-Goldner-Färbung (Romeis, 1968); zur Vitalitätsprüfung die Neutralrot-Methode und die Lactat-Dehydrogenase-Reaktion (Lojda, Gossrau, Schiebler, 1976).

Ergebnisse

Alle Implantate heilten völlig reizlos ein. Nach 4–8 Monaten waren die Kunststoff-Formen von sehr faserreichem lockeren Bindegewebe umgeben. Die discusför-migen Knorpelbindegewebs-Implantate wiesen eine straffe Kapsel mit charakteristi-schen Noppen auf. Schon nach 4 Monaten waren die außen liegenden Knorpelfrag-mente so fest miteinander verbunden, daß eine verpflanzungsfähige, formgetreue Einheit zur Verfügung stand (Abb. 1). Nach 8 Monaten war das Implantat völlig von Bindegewebe durchsetzt. Die Knorpelstücke waren intakt. Zeichen einer Infiltration von Abwehrzellen oder einer Resorption fanden sich nicht (Abb. 2). Die nach 20–24 Monaten aus dem Stirnbereich entfernten Implantate wiesen palpatorisch und inspektorisch keine Veränderung auf. Bei deren histologischen Aufarbeitung zeigten

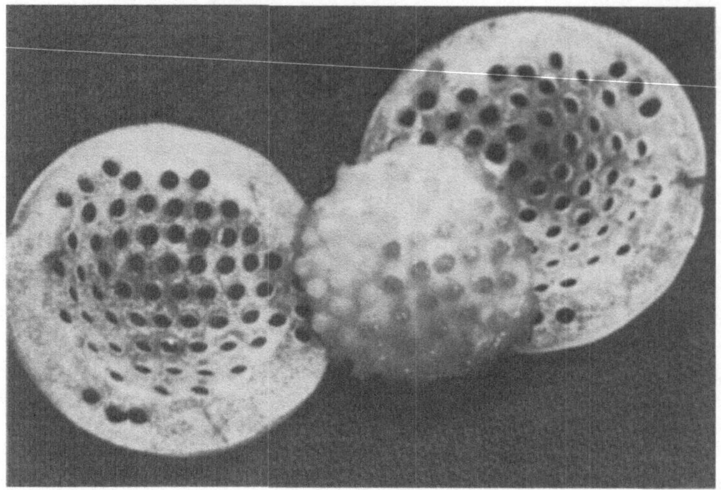

Abb. 1. Formgetreues festes Knorpelbindegewebs-Implantat nach 4 Monaten Implantationsdauer

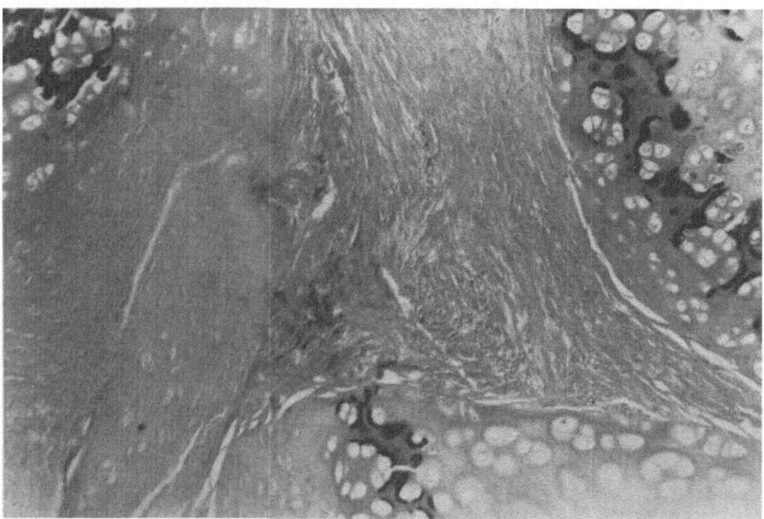

Abb. 2. Nach 8 Monaten Implantationsdauer zellarmes intercartilaginäres Bindegewebe ohne Anzeichen einer Resorption (Mason-Goldner-Färbung, Vergr. 128fach)

sich jedoch bemerkenswerte Ergebnisse: In allen Implantaten lagen neben noch intakten Knorpel-Fragmenten solche mit beginnender Resorptionstendenz vor. Es war deutlich erkennbar, daß die Resorption vor allem den zentralen Bereich der Knorpelstückchen betraf, während die perichondriumnahe Zone eine wesentlich geringere Resorptionstendenz zeigte (Abb. 3).

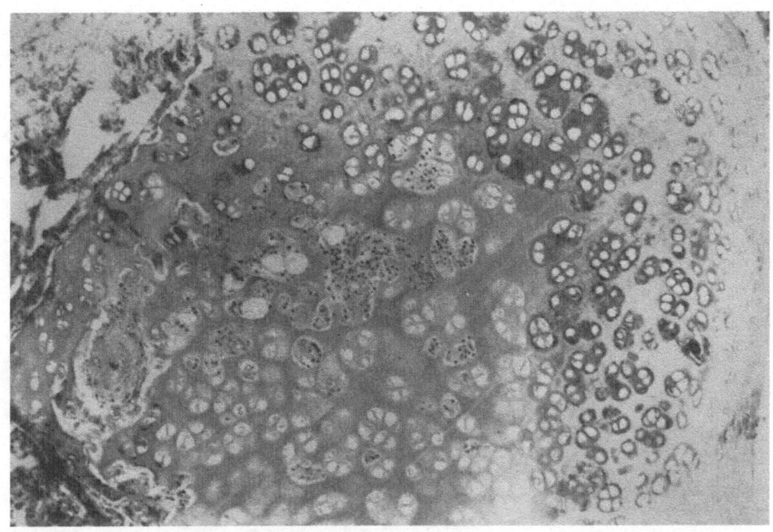

Abb. 3. Nach 20 Monaten Reimplantationsdauer deutliche Vermehrung leukocytärer Zellen mit beginnender Resorption vornehmlich der knorpelzentralen Zone (Mason-Goldner-Färbung, Verg. 100fach)

Zur Frage einer eventuellen Revitalisierung des Knorpels nach der langen Implantationsdauer führten wir die Vitalfärbung mit Neutralrot und die Lactatdehydrogenase-Reaktion durch. Neutralrot wird von lebenden Chondrocyten in Form von Pinocytose ins Cytoplasma aufgenommen und in charakteristischen Zellorganellen gespeichert (Abb. 4a). Im völlig toten Cialit-Knorpel war an keiner Stelle eine aktive Neutralrotaufnahme zu verzeichnen (Abb. 4b). Die Lactatdehydrogenase ist ein ubiquitäres Zellenzym mit Lokalisation in den Mitochondrien. Ihr positiver Nachweis signalisiert eine intake Zellatmung. Im frischen Rippenknorpel reagierte das Enzym in allen Chondrocyten (Abb. 5a), während in den Implantaten lediglich das den Cialitknorpel umgebende bzw. durchsetzende Bindegewebe positiv zur Darstellung kam (Abb. 5b).

Zusammenfassung

Unsere Untersuchungen haben gezeigt, daß Cialit-konservierter Knorpel in subcutan gelegenen Kunststoff-Formen durch einwachsendes Bindegewebe nach 4–8 Monaten zu verpflanzungsfähigen formgetreuen Einheiten verbunden wird. Nach etwa 24 Monaten tritt eine Resorption des Knorpels ein mit gleichzeitigem bindegewebigen Ersatz. Es ist auffallend, daß davon perichondriumnahe Abschnitte weniger betroffen sind. Eine Revitalisierung des Knorpels konnten wir nicht nachweisen und eine weitergehende Resorption ist auf lange Dauer zu erwarten. Eine genaue Indikationsstellung, eine gewisse Überkorrektur des Defektes und die Verwendung von perichon-

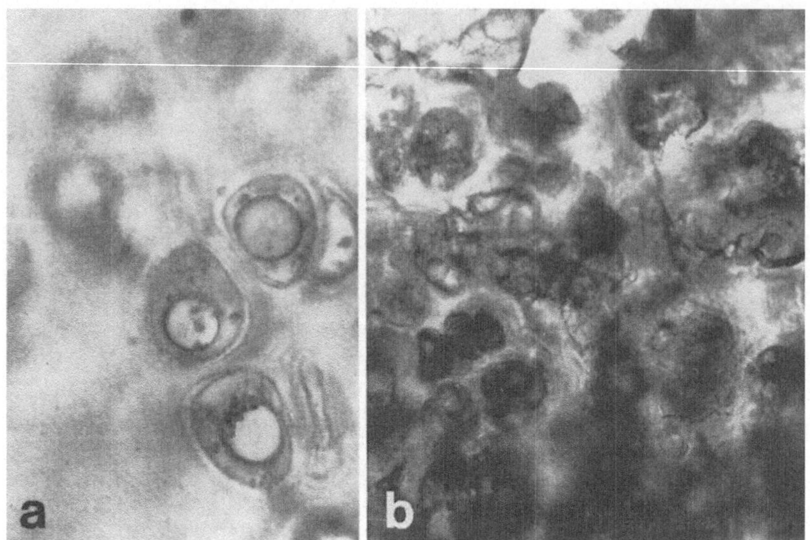

.Abb. 4. a Charakteristische Aufnahme von Neutralrot in Cytoplasmavacuolen durch lebende Chondrocyten im frischen Rippenknorpel (Vergr. 320fach), b Im toten Cialit-Knorpel ist eine Neutralrotaufnahme nicht zu verzeichnen (Vergr. 320fach)

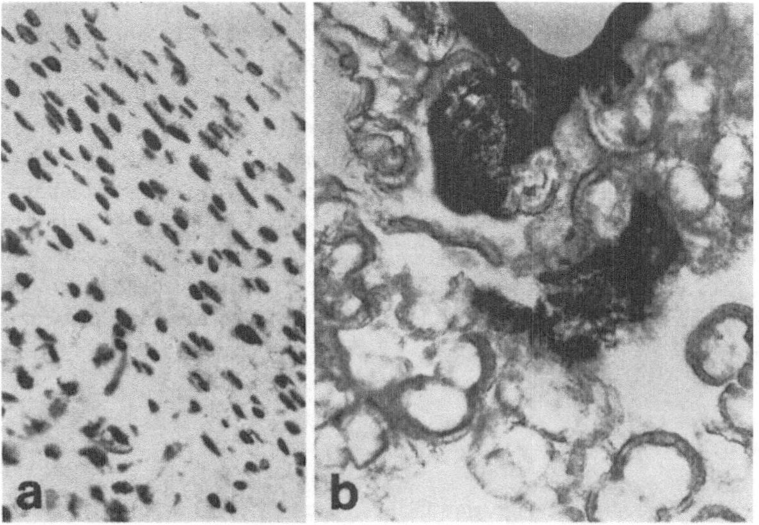

Abb. 5. a Positive LDH-Reaktion in den Chondrocyten des frischen Rippenknorpels (Vergr. 230fach), b Alleinige Reaktion des den Cialit-Knorpel umgebenden bzw. durchsetzenden Bindegewebes (Vergr. 230fach)

driumnahen Knorpelanteilen könnten jedoch u.U. auch auf Dauer zu einem befrie-.digenden Ergebnis führen.

Literatur

1 Peer L A (1954) Cartilage Grafting. Brit J Plast Surg 7: 250–262
2 Nagel F (1973) Die Rekonstruktion der menschlichen Ohrmuschel im Tierversuch, Mainz
3 Romeis B (1968) Mikroskopische Technik. 16 Aufl, R Oldenbourg, München Wien
4 Lojda Z, Gossrau R, Schiebler Th (1976) Enzymhistochemische Methoden. Springer, Berlin Heidelberg New York
5 Naujoks J, Ohnsorge P, Hornung S (1978) Eine Gewebebank in der HNO-Praxis. HNO 26: 325–329

Die Stirnaufbauplastik mit vorgefertigtem, lebendem und konserviertem Knorpel

F. Nagel, Pforzheim, W. Georgi und W. Richter, Würzburg

Der plastische Aufbau von angeborenen, traumatischen oder operativ gesetzten knöchernen Defekten der Stirnregion ist nicht nur wegen der kosmetischen Entstellung, sondern auch wegen der erhöhten Gefahr einer Traumatisierung des Gehirns indiziert.

In der Regel lassen sich Defekte im Stirnbereich relativ gut mit Kunststoff wieder aufbauen, da diese Region ein starkes Transplantatlager darstellt. Trotzdem muß die Inkorperation von Fremdmaterial nicht immer komplikationslos vonstatten gehen. So beobachtet man doch fast regelmäßig das Auftreten eines hartnäckigen Seroms im Transplantatlager nach der Kunststoffimplantation. Diese Serombildung kann sich infizieren und zum sofortigen Verlust des Implantates führen, was wir gelegentlich beobachtet haben. Außerdem kann es noch nach Jahren zur Abstoßreaktion kommen, was sehr delikat sein kann, wenn der Prozeß sich in unmittelbarer Nähe der Dura abspielt.

Will man solche Komplikationen vermeiden und eine verlorengegangene Gesichtskontur mit Rippenknorpel aufbauen, so ist dies auch nicht ganz problemlos, falls dazu ganze Rippenstücke verwendet werden, denn es gelingt meistens nicht die einzelnen Rippenstücke ganz exakt aneinanderzulegen. Die Folge sind Hauteinziehungen zwischen den einzelnen Spänen mit dem entsprechend schlechten kosmetischen Resultat. Verwendet man stattdessen kleingehackten Knorpel zum Auffüttern eines Defektes, so ist das Endergebnis ebenfalls zweifelhaft, weil der elastische Druck der Hautdecke oder starre Narbenzüge der Haut die Knorpelchips zusammen und zur Seite drücken, wodurch es wieder zu einer Abflachung und damit zu einer Änderung des angestrebten Reliefs kommen kann.

In den letzten 10 Jahren hat sich uns ein Verfahren bewährt, das uns erlaubt einen Knorpelspan in jeder gewünschten Form und Größe zu verwenden, ohne dabei die spezifischen Nachteile von Knorpel wie Verbiegung, z.B. von soliden Spänen oder Abflachung bei der Verwendung von Chips, inkaufnehmen zu müssen [2]. Dieses Verfahren wenden wir besonders gerne an, wenn die knöcherne Bedeckung der Dura verlorengegangen ist und sie nur noch mit Weichteilen geschützt ist, um jedmögliche postoperative Komplikation soweit als möglich auszuschließen.

Die Grundlagen unseres Vorgehens sind die Beobachtungen von Young [4], der feststellte, daß ins Gewebe implantierte nebeneinanderliegende Knorpelschnitzel von Bindegewebe umwachsen werden, so daß wieder eine zusammehängende Knorpelplatte entsteht mit annähernd den gleichen guten Eigenschaften wie sie ein unverletzter Knorpel besitzt. Füllt man diese Chips, wie Peer [3] es zum Ohrmuschelaufbau demonstriert hat, in eine Form und sorgt dafür, daß Bindegewebe in die Form und um die einzelnen Schnitzelchen wachsen kann, so erhält man einen Knorpel-Bindegewebskörper, der genau der vorgegebenen Form entspricht. Mit dieser Technik kann man also einen soliden Knorpel-Bindegewebskörper herstellen, dem man jede gewünschte Form geben kann. Dieses Verfahren eignet sich hervorragend zum Unterfüttern von eingesunkenen Gesichtskonturen, vor allem zum Auffüttern der Stirnpartie.

In Abb. 1 sehen Sie eine Patientin mit einer schweren frontobasalen Verletzung, die zum Verlust des rechten Auges geführt hat. Die Dura liegt ohne knöcherne Bedeckung über ein größeres Areal unter der Weichteildecke. Vom Stirnbereich

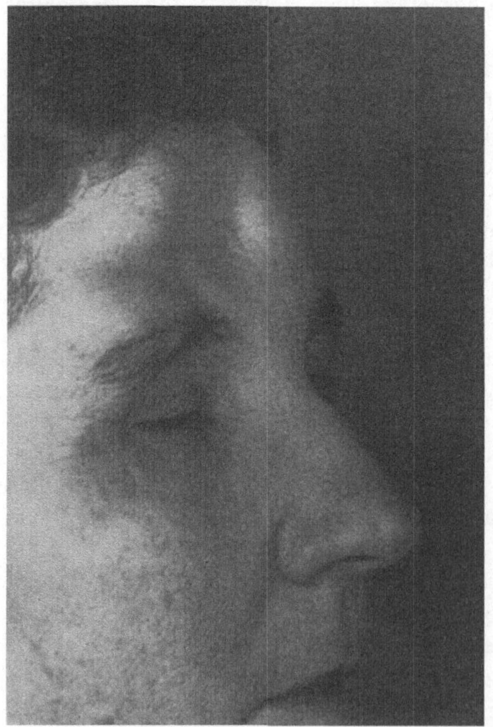

Abb. 1. Seitenansicht einer schweren frontobasalen Verletzung, die Dura liegt unmittelbar unter der Weichteildecke

wurde ein Gipsabdruck angefertigt und der Defekt der Stirnregion mit einem Wachsspan ausmodelliert (Abb. 2). Um diesen Wachsspan wurden nach dem Verfahren zahnärztlicher Prothesen 2 Kunststoffschalen angefertigt, die multipel perforiert sind, so daß hierdurch später Bindegewebe einwachsen kann. In der ersten Operationsphase wurden Knorpelchips mit einem Hohlmeißel aus der Rippe gestanzt, die anschließend noch etwas verkleinert wurden. Mit diesen Chips wurden dann die Kunststoffschalen ausgefüllt (Abb. 3) und unter die Bauchhaut implantiert. Nach 6 Monaten wurden die Kunststoffschalen wieder entnommen, in der Zwischenzeit hat sich durch das Einwachsen des Bindegewebes durch die Perforationen im Kunststoff und um die einzelnen Knorpelchips herum ein solider Knorpel-Bindegewebskörper gebildet, der jetzt in den Stirndefekt zwischen Dura und Weichteildecke implantiert werden konnte (Abb. 4).

Aus Erfahrung wissen wir und dieses deckt sich mit den Erkenntnissen von Blake [1], daß ein Zeitraum von mindestens 5 Monaten benötigt wird, bis das um die einzelnen Knorpelchips herumgewachsene Bindegewebe fest genug ist, so daß der gebildete Knorpel-Bindegewebskörper eine knorpelähnliche, firme Konsistenz erreicht hat.

Zusammenfassend läßt sich sagen, daß diese Methode es ermöglicht einen autoplastischen Knorpel-Bindegewebsspan von jeder gewünschten Form und Größe herzustellen, der gegenüber unverletztem Knorpel noch den Vorteil hat, daß er keine Verbiegungstendenz aufweist. In den letzten 2 Jahren sind wir hin und wieder auch dazu übergegangen konservierten Knorpel zu verwenden und auch hiermit haben wir sehr gute Erfahrungen gemacht. In keinem unserer Fälle kam es zur

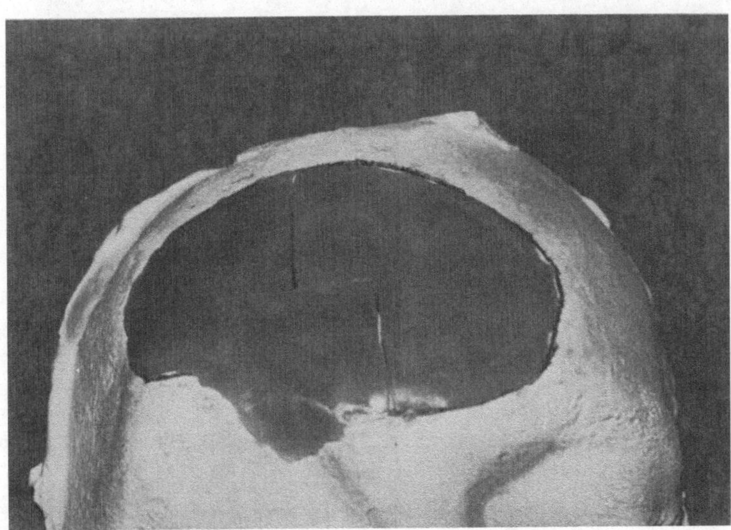

Abb. 2. Auf den Gipsabdruck des Stirndefektes wurde ein Wachsspan entsprechend dem Defekt modelliert. Wegen der Größe ist er in 2 Teile geteilt, entsprechend werden auch 2 Kunststoffschalen angefertigt

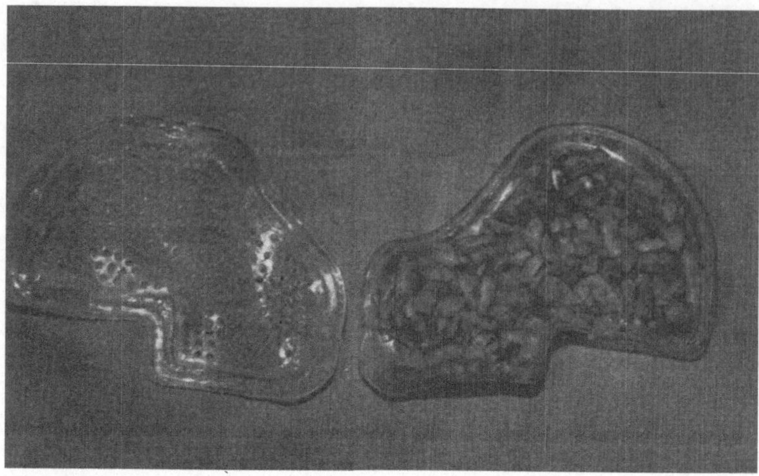

Abb. 3. Eine Kunststoffschale ist geöffnet. Man sieht den darin liegenden kleinge-hackten Knorpel

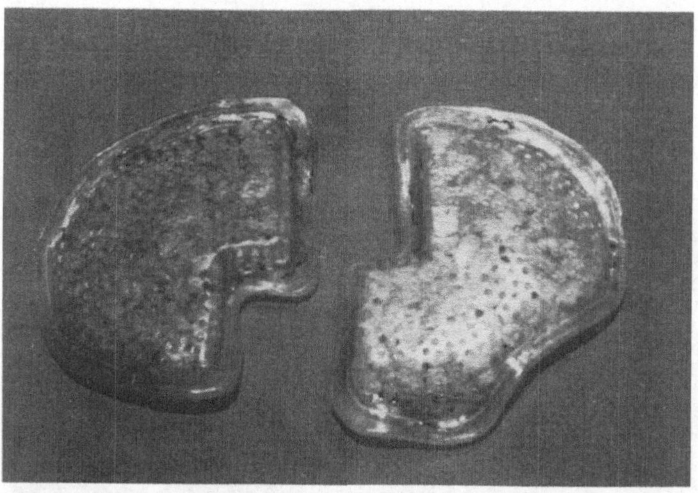

Abb. 4. Beide Kunststoffschalen sind geschlossen mit den darin liegenden Knorpel-chips um unter die Bauchhaut implantiert werden zu können

Abstoßung des Implantats. Für die Beurteilung von Resorptionserscheinungen ist der Zeitraum noch zu kurz.

Nicht zu verschweigen ist allerdings, daß diese Methode auch Nachteile hat. Es ist eine zusätzliche Operationssitzung erforderlich und am Abdomen entsteht eine zusätzliche, wenn auch kleine Narbe. Die Gesamtbehandlungsdauer ist länger als bei anderen Verfahren. Außerdem sind Kenntnisse in der Kunststofftechnik zur Her-stellung der Kunststoffschalen erforderlich.

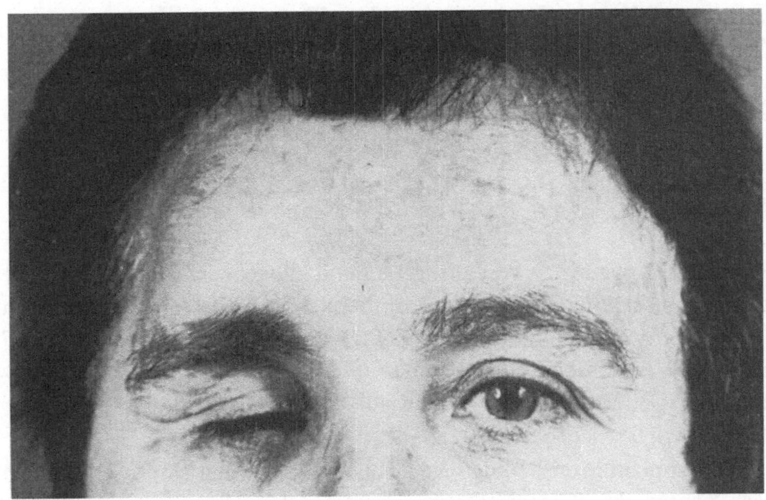

Abb. 5. Patientin einige Monate nach der Implantation des vorgefertigten Knorpel-Bindegewebsspans

Wägt man aber die Vor- und Nachteile dieser Methode gegenüber anderen ab, so glauben wir doch, daß die Vorteile gegenüber den Nachteilen überwiegen.

Literatur

1 Blake H E (1949) Prefabricated autogenous ear cartilages. Brit J Plast Surg 1: 220
2 Nagel F (1974) Der vorgefertigte Knorpelspan zum Ausgleich von Defekten der Gesichtskontur. Archiv für Ohren-, Nasen- und Kehlkopfheilkunde Bd 207, Heft 2, Kongreßbericht, II. Teil
3 Peer L A (1948) Reconstruction of the auricle with diced cartilage grafts in a vitallium ear mold. Plast Reconstr Surg 3: 653
4 Young F (1941) Autogeneous cartilage grafts. Surgery 10: 7

Allogener Knorpel mit marginalem Transplantatbett zur Wandrekonstruktion über Ohrcavitäten

R. Panis, M.E. Wigand und H. Rühl, Erlangen-Nürnberg

Einleitung

Über die Verwendung von autogenen und allogenen Knorpeltransplantaten zum Ausgleich von Knochendefekten im Kopfbereich ist mehrfach berichtet worden. Portmann (1971), Smyth (1971), Jansen (1971), Wigand (1974) und Strauss (1974) berichteten über die Verwendbarkeit autogenen und allogenen Knorpels zur Rekonstruktion der hinteren Gehörgangswand über Radikalhöhlen, um pflegeleichte Ohren zu erhalten (Abb. 1a, b).

Die Implantationsbedingungen bei Radikalhöhlen sind erschwert, da nur drei von vier Kanten des Knorpelstückes an vitalen Knochen grenzen, so daß man nur von einem schmalen marginalen Transplantatbett sprechen kann. Darüber hinaus bleibt die Innenseite der allogenen Knorpelplatte unbedeckt. Ferner war bisher die Fixierung problematisch, da sich Cyano-Acrylatkleber als nicht brauchbar herausstellte.

Material und Methodik

An zehn Meerschweinchen wurde die Oberfläche der Bulla; das ist ein lufthaltiger Hohlraum hinter und unter dem äußeren Gehörgang, freigelegt, gefenstert, und der Defekt mit allogenem Knorpel bedeckt, der mit Fibrinkleber fixiert wurde. Darüber wurden die Weichteile wieder vernäht.

Die Knorpelimplantate wurden nach einer, zwei, vier, acht und zwölf Wochen entnommen und histologisch aufgearbeitet. Der Fibrinklebstoff konnte nach sieben Tagen noch nachgewiesen werden (Abb. 2), und war jedoch nach 14 Tagen weitgehend durch einsprossendes Granulationsgewebe ersetzt, das wiederum schnell in ein sehr faserreiches Narbengewebe übergeführt wurde. Bereits acht Wochen postoperativ war die Knorpelplatte in straffes Bindegewebe eingeheilt (Abb. 3 und 4).

Seit 1977 wurde bei 70 Patienten die hintere Gehörgangswand ganz oder teilweise mit allogenem Rippenknorpel unter Zuhilfenahme eines Fibrinklebers rekonstruiert. Die Knochenränder des Defektes in der hinteren Gehörgangswand wurden mit Thrombinlösung benetzt. Die konkav zugeschnittene allogene Rippenknorpelscheibe wurde mit Fibrinogen bestrichen und in den knöchernen Defekt eingepaßt und für etwa eine Minute in dieser Position gehalten. Anschließend erfolgte die Abdeckung des Knorpels nach außen mit einem freien Periosttransplantat, das ebenfalls mit Fibrinkleber fixiert wurde.

Resultate beim Menschen

Fünfzig Patienten konnten in fortlaufenden Kontrollen überprüft werden. Bei 49 Patienten wurde das Knorpeltransplant reaktionslos toleriert. Bei einem Patienten kam

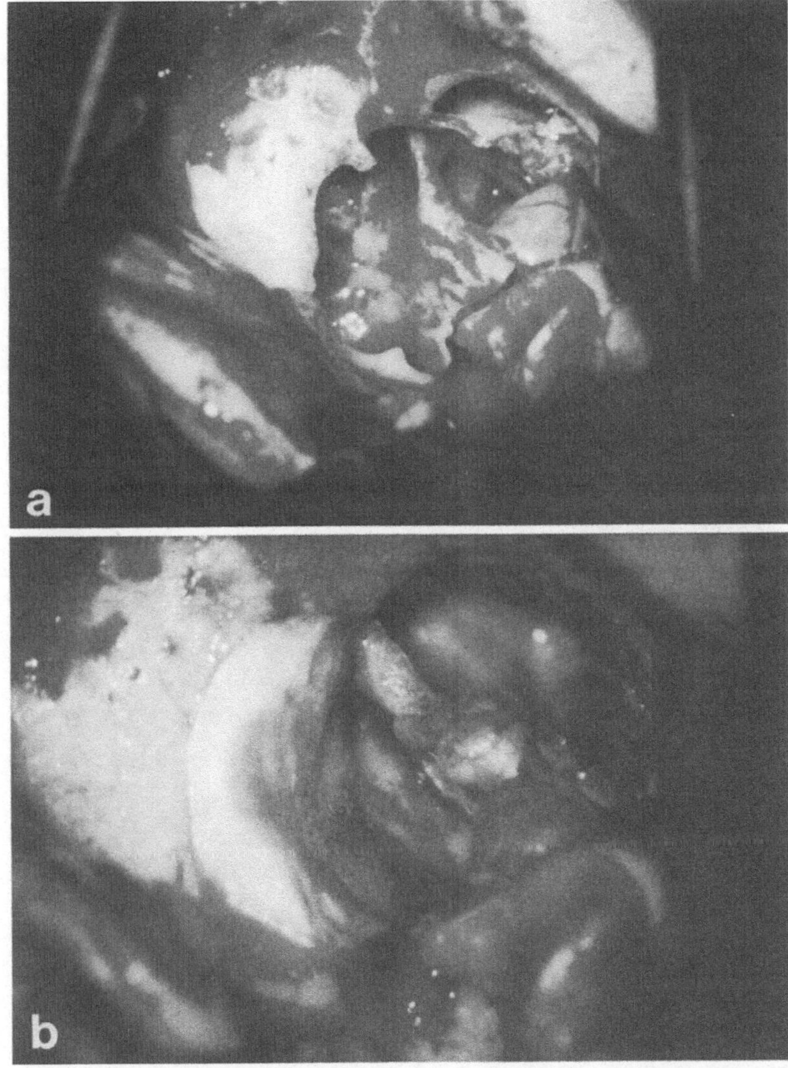

Abb. 1. a Rechtes Ohr: Endaural eröffnetes rechtes Ohr mit transmeataler Mastoidek-
tomie, **b** Gleiches Ohr wie in Abb. 1a: Verschluß des meatalen Defektes mit allogenem Knorpel, der mit Fibrinkleber an den marginalen Knochenrändern befestigt
wurde

es zu einer Nekrose mit völligen Einbruch der hinteren Gehörgangswand. Von den
49 Patienten, die das allogene Rippenknorpeltransplantat tolerierten, wiesen 39 Patienten einen fast physiologischen Gehörgang auf. Bei zehn Patienten mußten wir
eine gewisse Retraktion des Gehörganges feststellen, die jedoch nicht Anlaß zur
operativen Revision war.

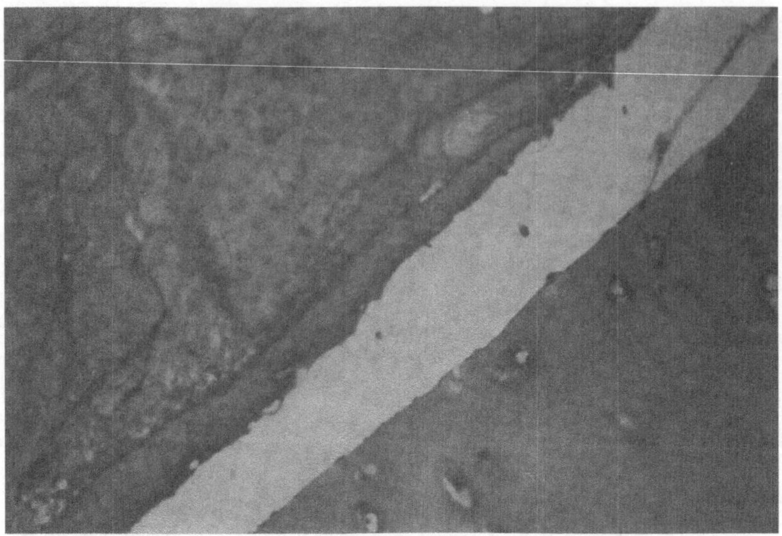

Abb. 2. Allogene Knorpeltransplantation im Tierexperiment (Meerschwein), histologische Untersuchung eine Woche postoperativ. Allogene Knorpelplatte zeigt sich reaktionslos umgeben von Fibrinkleber

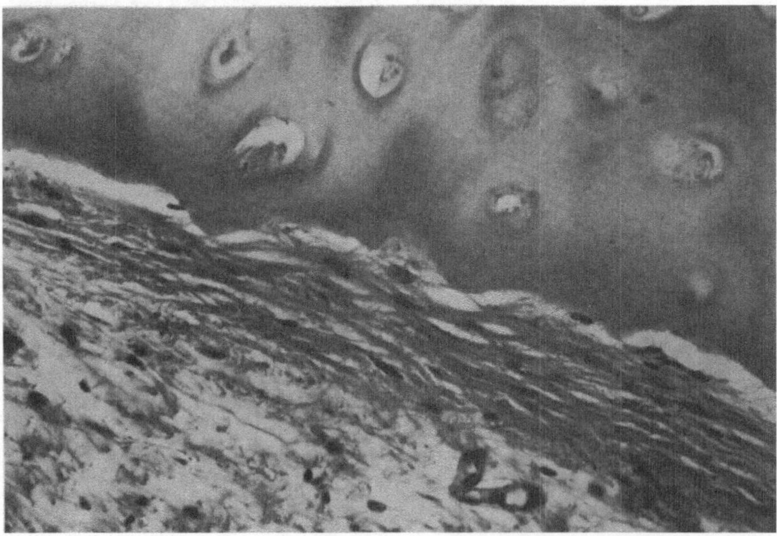

Abb. 3. Allogene Knorpeltransplantation im Tierexperiment (Meerschwein), histologische Untersuchung acht Wochen postoperativ. Die Knorpelplatte ist in einem zell- und faserreichen Narbengewebe fest verankert

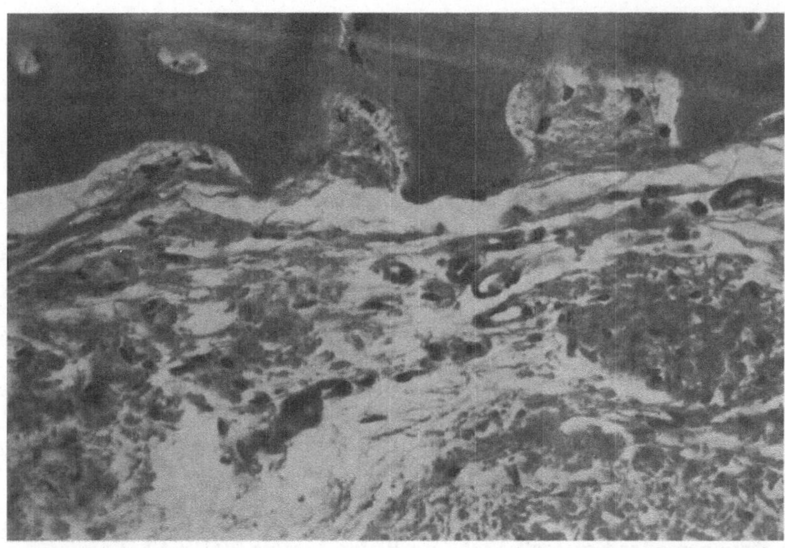

Abb. 4. Allogene Knorpeltransplantation im Tierexperiment (Meerschwein), histologische Untersuchung zwölf Wochen postoperativ. Allogene Knorpelplatte reaktionslos; zell- und faserreiches Narbengewebe umschneidet die Knorpelplatte und dringt in kleine Usuren des Knorpels ein

Bei Nachoperation aus audiologischer Indikation zeigte sich in manchen Fällen hinter der rekonstruierten Gehörgangswand ein lockerer Film von Adhäsionen und Bindegewebssträngen. In anderen Fällen konnte die Reventilation des Antrums nachgewiesen werden. Wir konnten aus gut eingeheilten Knorpelimplantaten kleine Gewebsproben entnehmen. Zur Ausbildung solcher Ossifikationsherde kommt es offensichtlich nur, wenn Knorpel in Knochen transplantiert wird. Wenn Knorpel, der z.B. in die Paukenhöhle ohne Kontakt zu einer Knochenwand transplantiert wurde, zeigte dieser auch nach langer Verweildauer keine Verknöcherung. Das entspricht übrigens auch den Erfahrungen von Langnickel, der Knorpel unter die Bauchhaut verpflanzt hatte und auch keinen Knochenanbau bemerkte.

Tierexperimentell wurde die Verknöcherung eines Knorpelstückes vom Rande her bereits von Waller 1974 an unserer Klinik nachgewiesen.

Zusammenfassend läßt sich feststellen, daß sich allogener konservierter Rippenknorpel zur Wandrekonstruktion über Ohrcavitäten gut eignet. Obwohl nur ein sehr schmales marginales Transplantatbett zur Verfügung steht, kommt es zur raschen bindegewebigen Einscheidung des Implantates. Nach ein bis zwei Jahren erfolgt die knöcherne Verankerung im knorpelknöchernen Randgebiet durch zapfenförmig einsprossende Ossifikationsherde. Die Verknöcherung der Gesamtplatte, induziert durch Periostgewebe, scheint möglich zu sein. Die Verwendung eines Fibrinklebstoffes dient nicht nur zur vorläufigen Fixation des Implantates, sondern scheint durch eine Induktion des Fibrocytenwachstums die körpereigene bindegewebige Verankerung zu beschleunigen.

332

Literatur

1 Jansen C (1971) Rekonstruktive Chirurgie bei alten Radikalhöhlen. Arch Exp Ohr-Nas-Kehlkopfheilkd 199: 496—503
2 McCleve D E (1969) Tragal cartilage, Reconstruction of the auditory canal. Arch Otolaryng 90: 271—274
3 Panis R et al (1979) Die Anwendung eines Fibrinklebers zur Rekonstruktion der hinteren Gehörgangswand. Laryng Rhinol 58: 400—403
4 Portmann M (1971) The problem of the cavity tympanoplasty surgery. Laryngoscope 81: 1233—1241
5 Smyth G D L, Dowe A (1971) Cartilage canalplasty. Laryngoscope 81: 786—792
6 Strausss P, Wesierskie P (1978) Der Wiederaufbau der hinteren Gehörgangswand. HNO 26: 229—232
7 Tos M (1977) Combined grafts in total reconstruction of old radical cavities. ORL 39: 218—226
8 Waller G et al (1976) Meatoplastik mit allogenem, konservierten Knorpel. Histomorphologische Modellstudie im Tierexperiment. Arch Oto-Rhino-Laryng 214: 135—142
9 Wigand M E et al (1974) Tympanomeatoplastik nach Radikalhöhlenoperation; mit Knochen oder Knorpel. Arch Oto-Rhino-Laryng 207: 542—544

VI. Freie Themen

Fehler und Gefahren bei der Alloarthroplastik des Kahnbeines (NAAP)

D. Gadzaly, Hannover

Mit zunehmender Verbreitung der NAAP werden durch die ansteigende Zahl operierender Ärzte die Möglichkeiten von Fehlern und Gefahren vergrößert.

Fehler und Gefahren einer Behandlungsmethode zu kennen heißt, sie mindern oder vermeiden zu können.

Die Fehler gehen dabei stets auf das Konto des Arztes, Gefahren hingegen drohen vom Patienten, vom alloplastischen Material, vom therapeutischen Team.

Fehler sind möglich bei:

1. Falscher Indikation,
2. fehlerhafter operativer Technik
3. falscher Nachbehandlung.

Ad 1: Nicht jede Kahnbeinpseudarthrose soll alloplastisch angegangen werden. Möglichkeiten der Rekonstruktion müssen auf jeden Fall ausgeschöpft sein, die der palliativen Therapie zumindest erwogen werden. Die Indikation zur NAAP ist klar abgesteckt (Tabelle 1 und 2).

So wäre es m.E. ein Fehler, bei einer zusammengesinterten Handwurzel eines Polyarthritikers eine NAAP vorzunehmen, ohne den Zustand der übrigen Handwurzel zu berücksichtigen. Einbrüche des Speichenplateaus sind genauso wenig geeignet. Bei

Tabelle 1. Rekonstruktive Operationen bei Kahnbeinpseudarthrosen. (Aus: Hefte z Unfallheilkd 82 (1979), Springer, Berlin Heidelberg New York, S 389–393)

1. Corticospongiöser Span oder Spongiosa-Transplantat [10]
2. Corticospongiöser Span oder Spongiosa-Transplantat mit Verlängerung der Sehne des Flexor carpi radialis [16]
3. Kahnbeinplatte [6]
4. Anwendung elektrischer und magnetischer Potentiale [21]
5. Verschraubung [8]

Tabelle 2. Palliativoperationen bei Kahnbeinpseudarthrosen (Aus: Hefte z Unfallheilkd 82 (1979), Springer, Berlin Heidelberg New York, S 389–393

1. Denervation [20]
2. Speichengriffelresektion
3. Exstirpation eines kleinen proximalen Fragmentes mit und ohne Sehneninterposition [22]
4. Exstirpation eines kleinen proximalen Fragmentes mit Auffüllung durch Silastic-Isomer [9]
5. Teilarthrodese des Handgelenkes [15]
6. Arthrodese des Handgelenkes

Vergesellschaftung einer Navicularpseudarthrose mit einer Sattelgelenksarthrose halte ich eine NAAP für kontraindiziert.

Ad 2: Fehlerhafte operative Technik kann ein gutes Ergebnis von vornherein ausschließen. Bei Freilegen des Kahnbeines von dorso-radial ist peinlichste Schonung der *Radialisäste* angezeigt.

Schmerzen, verursacht durch Neurome der Hautäste können quälender sein, als Beschwerden durch die eigentliche Kahnbeinpseudarthrose.

Rüdes Operieren ohne Schonung der Bandapprate kann genauso schlechte Ergebnis zeitigen wie *unsorgfältige Entfernung* des Kahnbeines.

Das Loch zur Aufnahme des Prothesenstieles sollte nicht exentrisch im Trapezium liegen, es darf weder zu tief noch zu klein oder zu groß abgelegt werden, der Prothesensitz kann mit davon abhängen.

Der *Bandapparat* muß so gut wie möglich erhalten oder rekonstruiert werden. Sein exakter Verschluß bestimmt mit über den Sitz der Prothese.

Ad 3: Falsche Nachbehandlung beruht meist auf Nichtinformation oder fehlender anatomisch-physiologischer und funktioneller Vorstellung. Bänder, die in den verschiedensten Bewegungsachsen stabil sein müssen, benötigen eine längere Ausheilungsdauer als z.B. Sehnen, deren Belastung nur in einer Ebene erfolgt. Auf den Unterschied zwischen Bewegung und Belastung muß immer wieder hingewiesen werden. Hier sei auch erwähnt die zu frühe undifferenzierte Wiederaufnahme beruflicher Tätigkeit.

Gefahren drohen vom:
1. Patienten,
2. alloplastischen Material,
3. therapeutischen Team.

Ad 1: Der Patient muß über die Besonderheiten der Alloplastik *aufgeklärt* sein. Im gegenwärtigen Zeitpunkt und bei unserer relativ kurzen Erfahrung mit Silastik unter der Belastung eines Handgelenkes muß die Möglichkeit einer zeitlich begrenzten Wirkung zumindest erwähnt werden. Dem Patienten sollte aber auch klar sein, daß der „letzte Weg" immer noch offen bleibt. In der Nachbehandlungsphase erscheint mir der *überaktive* Patient gefährlicher als der inaktive. Dennoch muß letztendlich auch die Inaktivität bekämpft werden.

Ad 2: Das *Silastik* scheint nach unseren bisherigen Erfahrungen an sich umkompliziert. Ob wir das in 20 Jahren noch sagen können, bleibt abzuwarten.

Die notwendige *Konfektionierung* der Prothesen birgt Gefahren in mehrfacher Hinsicht. Speziell bei deformierten Kahnbeinen ist das erforderliche Übereinstimmen von Resektionshöhle und Implantat nicht von vornherein gegeben. Beide müssen unter Umständen einander angepaßt werden. Die Länge des Spacer entscheidet im Wesentlichen über die Gefahr der Luxation. Ein zu großer Spacer ist immer luxationsgefährdet. Die *Luxation* der Prothese sollte in jedem Fall beseitigt werden, die des Prothesenstieles macht nach unseren Erfahrungen in 3 Fällen keine Beschwerden.

Ad 3: Die häufigste Gefahr, die vom *therapeutischen Team* ausgeht, ist Überaktivität. Wohl aus dem Wunsch heraus, möglichst schnell ein gutes Ergebnis zu erreichen, wird brüsk behandelt, zu früh und falsch belastet. Das Resultat kann dann ein geschwollenes, schmerzhaftes und zu keiner Belastung befähigtes Handgelenk sein. Hierzu zähle ich auch die Anwendung heißer Bäder, unnötiger Bestrahlungen etc.

In 2 Fällen konnten wir unter unseren Patienten ca. 1/2 Jahr nach Arbeitsaufnahme ein Carpaltunnelsyndrom feststellen. Natürlich haben wir zunächst an eventuellen Prothesendruck gedacht. Die Operation konnte das jedoch widerlegen und der histologische Befund ergab in Verbindung mit dem intraoperativen Befund eine unspezifische, fibrosierende Tenosynoviitis. Die intensive Exploration ergab dann, daß beide Patienten aus Freude, ihre Arbeitshand nun wieder schmerzfrei gebrauchen zu können, diese zweifellos maßlos überlastet haben. Auch auf diese Folgeerscheinung sei hingewiesen.

Werden die hier nur kurz angerissenen Fehler und Gefahren bedacht, stellt die NAAP eine erfreuliche Erweiterung der Behandlungspalette der Kahnbeinpseudarthrose und daneben von Erkrankungen dieses Handwurzelknochens dar.

Funktionelle Implantate bei der urologischen Behandlung Querschnittgelähmter

M. Stöhrer und W. Schöffner, Murnau

Die Entwicklung implantabler Kunststoffe hat auch im Bereich der ableitenden Harnwege und der Sexualorgane die Kompensation einiger Funktionsausfälle möglich gemacht. Von zahlreichen Arbeitsgruppen wurden technisch aufwendige Konstruktionen entwickelt [1, 3, 4, 7, 10]. Für den Querschnittgelähmten, für dessen Lebensqualität die Kompensation ausgefallener Funktionen in diesem Bereich von entscheidender Bedeutung ist, sind derartige Funktionshilfen von besonderem Interesse (Tabelle 1).

Bei der Anwendung implantabler Prothesen bei Rückenmarkverletzten sind zwei wesentliche Kriterien zu beachten.

Allgemein sind Prothesen, die eine funktionellen Ablauf imitieren, von ihrem Aufgabenbereich her außerordentlich komplizierte Konstruktionen mit großer Störanfälligkeit und hohen Entwicklungskosten. Ihre Anwendung erfordert schon daher eine engbegrenzte exakte Indikationsstellung. Individuelle fallspezifische Gegebenheiten und die erreichbare technische Sicherheit sind limitierende Faktoren.

Speziell beim Querschnittgelähmten liegen hinsichtlich der Durchblutungsverhältnisse der Gewebe besondere Bedingungen vor. Bei gestörter Vasomotorenregulation sind besonders die stark durchbluteten Bereiche von Harnröhre, Blasenhals und äußerem Genitale sehr anfällig für Druck- und Spannungsnekrosen, so daß prothetische Geräte mit auch im Ruhezustand erheblicher Druckentfaltung auf das umliegende Gewebe schon primär derartige Nachteile für diese Patientengruppe bringen können, daß nicht nur der erhoffte Funktionsgewinn ausbleiben, sondern auch eine sekundäre Schädigung eintreten kann [10, 11].

Generelle Indikation zur Implantation von Prothesen im Bereich der ableitenden Harnwege stellen nach Ansicht zahlreicher Autoren fehlende Detrusorleistung und fehlender Harnröhrenverschluß dar [2, 6, 8].

Die fehlende Detrusorleistung, entsprechend einer urodynamischen nachgewiesenen schlaffen Blase, wurde durch sogenannte „Blasenschrittmacher" in Gang zu bringen versucht [1, 3, 5, 11].

Eine Kontraktion des Blasenmuskels wurde fast immer erreicht, zusätzlich unvermeidbar ist jedoch eine gleichzeitige Stimulation zahlreicher umliegender Muskelgruppen, besonders in Beckenboden und Verschlußzone der Harnröhre, so daß mit

Tabelle 1. Funktionelle Implantate bei Rückenmarkverletzten

Blasenentleerung	Schrittmacher
Harnröhrenverschluß	Sphincterprothese
Sexualfunktion	
Impotentia coeundi	Erektionsprothese
Impotentia generandi	Alloplast. Spermatocele

336

der Kraftentfaltung des Detrusors eine Zunahme des Blasenauslaßwiderstandes erfolgt. Hierdurch kommt es zwangsläufig zur Überdehnung des Detrusors und nicht zu einer ausgeglichenen Blasenentleerung.

Die derzeit medikamentösen und operativen Behandlungsmöglichkeiten des erhöhten Blasenauslaßwiderstandes bei schlaffer Blase bringen ausreichend gute Ergebnisse, so daß für eine Detrusorstimulation durch Schrittmacher nach unserer Ansicht keine Indikation besteht [11].

Bei Vorliegen einer Reflexblase ist ein Schrittmacher als Fehlindikation anzusehen. Der abgebildete Mentorschrittmacher mit 4 im Blasenmuskel verankerten Elektroden, durch Impulsgeber von außen in Gang zu setzen, wurde von uns kürzlich nach 5jähriger Implantationszeit wegen der Arosionsgefahr durch die Elektroden entfernt (Abb. 1). Der Patient hatte ihn wegen der zusätzlich starken Stimulation zahlreicher Muskelgruppen nur wenige Male nach der Implantation in Gang gesetzt. Da er über eine gut funktionierende Reflexblase mit nur gering erhöhtem Blasenauslaßwiderstand verfügt, wäre lediglich eine kurzstreckige Kerbung im Sphincter-externus-Bereich erforderlich gewesen, um eine ausgeglichene, restharnfreie Blasenentleerung zu erreichen.

Eine echte Indikation zur prothetischen Versorgung kann der fehlende Verschluß der Harnröhre, insbesondere die Inkontinenz der Frau bei schlaffer Blase, darstellen. Voraussetzung ist eine hypotone, hypoaktive bis schlaffe Blase. Kontraindikation stellt auch hier die Reflexblase dar, bei der es zur Erhöhung des intravesikalen Drucks mit Ausbildung eines Refluxes in die oberen Harnwege kommen kann (Tabelle 2).

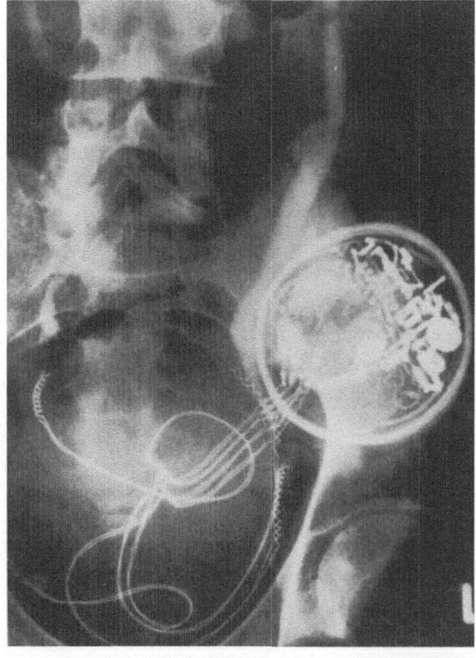

Abb. 1. Mentor-Schrittmacher in situ. Reflexblase bei Paraplegie mit nur geringgradig erhöhtem Blasenauslaßwiderstand (Sphincter-Detrusor-Dyssynergie). Nach Entfernen des auch die urethrale Verschlußzone aktivierenden Schrittmachers und nach kurzstreckiger Sphincterotomia externa restharnfreie Miktion mit guter Druckflußrelation

Tabelle 2. Sphincterprothesen

Indikation:	Schlaffe Blase Entleerung bei Abdominaldrucken < 50 cm H_2O
Kontraindikation:	Reflexinkontinenz Reflux Subvesikale Abflußbehinderung

Die zur Verfügung stehenden Prothesen sind durch ihre aufwendige Konstruktion relativ anfällig für Defekte in der Mechanik oder am Schlauchsystem. Gute Erfahrungen liegen von einigen Autoren mit der Scott-Prothese (Abb. 2) vor, die uns am ausgereiftesten erscheint [7, 8]. Wir selbst haben bisher nur die Scott-Prothese implantiert. Die Rosen-Prothese [6] ist nach unserer Ansicht wegen der ungünstigen Druckverteilung und der damit verbundenen Nekrosegefahr ungeeignet für Querschnittgelähmte (Abb. 3). Sie ist zudem, ebenso wie die Prothese von Jonas, nur für die männliche Harnröhre geeignet. Über die Prothese von Jonas liegen noch keine ausreichenden Erfahrungen vor [2].

Im sexuellen Bereich sind bei Verlust der Erektionsfähigkeit mehrere Prothesen entwickelt worden [4, 7, 9, 10]. Vorbehalte haben wir bei starren oder halbstarren Implantaten, die durch konstante unphysiologische Druckverhältnisse beim Quer-

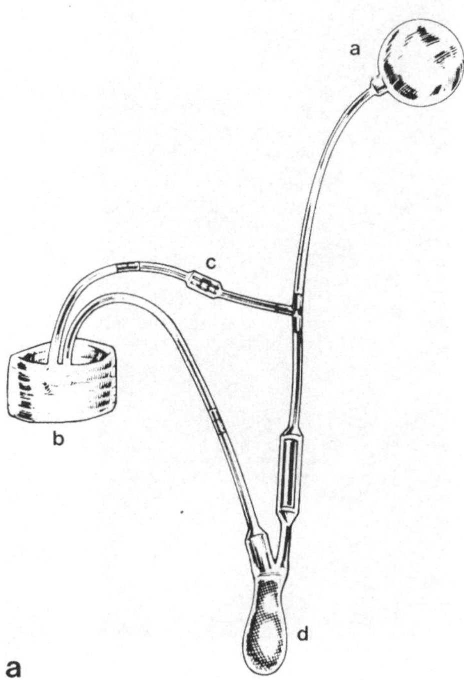

Abb. 2. a Modell eines Scott-Sphincters. (a) = Reservoir, (b) = Sphinctermanschette, (c) = Durchlaufverzögerer, (d) = Pumpe

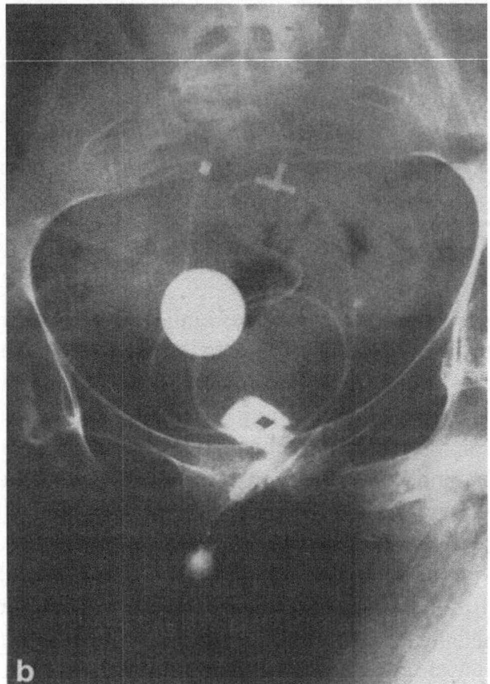

Abb. 2. b Scott-Sphincter in situ. Zur besseren Kontrolle der Schlauchsysteme sind diese mit Kontrastmittel angefüllt

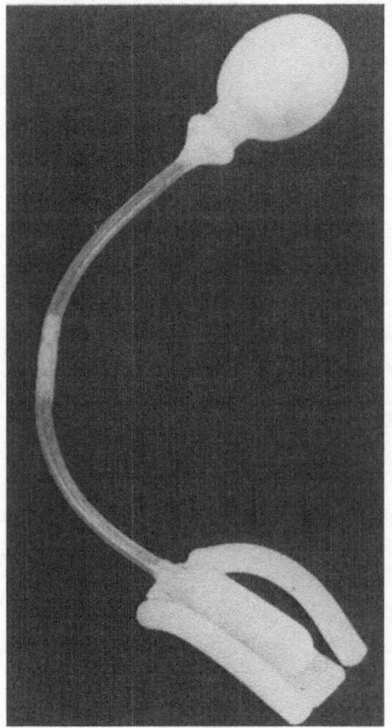

Abb. 3. Rosen Prothese. Nur für die männliche Harnröhre geeignet. Die beiden gebogenen Andruckbügel sorgen für eine ungünstige Druckverteilung (Nekrosegefahr)

schnittgelähmten zu Nekrosen führen können. Wir haben 3 derartige Prothesen aus diesen Gründen entfernen müssen.

Die hydraulische Erektionsprothese von Scott [7, 10, 11], nach demselben Prinzip wie seine Sphincterprothese konstruiert, erfüllt die Forderung nach möglichst geringer Druckbelastung im Ruhezustand bei guter Funktion. Sie ist allerdings störanfällig und teuer.

Ein weiteres Problem für viele Rückenmarkverletzte stellt die fehlende Ejakulation dar. Die von Wagenknecht und Kelami entwickelten Modelle einer alloplastischen Spermatocele haben im Tierversuch bereits zu erfolgreichen homologen Insemina-

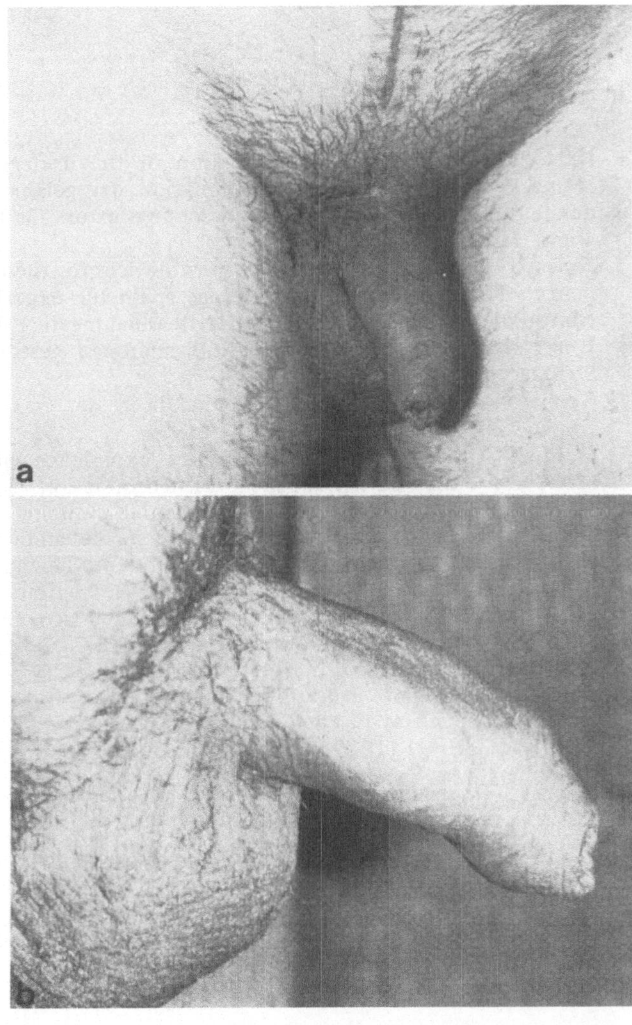

Abb. 4. a Patient mit sogenannter unterer Läsion nach Implantation einer Erektionsprothese nach Scott. Entleerter Zustand. **b** Nach Betätigung des im Scrotalfach gelegenen Pumpballons

tionen geführt. Nach Implantation am Nebenhodenkopf kann Sperma in regelmäßigen Abständen punktiert und tiefgefroren werden.

Zusammenfassend bleibt festzustellen, daß der Einsatz von funktionellen Implantaten in der urologischen Versorgung Rückenmarksverletzter über das normale Maß hinausgehende Risiken hinsichtlich der Durchblutungsverhältnisse der Gewebe mit sich bringt. Die noch bestehende Störanfälligkeit einiger hochentwickelter Prothesen schränkt den Kreis der Empfänger zusätzlich ein, auf Fälle ohne akzeptable Alternativmöglichkeit. Eine befriedigende Indikationsstellung ist daher nur in enger Kooperation mit dem Patienten und gegebenenfalls dessen Lebensgefährten zu stellen. Unter diesen Voraussetzungen sind teilweise gute funktionelle Ergebnisse mit den zur Verfügung stehenden Prothesen erreichbar.

Literatur

1 Hald T (1976) Electrical stimulation of the urinary bladder (Detrusor). In: Meinecke F-W (Hrsg) Elektrostimulation der gelähmten Blase. Schriftenreihe des Berufsgenossenschaftlichen Forschungsinstuts für Traumatologie, Frankfurt/ Main, Heft 2
2 Jonas U, Thueroff J (1979) Two new devices for the treatment of male incontinence: The implanted and external sphincter experimental studies and first clinical observations. Proceedings, IXth anual meeting, Rome, 10
3 Jonas U (1978) Elektrostimulation neurogen gestörter Harnblasen. Thieme, Stuttgart
4 Kelmai A (1977) Chirurgische Behandlung der erektilen Impotenz. Therapiewoche 27: 5221–5222
5 Merill D C, Conway C J (1974) Clinical experience with the Mentor bladder stimulator. I. Patients with upper motor neuron lesions. J Urol 112: 52
6 Rosen M (1976) A simple artifical implantable sphincter. Brit J Urol 48: 675
7 Schreiter M (1976) Kunststoffimplantate zur Behandlung der neurogenen Blasenentleerungsstörungen und der Harnkontinenz. Therapiewoche 27: 5215
8 Scott F B, Bradley W E, Timm G W (1974) Treatment of urinary incontinence by an implantable prostatic urinary sphincter. J Urol 112: 75
9 Small P M, Carrion J A, Gordon (1975) Small Carrion penile prothesis. New Implant for management of impotence. Urology V/4: 479
10 Stöhrer M (1980) Sexualität der Behinderten. In: Eicher W (Hrsg) Sexualmedizin in der Praxis. Gustav Fischer Verlag, Stuttgart
11 Stöhrer M (Hrsg) (1979) Urologie bei Rückenmarkverletzten. Springer, Berlin Heidelberg New York
12 Wagenknecht L V, Holstein A F, Schirren C (1975) Artifical Spermatocele in Animal Experiments. Andrologia 7: 273

Problematik des Brustaufbaues bei seltenen angeborenen und erworbenen Deformitäten der weiblichen Brust

G.F. Brobmann, Freiburg i.Br. und G. Siebold, Darmstadt

Geringe einseitige Entwicklungsstörungen der weiblichen Brust sind häufig. In unserem plastisch-chirurgischen Krankengut fanden wir solche Veränderungen bei fast jeder 5. Patientin. Die Korrektur ist — falls notwendig — unproblematisch. Die einseitige Hypo- oder Aplasie bei normal entwickelter kontralateraler Brust stellt dagegen immer einen korrekturbedürftigen Befund dar, nicht zuletzt, weil diese Veränderungen zu einer erheblichen psychischen Belastung der Patientin führen können. Ist die Veränderung auf den Brustdrüsenkörper beschränkt, ist auch hier die Korrektur relativ einfach: Augmentation der einen und eventuell Straffung oder geringe Reduktion der anderen Seite.

In den letzten 6 Jahren fanden wir bei 21 Patientinnen eine unilaterale Hypo- oder Aplasie der Mamma ohne erkennbare Ursache (Tabelle 1). Nach der Einteilung von Mühlbauer [1] sind jedoch sicherlich eine Reihe dieser Patientinnen einem Poland-Syndrom [2], Schweregrad I oder II zuzuordnen. Röntgenbehandlung und Operation wegen im Bereich der Brust gelegenen Hämangiomen im Kindesalter mit Unterentwicklung des Drüsenkörpers und Verlust von Mamille und Areola und chirurgischer Eingriffe im Neugeborenen- und Kindesalter z.B. wegen Mastitis neonatorum mit nachfolgender einseitiger Hypoplasie und multiplen Narben machen den plastischen Wiederaufbau der Brust schon schwieriger.

Zu einer sehr seltenen erworbenen Deformität im Bereich der linken Brust kam es bei der nachfolgenden, heute 15jährigen Patientin. Sie wurde im Alter von 4 Wochen wegen eines ausgedehnten cavernösen Lymphangioms der linken Brust, der linken Schulter und des linken Oberarmes operiert. Das Lymphangiom reichte weit in die Achselhöhle und umscheidete Nerven und Gefäßstränge. Es konnte operativ in toto unter Mitnahme der ebenfalls infiltrierten Muskulatur entfernt werden. Im Alter von 3 Monaten und 3 Jahren waren jeweils Rezidivoperationen notwendig. Folge der primären Veränderung und der multiplen Operationen waren eine erhebliche Verziehung der linken Mamille und die dystope Entwicklung der linken Brustdrüsenanlage (Abb. 1). Im Alter von 12 Jahren mit Einsetzen der Menarche kam es

Tabelle 1. Häufigkeit unilateraler Mammahypoplasie und Mammaaplasie im Krankengut der Chirurgischen Universitätsklinik Freiburg von 1974—1979

Causa	Fallzahl
Ohne eruierbare Ursache	21
Röntgenschäden im Kindesalter	1
Chirurgische Eingriffe im Kindesalter	3
Kongenitale Mißbildungen	2
	27

342

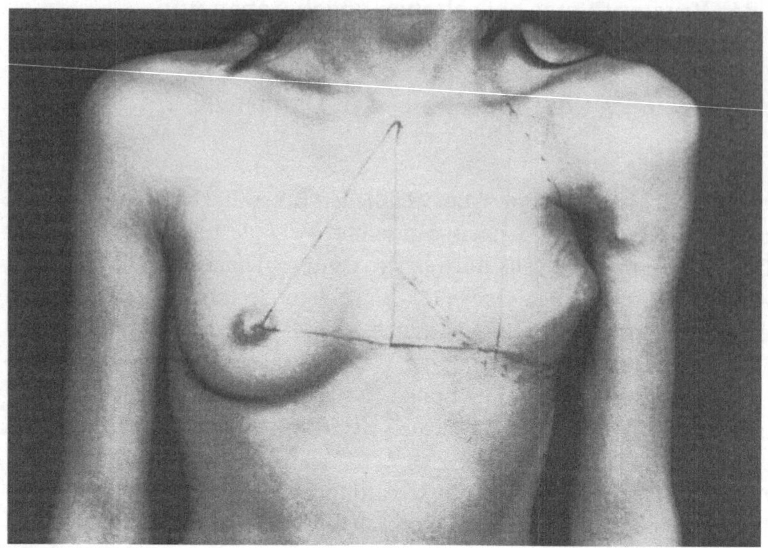

Abb. 1. 12jährige Patientin mit dystoper linker Brustanlage bei Zustand nach Operation eines ausgedehnten cavernösen Lymphangioms

zu einem Wachstum der linken Brust und damit zu schmerzhaften Sensationen bei allen Bewegungen des linken Armes und zu erheblichen psychischen Veränderungen. Die dystope Brustanlage wurde im Sinne eines cranial gestielten Lappens auf die vordere Brustwand verlagert (Abb. 2). Intraoperativ stellt sich heraus, daß der M. pectoralis major weitgehend fehlte, der M. pectoralis minor war nur rudimentär vorhanden. Beide Brustdrüsenkörper haben sich seither gut entwickelt. Der Volumenunterschied wird zur Zeit durch eine linksseitige Epithese ausgeglichen. Die endgültige Korrektur ist nach Abschluß der körperlichen Entwicklung vorgesehen.

Kongenitale Brustagenesien häufig in Kombination mit weiteren Mißbildungen, seit der Erstbeschreibung durch den britischen Chirurgen Poland [2] unter dem Begriff Poland-Syndrom bekannt, sind sehr selten [3, 4]. Mühlbauer [1] gebührt das Verdienst, diese kongenitalen Mißbildungen systematisiert und in 4 klinische Schweregrade eingeteilt zu haben.

Wir behandelten in den letzten Jahren 2 Patientinnen mit einem Poland-Syndrom Schweregrad IV.

1. Patientin Hü., G., 23 Jahre

Leere Anamnese hinsichtlich teratogener Schäden. Keine entsprechende Familienanamnese. Zwei Schwestern, ein Bruder, alle gesund. Im Alter von einem Jahr Operation wegen Syndactylie rechts. Damals keine weitere diagnostische Abklärung. Erste ärztliche Beratung wegen der Mammaagenesie: Januar 1977.

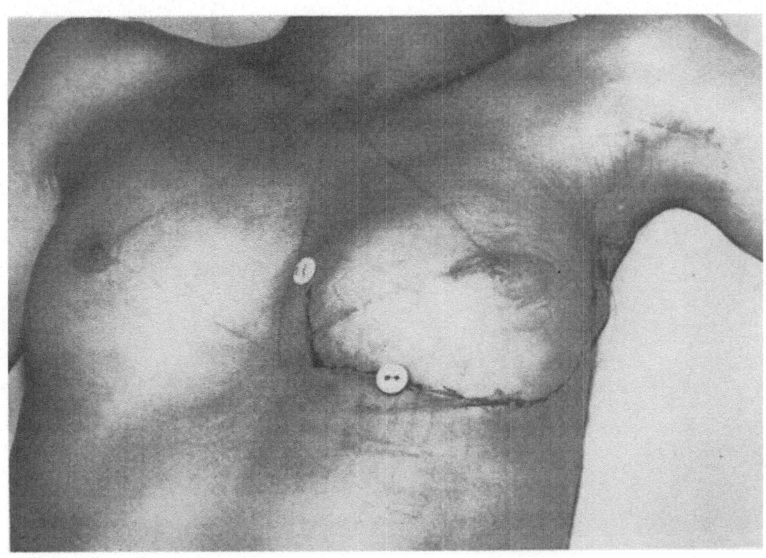

Abb. 2. Zustand 8 Tage nach plastischer Korrektur

Befund: Einseitige Amastie.

Virile Mamille, Mamillenhochstand.

Axilläres Flügelfell.

Spärliche Achselbehaarung.

Fehlen des M. pectoralis major.

Fehlen des M. pectoralis minor.

Armverkürzung um 5 cm (Oberarm, Hand).

Ankylose im Ellenbogengelenk (keine Pro- und Supination).

Brachydactylie (Abb. 3).

Syndactylie.

Auf Wunsch der Patientin wurde lediglich der Volumenausgleich durch eine herkömmliche konfektionierte Silastik-Prothese vorgenommen.

2. Patientin St., P., 22 Jahre

Leere Anamnese hinsichtlich teratogener Schäden. Keine entsprechende Familienanamnese. Keine Geschwister. Erste ärztliche Beratung wegen der Mammaangenesie: Janur 1979.

Befund: Einseitige Amastie (Abb. 4).

Virile Mamille, Mamillenhochstand (Abb. 4).

Axilläres Flügelfell (Abb. 4).

Spärliche, dystope Achselbehaarung rechts (Abb. 4).

Fehlen des M. pectoralis major (Abb. 4).

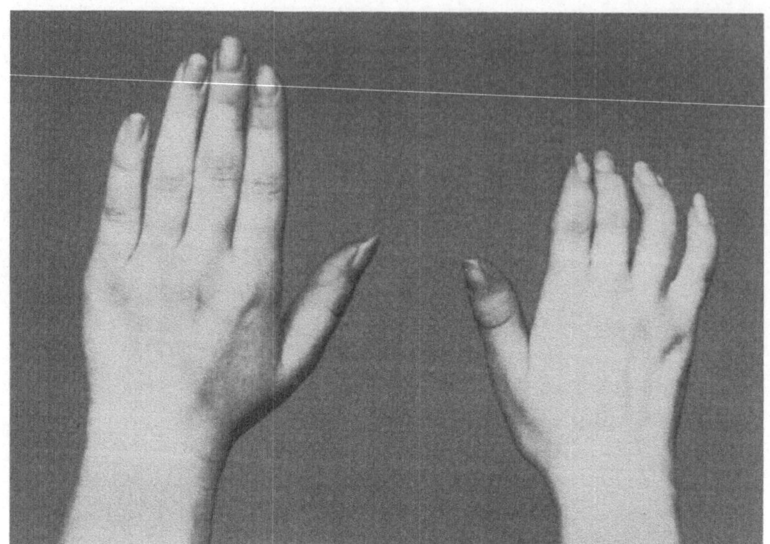

Abb. 3. Patientin Hü., G. mit Poland-Syndrom, Grad IV. Zusätzlich Brachydactylie rechts

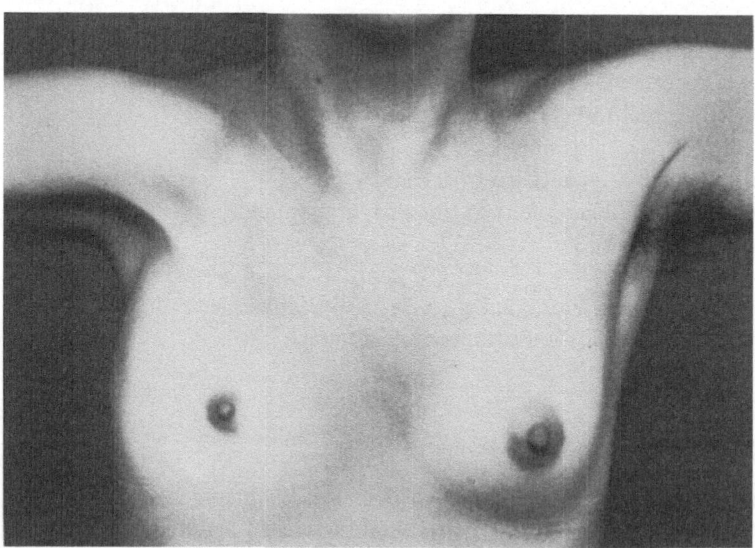

Abb. 4. Patientin St., P., mit Poland-Syndrom, Grad IV

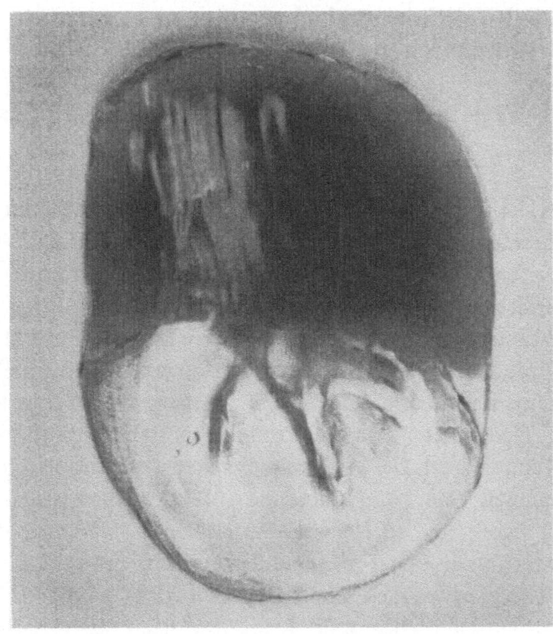

Abb. 5. Maßgefertigte Silastik-Prothese zur Konturierung der vorderen Achselfalte und des Brustdrüsenkörpers

Fehlen des M. pectoralis minor (Abb. 4).
Fehlen des M. latissimus dorsi (partiell).
Fehlen des M. serratus anterior (partiell).
Thoraxvorderwanddefekt (Abb. 4) mit Dysplasie der 2. und 3. Rippe rechts und Dysplasie der rechten Scapula.

Bei dieser Patientin wurden mittels Gipsabdruck Form und Größe der zu implantierenden Prothese bestimmt. Die endgültige Prothese besteht aus soft silastic zur Konturgebung der vorderen Achselfalte und aus einem gelgefüllten Prothesenanteil zum Aufbau des eigentlichen Brustdrüsenkörpers (Abb. 5).

Literatur

1 Mühlbauer W D, Wangerin K (1975) Die einseitige Agenesie der weiblichen Brust — Problematik des Brustaufbaus. In: Bohmert H (Hrsg) Plastische Chirurgie des Kopf- und Halsbereichs und der weiblichen Brust. Thieme, Stuttgart, S 220ff
2 Poland A (1841) Defiency of the pectoral muscles. Guy's Hospital Rep 6: 191
3 Anger G, Strube G (1969) Das Poland-Syndrom. Schweiz Med Wschr 99: 483–485
4 Epstein L I, Bennett J E (1970) Syndactily with ipsilateral chest deformity. Plast Reconstr Surg 46: 236–240

Die Infektionsgefährdung inerter Implantate in der orthopädischen Chirurgie

U. Weber, U. Müller und Ph. Schnabel, Gießen

In der Implantatchirurgie stellen die Infektionen ein zentrales klinisches Problem dar. In einem klassischen Experiment konnte der englische Bakteriologe Elek 1957 nachweisen, daß die zur Bildung von Phlegmonen und Abscessen benötigte Minimaldosis virulenter Staphylokokken beim Menschen durch die Anwesenheit von resorbierbarem Nahtmaterial und Gewebenekrosen erheblich beeinträchtigt werden kann. Es wird daher von vielen Autoren angenommen, daß die Tatsache der Fremdkörperimplantation selbst das Infektionsrisiko eindeutig erhöht.

Operationen an Gelenken sind seit jeher infektionsempfindliche Eingriffe gewesen. Wenn es auch bei vielen aseptischen Operationen gelingt, durch entsprechende Maßnahmen eine komplizierende Infektion ohne Gefährdung des Operationsergebnisses zu beseitigen, so heilt die Infektion in der Umgebung eines alloplastischen Implantates in der Regel nur nach Entfernung des Fremdkörpers aus. Das bedeutet im Falle des alloarthroplastischen Gelenkersatzes häufig das vollständige Scheitern der Operation. Die bakterielle Infektion nach Totalendoprothesen stellt daher eine der schwersten Komplikationen dieses Operationsverfahrens dar.

Postoperative Infektionen nach Gelenkalloarthroplastiken werden üblicherweise in sogenannte Frühinfektionen und sogenannte Spätinfektionen unterteilt. Unter Frühinfektionen versteht man lokale bakterielle Störungen, die in den ersten 4 Wochen nach der Operation auftreten. Bei dieser Infektionsform spielt die Anzahl der unter der Operation eingebrachten Keime eine mitentscheidende Rolle.

Übereinstimmend liegen die unmittelbaren Infektionsquoten primärer alloarthroplastischer Hüftgelenksoperationen in größeren Statistiken derzeit zwischen 1% und 2% (Tabelle 1). Sie sind damit wesentlich niedriger als die Infektionsquoten vergleichbarer sonstiger aseptischer Operationen ohne Fremdkörperimplantation. Dies wiederum könnte Hinweis dafür sein, daß das Implantat selbst zu keiner Erhöhung des Infektionsrisikos führt.

Durch in vitro- und in vivo-Untersuchungen wurde der Einfluß inerter Prothesenwerkstoffe am Beispiel verschiedener Kohlenstoffe auf die Entstehung einer Infektion untersucht. Kohlenstoffe haben seit längerer Zeit als Implantatwerkstoff Eingang in Teilgebiete der Medizin gefunden und sind in Zukunft als Werkstoff zur Herstellung von Gelenkendoprothesen vorgesehen (Tabelle 2). Kohlenstoffe erscheinen für die spezielle Fragestellung der Infektionsgefährdung von Implantaten besonders geeignet, weil sie als absolut bioniert angesehen werden müssen. Darüber hinaus ist es infolge neuer Technologien möglich, Veränderungen an Kohlenstoffoberflächen vorzunehmen, die eine das Bakterienwachstum beeinflussende Wirkung erwarten lassen.

Bei in vitro-Versuchen zur Bestimmung der Absterberate von Bakterien wurden definierte Mengen von Staphylococcus aureus auf unterschiedliche Normstäbchen aufgegeben. Die Absterbekurven auf nicht oberflächenbehandelten Kohlenstoffen und von Polyäthylen verhalten sich praktisch identisch, so daß eine materialspezifische Beeinflußung nicht angenommen werden kann (Abb. 1).

Tabelle 1

Author	Year	Remarks	Number of operations	Infektions %
Weber B.G.	1971	–	528	7,5
	1973	Green house	650	0,7
Buchholz and Gartmann	1972	Palacos and R-Palacos	3719	1,3
Charnley	1972		5800	1,5
Plaue and Neff	1973		806	2,5
Smith	1973	Antib. prophylaxis	3482	1,7
Stadler and Morscher	1974		842	1,0

Tabelle 2

Funktion	Material
Herzklappen	LTI (low temperature isotropic carbon)
Zahnwurzel	LTI, Glaskohlenstoff
Speiseröhre	Glaskohlenstoff
Urologische und percutane Nippel	Glaskohlenstoff
Sehnen	Kohlenstoffasern
Gelenke	Isotroper Feinkornkohlenstoff (IC)
	Siliciumkarbidkohlenstoffverbundwerkstoff (SiC/C)
	Faserverstärkter Kohlenstoffverbundwerkstoff (CRFC)

Demgegenüber scheint die Absterbequote von Bakterien auf PMMA-Festkörpern gegenüber den eigentlichen Prothesenwerkstoffen vergrößert (Abb. 1). Es ist bekannt, daß Knochenzemente nach der Polymerisation noch einen Anteil an toxischem Restmonomer von 3%–5% besitzen, den sie kontinuierlich über Wochen an die Umgebung abgeben. Damit sind PMMA-Festkörper unter den vorgegebenen Versuchsbedingungen nicht als inert anzusehen.

Nach der Implantation von Gelenkendoprothesen muß mit der Entstehung sogenannter Abriebpartikel, d.h. staubförmiger Materialien, gerechnet werden. Graphitstäube und Silicum-Carbid-Stäube in Körnungen von 2–7 µm wurden Bakterienkulturen in Bouillon als Suspension zugesetzt. Aufgrund der vorgenommenen Keimzahlbestimmungen läßt sich eine Beeinflussung des Bakterienwachstums durch die Stäube nicht erkennen. Der Mittelwert nach Graphitstaubzugabe betrug 99,1% der Leerkontrollen, der Mittelwert der Silicum-Carbid-Staubsuspensionen betrug 101,6% der Leerkontrollen (Tabelle 3).

Als Versuchsmodell bei in vivo-Untersuchungen wurde die Neosynovia, die sich nach Implantation bionierter Festkörper in Weichgewebe nach etwa 8 Tagen ausbildet, gewählt. Aufgrund des histologischen Aufbaues erscheint sie zur tierexperi-

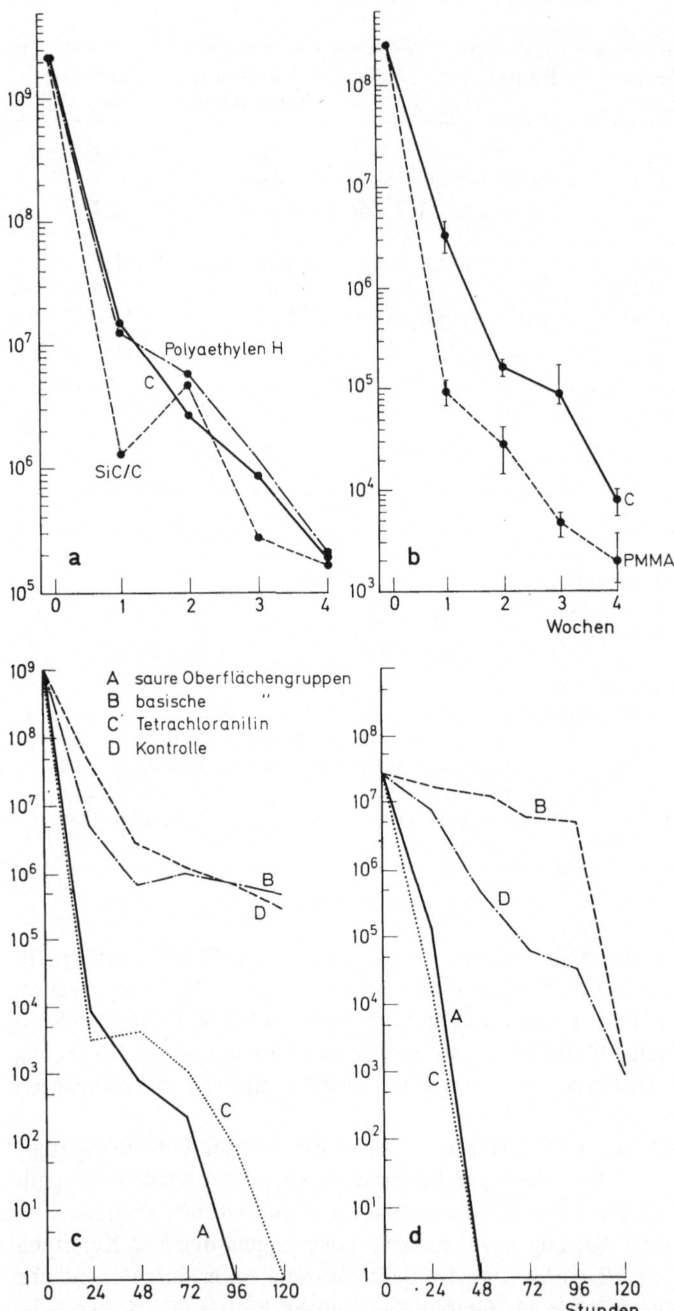

Abb. 1. a Absterberate von Bakterien auf unterschiedlichen Festkörpern Staph. aureus Ausgangskeimzahl $2{,}04 \times 10^9$; **b** Staph. aureus Ausgangskeimzahl $2{,}6 \times 10^8$; **c** Staph. aureus Ausgangskeimzahl $1{,}216 \times 10^9$; **d** E. coli Ausgangskeimzahl $2{,}8 \times 10^7$

mentellen Simulation einer Gelenkinfektion geeignet. Derartige Neokapseln zeigen eine annähernd konzentrische Dreischichtung mit einer äußeren aufgelockerten pericapsulären Übergangsschicht, einer mittleren Schicht aus Bindegewebszellen und kollagenen Faserbündeln sowie einer inneren Schicht aus teils abgeflachten, teils angedeutet palisadenförmig aufgerichteten Deckzellen. Eine Basalmembran ist nicht vorhanden. Diese Neokapseln, wie sie um sogenannte inerte solide Festkörper entsteht, zeigt morphologisch außerordentlich große Ähnlichkeit mit der Synovialmembran.

Die Infektionen wurden bei der Maus simultan mit der Operation sowie am 4. bzw. 12. bis 18. postoperativen Tag gesetzt (Tabelle 4).

Eine Verminderung der zur Infektion notwendigen Keimdosis durch die Anwesenheit von Festkörperimplantaten ließ sie nicht erkennen. Die ID 50 nach reizfreier Einheilung der Implantate lag in der gleichen Größenordnung wie die ID 50 der Leerkontrollen. Bei früheren Infektionszeitpunkten war dagegen sogar eine höhere Keimzahl erforderlich. Auch die gleichzeitige Anwesenheit kleiner Staubmengen (1/100 des Blöckchengewichts) führte nicht zu einer Erniedrigung der zur Absceßbildung erforderlichen Keimzahl. Dagegen war bei gleichzeitigem Vorhandensein großer Staubmengen (1/2 des Blöckchengewichtes) die ID 50 um mehrere Zehnerpotenzen kleiner. Daraus muß geschlossen werden, daß in Übereinstimmung mit den klinischen Angaben der Infektionshäufigkeit nach Implantation von Gelenkendoprothesen die Infektionsgefährdung der Operation durch das Implantat selbst nicht

Tabelle 3. Wachstumsbeeinflussung von Bakterienkulturen durch Staubsuspensionen

Staph. aureus	Wood 56	Staub C	2,2g	Bebrütung 18 Std
		SiC	3,2g	
Kontrolle	100%			
C	99,11 $\pm$ 5,53 (%)			
SiC	101,56 $\pm$ 7,38 (%)			

Tabelle 4. Beeinflussung der Infektionsrate durch Implantatwerkstoffe

Maus	ED 50	Staph. aureus	Cowan I	Keimdosis 0,25 x 10^5 – 0,25 x 10^8
	Infektionszeitpunkt			Werkstoffe
Simultan	4. T. p.op.		12.-18. T. p.op.	
	0,25 x 10^8	2,8 x 10^6		Graphit
3,1 x 10^7	0,25 x 10^8	4 x 10^5		SiC
4 x 10^5	0,8 x 10^5	5 x 10^5		Kontrolle
6,3 x 10^5				Staubzusatz
				SiC 780 mg
ED 100 $\leqslant$ 2,5 x 10^5				SiC 39 mg

vergrößert wird. Nur bei Verwendung wenig verschleißfester Materialien, die zu großen Abriebmengen führen, muß mit einer vermehrten Infektionsanfälligkeit gerechnet werden. Davon bleibt allerdings das große Problem der Ausheilung lokaler Infektionen bei alloarthroplastischen Implantaten unberührt.

Oberflächenbehandelte Kohlenstoffe lassen in vitro bei geeigneter Pfropfung mit z.B. sauren Oberflächengruppen oder Analinfarbstoffen eine deutliche baktericide Wirkung erkennen (Abb. 1). Ihnen könnte deswegen ebenso wie antibioticahaltigem PMMA eine Bedeutung in der Prophylaxe und Therapie infizierter Endoprothesen zukommen.

Zusammenfassung

In der Implantatchirurgie stellen postoperative Lokalinfektionen ein zentrales klinisches Problem dar. Obwohl die Infektionsquoten nach alloarthroplastischem Gelenkersatz nicht größer sind als bei vergleichbaren sonstigen aseptischen Operationen ohne Fremdkörperimplantation, wurde bisher vielfach angenommen, daß die Tatsache der Fremdkörperimplantation selbst das Infektionsrisiko eindeutig erhöht.

Durch in vitro- und in vivo-Untersuchungen wurde der Einfluß inerter Prothesenwerkstoffe am Beispiel unterschiedlicher Kohlenstoffe auf die Infektionsentstehung untersucht. Dabei zeigte sich, daß die Infektionsgefährdung durch reizlos einheilende, inerte Implantate im Weichgewebe durch das Implantat selbst nicht erhöht wird. Nur bei gleichzeitigem Vorhandensein größerer Staubmengen entsprechend Abriebstäuben bei Gelenkendoprothesen wurde eine erheblich vermehrte Infektionsanfälligkeit beobachtet.

Darüber hinaus gelingt es insbesondere bei Kohlenstoffen durch entsprechende Oberflächenbehandlung, eine baktericide Wirkung des Implantates zu erreichen.

Literatur

Elek St D (1959) Staphylococcus pyogenes. Livingstone, London
Hegemann G (1963) Der Wandel der Infektion in der Chirurgie. Klinische Betrachtungen. Langenbecks Arch Chir 304: 30
Stadler J, Henche H R (1976) Early infection after total hip-arthroplasty. In: Total Hip Prothesis. Gschwend N, Debrunner H U (Ed). Huber, Bern
Weber U (1979) Kohlenstoffe als Implantatwerkstoffe in der Hüftgelenksendoprothetik. Habil-Schrift Gießen
Weber U, Rettig H (1979) Der Einsatz von Kohlenstoff als Herstellungsmaterial von Endoprothesen. Z Orthop 117: 268

Neue Gesichtspunkte in der Formalpathogenese des Morbus Dupuytren

A. Meinel, G. v. Hagens, N. Nemetschek-Gansler
und H. Krebs, Heidelberg

Während die Ätiologie des Morbus Dupuytren nach wie vor im Dunkel liegt, gleicht das formalpathogenetische Verständnis einem großen Puzzle, das sich nicht zu einem Ganzen fügen läßt.

Pathogenese als *formales* Krankheitsverständnis kann sich im Fall der Dupuytrenschen Erkrankung nicht nur mit den formalen Aspekten der Morpho- und Topogenese des pathologisch-anatomischen Substrats befassen — dem *funktionalen* oder pathomechanischen Substratverständnis kommt eine nicht minder zu bewertende Bedeutung zu. Während das rein formale Verständnis für den Krankheitssitz dem bekannten Wandel unterzogen wurde, der sich von den Beugesehnen über die Palmaraponeurose bis hin zu der anatomisch nicht definierten Palmarfibromatose erstreckt, zeigt das funktionale Krankheitsverständis eine bemerkenswerte Konstanz, mit der die der Sehnenfunktion entlehnte Annahme einer Substratverkürzung so gut wie jedem pathologisch-anatomischen Substrat zugedacht wird.

In den meisten formalgenetischen Vorstellungen kommt der Palmaraponeurose als Exponent des als Einheit verstandenen komplexen Fasersystems der Handfascie *die* zentrale Bedeutung zu. Entweder wird die Aponeurose als primärer Krankheitssitz angesehen — oder aber sie wird als erst sekundär in den Krankheitsprozeß einbezogen betrachtet. Das so veränderte Fasersystem führe dank seiner meist nicht näher definierten Retraktionsvorgänge zu der als Fingerkontraktion verstandenen Fingerfehlstellung. Dieses Konzept konnte und kann nicht unwidersprochen hingenommen werden, da ihm das zu fordernde anatomisch-funktionelle Äquivalent in der gesunden Hand fehlt.

Bereits Dupuytren wußte, daß sich die Längszügel der Aponeurose nicht — wie von ihm gefordert — bis in den volaren Fingerbereich erstrecken. Aber erst Goyrand — einem zeitgenössischen Kollegen Dupuytrens — blieb es überlassen, aus der topografischen Diskrepanz zwischen anatomischem und pathologischem Substrat ein aus unserer Sicht folgerichtiges Konzept zu entwickeln, das die für die Fingerfehlstellung verantwortlichen Stränge als neugebildetes Gewebe betrachtet. Dieses sich streng am anatomischen Präparat orientierende Konzept wurde lange Zeit nicht beachtet — erst Thomine hat in den vergangenen Jahren wiederholt auf das Fascienloch über den Grundgelenken hingewiesen, mit dem die Dupuytrensche Retraktionstheorie nicht erklärt werden kann.

Anhand der gezeigten morphologischen Befunde kann die Formalpathogenese der Dupuytrenschen Erkrankung erstmals aus den Störungen von Struktur und Dynamik jenes komplexen subcutanen Bindegewebskörpers der distalen Hand abgeleitet werden, der als Prädilektionsort der Erkrankung angesehen werden muß. In dieser Region finden sich keine aus der Handzone in den Fingerbereich ziehenden kontinuierlichen Faserstrukturen. Die in- und auseinanderweichenden Faserformationen der Aponeurose und der Ringbänder bilden ein diskontinuierliches Fasergerüst, das einen dichten Besatz unterschiedlich dynamisch belasteter Hautfesseln trägt.

Als Schlüssel zum Verständnis der bisher nur widersprüchlich zu beschreibenden Formalpathogenese erwiesen sich die auf allen Untersuchungsstufen erkennbaren Befunde, die die Dupuytrensche Erkrankung als einen fibromatösen Krankheitsprozeß ausweisen, der sich nicht aus der Fingerstreckstellung, sondern aus der zeitlich dominierenden Ruhebeugestellung der Finger entwickelt. Durch das sich interfasciculär ausbreitende, proliferierende Gewebe wird das subcutane Fasersystem in der von der Beugeverschiebung geprägten Parallelformation gleichsam „einzementiert" und in seiner für die Fingerstreckung so unerläßlichen Scherbeweglichkeit und Dehnbarkeit behindert. Durch diese Störungen der Faserdynamik wird das sich aus neugebildeten und präexistenten Fasern der Subcutis zusammensetzende Dupuytren-Gewebe bewegungsinduzierten Zugbelastungen ausgesetzt, die für seine typische tendiforme Ausdifferenzierung verantwortlich gemacht werden müssen.

Spätergebnisse nach Resektions- und Alloarthroplastiken der MCP-Gelenke II—V bei chronischer Polyarthritis

H. Thabe und K. Tillmann, Bad Bramstedt

Das typische Bild der rheumatisch deformierten Hand ist gleichsam das Symbol der chronischen Polyarthritis. Die hervorstechenden Merkmale sind die Schwellungen und Beugekontrakturen der Fingergrundgelenke und die Ulnarabweichungen des 2. bis 5. Fingers. Es sind jedoch nicht kosmetische Gründe, welche die Indikation zur Korrektur dieser Deformierungen bestimmen. Zwar wird in allen Fällen schwerer derartiger Veränderungen die Funktion erheblich gestört. Es kann jedoch in „ausgebrannten" Fällen nach Abklingen der entzündlichen Schmerzen eine Adaptation des Patienten an seinen Zustand resultieren, der jegliches therapeutisches, zumindest aber ein operatives Eingreifen erübrigt. Dennoch verbleiben viele Fälle, in denen die Destruktion zu bleibenden Beschwerden und zu funktionellen Dekompensationen führen, mit denen der Patient sich nicht abfinden will und kann. Solange die Form der Metatarsalköpfchen noch einigermaßen erhalten ist und Beugekontraktur wie Ulnardrift passiv voll ausgleichbar sind, ist selbst bei Vorliegen von Knorpelläsionen eine Synovektomie nicht aussichtslos. Sind diese Voraussetzungen jedoch nicht mehr gegeben, so ist nur noch die Arthroplastik möglich [2, 4].

Operationstechnik

Unter dem Einfluß von Stellbrink [4] und Vainio [8] haben wir in den Jahren 1968—1970 fast ausschließlich *Resektionsarthroplastiken* ohne Interpositum in der von

Stellbrink [4] angegebenen Technik ausgeführt, in den späteren Jahren zunehmend mit Ablösung der ulnaren Intrinsic-Sehnen bzw. der Sehne des Extensor indicis proprius und Transfer auf den distalen radialen Seitenbandansatz des jeweils ulnar benachbarten Gelenks. Bei Zerstörung des radialen Seitenbandes wurde das Ende der transferierten Sehne nach proximal auf das Periost des resezierten distalen metacarpalen Schaftendes unter einer für die Korrektur ausreichenden Spannung vernäht und so als Ersatz verwendet. Bei stark ausgewalzter Streckerkappe wurde diese radial der Strecksehnen eröffnet unter die Sehne geschlagen, letztere in Längsrichtung gerafft und radial auf die Kappe vernäht. Bei geringeren Deformierungen (nur in Einzelfällen) wurde die Streckerkappe ulnar eröffnet, offen gelassen und radial gerafft, die Strecksehne auch hierbei zusätzlich in Längsrichtung gerafft. Erforderlichenfalls, fast regelhaft − wurde zumindest der palmare Anteil der Sehne des M. abductor minimi reseziert. In Fällen, in denen vor allem das radiale Seitenband völlig destruiert war, insbesondere auch bei Mutilationen mit sklerotischer Verödung des Markraumes, wurde gelegentlich eine Resektions-Interpositionsarthroplastik nach Tupper [7] durchgeführt: Nach Resektion des Metacarpalköpfchens bzw. des Restes wurde der größte Teil der volaren Platte als distal gestielter Lappen durch das Gelenk gezogen und mit dem proximalen Rand auf der dorsalen Corticalis des resezierten Metacarpale durch zwei Bohrlöcher fixiert.

Die Replazierung und die Längsraffung der Strecksehnen erfolgte in der oben beschriebenen Weise.

Ab 1971 haben wir − neben den Resektionsarthroplastiken − in zunehmendem Maße *Endoprothesen* verwendet, und zwar die Modelle Swanson [6] und St. Georg [5]. In den Jahren 1971−1974, auf die sich unsere Nachuntersuchungen der Endoprothesen beziehen, wurde in etwa der Häfte der Fälle an den Fingern I−V St. Georg-Endoprothesen eingesetzt (im allgemeinen MCP-Modelle am 2., PIP-Scharniergelenke am 5. Finger in der Position des MCP-Gelenks). Sie „flankierten" die nach unserem Dafürhalten weniger stabilen „Swanson"-Prothesen, die für die MCP-Gelenke III und IV verwendet wurden [1]. Die Technik der Implantation entsprach derjenigen, die von den jeweiligen Autoren angegeben wurde [5, 6]. Bei den Swanson-Prothesen bringen wir lediglich zusätzlich eine Quernutung im distalen Schaftende des Metacarpale und in der Grundgliedbasis an, um eine Rotationsstabilität in exakt physiologischer Richtung zu erreichen. Die Replazierung der Strecksehnen nach radial erfolgt in der gleichen Weise wie oben für die Resektionsarthroplastik angegeben. Es wurde lediglich auf die Raffung der Sehnen in Längsrichtung verzichtet.

Nachuntersuchung

Es wurden nur Patienten berücksichtigt, die an einer sicheren chronischen Polyarthritis erkrankt waren, und bei denen die Operation mindestens 5 Jahre zurücklag (Tabelle 1). Da in den ersten Jahren überwiegend Resektionen, in den späteren Jahren zunehmend Endoprothesen zur Korrektur verwendet wurden, wurde die Nachbeobachtungszeit getrennt berechnet.

Neben verschiedenen Parametern zur Bestimmung der Beweglichkeit (Neutral-Null-Methode, Fingerkuppen-Hohlhandabstand) und der Stellung (Winkelgrade in

Tabelle 1. Arthroplastik MCP II—V bei P.c.
(Alter bei Op. 47—75 (Mittel: 51,4) J.)

Resektion ohne Intr.-Transfer: 76 Gel.
Resektion mit Intr.-Transfer: 44 Gel.
Nachbeobacht.: 5,0—10,0 (Mittel: 8,6) J.
Alloplastik St. Georg: 21 Gel.
        Swanson: 16 Gel.
Nachbeob.: 5,0—7,9 (Mittel: 6,7) J.

Streckstellung aktiv) sowie der resultierenden Bewegungsfunktion(Spitzgriff mit den einzelnen Fingern) wurden u.a. auch Schmerz, Schwellung, Stabilität, Zustand der Beugesehnen und der Nachbargelenke sowie die prä- und postoperativen Röntgenbefunde registriert.

Zusätzlich erfolgte eine Kraftmessung mit dem Intrinsic-Meter unter Fixierung des Handgelenkes auf einer Hohlhand-Schiene, um Störfaktoren durch Veränderungen in diesem Gelenk auszuschalten.

Ergebnisse

Es sollen hier nur die wichtigsten Resultate unserer Nachuntersuchung erwähnt werden.

Bezüglich der *Beweglichkeit* (Abb. 1) schneiden die Operationen nach Tupper in der Flexion am schlechtesten ab. Man muß hier allerdings berücksichtigen, daß dies sicher auch unter den Resektionsarthroplastiken die schlechtesten Fälle gewesen sind, da die Indikation aufgrund der vollständigen Destruktion der Seitenbänder gestellt wurde. Außerdem führt die Dorsalvernähung der volaren Gelenkkapsel leicht zu einer dorsalen Dislokation der Grundgliedbasis, womit dann natürlich auch die Beugebeweglichkeit sich verschlechtert — bei gleichzeitiger unphysiologischer Überstreckbarkeit. Die beste Beweglichkeit sahen wir nach Resektionsarthroplastiken, wobei der Transfer der Intrinsic-Sehnen offensichtlich etwas Beugebeweglichkeit kostet — zugunsten der Stabilität (s.u.). Bemerkenswert erschien uns, daß bei den Fällen, die wir kontinuierlich nachbeobachten konnten, im Gegensatz

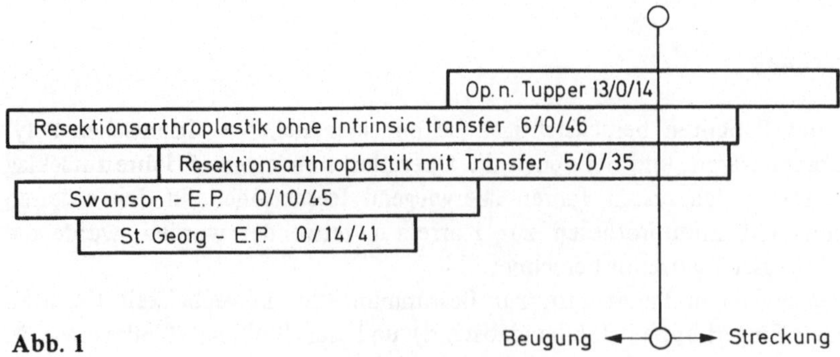

Abb. 1

zur Alloarthroplastik mit zunehmender Beobachtungsdauer keine Bewegungseinbuße zu verzeichnen war. Demgegenüber ist die Beweglichkeit der Swanson- und mehr noch der St. Georg-Endoprothese recht limitiert — wenn auch in einem funktionell günstigen Bewegungsbereich. Vor allem wurde nach diesen Eingriffen im allgemeinen keine volle Streckung erzielt. Die Verwendung von Swanson-Endoprothesen zwischen den St. Georg-Endoprothesen brachte bezüglich der Beweglichkeit anscheinend weder Vor- noch Nachteile — wie schon bei den Frühergebnissen festgestellt [1].

Dies kann auch für die *Stabilität* der Gelenke gesagt werden, die weitgehend mit der *Stellung* (Abb. 2) korreliert. Hauptsächlicher Ausdruck der Instabilität ist das Rezidiv der Ulnarabweichung. In dieser Beziehung schneiden die Swanson-Prothesen und die Resektionsverfahren insbesondere mit Intrinsic-Transfer besonders gut ab, wobei letztere auch Überkorrekturen aufweisen.

Überraschend war für uns das schlechte Abschneiden der „St. George"-Endoprothese, bedingt durch gehäufte mechanische Fehlschläge (s.u.).

Auch bezüglich der *groben Kraft* (Abb. 3) konnte die Eigenstabilität der „St. Georg"-Gelenke demnach statistisch gesehen keine Vorteile bringen. Abgesehen von diesem „Ausrutscher" spiegelt die Tabelle exakt das Ergebnis wieder, welches auch logisch zu erwarten war. Je stabiler die rekonstruktive Maßnahme, umso größer die postoperative Kraftentfaltung.

Wir haben, da sich die Skaleneinheiten schlecht quantifizieren lassen, zum Vergleich die Ergebnisse nach Synovektomien (Spalte 6) sowie diejenigen bei einer gesunden Vergleichsperson, einer Frau von 50 Jahren mit einem Gewicht von 60 kg (Spalte 7) aufgezeichnet.

Die *Schmerzen* wurden besonders sicher durch die Resektionen ohne Intrinsic-Transfer und die Swanson-Prothesen beseitigt. Bei den „St. Georg"-Prothesen wirkten sich die Komplikationen (s.u.) negativ aus.

Die *Schwellung* rezidiviert nach Endoprothesen praktisch nicht. Bei den Resektionen stehen Stabilität einerseits, Schmerz und Schwellung andererseits offensichtlich in einem reziproken Verhältnis (Tabelle 2).

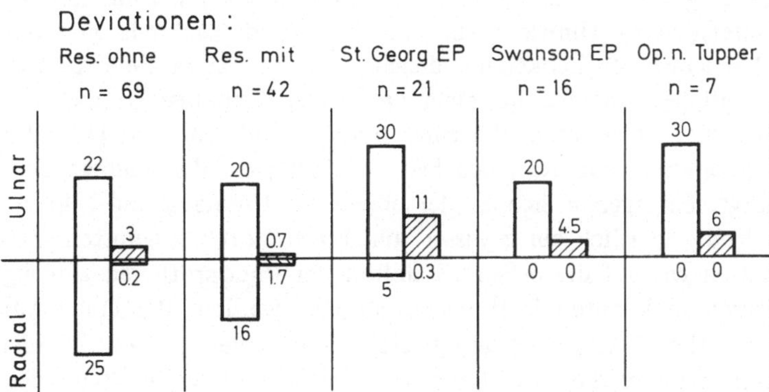

Abb. 2. Spätergebnisse nach MCP-Arthroplastiken II—V (1968—1974) Orthopädische Abteilung, Bad Bramstedt; ☐ = maximale Abweichung; ▨ = durchschnittliche Abweichung

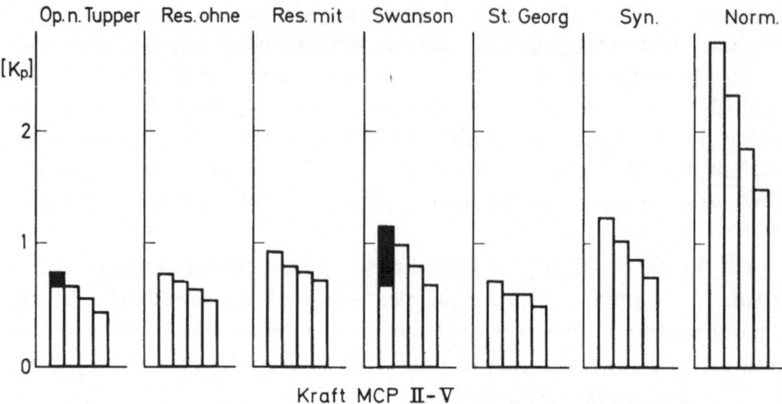

Abb. 3

Da die unspezifischen Ursachen von Fehlschlägen (Einsteifungen, Fehlstellungen, Schwellungsrezidive) in den Ergebnissen tabellarischen Ausdruck finden, haben wir die speziellen Komplikationen der Endoprothesen gesondert aufgeführt (Tabelle 3).

Erschreckend ist die hohe Anzahl mechanischer Komplikationen der „St. Georg"-Prothesen, insbesondere die hohe Zahl von Lockerungen an der Knochen-Zement-grenze. In unserem Krankengut sind dies ausgesprochene Spätkomplikationen, mit denen wir aufgrund der Frühergebnisse [1] nicht gerechnet hatten.

Im positiven Sinne unerwartet ist das Fehlen von Prothesenbrüchen bei den Swanson-Implantaten, obgleich damals noch nicht das reißfeste „HP"-Material verwendet wurde. Auch außerhalb dieser Serie ist die Zahl bisher von uns beobachteter Frakturen dieser Prothesen überaus gering.

Diskussion

Es ging uns bei dieser Arbeit im wesentlichen darum, durch eine vergleichende Untersuchung Hinweise über die Vor- und Nachteile der verschiedenen arthroplastischen Möglichkeiten zunächst nur an einem Gelenk, dem Grundgelenk der Langfinger, und nur bei einer uniformen Krankheitsgruppe, der chronischen Polyarthritis, zu erhalten. Bei einer früheren Untersuchung [1] hatten wir 5 Patienten randomisiert auf der einen Seite reseziert, auf der anderen Seite alloplastisch versorgt. Es ergeben sich in der objektiven Untersuchung keine wesentlichen Unterschiede, lediglich ein gewisser subjektiver Vorteil zugunsten der Alloplastik. Diesen hatten wir auf die bessere Stabilität der Endoprothesen zurückgeführt. Drei dieser Patienten konnten jetzt nachuntersucht werden. Bei ihnen war beiderseits keine wesentliche Änderung eingetreten. Von einem Patient wurden die Implantate, vom anderen die Resektionsarthroplastiken besser beurteilt, der dritte war unentschieden. Entsprechend war auch die ärztliche Beurteilung.

Bei zwei weiteren Patienten, bei denen auf der einen Seite die MCP-Gelenke mit Swanson-Prothesen versorgt waren, auf der anderen Seite mit Resektionsarthroplastiken, fiel das Urteil eindeutig zugunsten der Swanson-Prothesen aus. Dies waren

Tabelle 2. Schmerz und Schwellung nach MCP-Arthroplastik bei P.c.

	Schmerz			Schwellung		
	$\emptyset$	(+)	+	$\emptyset$	(+)	+
Res. I[a]	69	0	0	68	0	1
Res. II[b]	38	3	1	37	5	0
Tupper	7	0	0	7	0	0
Swanson	15	1	0	16	0	0
St. Georg	12	1	8	21	0	0

[a] ohne, [b] mit Intrinsic-Transfer

Tabelle 3. Komplikationen nach MCP-Alloplastik bei P.c.

Swanson	(n = 16)	2 Corticalisperforationen
		1 Fraktur
St. Georg	(n = 21)	3 Luxationen
		9 Lockerungen

aber auch bezüglich des Resultates der Resektionsverfahren ungewöhnlich negative Ergebnisse: Bei einer Patientin eine knöcherne Versteifung aller MCP-Gelenke II-IV, bei der anderen eine Überstreckbarkeit bei mangelhafter Beugebeweglichkeit. Während bei der ersten Patientin die Swanson-Prothesen ein positives Resultat erbrachten, war bei der letzteren auch das Ergebnis der Implantate dürftig: Es bestand nur eine sehr geringe Beweglichkeit, wenn auch in einem funktionell günstigen Bereich.

Bei der jetzigen Untersuchung fanden wir insgesamt die besten Ergebnisse überraschenderweise bei der Resektions-Interpositionsarthroplastik mit Intrinsic-Transfer und — weniger überraschend — bei den Swanson-Prothesen. Dabei zeigte sich die Resektion bezüglich der Beweglichkeit, die Alloplastik hinsichtlich der Stabilität überlegen. Es scheint uns durchaus legal, aus diesen Unterschieden eine Differentialindikation abzuleiten.

Ohne Intrinsic-Transfer würden wir heute nicht mehr resezieren, obgleich die Beugebeweglichkeit ohne diese stabilisierende Zusatzmaßnahme noch etwas besser wird.

Die Gründe für das schlechte Abschneiden der wenigen in dieser Serie enthaltenen Rekonstruktionen nach Tupper erklärt sich sicherlich großenteils aus der Ausgangslage. Bei weiter gestellter Indikation, so etwa bei noch erhaltenen Seitenbändern — würde das Verfahren mit Sicherheit erheblich besser abschneiden. Für die Indikationsstellung möchten wir aus den wenigen negativen Ergebnissen nur bedingte Konsequenzen ziehen.

Überraschend war die extrem hohe Komplikationsrate der „St. Georg"-Endoprothese. Es muß allerdings gesagt werden, daß diese Implantate auch zum Teil bei extrem schlechten Fällen verwendet wurden, so bei multilierenden Formen, bei denen eine Swanson-Prothese infolge sklerotischer Verödung des Markraumes nicht mehr einzubringen war. Bei diesen Patienten konnte man manchmal nur noch einen knöchernen Halt für die Zementierung des proximalen Stiels in der Metacarpalbasis finden. Bei 8 der gelockerten Gelenke war vorher bereits eine Resektionsarthroplastik mit schlechtem Ergebnis vorausgegangen.

Interessant waren auch einige Aufschlüsse, die wir aus der simultanen Untersuchung der Nachbargelenke ziehen konnten. So wirkt sich eine Instabilität des Handgelenks mit volarer Luxation offensichtlich negativ aus. Durch die Anspannung der Strecksehnen kommt es in den alloplastisch ersetzten MCP-Gelenken zu einer funktionell ungünstigen Hyperextension. Ebenso negative Auswirkungen haben bei allen MCP-Arthroplastiken nachfolgende Schwanenhals-Deformierungen für die Gesamtfunktion der Hand, während Knopflochdeformierungen mäßigen Grades, auch Ankylosen und Arthrodesen in entsprechender Stellung sich funktionell eher günstig bemerkbar machten.

Zusammenfassung

Wir ziehen aus unseren Untersuchungen den Schluß, daß für die Arthroplastik der MCP-Gelenke II–V bei chronischer Polyarthritis die Versorgung mit Swanson-Implantaten uns als das beste und technisch einfachste Verfahren erscheint und daher für die routinemäßige Versorgung am ehesten in Frage kommt. Die praktisch gleichwertige Resektions-Interpositionsarthroplastik ist technisch etwas schwieriger. Wir würden sie trotzdem nach diesen Ergebnissen bei jüngeren Patienten bevorzugen — ganz besonders dann, wenn eine Tendenz für Schwanenhals-Deformierung vorliegt. In diesem Falle kann die Verkürzung der Knochenstrecke durch die Entspannung der kontrakten Handbinnenmuskeln anatomisch eine Verbesserung der Stellung bewirken.

„St. Georg"-Endoprothesen würden wir nur noch bei multilierenden Formen der chronischen Polyarthritis zum Wiederaufbau von sogenannten „Teleskop-Fingern" verwenden, bei denen es oft keine Alternative gibt.

Die Rekonstruktion nach Tupper, die wir ebenfalls nur Extremfällen vorbehalten, würden wir sogar trotz der limitierten Erfolgsaussichten noch vorziehen — vorausgesetzt, es ist noch eine ausreichend stabile volare Platte vorhanden.

Literatur

1 Bontemps G, Tillmann K (1973) Endoprothetische Versorgung rheumatischer Fingergelenke. Z Orthop 113: 492–495
2 Gschwend N (1977) Die operative Behandlung der chronischen Polyarthritis. 2. Aufl, Thieme, Stuttgart, S 115ff
3 Littler J W (1954) Zit. nach Riordan D C, Harris C: Intrinsic contracture in the hand and its surgical treatment. J Bone Joint Surg 36-A: 10–20
4 Stellbrink G (1969) Die Arthroplastik der Metacarpophalangealgelenke. Indikation, Techniken und Aussichten. Verh Dtsch Ges Orthop Traumatol 55. Kongr. Witt N (Hrsg) Bücherei des Orthopäden 3: 433–437
5 Stellbrink G (1973) Gelenkersatz an der Hand. Handchirurgie 5: 5–13
6 Swanson A B (1966) A flexible implant for replacement of arthritic or destroyed joints in the hand. N Y Univ Post-grad Med Sc Inter-Clin Inform Bull 6: 16–19

7 Tupper J W (1974) Zit nach Flatt E A: The care of the rheumatoid hand. 3. Ed.
   Mosby, St. Louis, p 188pp
8 Vainio K, Reimann J, Pulkki T (1967) Results of arthroplasty of the MCP joints
   in R.A. Wiederherstellungschir u Traum 9: 1—7

Behandlung der Lunatum-Malacie mit der Swanson-Prothese

M. Talke und H. Zilch, Berlin

Kienböck beschrieb 1909 zum ersten Mal die Lunatum-Malacie. Als eine der Ursachen wurde von Hulten (1928) das Mißverhältnis zwischen Ellen- und Speichenlänge im Handgelenksbereich, die Ulnaminusvariante, beschrieben. Die Tatsache, daß überwiegend Männer und bei diesen die dominierende Hand betroffen ist, bestätigt ebenso wie das gehäufte Vorkommen bei Preßluftarbeitern die These der Mikrotraumen als ätiologischer Faktor. Bisher konnte keine Behandlungsart eine Revitalisierung des völlig zerfallenen Mondbeines bewirken. So stellt sich die Frage, ob nicht der alloplastische Ersatz beim Mondbeintod bessere Landzeitergebnisse erbringen kann.

Für den Lunatumersatz wurden viele verschiedene Verfahren angegeben. Lippmann publizierte 1949 ein Vitallium-Modell, Danis empfahl eine Kunstharzprothese. Agerholm und Goodfellow beschrieben 1963 15 Fälle, in denen sie ein Acryl-Mondbein einsetzten; sie fanden gute Ergebnisse bei 12 nachuntersuchten Patienten. Barber und Goodfellow untersuchten 14 Patienten 8 bis 20 Jahre nach Einsetzen einer Acryl-Prothese; sie sahen durchweg gute Ergebnisse. Aderhold entwickelte eine Prothese aus Piacryl und berichtete in 6 Fällen über 6 sehr zufriedenstellende Ergebnisse. Koob, der ein gegenüber Aderhold modifiziertes Modell entwickelte, setzte dies in 10 Fällen ein; seine Ergebnisse waren ermutigend. Michon berichtete 1973 über Silicon-Kautschuk-Implantate vom Typ Swanson (1968); die Ergebnisse waren sehr gut in 9 Fällen und 5mal mäßig, jedoch setzte er die Prothese vornehmlich bei schwer geschädigtem Mondbein ein. Die folgenden Autoren benutzten ebenfalls die Swanson-Prothese: von Torklus u. Mitarb. in 7 Fällen mit 6 guten Resultaten, Roca u. Mitarb. in 10 Fällen mit 7 guten Ergebnissen, Lichtmann u. Mitarb. beschrieben 20 Fälle mit 14 guten Resultaten und Ney sah bei 9 Fällen 8 gute Resultate. Er fand gute Ergebnisse sogar nachdem es zu einer Subluxation des Implantates gekommen war.

Kasuistik

Zwischen 1971 und 1979 wurden 13 Patienten mit einer Lunatum-Malacie im Oskar-Helene-Heim, Berlin, mit Silikon-Kautschuk-Implantaten nach Swanson versorgt. Zwei Patienten waren Frauen, 11 waren männlich. Das Alter variierte von 22 bis

42 Jahren, der Altersdurchschnitt betrug 31 Jahre. Alle Patienten zeigten bereits ein zusammengesintertes Mondbein, 7mal mit deutlicher Arthrose des Handgelenkes (Abb. 1). Bei der Nachuntersuchung lagen die Operationen 1 bis 7 Jahre, im Mittel 4,9 Jahre, zurück.

Operationstechnik

Elfmal wurde die Incision von dorsal angelegt (Abb. 2), zweimal von volar. Die Haut wurde dorsal längs s-förmig; die Handgelenkskapsel längs eröffnet. Das Mondbein wurde meist unter Zuhilfenahme einer eingedrehten Spongiosaschraube entfernt. Um den Verbleib von volaren Knochenfragmenten zu vermeiden, wurde vor der Implantation der Silastikprothese eine Röntgenkontrolle auf dem Operationstisch durchgeführt. Ein transcarpaler-translunärer Bohrdraht wurde nur in Ausnahmefällen (3mal) verwendet (Abb. 3). Die postoperative Gipsruhigstellung betrug 2 bis 4 Wochen.

Ergebnisse

In 10 Fällen wurde der Silastikersatz von den Patienten als gut bis sehr gut eingeschätzt (der Schmerz war im wesentlichen verschwunden oder zumindest deutlich vermindert oder trat nur bei schwerer Belastung der operierten Hand auf). In 3 Fällen wurde das Ergebnis als befriedigend angesehen. Hier bestand Schmerz lediglich bei langdauernder schwerer Handarbeit. Bei dem einen schlechten Ergebnis

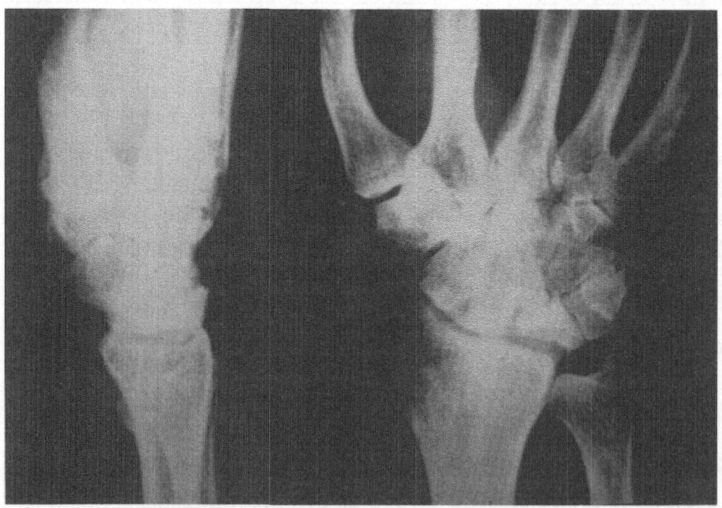

Abb. 1. Typische Lunatum-Malacie. Es besteht eine Ulna-Minusvariante. Deutliche Arthrose im Radio-Carpalgelenk

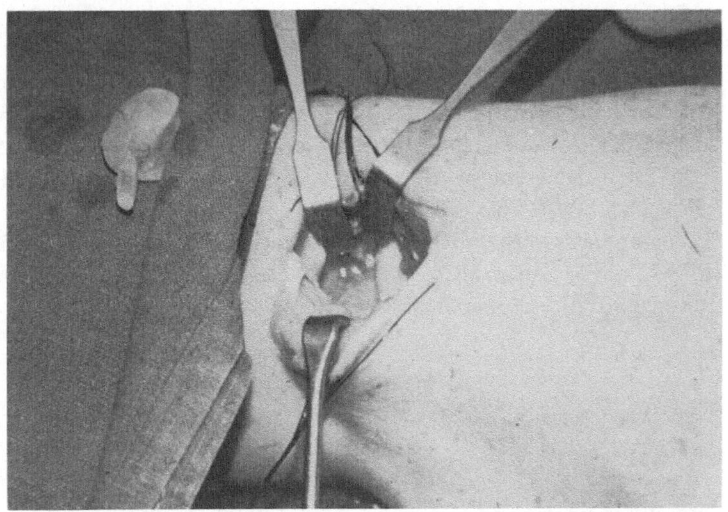

Abb. 2. Intraoperativer Befund: Das nekrotische Mondbein ist vollständig ausgeräumt. Das Silastik-Implantat steht in der zu implantierenden Stellung. Der Verankerungszapfen weist zum Os triquetrum. Es muß das größtmögliche der 5 Silastikmodelle verwendet werden

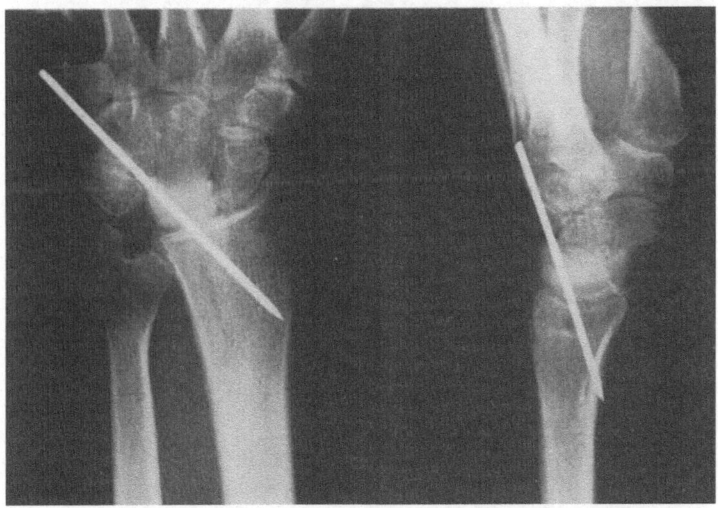

Abb. 3. Nur in Ausnahmefällen bei interaoperativer Luxationsbereitschaft wird durch einen transcarpalen Kirschner-Draht temporär das Silastik-Implantat fixiert

blieb auch nach der Operation ein Dauerschmerz. Drei Handwerker konnten nach der Silastik-Implantation die präoperative Tätigkeit fortführen, 2mal erfolgte ein Berufswechsel.

362

Die Drehbewegung des Vorderarmes war postoperativ in 9 Fällen symmetrisch, 4mal maximal bis 20° nach beiden Seiten eingeschränkt (Abb. 4)

Die Beugung war vor und nach der Operation jeweils mehr eingeschränkt als die Streckung im betroffenen Handgelenk. Präoperativ betrug das mittlere Bewegungsausmaß der Dorsal-Extension/Volar-Flexion bei den 13 Patienten: 51°/0/28° (Amplitude 79°); das geringste Bewegungsausmaß betrug 30°/0/10°, die beste Beweglichkeit lag bei 80°/0/70°.

Postoperativ verbesserte sich das Bewegungsausmaß nur geringfügig: Dorsal-Extension/Volar-Flexion im Mittel 58°/0/27° (Amplitude 85°). Die Extremwerte betrugen: minimal 35°/0/15°, maximal 85°/0/65° (Abb. 5).

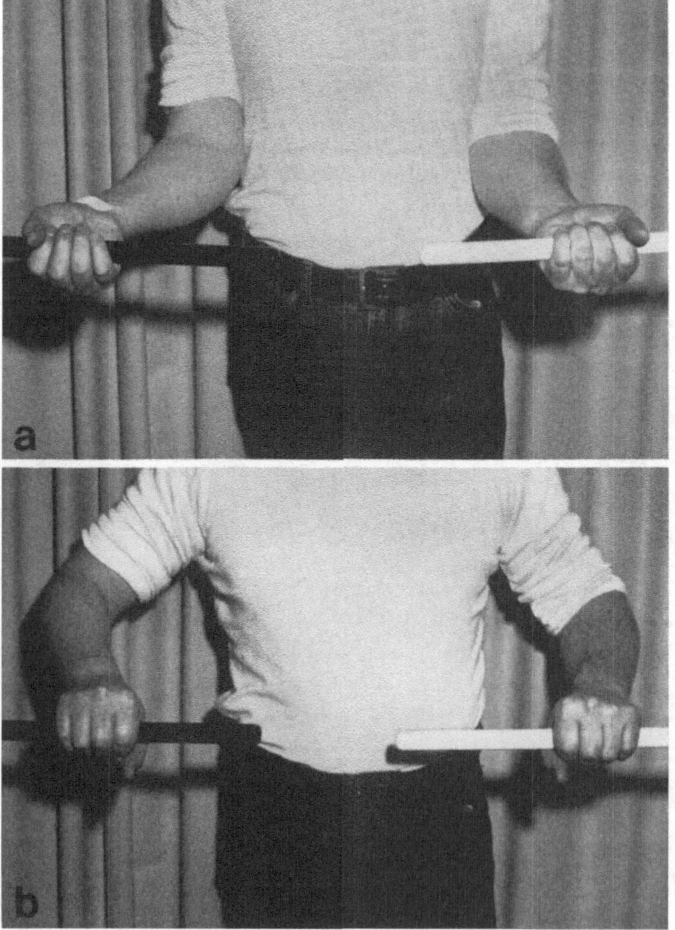

Abb. 4a, b. Nach Silastik-Mondbein-Implantation im Bereich der rechten Handwurzel ist die Supination seitengleich frei, während die Pronation eine endgradige Einschränkung zeigt. (Die Pronation muß korrekt bei anliegenden Ellenbogen gemessen werden.)

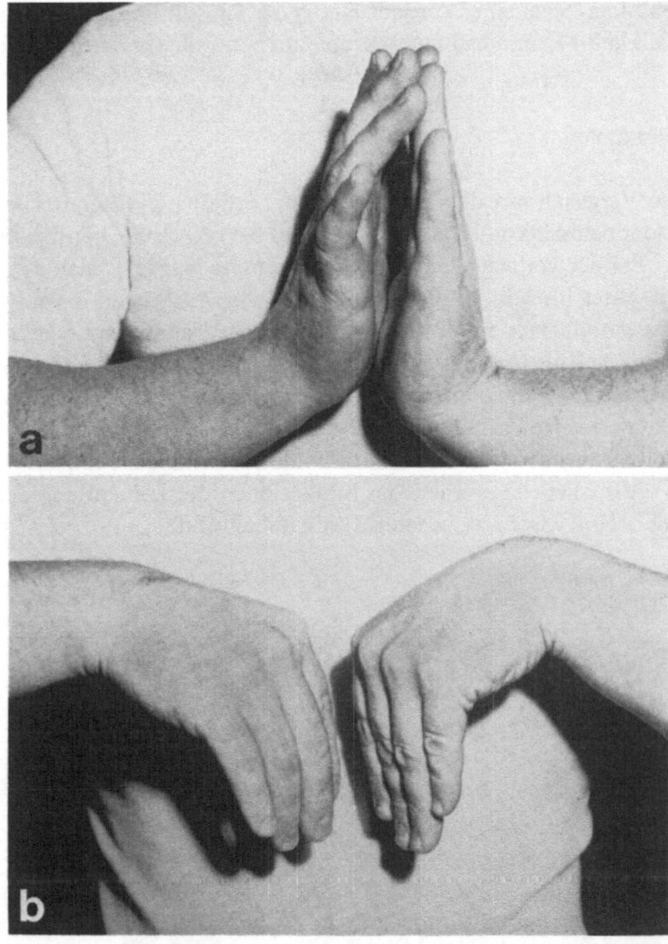

Abb. 5a, b. Nach Silastik-Mondbein-Implantation ist die Dorsal-Extension und die Volar-Flexion der operierten rechten Hand je um etwa 20° eingeschränkt

Die Radial/Ulnar-Abduktion im Handgelenk war nur in 4 Fällen unwesentlich beeinträchtigt. Die Fingerbewegungen waren in allen Fällen frei.

Die grobe Kraft wurde präoperativ 3mal seitengleich, 8mal bis um die Häfte vermindert und 2mal geringer als die Hälfte der gesunden Seite gemessen. Nach der Operation war die Kraft in 6 Fällen etwa seitengleich, 6mal vermindert bis um die Hälfte und 1mal war die grobe Kraft des betroffenen Vorderarms schwächer als die Hälfte der gesunden Gegenseite. Die Arthrose des Handgelenkes zeigte in 2 Fällen eine deutliche Verschlechterung, ohne daß hier die Beschwerden der Patienten eine Verschlimmerung erfahren hatten. In einem Fall kam es 4 Wochen postoperativ zu einer Luxation des Silastik-Implantates. Sieben Jahre nach der Zweitoperation zur Reposition ist der Patient weiterhin mit dem Zustand der Hand zufrieden. In keinem

364

Fall kam es zu einer Zerquetschung des Silastik-Implantates, und es fanden sich ebenfalls keine Kompressionssyndrome im handgelenksnahen Bereich des N. medianus.

Diskussion

Im Vergleich mit den Ergebnissen der erfaßbaren Literatur liegt die Erfolgsquote des Mondbein-Silikon-Kautschuk-Ersatzes bei etwa 70%, häufig noch darüber.

Bei der vorliegenden Nachuntersuchung wurde 10mal, d.h. in etwa 77% der Fälle, ein gutes bis sehr gutes Ergebnis erreicht. Ausgehend davon kann der Silastik-Ersatz des Mondbeines empfohlen werden, da das Handgelenk relativ leicht operativ erreicht wird und die Arthrose mit diesem Verfahren aufgehalten werden kann. Die Luxationsneigung muß intraoperativ abgeschätzt werden und entsprechend die Art und Dauer der Ruhigstellung durchgeführt werden. Immer muß das größtmögliche der 5 von Swanson angegebenen Silastik-Mondbeinmodelle implantiert werden.

Abschließend werden die Indikationen der Behandlung der Lunatum-Malacie beschrieben, wie sie an unserer Klinik üblich sind:

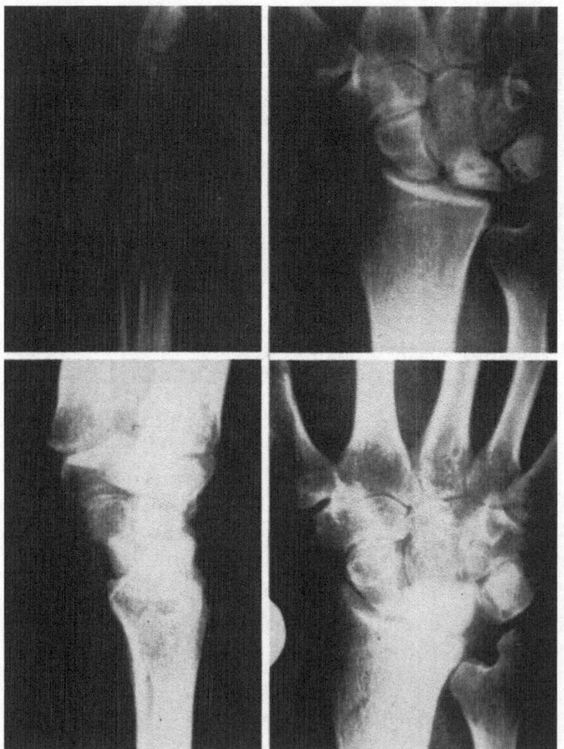

Abb. 6. Röntgenologischer Befund der Lunatum-Malacie (*oben*) und 5 Jahre nach Silastik-Implantation (*unten*)

1. Im Anfangsstadium bei röntgenologisch erhaltener Knochenstruktur und bestehender Ellen-Minus-Variante wird eine Radiusverkürzungsosteotomie durchgeführt.
2. Bei zusammengesintertem Mondbein hat das Silikon-Kautschuk-Implantat eine echte Chance, die Situation zu verbessern (Abb. 6). Es kann hierbei gleichzeitig oder später eine Handgelenksdenervation durchgeführt werden, wie wir sie in 2 Fällen anschlossen.
3. Nur in Ausnahmefällen bei schwerer und schmerzhafter Radiocarpalarthrose kann den Patienten eine Handgelenksversteifung empfohlen werden.

Literatur

1 Aderhold M, Aderhold K (1972) Lunatummalazie und Lunatumersatz. Chir Praxis 16: 81–91
2 Koob E (1977) Alloplastischer Mondbeinersatz. In: Spier W, Buck-Gramcko D, Burri C (Hrsg) Aktuelle Probleme in Chirurgie und Orthopädie, Bd 6, III. Handwurzel Finger. Hans Huber, Bern Stuttgart Wien, S 60–66
3 Lichtmann D M, Mack G R, MacDonald R J, Gunther S F, Wilson J N (1977) Kienböck's Disease: The Role of Silicone Replacement Arthroplasty. J Bone Joint Surg 59 A: 899–908
4 Michon J (1973) Lunarectomie avec replacement prothétique. Rev Chir Orthop Suppl 1: 59, 180–186
5 Roca J, Beltran J E, Fairen M F, Alvarez A (1976) Treatment of Kienböck's Disease Using a Silicone Rubber Implant. J Bone Joint Surg 58 A: 373–376
6 Swanson A B (1970) Silicone rubber implants for replacement of the carpal scaphoid and lunate bones. Orthop Clin N Amer 1: 299–309
7 Talke M, Weigert M (1975) Die operativen Behandlungsmöglichkeiten der Lunatummalazie. Orthop Praxis 12: 141–145
8 v. Torklus D, Postel H (1975) Frühergebnisse der Silastik-Implantate bei Lunatummalazie. Medizinisch-orthop Technik 95: 81–83

Probleme des prothetischen Fingergelenkersatzes
(Eine vergleichende Studie zweier Prothesentypen)

P. Thümler, K.-H. Bergk und E. Koob, Essen

Seit Brannon [1] 1959 erstmalig über seine Erfahrungen mit einer zweiteiligen Scharnierprothese aus Titanium berichten konnte, ist eine Vielzahl von Prothesentypen und Platzhaltern für den Fingergelenkersatz entwickelt und klinisch erprobt worden.

Einige von Ihnen sind durch Bauart und Implantationstechnik geeignet, den Vorteil der Resektionsarthroplastik, – die größere Beweglichkeit – und den der Arthrodese – die gute Seitenstabilität – in einem funktionell und kosmetisch befriedigenden Kompromiß zu vereinigen.

An unserer Klinik wurden die in der Abb. 1 wiedergegebenen Prothesentypen verwendet. Dabei wurde am häufigsten die Silastic-Prothese von Swanson (2. Prothese von links) und das Modell von Nicolle-Calnan (Prothese am re. äußeren Bildrand) implantiert.

Die Fingergrundgelenke stellen die häufigste Indikation zum Gelenkersatz dar. Ihnen kommt die größte Bedeutung für die Funktion der Hand, abgesehen vom Daumen, zu. Gschwend [2] hat die MCP-Gelenke als Indikationsrorte erster Ordnung für den prothetischen Ersatz bezeichnet, wenn man vom Daumensattelgelenk absieht.

Wenn sich auch bei den rheumatisch bedingten Fehlstellungen im Bereich der oberen Extremitäten besonders häufig Gelenkstörungen in den MCP-Gelenken nach weisen lassen, sollte man beim Entschluß zum Gelenkersatz immer auch die übrigen Gelenke der gesamten Hand hinsichtlich funktionsverbessernder Maßnahmen in den Behandlungsplan einschließen und präoperativ die Handfunktion austesten.

Man kann oft feststellen, daß erstaunliche Adaptationen an bestehenden Deformitäten resultieren. Zum anderen können aber auch isolierte Eingriffe bei einer noch ausreichenden Funktion der Hand durch Störung des neu aufgebauten Gesamtgleichgewichtes eine Verschlechterung herbeiführen. Nur die Korrektur der funktionellen Kette aller Gelenke der Hand gewährleistet ein gutes Gesamtergebnis.

Hauptindikationen für den Ersatz der MCP-Gelenke stellen Beugekontrakturen, schwere Ulnadrift, schmerzhafte Gelenkdestruktionen und die bewegliche Schwanenhalsdeformität dar, die oft mit einer Luxationsstellung des Grundgelenkes einhergehen.

Da bei der Polyarthritis der ästhetische Zustand der Hand mit einer Funktionseinbuße in den meisten Fällen kombiniert ist, wird man kaum Gefahr laufen können, eine rein kosmetische Operation durchzuführen.

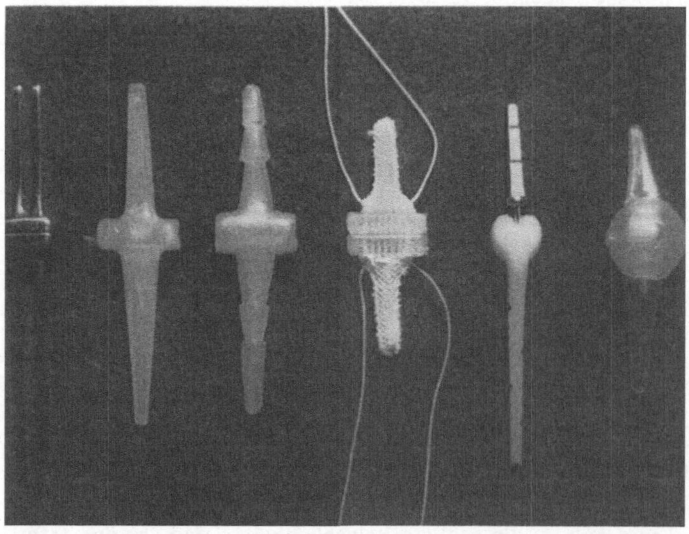

Abb. 1. (Von links nach rechts) „Prothese" von Flatt, Swanson, Jakubowsky, Niebauer, Stellbrink, Nicolle-Calnan

Beim Fingermittelgelenk ist man allgemein zurückhaltender hinsichtlich des prothetischen Ersatzes und zieht oft rekonstruktive Maßnahmen oder die Arthrodese vor. Grund für die unbefriedigenden Ergebnisse ist die meist bestehende Störung der gelenkbewegenden Strukturen.

Besonders bei der Knopfloch- und Schwanenhalsdeformität finden sich nicht selten irreversible Störungen des Streckapparates.

Die an der Orthopädischen Universitätsklinik Essen am meisten verwendeten „Silastik-Prothesen" von Swanson und die Modelle von Nicolle-Calnan stellen im eigentlichen Sinne keine Prothesen dar, sondern sie sind stabilisierende Platzhalter für das resezierte Gelenk.

In einer vergleichenden Studie konnten insgesamt 104 Silastik-Arthroplastiken nach Swanson und 54 Nicolle-Calnan-Implantate ausgewertet werden, die in den Jahren 1970 bis 1978 implantiert worden sind.

Bei der Indikation zum Eratz im Bereich der Fingermittelgelenke waren auch wir sehr zurückhaltend und haben in den meisten Fällen der Arthrodese den Vorzug gegeben. So verfügen wir nur über Nachuntersuchungsergebnisse von 13 Swanson- und 11 Nicolle-Calnan-Implantaten im Bereich der proximalen Interphalangealgelenke. Diese Untersuchungsergebnisse werden wegen der geringen Fallzahl nicht mitgeteilt.

Hinsichtlich der Hauptziele eines Fingergelenkersatzes – Schmerzfreiheit, Stabilität und Bewegungsverbesserung – wurden folgende Ergebnisse erreicht:

In 80% aller Fälle konnte bei beiden Implantattypen völlige Schmerzfreiheit erreicht werden, während 12% der Patienten beider Gruppen eine deutliche Verminderung des präoperativen Schmerzbildes angaben. In 8% aller Fälle wurde keine Besserung erzielt.

Die Tabelle 1 zeigt die postoperativen Ergebnisse hinsichtlich der Beeinflussung der Ulnaabweichung. Es finden sich dabei die besseren Resultate bei dem Platzhalter nach Swanson. Zur exakten Ausmessung wurden die Röntgenaufnahmen im anterior-posterioren Strahlengang verwendet. Die gemessenen Werte sind durch die Handauflage zwar geringer als die klinisch sichtbaren Abweichungen, sie gestatten aber dennoch einen guten quantitativen Vergleich.

Während die Swanson-Implantate die Ulnadrift in allen Fingergelenken deutlich reduzieren konnten, kam es nach Implantation der Nicolle-Calnan-Platzhalter im Bereich der Zeige- und Mittelfinger zur Verstärkung der ulnaren Divation. Die Finger IV und V wurden nur unwesentlich beeinflußt.

Die gemessenen schlechten Ergebnisse sind besonders durch die Spätfälle bedingt.

Bei der Bewertung des Bewegungsumfanges konnten wir in Übereinstimmung mit anderen Autoren feststellen, daß der aktive Bewegungsumfang im Durchschnitt nur um wenige Grade bei der Verwendung von Swanson-Implantaten verbessert werden kann. Hier möchte man also einen Vorteil des Nicolle-Calnan-Platzhalters vermuten (Tabelle 2). Betrachten wir aber die Verbesserung des Streckausfalls in der Tabelle 2, so zeigt die Swanson Arthroplastik die besseren Ergebnisse. Die Nicolle-Calnan-Implantate konnten wohl den durchschnittlichen Bewegungsumfang verbessern, sie sind aber nicht geeignet, diesen in den funktionell günstigeren Bereich einer vermehrten Streckung zu bringen.

Berücksichtigt man abschließend die höheren Komplikationsraten der Nicolle-Calnan-Implantate hinsichtlich Schaftbrüche, Ballonzerreißungen, Verdrehungen,

Tabelle 1. Vergleich der prä- und postoperativen Ulnarabweichung

Durchschnittliche Ulnarabweichung (Swanson) (n = 104)

	präop.	postop.	Anzahl
MCP II	23°	15°	28
MCP III	24°	13°	26
MCP IV	23°	14°	26
MCP V	26°	11°	24

Durchschnittliche Ulnarabweichung (Nicolle-Calnan)
(n = 54)

	präop.	postop.	Anzahl
MCP II	15°	28°	15
MCP III	20°	24°	12
MCP IV	21°	17°	13
MCP V	25°	17°	14

Corticalisperforationen und Einsinken gegenüber den Komplikationen bei der Swanson-Arthroplastik, kann man feststellen, daß das Swanson-Modell dem Implantat von Nicolle-Calnan überlegen ist.

Überraschend ist die Feststellung, daß trotz der Komplikationen wie Schaftbrüche, Ballonzerreißungen, Verdrehungen und Corticalisperforationen die Einschränkung der Gebrauchsfähigkeit nur unwesentlich gemindert wird.

So sehr auch die Erfolge beim prothetischen Fingergelenksersatz von Bauart und Implantationstechnik abhängig sind, so sehr wissen wir, daß nur ein Erfolg durch eine intensive und viele Wochen geführte Nachbehandlung mit Hilfe der Krankengymnastik und Beschäftigungstherapie möglich ist. Vom ersten Tag an werden die Finger nach prothetischem Ersatz passiv leicht gestreckt und gebeugt. Dies ist möglich, da der Verband die Finger selbst vorn frei läßt. Am vierten Tag wird der Patient zur aktiven Bewegungsübung aufgefordert. Die frühe Mobilisation ist wichtig, um den Streckapparat und die atrophierte Muskulatur so schnell wie möglich zu reaktivieren, um eine erneute Ulnadeviation und Beugefehlstellung zu verhindern. Besonders bei der Swanson-Prothese ist eine frühe Bewegung angezeigt, weil bei jeder dieser Bewegungen die Prothesenschäfte im Markraum wie ein Kolben im Zylinder hin- und hergleiten (Piston-Action) (Swanson, 1969) [2].

Die von der beschäftigungstherapeutischen Abteilung entwickelten dynamischen Schienen (Abb. 2). gestatten durch einen kontinuierlichen Zug nach dorsal eine Behandlung der Beugekontraktur. Durch zusätzlichen Zug nach radial soll ein Wiederabgleiten der Finger ulnarwärts verhindert werden.

Zur Nacht werden individuell angepaßte Lagerungsschiene hergestellt (Abb. 3).

Tabelle 2. Bewertung des Bewegungsausmaßes prä- und postoperativ. Die präoperativ gemessenen Bewegungs-
umfänge sind in Klammern angegeben

Bewegungsumfang der MC-Prcthesen (Swanson) (n = 104)

	MCP II (n = 28)		MCP III (n = 26)		MCP IV (n = 26)		MCP V (n = 24)	
Durchschn. BWU	28°	(30°)	30°	(28°)	34°	(28°)	31°	(27°)
Durchschn. Streckdefizit	17°	(32°)	17°	(35°)	11°	(42°)	14°	(36°)
Durchschn. Beugung	45°	(62°)	47°	(63°)	45°	(70°)	45°	(63°)

Bewegungsumfang der MC-Prothesen (Nicolle-Calnan) (n = 54)

	MCP II (n = 15)		MCP III (n = 22)		MCP IV (n = 13)		MCP V (n = 14)	
Durchschn. BWU	49°	(39°)	47°	(38°)	49°	(37°)	50°	(36°)
Durchschn. Streckdefizit	26°	(31°)	31°	(35°)	28°	(41°)	19°	(37°)
Durchschn. Beugung	75°	(70°)	78°	(63°)	77°	(78°)	69°	(73°)

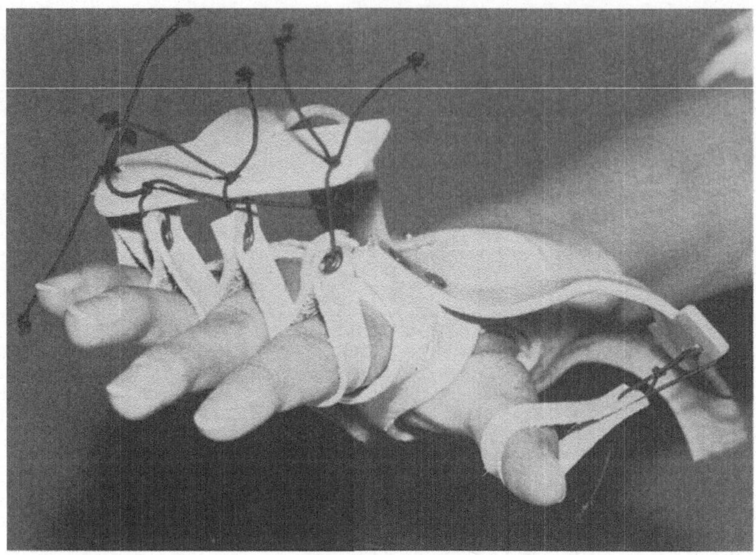

Abb. 2. Korrektur der Ulnadeviation in den MCP-Gelenken, die durch kontinuierlichen Zug nach dorsal außerdem der Beugekontraktur begegnen und ein aktives Training der Fingerbeuger gestatten

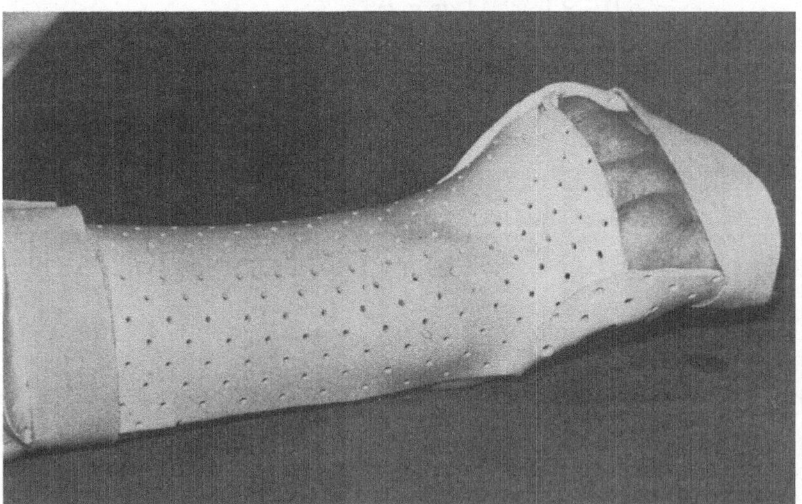

Abb. 3. Individuell angepaßte Nachtlagerungsschiene in Funktionsstellung der Hand bei korrigierter Ulnadeviation. Diese Schienen werden am Anfang der Behandlung eingesetzt

Da die Silikon-Prothesen nicht so stabil und belastbar sind wie ein normales Gelenk, muß der Patient darauf hingewiesen werden, seine Hände vor zu großen Belastungen zu schonen.

Literatur

1 Brannon E W (1959) Experiences with finger joint-protheses. J Bone Joint Surg 41/A: 87–102
2 Gschwend N (1974) Analyse von 200 MCP-Arthroplastiken. Handchirurgie 6: 7–15

Sachverzeichnis

15. Jahrestagung der Deutschen Gesellschaft für
Plastische und Wiederherstellungschirurgie,
7.–8. Oktober 1977, Murnau/Obb.

Plastische und Wiederherstellungschirurgie bei und nach Infektionen

Pathologie Chemotherapie Klinik Rehabilitation

Herausgeber: J. Probst
Unter Mitwirkung von F. Hollwich, G. Pfeifer,
W. Kley, P. Rathert

1980. 242 Abbildungen, 69 Tabellen.
XIX, 403 Seiten
DM 128,–
ISBN 3-540-09854-2

Chirurgische Infektionen stellen in allen operativen
Fachgebieten besondere Anforderungen an plastische und wiederherstellende Behandlungsverfahren, zugleich stellen diese aber den Schlüssel
zur Rehabilitation dar. Die Bedeutung der chirurgischen Infektionen hat insbesondere im Zusammenhang mit den Unfallverletzungen in den letzten
Jahren eine überragende Stellung erlangt. In allen
Fachgebieten wurden wesentliche Fortschritte bei
der Behandlung erarbeitet. Das lange Zeit nicht
nur fachliche, sondern auch therapeutische Nebeneinander der verschiedenen operativen Aufgaben-
bereiche ist nicht nur durch den Zwang zur interdisziplinären aktuellen Versorgung abgelöst worden, sondern es haben sich in diesem besonders
anspruchsvollen Behandlungsgebiet der chirurgischen Infektionen zahlreiche Wechselbeziehun-
gen ergeben.

16. Jahrestagung der Deutschen Gesellschaft für
Plastische und Wiederherstellungschirurgie
November 1978 in Düsseldorf

Transplantatlager und Implantatlager bei verschiedenen Operationsverfahren

Herausgeber: G. Hierholzer, H. Zilch
Unter Mitarbeit zahlreicher Fachwissenschaftler

1980. 275 Abbildungen in 365 Teilbildern, 19 Tabel-
len. XIX, 328 Seiten
DM 139,–
ISBN 3-540-09833-X

Dieser Band enthält wissenschaftliche und klinische
Beiträge über die Bedeutung des Transplantat- und
Implantatlagers für die verschiedenen Operationsverfahren. Der augenblickliche Wissensstand über
die zu fordernden Merkmale des Transplantatlagers
für Knochen- und Knorpelgewebe wird aufgezeigt.
Experimentelle Beiträge weisen auf die fachliche
Weiterentwicklung hin; klinische Beiträge und Berichte über spezielle Operationsverfahren verdeutlichen die Behandlungsmöglichkeiten und machen
deren Erfolgsaussichten erkennbar. Weiterhin wird
zur Bedeutung des Transplantatlagers für Sehnen,
Nerven und Hauttransplantationen Stellung genommen. Abschließend wird die Bedeutung des
Implantatlagers bei der Osteosynthese, beim
Gelenkersatz und bei der Implantation von Gefäßen
ausführlich besprochen.
Durch die wissenschaftlichen und klinischen Beiträge aus verschiedenen operativen Fachbereichen
wird auf das Thema ausführlich eingegangen und
insbesondere aus ganz unterschiedlicher Sicht
Stellung genommen.
Das Buch ist Ausdruck und Ergebnis interdiszipli-
närer Zusammenarbeit und fachübergreifender
Diskussion.

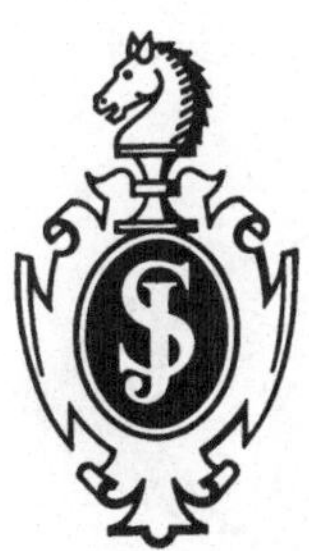

Springer-Verlag Berlin Heidelberg New York

E. Biemer, W. Duspiva
Rekonstruktive Mikrogefäß-chirurgie

Mit Geleitworten von U. Schmidt-Tintemann,
D. Buck-Gramcko
1980. 127 z. Tl. farbige Abbildungen in 315 Einzel-
darstellungen, 10 Tabellen. XII, 151 Seiten
Gebunden DM 198,-   ISBN 3-540-09132-7

J. Harms, E. Mäusle
Biokompatibilität von Implantaten in der Orthopädie

1980. 63 Abbildungen, 12 Tabellen. IX, 119 Seiten
(Hefte zur Unfallheilkunde 144)
DM 54,-   ISBN 3-540-09852-6

New Concepts in Maxillofacial Bone Surgery

Editor: B. Spiessl
With contributions by numerous experts
1976. 183 figures, 36 tables. XIII, 194 pages
Cloth DM 176,-   ISBN 3-540-07929-7

J. Pitanguy
Aesthetic Plastic Surgery of Head and Body

1981. Approx. 900 figures, many in color.
Approx. 500 pages
ISBN 3-540-08706-0   In preparation

H. M. Tschopp
Microsurgical Neuro-Vascular Anastomoses

for Transplantation of Composite Bone and Muscle
Grafts. An Experimental Study
With a Foreword by M. Allgöwer
1976. 50 illustrations, some in color. V, 52 pages
DM 58,-   ISBN 3-540-07517-8

Die wissenschaftlichen Grundlagen des Gelenkersatzes

Herausgeber: S. A. V. Swanson, M. A. R. Freeman
Übersetzt aus dem Englischen H. Krahl, H. Roesler
1979. 81 Abbildungen, 9 Tabellen. X, 206 Seiten
Gebunden DM 98,-   ISBN 3-540-09389-3

Springer AV-Lehrprogramm
Mikrochirurgie bei Unfällen

**Eine Videoproduktion über Groß- und Kleinreplan-
tationen und mikrovasculär gestielte Gewebetransplantation**
von L. Zwank, P. Hertel, P. Hesoun, L. Schweiberer
Herstellung: Springer-Verlag Berlin Heidelberg
New York
in Zusammenarbeit mit Film Design, Wiesbaden,
1980. Technische Daten: Farbe, 19 min., Video-
kassetten (VCR, VCR-Longplay, Video 2000, VHS,
Beta, U-matic), Filmkopien auf Anfrage
Sprachfassungen: deutsch, englisch
Preis pro Kassette: DM 395,-

Inhaltsübersicht:
Funktion von Gliedmaßen nach Amputationen,
Kompensationsmechanismen. Operativer Ablauf
von Groß- und Kleinreplantationen, mikrochirurgische Technik. Nachbehandlung. Kosmetische
und funktionelle Ergebnisse nach Groß- und Kleinreplantationen. Maßnahmen nach Amputationsun-
fällen. Verpackung und Transport der Amputate. Er-
weiterte mikrochirurgische Technik: mikrovasculär
gestielte Gewebetransplantation zum Daumener-
satz und zur Deckung von Weichteildefekten. Sozi-
ale Aspekte der Replantationschirurgie.

Die Replantationschirurgie hat in den letzten Jahren
große Fortschritte gemacht. Mit Hilfe der mikrochirurgischen Technik, wie sie u. a. an der Chirurgischen
Universitätsklinik Homburg/Saar entwickelt wurde, ist es heute möglich, total und subtotal amputier-
te Gliedmaßen zu erhalten.
Sachgerechtes Handeln nach dem Unfall und sofortige operative Versorgung, aber ebenso spätere
mikrochirurgisch-rekonstruktive Eingriffe können
befriedigende funktionelle Ergebnisse sichern.
Auch unter sozialen Aspekten ist der Aufwand zur
Erhaltung verletzter Extremitäten gerechtfertigt.

Auslieferung über den Buchhandel.
Vertrieb: Springer-Verlag, AV-Medien, Heidelberger Platz 3, D-1000 Berlin 33

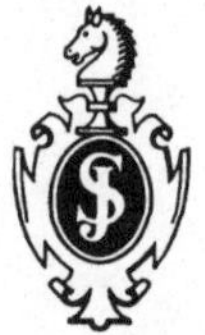

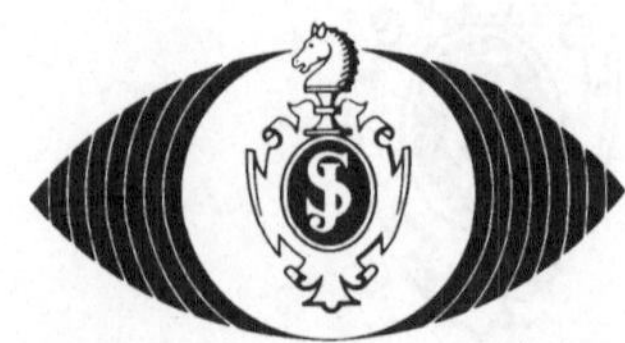

Springer-Verlag Berlin Heidelberg New York